Vom Ablichten zum Im-Bilde-Sein

BEITRÄGE ZUR MEDIZINISCHEN PSYCHOLOGIE
UND MEDIZINISCHEN SOZIOLOGIE

Herausgegeben von

Gernot Huppmann

Band 7 – 1996

Vom Ablichten zum Im-Bilde-Sein

Ärztliche Qualitätszirkel und Video-Analysen

herausgegeben von
Ottomar Bahrs / Wolfram Fischer-Rosenthal /
Joachim Szecsenyi

Königshausen & Neumann

Die Deutsche Bibliothek — CIP-Einheitsaufnahme

Vom Ablichten zum Im-Bilde-Sein : ärztliche Qualitätszirkel und Video-Analysen / hrsg. von Ottomar Bahrs ... – Würzburg : Königshausen und Neumann, 1996
   (Beiträge zur medizinischen Psychologie und medizinischen Soziologie ; Bd. 7)
   ISBN 3-88479-903-7
NE: Bahrs, Ottomar [Hrsg.]; GT

© Verlag Königshausen & Neumann GmbH, Würzburg 1996
Druck: Verlag Königshausen & Neumann, GmbH
Umschlag: Hummel / Homeyer, Würzburg
Gedruckt auf säurefreiem, alterungsbeständigem Papier
Bindung: Rimparer Industriebuchbinderei GmbH
Alle Rechte vorbehalten
Auch die fotomechanische Vervielfältigung des Werkes oder von Teilen daraus (Fotokopie, Mikrokopie) bedarf der vorherigen Zustimmung des Verlags.
Printed in Germany
ISBN 3-88479-903-7

Inhaltsverzeichnis

Einleitung

Ottomar Bahrs, Wolfram Fischer-Rosenthal, Joachim Szecsenyi:
*Interaktion in der Arztpraxis und ihre diskursive Einholung
im Qualitätszirkel* 7

I. Sondierung des Problemfeldes

Wolfram Fischer-Rosenthal:
*Medizinische Diagnose als offene praktische Beschreibung - Ein Versuch
über das Nicht-Wissen und das ärztliche Handeln* 27

Petra Löning:
*Erfahrungen mit der Videodokumentation aus sprachwissen-
schaftlicher Sicht* 55

Thomas Ripke:
*Das Koexistenz-Modell - Versuch einer bewußten und kontrollierten
partnerschaftlichen Gesprächsführung* 73

Heinz Neun:
Zur Qualität in der psychosomatischen Diagnostik 83

Ottomar Bahrs:
Text und Kontext im ärztlichen Qualitätszirkel 95

II. Qualifizierung

Armin Koerfer, Karl Köhle, Jochen Faber, Hanna. Kaerger, Rainer Obliers:
*Zwischen Verhören und Zuhören - Gesprächsreflexionen und Rollen-
spiele zur Arzt-Patient-Kommunikation im medizinpsychologischen
Unterricht* 109

Ferdinand Gerlach, Wolfgang Stehle:
*Videodokumentation und -analyse sowie neue Formen interkollegialen
Lernens in der hausärztlichen Fort- und Weiterbildung* 133

Ottomar Bahrs:
Das Videoseminar - Erfahrungen mit einem Hausärztlichen Qualitätszirkel 151

Heinrich Adam:
*Die Geschichte von der Rasse mit den Schlappohren. Ein subjektiver
Bericht über eigene Erfahrungen mit Videodokumentationen in der
Patient-Arzt-Beziehung* ... 183

Carsten Schultze:
*„Sie haben jetzt auch ganz schön viel auf die Mütze gekriegt!" -
Aspekte der Konfliktentfaltung zu Seminarbeginn eines ärztlichen
Qualitätszirkels* ... 187

III. Handlungskonsequenzen

Ottomar Bahrs, Eberhard Hesse:
*Das Motivationsgespräch - Chancen der Selbsthilfeförderung
im Rahmen der ärztlichen Sprechstunde* ... 219

Rainer Obliers, Karl Köhle, Hanna Kaerger, Jochen Faber, Armin Koerfer,
Till-Michael Mendler, Dirk Thomas Waldschmidt:
*Video-Dokumentation als Instrument der Qualitätssicherung:
Evaluation der Entwicklung ärztlichen Gesprächsverhaltens nach
Balintgruppenteilnahme* ... 261

IV. Therapie

Burkhard Brosig:
*Audiovisuelle Methoden in der analytischen Psychotherapie -
Überlegungen zur Übertragung und Gegenübertragung* ... 291

V. Institutionalisierung der Qualitätszirkel

Joachim Szecsenyi, Ottomar Bahrs:
Leitfaden für die Anfertigung von Videos für die Qualitätszirkelarbeit ... 303

Joachim Szecsenyi, Edith Andres, Ottomar Bahrs,
Ferdinand Gerlach, Martina Weiß-Plumeyer:
*Ein Konzept zur Etablierung von Qualitätszirkeln
in der ambulanten Versorgung* ... 323

Verzeichnis der Mitarbeiter und Autoren ... 331

Interaktion in der Arztpraxis und ihre diskursive Einholung im Qualitätszirkel

Ottomar Bahrs, Wolfram Fischer-Rosenthal, Joachim Szecsenyi

Die öffentliche Diskussion um die *Qualität ärztlichen Handelns* und ihre Umsetzung in gesundheitspolitische Ziele und Handlungen erscheint vielen wie ein Tabubruch, der je nach Perspektive befreiend oder restringierend empfunden wird. Rührt man hier nicht an ein archaisches Grundprinzip der Krankenversorgung, dessen Benennung im Sinne operativer Verfügbarmachung schon die stillschweigende kulturelle Selbstverständlichkeit, daß ein Arzt immer sein Bestes gibt, dadurch zerstört, daß sie überhaupt thematisiert wird? Wir wollen uns einleitend mit der Frage nach dem Herkommen und der Berechtigung dieser Qualitätsdiskussion in der gegenwärtigen medizinischen Versorgung befassen. Sodann gehen wir auf die besondere Frage nach Qualität ärztlicher Leistungen in der Arztpraxis ein. Schließlich stellen wir den "Qualitätszirkel", das kollegiale Gespräch über eigenes ärztliches Handeln, als ein Instrument der Selbst-Verständigung und der Qualitätssicherung vor. Es ist dieses Instrument des Qualitätszirkels, das im Mittelpunkt dieses Bandes steht.

1. Kontexte der Qualitätsdiskussion

Aus der Binnenperspektive der einzelnen Akteure, sei es Arzt oder Patient, scheint sich die Qualitätsfrage zunächst gar nicht zu stellen. Betrachtet man die Interaktion zwischen Arzt und Patient als Zusammentreffen zweier Personen, eines Individuums, das sich krank fühlt und ärztliche Hilfe sucht, und eines individuellen Arztes, steht auf der Seite des Patienten der Anspruch nach bestmöglicher Hilfe im Vordergrund. Auf der Seite des Arztes besteht die moralische und berufsethische Verpflichtung, diesem Anspruch bestmöglich nachzukommen. Auf dieser einfachen Ebene der Betrachtung mag der Arzt mehr oder weniger gut der Patientenerwartung gerecht werden oder gar Fehler machen, dennoch taucht die Frage und Forderung nach der "Qualität" ärztlicher Leistungen hier im öffentlichen Diskurs nicht auf, weil sie selbstverständlicher und unbefragt angenommener Kernbestandteil der Situation ist. Solange man sich also - seitens des Patienten oder des Arztes - nur in Individualkategorien bewegt, erscheint die Diskussion um Produkt- oder Leistungs-Qualität überflüssig bis ärgerlich, stellt sie doch die unbefragte Basis medizinischen Handelns, ihre moralische Grundnorm infrage.

Es bedarf indes nicht soziologischer Belehrung, um zu erkennen, daß solche individualkategoriale Betrachtung angesichts hochinstitutionalisierter Krankenversorgung mit ihren ökonomischen Implikationen eine weitgehende Abstraktion darstellt.

Diese ist zwar notwendig, um eine von wechselseitiger Vertrauensunterstellung getragene Kooperation in der Interaktionssituation der Begegnung zwischen den Akteuren zu ermöglichen, um die zentrale Handlungsfigur "Hilfsersuchen-Hilfsgewährung" zu erhalten und um etwas gemeinsam zu bewerkstelligen, aber sie reicht keineswegs aus, um tatsächlich stattfindendes ärztliches Handeln empirisch zu analysieren oder auf der Mikro- wie Makroebene zu steuern.

Ärztliche Leistungserbringung ist in Deutschland in den letzten hundert Jahren seit den Anfängen der Bismarckschen Sozialgesetzgebung gekennzeichnet durch kontinuierliche Leistungserweiterung in einem zunehmend von *korporativen* Akteuren (vor allem der Gesetzlichen Krankenversicherungen, Arbeitgeber, dem Staat und den Vertretungen der Ärzte) und gesetzlichen Regelungen festgelegten Handlungsraum (vgl. Alber 1992; Mayntz u. Rosewitz 1988; Webber 1988; 1989). Es ergibt sich eine paradoxe Situation. Der einzelne "Akteur", als Person oder Organisation (z. B. die einzelne Praxis, das einzelne Krankenhaus) hat in dieser Zeit zunehmend frei wählbare Handlungsoptionen verloren, insgesamt steht ihm aber im großen und ganzen ein breiteres und differenziertes Leistungsspektrum, das er auf dem "Gesundheitsmarkt" anbietet, zur Verfügung. Die Produktion gesundheitsrelevanter Leistungen erscheint in dieser Sicht abhängig von der gesundheitspolitisch etablierten Rahmung (vgl. Rosenbrock 1993; Deppe 1987), also dem Gesundheits*system* und dem Fortschreiten des medizinischen Wissens.

Wo taucht nun die Qualitätsfrage auf und wer formuliert sie? Eine erste pauschale Vermutung ist, daß institutionelle Regelung mit dem Angebot eines Massenprodukts oder einer Massenleistung potentiell schlechtere medizinische Qualität hervorbringt, da gute Medizin nur bei Ausschöpfung der situativ-individuellen Möglichkeiten entsteht und daß daher besondere Vorkehrungen zu treffen seien, um Qualität zu sichern. Sofern etwa der institutionelle Rahmen von den Akteuren als hinderlich empfunden wird, oder andere Ziele als die der optimalen Gesundheitsversorgung primär zu befördern scheint (z. B. im volkswirtschaftlichen oder betriebswirtschaftlichen Sinne Kosten zu sparen, Gewinne zu steigern, knappe Ressourcen gleichmäßig zu verteilen), könnten die Leistungserbringer, also Ärzte oder Krankenhäuser die Meinung vertreten, daß das "System" schlechte Medizin hervorbringt, und der Wunsch nach einer systemischen Deregulierung und Stärkung der individuellen Handlungsspielräume könnte mit Wiedergewinnung einer besseren Leistungs-Qualität vorgetragen werden. Interessanterweise spielt diese - theoretisch durchaus mögliche - Version des Aufkommens einer Qualitätsdiskussion in der Bundesrepublik kaum eine Rolle. Vielmehr kommen die Anstöße zur Qualitätssicherung aus dem institutionellen Rahmen der politischen Steuerung selber und sie sind eng an die *Wirtschaftlichkeits*diskussion und allenfalls sekundär an eine Diskussion nach Prinzipien und Zielen der medizinischen Versorgung oder Gesundheitsförderung gebunden.

Im Gesundheitsreformgesetz (GRG) von 1988 wurde neben Wirtschaftlichkeit und Humanität auch die *Qualität* der medizinischen Versorgung gesetzlich von den Leistungserbringern gefordert (SGB V, § 70; § 135-139). Unter Qualität ist dabei einmal pauschal gemeint, die "bedarfsgerechte und gleichmäßige, dem allgemein anerkannten Stand der medizinischen Erkenntnisse entsprechende Versorgung zu gewährleisten" (§ 70). Spezifischer verlangt das Gesetz von der Ärzteschaft dann zur Qualitäts*sicherung* die geregelte Zulassung neuer Diagnose und Therapieverfahren (diagnostisch-therapeutscher Nutzen; ärztliche Qualifikationserfordernisse), die Fixierung einheitlicher Qualifikationserfordernisse von Ärzten, die spezifische Leistungen abrechnen, Richtlinien der Kassenärztlichen Bundesvereinigung für die Qualitätssicherung der ambulanten Versorgung, Qualitäts*prüfung* im Einzelfall (Stichproben) für die ambulante wie stationäre Versorgung, Verordnungseinschränkung auf qualitätsgeprüfte neue Heilmittel (§ 135-138).

Der Hintergrund dieser in der Ärzteschaft mit Unmut aufgenommenen Gesetze ist offenbar die "weit verbreitet(e) ... Meinung, daß in der Medizin unnötige oder unwirksame Maßnahmen im Sinne von Verschwendung und Luxus zu nicht mehr vertretbaren Kostensteigerungen geführt haben" - so eine deutliche gegenwärtige Formulierung nach der Verabschiedung des GRG und des GSG im Sachstandsbericht 1994 des Sachverständigenrats für die Konzertierte Aktion im Gesundsheitswesen (Sachverständigenrat 1994, S. 125, Ziff. 252). Als Grundbedingung wird immer wieder formuliert: das Unnötige zu vermeiden und das Notwendige zu ermöglichen (ebd.). Die Diskussion um die Qualität kommt also in einem *ökonomischen* Kontext der kritisch gesehenen Leistungsausweitung bzw. dem Versuch der Kostendämpfung durch Leistungseinschränkung auf, bei der es dann logisch um die Frage geht, wie weit kann reduziert werden, ohne Qualitätseinbußen der Leistungen in Kauf zu nehmen. Es geht mithin hier zunächst um Standards der Minimal- oder Durchschnittsqualität und nicht um solche der optimalen Qualität, etwa im Sinne der schlichten Devise "Qualität vor Quantität".

Im genannten Gutachten 1994 des Rats der Konzertierten Aktion im Gesundheitswesen wird zwar zugebilligt, daß es einen notwendigen ärztlichen Ermessensspielraum gibt, weil die vier Variablen Patient - Krankheit - Arzt - Therapie nicht in einfachen und einheitlichen Handlungsschemata resultieren können (Ziff. 254f.), dennoch wird medizinisch-ärztliche Rationalität, insonderheit wirtschaftlich rationelles Verhalten beim Einsatz diagnostischer (rationeller Einsatz von Ausschluß- und Nachweisdiagnostik) und therapeutischer Möglichkeiten und die konsensuelle Bestimmung eines tragbaren Restrisikos gefordert (Ziff. 256-257). Letztlich geht es also bei dieser Qualitätsdiskussion um eine möglichst ausgeführte Bestimmung des "medizinisch Erforderlichen" (Ziff. 261) in Abgrenzung zum "Luxus" und in Distanz zum "noch nicht" oder "nicht mehr" ärztlich-fachlich begründbaren Diagnose- und Therapieaufwand, um die "rationelle Vermeidung von Unnötigem sowie Unwirksamem" (Ziff. 264). Der 96. Deutsche Ärztetag in Dresden hat diese verklausulierte Kostendämpfungsintention in Form der Qualitätssicherungs-Diskussion aufgenommen und offizielle legitimierte ärztliche Konsensus-Konferenzen projektiert, bei denen das verläßliche Standardwissen benannt werden soll. Kassenärztliche Vereinigungen, die Kassenärztliche Bundesvereinigung und einzelne Fachvereinigungen befassen sich seit geraumer Zeit mit der Thematik und sind dabei, entsprechende Prozeduren zu etablieren. Der Tenor aller dieser Versuche ist u. E. sehr ähnlich. Aufgeschreckt bis verärgert durch die Anfrage von außen instituiert die organisierte Ärzteschaft zögernde interne Handlungsprogramme, über deren Selbstbestimmtheitscharakter man einerseits keinen Zweifel aufkommen lassen will, andererseits geht man tendenziell konform mit der ökonomischen Logik der Forderung und sucht ihr zu entsprechen.

Man erkennt deutlich die Grundproblematik, daß hier zwei prinzipiell verschiedene Steuerungsprioritäten, die politisch-ökonomische und die der medizinischen Krankenversorgung interferieren. Die Balance zwischen berechtigter Autonomieforderung der Leistungsentwicklung seitens des Gesundheitssystems (zu dem allerdings nicht nur die Berufsgruppe der Ärzte zählt) und einer volkswirtschaftlichen Steuerungslogik ist schwierig und bedarf gleichzeitig der wechselseitigen Anerkennung berechtigter Teilautonomien und der Kooperation im Blick auf die allgemeine Gesundheitsförderung in unserer Gesellschaft. Bei den vielfältigen Teilaufgaben, die sich hier ergeben, kann die Qualitätssicherung ärztlichen Handelns und medizinischer Leistungen dann einen wichtigen Beitrag übernehmen, wenn die Spannung der konfligierenden Prioritäten nicht vorschnell eingeebnet wird, sondern ausgehalten und kooperativ abgearbeitet wird.

Platt gesagt, ökonomische Ziele sind eine Sache und medizinisch-gesundheitsfördernde Ziele sind eine andere, beides kann nur in einer solchen gesundheits-politischen gemeinsamen Anstrengung verbunden werden, die sich immer der Differenz der beiden Teilziele bewußt bleibt. Im Blick auf die Qualitätssicherungsdiskussion heißt das an die Adresse der Medizin unter anderem, daß die Ärzteschaft und die Krankenhausverbände, soweit sie sich auf eine Qualitätssicherung einlassen, diese Diskussion nicht ausschließlich ökonomisieren lassen, sondern aus dem Gedanken einer umfassenden Gesundheitsförderung betreiben. Qualitätssicherungsdiskussionen in den Reihen der Leistungserbringer, deren einziges Effizienz- und Meßkriterium die ökonomische Wirtschaftlichkeit ist, haben bereits die Chance verspielt, die diese Diskussion bringt.

Andererseits geht an die Adresse der politischen Steuerung der Hinweis, daß es derzeit aus volkswirtschaftlicher bzw. gesundheitsökonomischer und -politischer Perspektive als offen gelten kann, ob die *Qualitätssicherungsdiskussion* die - von der Solidargemeinschaft zu finanzierende - "Standardmedizin" von der' "überflüssigen" weil "unwirksamen oder luxuriösen" Medizin" trennen kann und ob so bei weiterer Kostensenkung die adäquate Versorgung zu sichern ist. Zudem kommt die Frage auf, wird hier nicht einer eigenständigen Gesundheitsdiskussion im Gesundheitssystem selber und der Entwicklung eigener Qualitätskriterien zu wenig Raum gelassen und auch - aus welchen historisch verständlichen Gründen immer - zu wenig zugetraut?

Dennoch sind die Autoren dieses Beitrags und Herausgeber dieses Bandes, die sich seit Jahren zum einen als Sozialwissenschaftler zum anderen als Mediziner und Arzt innerhalb des deutschen Gesundheitssystems bewegen, eher geneigt, die Chancen als die Probleme der Qualitätsdiskussion zu akzentuieren. Die Frage nach der Qualität der medizinischen Versorgung führt nämlich, auch wenn sie sich ökonomischer Funktionalität verdankt, unausweichlich doch zur Konzentration auf das ärztliche Handeln in Kooperation mit den Patienten im konkreten Institutionenkontext. Systemtheoretisch gesprochen bringt die "von außen" angestoßene Qualitätsdiskussion eine Eigen- und Selbstbeobachtung hervor, die dazu zwingt, die eigenen Handlungen im Blick auf die Grund-Programmatik, nämlich die Krankenversorgung, zu sichten und zu optimieren. Weniger abstrakt, die Qualitätsdiskussion erlaubt, wenn sie es nicht geradezu erzwingt, daß tätige Ärzte und Krankenhäuser ihre Leistungen strikt daraufhin überprüfen, wieweit sie den Patienten dienen, ob sie, gemessen an der relativen Gesundheit des Patienten, eine gute oder weniger gute Leistung erbringen. Gelingt eine solche - nicht am ökonomischen Kalkül, sondern an medizinisch-gesundheitsfördernen Kriterien ausgerichtete - Qualitätssicherung, kann dies in einem präziseren Sinne der Förderung der allgemeinen Gesundheit dienen als es jede ökonomische Steuerung alleine vermag. Dies bedeutet nicht die Forderung nach Ausblendung von Wirtschaftlichkeitskriterien in der Qualitätssicherung, aber die Prioritäten innerhalb der Gesundheitsversorgung sind anders zu setzen: an erster Stelle steht die Qualität der sozial und medizinisch verantwortungsvollen Entwicklung der Gesundheitsförderung mit ihren Elementen der Kuration, Prävention und Rehabilitation, an zweiter Stelle kommt die Frage der Kostendämpfung und Wirtschaftlichkeitskriterien. Es mag gewagt klingen, aber wir sind der Ansicht, daß die bessere Gesundheitsversorgung nach dem Qualitätsstand der Medizin inklusive der sozial- und gesundheitswissenschaftlichen Teildisziplinen auf Dauer auch die volkswirtschaftlich kostengünstigere Medizin ist.

2. Qualität in der hausärztlichen Versorgung[1]

Das hausärztliche Handlungsfeld

Die Qualität unseres Gesundheitswesens wird wesentlich mitbestimmt von der Qualität der hausärztlichen Versorgung. Rund 90 % aller an einem Stichtag in unserem Gesundheitswesen befindlichen Patienten werden ambulant behandelt. Hiervon entfällt der bei weitem größte fachbezogene Anteil mit rund 46 % (ZI 1989) auf die hausärztliche Versorgung, selbst wenn diese ausschließlich auf den praktischen Arzt und Arzt für Allgemeinmedizin bezogen wird. Die hausärztliche Versorgung hat großen Einfluß auf Strukturen und Prozesse anderer ambulanter sowie stationärer Versorgungsprozesse (Funktion von Verteilung und sozialer Integration).

Der Hausarzt ist typischerweise der erste Ansprechpartner bei gesundheitsbezogenen Problemen und stellt die Schnittstelle zwischen Alltagswelt und Medizinbetrieb dar. Wesentliche Weichen für die spätere Krankheits- und Behandlungskarriere werden bereits in diesen Beratungen gestellt (Grol 1985). Insgesamt ist die in der primärztlichen Sprechstunde ausgehandelte Problemdefinition sozial außerordentlich folgenreich (z. B. Arbeitsunfähigkeit, Berentung).

Die Behandlungsanliegen sind in aller Regel zugleich auf somatischer, psychischer und sozialer Ebene angesiedelt und lassen sich oft nicht zu klassischen Diagnosen bündeln (Helmich u. a. 1991, Bahrs u. Köhle u. Szecsenyi 1992). Potentiell ständig mit der Gesamtheit möglicher Beschwerden konfrontiert, trifft der Hausarzt doch tatsächlich in seiner Praxis auf eine eingegrenzte Zahl typischer Probleme, die ebenso wie die sogenannten 'Bagatellfälle' im jeweiligen individuellen Krankheitsprozeß verortet werden müssen (Wirsching 1989, Hesse 1991). Die praxisspezifischen Erfahrungen steuern dabei - zumeist unbewußt - therapeutisches und diagnostisches Handeln.

Hausärztliche Tätigkeit ist weiterhin gekennzeichnet durch die Komplexität der auftretenden Gesundheitsstörungen, wie sie besonders in der Langzeitversorgung sogenannter 'multimorbider' alter Menschen und chronisch Kranker deutlich wird. Um dieser Mehrdimensionalität gerecht werden zu können, muß der Hausarzt zeit- und problemangepaßte Entscheidungsverfahren entwickeln, die sich z. T. wesentlich von denen der Klinik unterscheiden. Auch die elaborierten Techniken der psychosozialen Medizin können trotz der offenkundigen Bedeutung, die psychische und psychosomatische Beschwerden, familiendynamische Aspekte und soziale Problem-

---

[1] Die in diesem Abschnitt gegebene Darstellung hat der Arbeit im Hannoveraner Projekt 'Hausärztliche Qualitätszirkel' zugrunde gelegen, das von 1992 bis 1994 durchgeführt wurde (Bahrs u. Gerlach 1995). Das Konzept hat sich als verallgemeinerbar erwiesen (vgl. Bahrs, Gerlach u. Szecsenyi 1994), auch wenn Systematik und Zielbezug in der beschriebenen Weise wohl nur in einem wissenschaftlich begleiteten Modellprojekt realisierbar sind.

konstellationen in der hausärztlichen Sprechstunde haben, nur begrenzt angewendet werden (Balint u. Norell 1975, Helmich u. a. 1991).

Der Verteilerfunktion entspricht als komplementäre hausärztliche Aufgabe die Koordination der Leistungen der jeweiligen medizinischen und psychosozialen Dienste sowie deren Integration zu einem einheitlichen Behandlungskonzept. Weil der Krankheitsprozeß als prinzipiell unabgeschlossen zu denken ist, unterstellt Allgemeinmedizin die zumindest virtuelle Kontinuität der Versorgung, die in einer verläßlichen Arzt-Patienten-Beziehung gründet ("holding"; vgl. Helmich u. a. 1991). Das konstituierende Vertrauen muß immer erneut im Gespräch als dem wesentlichsten diagnostischen und therapeutischen Instrument des Hausarztes gesichert werden. Das Konzept 'Krankheit-als-Prozeß' gibt dem Hausarzt weiterhin die Chance, durch 'aktives Zuhören' und sorgfältige Dokumentation frühzeitig auf individuelle gesundheitliche Gefährdung aufmerksam zu werden.

Der Patient ist in diesem für die hausärztliche Medizin charakteristischen Modell der Weggenossenschaft (von Weizsäcker) freilich selbst Experte seiner Befindlichkeit, der sich aus der Behandlung entlassen oder den Hausarzt zum 'Auftanken' (Mahler u. a. 1978) benutzen kann. Im Sinne der Psychoanalyse wird der Hausarzt damit zum *Übergangsobjekt* und erfüllt eine wesentliche Funktion im Prozeß der Salutogenese (Helmich u. a. 1991). Allerdings erfordert es beträchtliche emotionale Stabilität, sich benutzen zu lassen und doch stets bereit zu sein, sich nötigenfalls zum Verantwortlichen zu machen. Die sogenannte 'Non-Compliance' bei der Behandlung chronischer Erkrankungen zählt daher zu den wesentlichsten Problemen des Hausarztes. Nach unserer Erfahrung transportiert der Kampf um die richtige Behandlung typischerweise den grundlegenderen Konflikt über die Maximen gelungenen Lebens. In dieser Situation ist der Hausarzt systematisch überfordert - hinsichtlich der ihm überhaupt möglichen Sachkompetenz sowie der zeitlichen und emotionalen Belastung. Es kommt daher für den Hausarzt vor allem darauf an, mit den eigenen Grenzen umgehen zu können.

Zur Notwendigkeit von Qualitätszirkeln

Die Tätigkeit des Hausarztes ist spezifisch. Die medizinische Aus-, Weiter- und Fortbildung trägt dieser Situation bislang aber nicht Rechnung und bereitet nur abstrakt auf hausärztliche Tätigkeit vor (Murrhardter Kreis 1989; Helmich u. a. 1991). Mit der Niederlassung muß sich der Hausarzt in extrem belastender Selbstsozialisierung daher individuell die Maximen seines Handelns schaffen und wird auch in wirtschaftlicher Hinsicht zum 'Einzelkämpfer' (Wilhelm u. Schneider 1989), dessen Handeln insgesamt durch besonderen Zeit-, Entscheidungs- und Kostendruck charakterisierbar ist. Resultat sind eine Vielzahl praktizierter hausärztlicher Konzepte und eine schwer beurteilbare Versorgungsqualität.

Im hausärztlichen Bereich fehlt, im Unterschied zu vielen Helferberufen, eine systematische zugleich *fachlich und emotional entlastende Supervision.* Systematische und kontinuierliche interkollegiale Diskussion kann diesen strukturellen Mangel am ehesten kompensieren, und so ist konsequenterweise der Wunsch nach Erfahrungsaustausch in der Gruppe - unabhängig von Thema und konkretem Ergebnis - als Überwindung der isolierenden, konkurrenzorientierten hausärztlichen Tätigkeit nach unseren bisherigen Erfahrungen das stärkste Motiv für die Mitarbeit im Qualitätszirkel. Dieser bietet mehr als bloßes Aufgehobensein in der Gruppe: er wirkt durch seine strikte Erfahrungsbezogenheit als Form der *Professionalisierung in der Gruppe,* kann zugleich Rückhalt gewähren und arztabhängige Abweichungen[1] von einer insgesamt erwünschten Qualität hausärztlicher Versorgung begrenzen. Die Arbeit im Qualitätszirkel, so zeigte sich bisher, ermöglicht deshalb besonders effektive Fortbildung, weil sie die Diskrepanz zwischen dem implizit für angemessenen gehaltenen und dem tatsächlichem Verhalten erfahrbar macht (Häussler 1992b). Die Wirksamkeit beruht unter anderem darauf, daß nicht zunächst nach Wissensdefiziten gefragt wird, sondern an den beobachtbaren Handlungskompetenzen ansetzend danach gefragt wird, warum diese möglicherweise nicht wirksam werden.

Unter *berufspolitischen Gesichtspunkten* sind die Hausärzte gefordert, die ihrem eigenen Handeln zugrundeliegenden selbst geschaffenen Qualitätsstandards zu explizieren und zur *Sicherung der Qualität hausärztlicher Tätigkeit* im Sinne des Sozialgesetzbuches V beizutragen. Bislang sind im deutschsprachigen Bereich Evaluation und Qualitätssicherung im hausärztlichen Bereich noch wenig erfolgt oder verfehlen insofern ihren Gegenstand (vgl. Häussler 1992a; Abholz 1992), als sie das hausärztliche Handlungsfeld auf der Basis von Diagnosen bilden, obgleich im hausärztlichen Bereich häufig überhaupt keine Diagnose vorliegt (Abholz 1992). Schon aus methodischen Gründen muß sich Qualitätssicherung in der ambulanten Versorgung daher am Patientenanliegen orientieren und bei der Beurteilung von Versorgungsqualität das *Kranksein* und nicht die Krankheit in den Vordergrund stellen (Abholz u. a. 1989). Dementsprechend bemißt sich Qualität hausärztlicher Versorgung weniger an standardisierbarem und in Routinetechniken auch meßbar umsetzbarem Wissen - auch wenn Allgemeinmedizin natürlich lege artis ausgeübt werden muß[2] - als vielmehr an einer spezifischen Haltung 'primärer Mütterlichkeit' (Helmich u. a. 1991). Diese muß als indikationsübergreifender Qualitätsstandard expliziert werden, damit nicht über hausärztliches Handeln nach praxisfremden Angemessenheitskriterien entschieden wird (Abholz u. a. 1989, Abholz 1992). Qualitätszirkel, die die Bündelung des Sachverstands im Kollegium der Fachgleichen ermöglichen, bieten hierfür eine gute Chance und tragen langfristig auf der Basis

---

[1] 'undesirable inter-doctor-variation', Marwick u. a. 1992
[2] Je weniger lebensbedrohlich eine Versorgungssituation und je geringer die Chance der Beeinflussung durch ärztliches Handeln, umso weniger kann sich der Hausarzt an klinischen Standards orientieren (Fischer 1992). So kann die routinemäßige Antwort mit einem Standardvorgehen auf eine komplexe Versorgungssituation als schwerwiegender Qualitätsmangel betrachtet werden (Abholz 1992).

freiwilliger Teilnahme auch zur Verbesserung der Versorgung bei (Grol u. a. 1988, Abholz u. a. 1992) - wobei insbesondere auf Verbesserung von kommunikativer Kompetenz und Fähigkeit zur Selbstreflexion hingewiesen wird (vgl. beispielsweise: Grol u. a. 1988, Abholz u. a. 1992, Köhle 1992 (mündliche Mitteilung)). "Qualitätssicherung muß von unten und innen kommen." (Selbmann 1991)

Das Modell Qualitätszirkel ist schließlich auch für die wissenschaftliche Allgemeinmedizin von erheblicher Bedeutung. Allgemeinmedizinische Forschung steht vor dem Grundproblem, daß zuverlässige Datenerhebung nur in und mit den Praxen durchgeführt werden kann, die Ärzte selbst diese aber angesichts der erheblichen zeitlichen und emotionalen Belastung kaum realisieren können und auch durch finanzielle Anreize nur schwer zu motivieren sind (Schläppi u. Schauffelberger 1989, Bahrs u. a. 1991). In der erfahrungsbezogenen, systematischen Arbeit im Qualitätszirkel können sich die Hausärzte als sich selbst bewußt werdende Experten ihrer eigenen Praxis erfahren und werden zusätzlich zur Mitarbeit motiviert. Sie wirken schon bei der Problemformulierung mit, so daß die Praxisforschung zugleich die Tagesarbeit überschreitet und zu deren Bewältigung beiträgt. Man kann davon ausgehen, daß damit der Prozeß der primären Datenerhebung erleichtert und die Informationen über das Praxisgeschehen selbst zuverlässiger werden. Darüberhinaus besteht in den Diskussionen die Chance, die in den Zirkelpraxen zu erhebenden primären Daten gemeinsam zu interpretieren und damit um zusätzliche sekundäre Daten anzureichern, die bereits auswertungsleitend sein können. Schließlich ist zu erwarten, daß sich die vielfältigen Konzepte praktizierter Allgemeinmedizin in der Gruppendiskussion verdichten und die *Theoriebildung insgesamt vorantreiben.*

Was ist ein allgemeinmedizinischer Qualitätszirkel?

Allgemeinmedizinische *Qualitätszirkel*[3] haben die Doppelfunktion von Forschung und Fortbildung. Sie dienen nicht der Durchsetzung präexistierender Versorgungsstandards, sondern haben gleichsam in Pionierarbeit fallbezogen und themenzentriert die dem hausärztlichen Routinehandeln zugrundeliegenden *impliziten* Qualitätskriterien herauszuarbeiten, ihre Angemessenheit auch im Vergleich zu externen Kriterien zu prüfen, daraus verallgemeinernd der hausärztlichen Versorgung angepaßte Handlungsleitlinien zu entwickeln, deren Angemessenheit und Praktikabilität dann ihrerseits am Einzelfall geprüft wird. Weil die Qualität hausärztlicher Versorgung sich an der Behandlung eines themenübergreifenden Krankseins bemißt, können sich allgemeinärztliche Qualitätszirkel nicht mit der Erarbeitung von Checklisten für das Vorgehen bei spezifischer Indikation bescheiden, sondern verdeutlichen vermittels *themenzentrierter* Falldiskussionen das *themenübergreifende* hausärztliche Handlungskonzept der 'Weggenossenschaft' (Bahrs u. Szecsenyi 1992). Als

---

[3] vgl. zum Begriff Zirkel: ZI, 1990: 49f; Himmel u. Kochen 1991

optimale Gruppengröße gelten etwa 8 - 15 Teilnehmer (Bahrs, Gerlach u. Szecsenyi 1994).

Unter einem allgemeinmedizinischen Qualitätszirkel verstehen wir mithin eine Gruppenarbeit im Expertenkreis, die

- erfahrungsbezogen
- kontinuierlich
- themenzentriert
- systematisch
- rekonstruktiv
- und zielgerichtet

ist. Diese Definition ist formal und soll hinsichtlich der einzelnen Elemente erläutert werden.

Expertendiskussion.

Die Expertenschaft hängt von der Themensetzung ab. An einer produktiven Diskussion können sich neben Hausärzten beispielsweise Experten der Spezialdisziplinen ebenso beteiligen wie Vertreter der psychosozialen Medizin (Psychotherapie, Psychosomatik, Medizinische Soziologie) und der nichtmedizinischen Heilberufe (z. B. Krankengymnasten, Berater usw.) und natürlich auch Patienten wie z. B. Vertreter einer Selbsthilfegruppe zum gegebenen Problem (vgl. auch Selbmann 1991). Einzig Offenheit in der Auseinandersetzung sowie Bereitschaft zur Selbstreflexion sind notwendige Voraussetzung dafür, daß die Expertenschaft für die Gruppenarbeit produktiv werden kann.

Erfahrungsbezug

Je mehr sich die Arbeit im Qualitätszirkel auf Dokumentationen der zu rekonstruierenden Praxis stützen kann, umso besser. Als Diskussionsbasis sind denkbar und erprobt: Videoaufzeichnung (oder Tonbandaufzeichnung) von Sprechstundengesprächen; Praxisbesuche mit teilnehmender Beobachtung bei Konsultationen; Dokumentationsbögen mit Behandlungsprotokollen; Dokumentenanalyse (Karteikarte, Gutachten[4]); Interview (mit Arzt und/oder Patient); Fallvorstellung. Aggregierte Krankenkassendaten können hilfsweise verwendet werden (Häussler 1992a, b; Weber 1992). Sinnvoll ist die Verwendung mehrerer Methoden (vgl. Grol u. a. 1988; Marwick u. a. 1992; Häussler 1992a; Bahrs u. Hesse 1996). Die Wahl der Doku-

---

[4] Stehle schlägt beispielsweise vor, solche Gutachten von Schiedsstellen, die das hausärztliches Handeln betreffen, unter dem Gesichtspunkt zu analysieren, welche Qualitätskriterien darin implizite zum Ausdruck kommen und wie hausärztliches Handeln aussehen würde, wenn es diesen Kriterien folgte (Stehle 1991).

mentationsmethode hängt ab vom Erkenntnisziel, den zeitlichen und technischen Ressourcen sowie der verfügbaren Sachkompetenz.

Kontinuität

Stabilität der Gruppenzusammensetzung und offene Gesprächsatmosphäre sind Voraussetzung dafür, daß es wirklich zum Erfahrungsaustausch kommt. Alle uns vorliegenden Erfahrungen deuten darauf hin, daß regelmäßige Gruppenarbeit ohne einen von außen gesetzten organisatorischen Rahmen schwer aufrecht erhalten werden kann. Wichtig erscheint daher ein langfristig konstanter verbindlicher Termin und gegebenenfalls Ausgleich für Einkommensverluste (Abholz u. a. 1992). Der Rhythmus bestimmt sich je nach Datenmaterial und Erkenntnisinteresse, etwa wöchentlich bis vierteljährlich.

Themenzentrierung

Das Thema muß am 'Anliegen des Patienten' orientiert sein entsprechend dem Ziel, immanente Qualitätskriterien hausärztlichen Handelns zu rekonstrieren. Weil der Weg vom Befinden zum Befund (Diagnose) bereits einen besonderen - und nicht immer möglichen - Schritt im Rahmen hausärztlichen Handelns darstellt (Abholz u. a. 1989), verbietet sich die *diagnosenzentrierte* Themensetzung. Ausgangspunkt der Arbeit der niederländischen 'peer review'-Gruppen waren dementsprechend beispielsweise 'Halsschmerz', 'Husten', 'Kopfschmerz', 'Kreuzschmerz' usw. (Grol u. a. 1988).

Systematik

Erfahrungsnähe und intersubjektive Nachvollziehbarkeit bestimmen nicht nur Themenwahl, Datenquellen und Datenerhebung (vgl. Erfahrungsbezug), sondern auch die Diskussionsführung, deren Dokumentation (Tonbandmitschnitt oder Mitschrift) und die systematische Aufbereitung der Diskussion im Protokoll. Durch kontinuierliche und systematische Dokumentation der Zirkelarbeit zeigt sich der Qualitätszirkel als wissenschaftliches Unternehmen unbeachtlich der Frage, ob Wissenschafter daran beteiligt sind oder nicht (anders: Himmel u. Kochen 1991). Aus pragmatischen Gründen wird die Organisation eines Qualitätszirkels faktisch oft von Wissenschaftlern übernommen (Häussler 1992a), die dann neben der Vorbereitung der Datenerhebung auch Moderation der Zirkeldiskussion und Protokollführung (Häussler 1992a) verantworten. Doch sind auch andere Verfahren - beispielsweise Rotation - denkbar.

Rekonstruktion

In der gemeinsamen Diskussion werden die Regeln herausgearbeitet, nach denen sich ärztliches Handeln, das Verhalten des Patienten sowie die Interaktion zwischen Arzt (bzw. Praxis) und Patienten organisieren. Diese Regeln sind den Interakteuren typischerweise nur bedingt bewußt, so daß das Handeln gleichsam nacherfunden wird. Die Fallrekonstruktion geht damit über eine bloße Beschreibung dessen, was geschehen ist, hinaus: sie läßt ahnen, was auch sein könnte, wenn Handlungsmöglichkeiten von den Akteuren wahrgenommen würden. Die Diskussion ist damit zukunftsorientiert.

Die Fallrekonstruktion kann je nach dem interessierenden Interesse auf die Wirklichkeitsbildung der Interaktionsteilnehmer und auf die allgemeinere soziale Situation, die sie *gemeinsam* rekonstruieren, bezogen werden. Die Analyse von spezifischen Kommunikationen zwischen Arzt und Patient kann daher Hypothesen hervorbringen, die

- die individuelle Wirklichkeit des jeweiligen Patienten betreffen und von diagnostisch-therapeutischer Bedeutung sind;
- die die individuelle Wirklichkeit des jeweiligen Arztes betreffen und im Sinne der Selbstkontrolle von Bedeutung sind;
- die *gemeinsame* Wirklichkeit von *diesem* Arzt und *diesem* Patienten betreffen und insofern behandlungsrelevante Hinweise geben können. Verallgemeinernd werden Rückschlusse auf typische Interaktionsstile von Ärzten und Patienten sowie spezifische Funktionen ärztlichen Handelns möglich und *systematische* Kommunikationsprobleme deutlich.

Solche Rekonstruktion folgt einer qualitativen Forschungslogik, die man *Entdeckungslogik* nennen kann. Endergebnis sind Realtypen des Verhaltens. Sie unterscheidet sich von quantitativen *meßlogischen* Verfahren, die das Beobachtungsobjekt ausschließlich an vordefinierten Maßstäben und Standards messen und somit als Beobachtungsergebnis lediglich Abweichungen von vordefinierten Idealtypen feststellen können.

Zielbezug

Die erarbeiteten Handlungsmaximen sind in Diskussion und Protokoll immer wieder herauszustellen. Es soll vor allem Aufgabe der Protokollführung sein, die Weiter-Bildung der Handlungsmaximen darzustellen, deren Angemessenheit wiederum in Vergleichserhebungen zu prüfen ist (Spiralförmiger Prozeß). Die Arbeit des Zirkels sollte sich in einem zeitlich überschaubaren Rahmen (ca. 1 - 1 1/2 Jahre) in einem gemeinsamen 'Werk' (Leitfaden, Lehrfilm u. ä.) niederschlagen.

Gruppendynamik

Auch bei Themenzentrierung entfaltet sich in jedem Qualitätszirkel eine Gruppendynamik, die bei Diskussion und Auswertung systematisch berücksichtigt werden muß. Registrierung und Steuerung gruppendynamischer Aspekte spielten nach unserer Kenntnis lange keine Rolle oder werden gar bewußt ausgeblendet (Hestermann 1992, mündliche Mitteilung).[5] Dies mag aus pragmatischen Gründen erforderlich sein, doch sollte die Dokumentation zumindest eine Sekundärauswertung unter besonderer Berücksichtigung des Gruppenprozesses erlauben, um die Aussagekraft der Ergebnisse einschätzen und die Zirkelarbeit insgesamt nachvollziehen zu können.[6]

Selbsterfahrung

Qualitätszirkel sind keine therapeutischen Gruppen. Dennoch gilt: Je näher an der Erfahrung, desto näher auch an der Selbsterfahrung - selbst wenn diese nicht ausdrücklich zum Thema wird. Bedenkenswert ist daher, inwieweit die Arbeit eines Qualitätszirkels durch Supervision unterstützt werden kann (Adam u. a. 1991; Köhle 1992, mündliche Mitteilung).

3. Aufbau des Buches

Videoaufzeichnungen werden von Vertretern unterschiedlicher Fachdisziplinen in der medizinischen Aus-, Weiter-, Fortbildung und Forschung eingesetzt. Kooperation ergibt sich noch immer eher aufgrund persönlicher Beziehungen denn vermittels systematischer Diskussionsforen. Ein wesentliches Ziel dieses Buches ist es daher, den Austausch zu fördern. Dementsprechend sind Autoren aus unterschiedlichen Arbeits- und Denkzusammenhängen vertreten.

Der erste Abschnitt dieses Buches gibt aus unterschiedlichen theoretischen Perspektiven eine Einführung in das Problemfeld.

---

[5] In neuerer Zeit wird dem insofern mit der gezielten Ausbildung von Moderatoren Rechnung getragen. Vgl. Szecsenyi u. a. 1995

[6] 34 der 36 bisherigen Göttinger Videoseminare wurden auf Tonband mitgeschnitten - bei den anderen Treffen gab es technische Probleme -, bislang 12 Gruppendiskussionen transkribiert. Eine Auswertung des Gruppenprozesses - analog zur Evaluation von Balintgruppen (vgl. Giesecke u. Rappe-Giesecke 1983) - wäre damit grundsätzlich möglich.

Wolfram *Fischer-Rosenthal*, Soziologe, begründet die methodologische Position einer fallrekonstruktiv verfahrenden Analyse von Arzt-Patienten-Interaktionen und führt diese exemplarisch vor. In seinen beiden Beispielen aus einer israelischen Praxis wird hausärztliches Handeln als praktische Kritik eines medizinischen Modells erkennbar, das Wissen leglich anwendendet ('Erst die Diagnose, dann die Therapie'). Die medizinische Diagnose erweist sich hier als offene praktische Beschreibung.[7]

Die Sprachwissenschaftlerin Petra *Löning* stellt dar, wie neuere Entwicklungen der Linguistik Anwendungsorientierung und interdisziplinäre Zusammenarbeit im Hinblick auf institutionelle Diskurse ermöglichen. Damit kann die angewandte Spachwissenschaft ihren Beitrag insbesondere auch zur Analyse von Arzt-Patienten-Kommunikationen leisten. Sprachwissenschaft als Feldforschung führt gleichsam zur Einführung des Subjekts in die Linguistik. In der Praxis wirft dies eine Reihe unvorhergesehener Probleme auf, wie *Löning* an eigenen Erfahrungen zeigt.

Thomas *Ripke*, Allgemeinarzt und Gesprächspsychotherapeut, führt sein Modell der Arzt-Patienten-Interaktion vor, in dem Behandler und Behandelter als gleichberechtigte Verhandlungspartner ko-existieren. Faktisch muß Ko-Existenz immer erst hergestellt werden. Die Hauptverantwortung dafür, daß die Interakteure phasenentsprechend in den unterschiedlichen Gesprächsabschnitten das jeweils angemessene Gewicht erhalten können, trägt der Arzt. Dafür bedarf es spezifischer Schulung - beispielsweise auf Grundlage eigener videodokumentierter Gespräche.

Der Psychosomatiker Heinz *Neun* diskutiert den Qualitätsbegriff im Hinblick auf die psychosomatische Diagnostik. Die Beschwerden lokalisieren, ihre Entstehung begreifen, die Bedeutung für den Betroffenen nachempfinden, mit diesem umgehen und schließlich das soziale (Um-)Feld analysieren - dies sind Tätigkeiten des psychosomatisch Behandelnden. Unter dem Aspekt der Qualitätssicherung läßt sich die praktische Tätigkeit in der Regel erweitern und/oder vertiefen. *Neun* begründet die dazu erforderlichen jeweils spezifischen Qualifizierungswege.

Der Medizinsoziologe Ottomar *Bahrs* zeigt die Fallrekonstruktion als Grundoperation des ärztlichen Qualitätszirkels auf. So gesehen sind die Gruppendiskussionen gemeinsame Textinterpretation. Ausgehend vom Handlungsprotokoll werden unterschiedliche Handlungs- und Behandlungskontexte sichtbar und im fallrekonstruktiv verfahrenden (ärztlichen) Qualitätszirkel zum Thema. Kontexte zeigen sich ihrerseits der Interpretation - und damit prinzipiell auch der Beeinflussung - fähig, sind selbst Texte. Die Diskussion in der Gruppe sensibilisiert für Handlungskontexte und erweitert das Spektrum der Handlungsmöglichkeiten.

---

[7] In der Theoriesprache der Allgemeinmedizin wird dies als 'abwartendes Offenlassen' bezeichnet (vgl. z. B. Abholz u. Pillau 1992).

Im zweiten Abschnitt des Buches werden Möglichkeiten des Einsatzes von Videodokumentationen in Aus-, Weiter- und Fortbildung diskutiert.

Die aus Sprachwissenschaftlern, Psychologen und Medizinern bestehende interdisziplinäre Kölner Arbeitsgruppe um Armin *Koerfer* thematisiert Möglichkeiten, die Schulung in ärztlicher Gesprächsführung im Medizinstudium zu verankern, ohne den beobachtbaren Kontrast zwischen in der Literatur vorfindbaren Maximen ärztlicher Gesprächsführung und realen Gesprächssituationen einzuebnen. Videodokumentierte Praxisgespräche dienen als Ausgangsmaterial, an dem die Studenten im Sinne forschenden Lernens Kriterien (mit-)erarbeiten, die sie dann an eigene - wiederum videodokumentierte - Rollenspiele herantragen können.

Die Allgemeinärzte Ferdinand M. *Gerlach* und Wolfgang *Stehle* kontrastieren die von ihnen als ineffektiv erlebte herkömmliche Fortbildung zu ihren Erfahrungen im Hannoveraner 'Mittwochszirkel'. Als wesentlichen Vorteil des videogestützten Qualitätszirkels sehen sie den Bezug zur Erfahrungs- und Handlungssituation der teilnehmenden Ärzte. Die Videodokumentationen erlauben insbesondere die Thematisierung der Arzt-Patienten-Beziehung. Auch in Anlehnung an Erfahrungen in England und Holland schlagen *Gerlach* und *Stehle* vor, das Peer-Review-Verfahren in die allgemeinmedizinische Weiterbildung zu übertragen.

Ottomar *Bahrs* beschreibt Entwicklung und Arbeitsweise des seit 1989 bestehenden Göttinger *Videoseminars* vom Forschungsprojekt zum fachübergreifenden Qualitätszirkel. Die Dynamik des Gruppenbildungsprozesses und des Seminarablaufs werden nachgezeichnet. Ergebnisse einer nach dreijähriger Gruppenarbeit durchgeführten Teilnehmerbefragung zeigen an, wo die Stärken des Konzeptes liegen und wo weitere Entwicklungsarbeit zu leisten war und ist.

Der Allgemeinarzt Heinrich *Adam* gehörte zu den Pionieren im *Videoseminar*. Er schildert in seinem Erfahrungsbericht, was ihn zur Teilnahme motiviert hat, wie sich sein Sprechzimmer (nicht) zum Studio verwandelte und in welcher Weise sich seine eigene Wahrnehmung durch die Gruppendiskussionen verändert hat. Und dann ist da noch die Geschichte von der Rasse mit den Schlappohren...

Der Sprachwissenschaftler Carsten *Schultze*, selbst zwei Jahre lang Teilnehmer des *Videoseminars*, zeichnet die Ausbildung einer konflikthaften Situation auf der Basis eines Seminartranskripts nach. In seiner am konversationsanalytischen Schema für kritische Momente orientierten Darstellung widmet er der Eröffnungssituation besondere Aufmerksamkeit. In seinen Schlußfolgerungen plädiert *Schultze* für eine stärkere Strukturierung des Seminars: Feedback-Regeln für die Teilnehmer und Interventionen der Gruppenorganisatoren, die damit eine klare Moderatorenrolle übernehmen.

Der dritte Abschnitt des Buches stellt Fragen der Evaluation videogestützter ärztlicher Gruppenarbeit - und damit den Problemkreis Qualitätssicherung bzw. -förderung - in den Vordergrund.

Der Medizinsoziologe Ottomar *Bahrs* und der Allgemeinarzt Eberhard *Hesse* zeigen in einer exemplarischen Darstellung, wie sich das Videoseminar in der Fallrekonstruktion zugleich zu Forschung, Fortbildung und Supervision gestaltet. Die Gruppendiskussion auf Basis des videodokumentierten Gesprächs und ergänzender Hinweise des Arztes ergibt ein erstes Bild, das dann erweitert wird durch Informationen, die in einer späteren Patientenbefragung erhoben wurden. Neben der Evaluation der ärztlichen Tätigkeit wird damit auch eine Evaluation der Gruppendiskussion möglich. In einem dritten Schritt werden die Probleme verdichtet und die Schwierigkeiten eines seltenen, aber in der hausärztlichen Praxis besonders wichtigen Gesprächstyps herausgearbeitet: die Motivierung für die Selbsthilfegruppe.

Die interdisziplinäre Kölner Arbeitsgruppe um den Psychologen Rainer *Obliers* macht videodokumentierte Arzt-Patient-Erstgespräche in der Primärversorgung zur zentralen Prüfgröße einer Evaluationsstudie. Ärztliches Gesprächsverhalten im realen Patientenkontakt werden vor und nach einem Jahr video-unterstützter Balint-Gruppenarbeit verglichen. Das multimethodale Vorgehen ergibt auf drei Datenebenen positive Veränderungen, die sich sowohl auf Gruppenniveau wie auch in den indivuellen Nuancierungen demonstrieren lassen. Ebenenübergreifende Zusammenhänge liefern besondere Hinweise über die individuellen Entwicklungen der Balint-Gruppenteilnehmer.

Im vierten Abschnitt diskutiert der Psychosomatiker Burkhard *Brosig* Möglichkeiten und Gefahren des Einsatzes von Videoaufzeichnungen in der Psychotherapie. Er insistiert auf der Differenz zwischen Abbildung und Spiegelung und damit auf der Unmöglichkeit, aus der therapeutischen Beziehung einfach auszusteigen. *Brosig* beschreibt die Reaktionen von Patienten und Ärzten und fokussiert insbesondere auf die wenig thematisierte Frage, welche Konsequenzen sich aus dem Medieneinsatz für die Übertragungsbeziehung ergeben.

Der abschließende fünfte Abschnitt ist dem Prozeß der Etablierung von Qualitätszirkeln gewidmet.

Joachim *Szecsenyi*, Allgemeinarzt, und Ottomar *Bahrs* geben in einem Leitfaden Hinweise für die Erstellung von Videoaufzeichnungen in der ärztlichen Praxis. Auch mit Bezug auf die Diskussion vor allem in England und Holland, wo die Verwendung von Videoaufzeichnungen in Aus-, Weiter- und Fortbildung sowie Forschung bereits seit längerem üblich ist, werden konkrete Anregungen für den Umgang mit Videoaufzeichnungen im Qualitätszirkel gegeben.

Im letzten Text dieses Buches wird das von der Arbeitsgemeinschaft Qualitätssicherung in der ambulanten Versorgung (*AQUA*) erarbeitete Konzept zur Etablierung von Qualitätszirkeln für Vertragsärzte vorgestellt. Joachim *Szecsenyi* und seine Göttinger und Hannoveraner Kollegen begründen Logik und Aufbau des Seminarprogramms. Auch Evaluationsergebnisse werden mitgeteilt: unmittelbar nach Seminarende durchgeführte Teilnehmerbefragungen geben Hinweise auf die Akzeptanz, über die Umsetzbarkeit der Seminarinhalte geben die sechs Monate später durchgeführten Teilnehmerbefragungen ein Stück weit Aufschluß.

Videoprotokolle reichen nicht aus, wenn es vom *Ablichten* der Arzt-Patienten-Interaktion zum *Im-Bilde-Sein* kommen soll. Es bedarf eines selbstreflexiven Akts, einer Anstrengung des Begriffs, bevor sich dem Betrachter eines Videos das Geschehen zum '*video*' gestaltet. Die Verfremdung durch die Wahrnehmung anderer Perspektiven ist dabei hilfreich - darum ist die Gruppendiskussion im Qualitätszirkel so wertvoll.

4. Literatur

Abholz HH: Schwierigkeiten der Evaluation allgemeinmedizinischer Tätigkeit; in: Häussler B u. a. (Hrsg.): Qualitätssicherung in der ambulanten Versorgung und Rehabilitation. Sozialmedizinische Ansätze der Evaluation im Gesundheitswesen, Bd, 2., Springer; Berlin Heidelberg Tokyo New York 1992; 182-187

Abholz HH, Borgers D, Dreykluft HR, Häussler B, Kühn G, Schräder W, Schulte KL: Qualitätssicherung in der ambulanten Medizin; in: BÄ 1989; 26, 2:67-83

Abholz HH, Dreykluft HR, Meyer B: Bericht über einen Qualitätszirkel; in: ZfA, 1992; 68:468-472

Abholz HH, Pillau H: Anamnese, körperliche Untersuchung und Dokumentation; in: Kochen MM, Allgemeinmedizin, Hippokrates, Stuttgart 1992; 110-116

Adam H, Bahrs O, Gerke H, Szecsenyi J: Videoseminar als Fortbildungs- und Forschungsinstrument. In: Niedersächsisches Ärzteblatt, 1991; 8:22-26

Alber J: Das Gesundheitssystem in der Bundesrepublik Deutschland: Entwicklung, Stuktur und Funktionsweise. Campus, Frankfurt New York 1992

Bahrs O, Gerlach FM: Berichte aus der Praxis: Zur Etablierung Hausärztlicher Qualitätszirkel. In: Tagungsband zum Symposium Qualität in der ambulanten Gesundheitsversorgung - Bestandsaufnahme und neue Perspektiven am 13.10. 1993. Kassenärztliche Bundesvereinigung und KV Nord-Württemberg, Stuttgart 1995; 151-171

Bahrs O, Hesse E: Die Motivierung für die Selbsthilfegruppe in der ärztlichen Sprechstunde als Gegenstand eines allgemeinmedizinischen Qualitätszirkels. In: Bahrs O, Fischer-Rosenthal W, Szecsenyi J: Vom Ablichten zum Im-Bilde-Sein. Königshausen & Neumann, Würzburg 1996

Bahrs O, Köhle M, Szecsenyi J: Zählen oder Deuten? Die Rolle quantitativer und qualitativer Forschungsansätze in der Allgemeinmedizin. In: Psychologie in der Medizin. 1991; 2, 3/4:6-8

Bahrs O, Köhle M, Szecsenyi J: Das Videoseminar: Ein symptomübergreifender Supervisionsansatz. Qualitätszirkel von Allgemeinärzten und Sozialwissenschaftlern. In: Psychologie in der Medizin.1992; 4, 3:23-29

Bahrs O, Szecsenyi J: Patientensignale - Arztreaktionen. Analyse von Beratungsgesprächen in Allgemeinarztpraxen. In: Lönig P, Rehbein J: Arzt-Patienten-Kommunikation. Analysen zu interdisziplinären Problemen des medizinischen Diskurses. de Gruyter, Berlin New York 1993; 1-26

Balint M: Die Struktur der 'Training-cum-resarch-Gruppen und deren Auswirkungen auf die Medizin. In: Dräger K. et al. (Hrsg.): Jahrbuch der Psychoanalyse, Bd. V, Huber, Bern 1968; 125-146

Balint M, Hunt J, Joyce D, Marinker M, Woodcock J: Das Wiederholungsrezept. Behandlung oder Diagnose? Klett, Stuttgart 1975

Brucks U, Wahl WB: Integration präventiven Denkens in die ärztliche Tätigkeit - Ein Werkstattbericht. In: Häussler B u. a. (Hrsg.): Qualitätssicherung in der ambulanten Versorgung und Rehabilitation. Sozialmedizinische Ansätze der Evaluation im Gesundheitswesen. Bd. 2., Springer, Berlin Heidelberg Tokyo New York 1992; 146-164

Deppe U: Krankheit ist ohne Politik nicht heilbar. Suhrkamp, Frankfurt 1987

Fischer G: Aspekte der Qualitätssicherung für die primärärztliche Versorgung. Vortrag beim Symposium Qualitätssicherung in der ambulanten Versorgung am 14.3.1992 in Hannover

Giesecke M, Rappe-Giesecke K: Kommunikation in Balintgruppen. Gustav Fischer-Verlag, Stuttgart New York 1983

Grol RPTM: Die Prävention somatischer Fixierung. Springer, Berlin Heidelberg New York Tokyo 1985

Grol RPTM, Mesker PSR, Schellevis FG: Peer Review in General Praxis. Nijmegen 1988

Häussler B: Methodische Ansätze zur Qualitätssicherung in der ambulanten Versorgung. In: Häussler B u. a. (Hrsg.): Qualitätssicherung in der ambulanten Versorgung und Rehabilitation. Sozialmedizinische Ansätze der Evaluation im

Gesundheitswesen. Springer, Berlin Heidelberg Tokyo New York 1992a; 2:97-106

Häussler B: Qualitätssicherung der psychosozialen Versorgung in der ambulanten kinderärztlichen Praxis auf Basis von Routinedaten der gesetzlichen Krankenversicherung. In: Häussler B u. a. (Hrsg.): Qualitätssicherung in der ambulanten Versorgung und Rehabilitation. Sozialmedizinische Ansätze der Evaluation im Gesundheitswesen. Springer; Berlin Heidelberg Tokyo New York 1992b; 2:165-181

Helmich P, Hesse E, Köhle K, Mattern H, Pauli H, Uexküll T v, Wesiack W: Psychosoziale Kompetenz in der ärztlichen Primärversorgung. Springer, Berlin Heidelberg New York London Paris Hongkong Barcelona 1991

Hesse E: Der Aufbau von indikationsunspezifischen Gruppen in einer Großgemeinde und die Motivation von Patienten zur Teilnahme. In: Röhrig P: Gesundheitsselbsthilfe. Gustav Fischer, Stuttgart New York 1991; 157-167

Himmel W, Kochen MM: Ärztliche Qualitätszirkel in der Allgemeinmedizin. MMW, 1991; 113, 13, 200-204

Mahler MS, Pine F, Bergmann A: Die psychische Geburt des Menschen. Fischer, Frankfurt 1978

Marwick J, Grol R, Borgiel A: Quality asurance for family doctors. WONCA, Wellington 1992

Mayntz, R, Rosewitz B: Ausdifferenzierung und Strukturwandel des Deutschen Gesundheitssystems. In: Mayntz R, Rosewitz B, Schimank U, Stichweh R: Differenzierung und Verselbständigung. Campus, Frankfurt New York 1988; 117-180

Murrhardter Kreis: Das Arztbild der Zukunft. Robert Bosch Stiftung, Beiträge zur Gesundheitsökonomie. Bleicher, Stuttgart 1989; 26

Rosenbrock R: Gesundheitspolitik. In: Hurrelmann K, Laser U: Gesundheitswissenschaften. Beltz, Weinheim Basel 1993; 317-346

Sachverständigenrat für die Konzertierte Aktion im Gesundheitswesen: Sachstandsbericht 1994: Gesundheitsversorgung und Krankenversicherung 2000. Eigenverantwortung, Subsidiarität und Solidarität bei sich ändernden Rahmenbedingungen. Nomos Verlagsgesellschaft, Baden-Baden 1994

Schläppi P, Schauffelberger J: Allgemeinärztliches Handeln in der täglichen Konsultation. Vortrag beim SIMG-Kongreß in Klagenfurt 1989

Selbmann HK: Fragt die Patienten, was sie von der Klinik halten! Ärztl. Praxis, 1991; 92, 37

Stehle W: Brief an Kassenärztliche Vereinigungen. 1991

Webber D: Krankheit, Geld und Politik: Zur Geschichte der Gesundheitsreformen in Deutschland. In: Leviathan. 1988, 16:156-203

Webber D: Zur Geschichte der Gesundheitsreformen in Deutschland - II. Teil: Norbert Blüms Gesundheitsreform und die Lobby. In: Leviathan. 1989, 17:262-300

Weber I: Ärzte überprüfen das eigene Verschreibungsverhalten; Dt. Ärzteblatt, 1992; 89, 8, 368

Wilhelm J, Schneider W: Das Geschäft der Niederlassung und sein Publikum. In: Deppe HU u. a.: Medizin und Gesellschaft - Jahrbuch 1. Campus, Frankfurt New York 1987; 239-276

Wirsching M: Grundstrukturen des Arztbildes aus der Sicht des Murrhardter Kreises. In: Robert-Bosch-Stiftung (Hrsg.): Das Arztbild der Zukunft - Beiträge zu dem internationalen Symposium des Murrhardter Kreises. Materialien und Berichte. Bleicher, Gerlingen 1989; 30, 43-50

Zentralinstitut für die kassenärztliche Versorung in der Bundesrepublik: Die EVaS-Studie. Deutscher Ärzteverlag, Köln 1989

Zentralinstitut für die kassenärztliche Versorgung in der Bundesrepublik: Zusammenarbeit von Ärzten und Selbsthilfegruppen. Erprobung von Kooperationsformen im Bereich der Kassenärztlichen Vereinigung Westfalen-Lippe. Deutscher Ärzte-Verlag, Köln 1990

Medizinische Diagnose als offene praktische Beschreibung - Ein Versuch über das Nicht-Wissen und das ärztliche Handeln

Wolfram Fischer-Rosenthal

I have no idea, what that was all about.
(Arzt, nachdem der Patient seine Sprechstunde verlassen hat)

I.

"Eine Frau (ein Mann) kommt zum Arzt und sagt..." - jetzt folgt für gewöhnlich in der Alltagskommunikation ein mehr oder weniger deftiger Witz, der meist dadurch einen Lacher hervorbringt, daß etwas Atypisches angesichts dieser allzu typischen und oft vom Patienten angstvoll erlebten Situation passiert. Der vorliegende Beitrag setzt mit seiner empirisch-rekonstruktiven Analyse des diagnostisch-therapeutischen Handelns genau an diesem - schon in der humoristischen Folklore bearbeiteten - Situations-Typus an: Jemand kommt mit Beschwerden in die Sprechstunde des praktischen Arztes und sucht Hilfe. Ich wähle diese Situation als Einstiegsfeld in eine soziologische Analyse der Diagnose-Problematik, weil hier so etwas wie die "diagnostische Ur-Szene" vorliegt. Sie ist die einfachste und gleichzeitig die interaktiv und medizinisch komplexeste Begegnung im Bereich der Gesundheitsversorgung.[1] Im institutionellen Rahmen der Praxis handeln Patient und Arzt in dieser Begegnung gemeinsam aus, was für den Patienten der Fall ist, und wie es weitergeht. Auf Patientenseite herrscht die Erwartung nach Hilfe vor, für den Arzt steht potentiell sein ganzes professionelles Wissen zur Disposition, das ad hoc in die "Definition der Situation" einzubringen ist und das meist mit einer "low-tech"-Diagnose in der ärztlichen Untersuchung auskommen muß. Beide "Akteure" sind durch die "Praxis", die für das je etablierte System ambulanter Versorgung steht, institutionell in unterschiedlicher Weise in ihrem Handeln eingeschränkt.[2]

Die sich oft an solche dignostisch-therapeutischen Erstbegegnungen anschließenden biomedizinischen Messungen und Sichtbarmachungen des dem alltäglichen Blick

---

[1] Arzt-Patienten-Begegnungen in der ambulanten Versorgung sind hochgradig sprachbasiert und daher micro-interaktionaler Analyse zugänglich, vgl. Frankel, R.M. (1984) From sentence to sequence: Understanding the medical encounter through microinteractional analysis, in: Discourse process 7:1984, 135.

[2] Die Analyse der Arzt-Patienten-Interaktion wird als institutionell gerahmte Kommunikation - vor allem für das Krankenhaus - seit anderthalb Jahrzehnten betrieben; allerdings kommt der gesellschaftsspezifische Einfluß der ambulanten Versorgung in einem bestimmten Praxis-System, das nicht nur Leistungen, sondern auch Finanzierungsströme regelt, meist nicht hinreichend zur Darstellung. Vgl. allgemein: Ehlich 1990; Fisher 1982, 1983; Frankel 1983; Menz 1991.

Die sich oft an solche dignostisch-therapeutischen Erstbegegnungen anschließenden biomedizinischen Messungen und Sichtbarmachungen des dem alltäglichen Blick Verborgenen in der modernen Diagnostik verringern nur scheinbar die *prinzipiellen Unsicherheiten der Interpretation der "Daten" im Blick auf ihre Handlungsrelevanz*. Auch in der "high-tech"-Diagnose wird nicht einfach die "Wirklichkeit" abgebildet, die in sich bereits die Frage nach dem "Was-Tun?" beantworten könnte, sondern auch hier sind es die Interpretationen des Mediziners, die etwas als "normal" oder "pathologisch" identifizieren und entsprechende Handlungskonsequenzen einleiten können.

Wie jede Handlungssituation ist auch die Szene des Patienten in der Sprechstunde des Arztes nur perspektivisch zu beschreiben. Es lassen sich drei Hauptperspektiven unterscheiden.

Erstens die *Perspektive des Patienten*. Es ist die "Alltagsperspektive" von uns allen, die wir immer zuerst potentielle Patienten sind oder bereits waren - wir lernen sie in unserer eigenen Biographie zuerst und in jedem Fall kennen. Sie ist gebunden an ein kulturell produziertes, gleichwohl alltägliches Wissen von Wohlbefinden und Mißbefinden von "normal" und "nicht-normal" in Bezug auf Körperliches, und sie enthält von Kindesbeinen an schrittweise aufgebaute Vorstellungen über das, was ein Arzt (an mir) tut und in welchem institutionellen Rahmen (e. g. Hausbesuch, Praxis oder Krankenhaus) das passiert. Treten Beschwerden auf, die nicht im primären sozialen Netzwerk befriedigend bearbeitet werden können, taucht die Person, die sich "krank" fühlt, mit ihrem körperbezogenen Problem beim Arzt auf. Das primäre Ziel der Konsultation für den damit zum Patienten werdenden Kranken ist vor allem, das Problem los zu werden; dann erwartet er vielleicht eine fachkundige Erklärung darüber, was mit ihm nicht stimmt, schließlich vielleicht so etwas wie Angstreduktion oder Trost. Der Arzt soll vor allem *etwas tun*, nachdem er zugehört hat und den Patienten körperlich untersucht hat. Nicht selten bringt der Patient eigene spezifische Erwartungen über therapiewirksame Handlungen mit (z. B. die Verabreichung oder Verschreibung von Medizin; die Antizipation chirurgischer Behandlung oder weiterer Diagnoseprozeduren). Die Bewertung eines Arztbesuches und eines Anschlußbesuchs folgt in erster Linie dem Kriterium der erfolgreichen Hilfe, der erfolgversprechenden Therapie. Diese Beobachtungsperspektive des Patienten strukturiert in ihren typisierten und konkreten Anteilen die Interaktion *spezifisch*, und ich nenne seine emotional-kognitive Wahrnehmung etwas vereinfacht *alltagspraktische Beschreibung*.

Die alltagspraktische Beschreibung bezieht die situativen Besonderheiten auf kulturelles Alltagswissen sowie auf die Alltagspragmatik; der Zweck der alltagspraktischen Beschreibung ist hoch fokussiert: es geht um eine situations- und personenspezifische, leibbezogene Unterbrechung des Lebens-wie-üblich und der Patient wünscht eine Lösung des Problems, eine Re-Normalisierung. Selbst wenn in langjährigen Sozialisationsprozessen als Patient im institutionellen Rahmen einer Arzt-

Patienten-Interaktion die Patienten-Perspektive sich in eine Expertenperspektive verwandeln kann, die kongruent zum Medizin- und Gesundheitssystem der vorliegenden Gesellschaft ist, bleibt dem Patienten diese Zentralperspektive erhalten, nämlich eine Lösung für sein konkretes gesundheitliches Problem zu erstreben. Das in solcher alltagspraktischer Beschreibung aktualisierte und sich ausbildende Wissen des Patienten ist *handlungsbezogen*, es ist auf die *eigene Leiblichkeit und eigene Lebenswelt* gerichtet.

Zweitens die *Perspektive des Arztes*. Sie resultiert primär aus dem Handlungs- und Wissenssystem seiner beruflichen Welt. Pointiert gesprochen, steht mit dem Erstbesuch eines Patienten für den praktischen Arzt sein ganzes professionelles Wissen, seine Handlungskompetenz, ja seine *ärztliche Identität* zur Disposition. Die Situation erfordert nicht nur die Aktualisierung seines eigenen Wissens (gemessen am "state of the art"), seiner Handlungskompetenz (was er in dieser konkreten Situation tun könnte und was er nicht tun kann), sondern sie erfordert auch sein konkretes Handeln. Er steht (unter) so sehr unter Handlungsdruck, wie der Patient unter Leidensdruck steht. Bei medizinisch "per definitionem situationis" noch gänzlich ungeklärten Voraussetzungen trägt er nun die ganze Last einer vollständigen Heilungserwartung ("restitutio ad integrum") des Patienten. Der universale Selbst- und Fremdanspruch seiner Heiler-Identität steht zur Disposition. Der Moment, in dem der Patient vor ihn tritt, ruft potentiell sein gesamtes ärztliches Wissen und Können auf.

Der Such- und Entdeckungsprozeß, in den der Arzt mithilfe des Patienten eintritt, hat einen *dreifachen Horizont*: Er will dem *Patienten* praktisch helfen, er muß die konkreten *institutionellen Möglichkeiten* seines Arbeitsplatzes "Praxis", die ihm das Gesundheitssystem seiner Gesellschaft für die ambulante Versorgung gewährt, berücksichtigen, und er muß seine Beobachtung in den Horizont des *medizinischen Wissens* (seines eigenen und was seiner Zeit verfügbar ist) stellen. Es versteht sich, daß diese drei Horizonte im Blick auf mögliche Handlungsorientierung nur teilweise übereinstimmen, ja z. T. notwendig antagonistisch sind. Schon die Wählbarkeit einer Diagnose oder Therapie entsprechend dem medizinischen Wissen einerseits und entsprechend den aktuell geltenden Abrechnungsmodalitäten für die ärztliche Leistung andererseits kann unterschiedlich frei oder präferrierbar sein. Der hohe Einfluß des institutionellen Kontextes "Praxis" als ökonomisch organisierter Einrichtung professioneller Erwerbsarbeit auf das ärztliche Handeln wird in der wissenschaftlichen Diskussion um die Arzt-Patienten-Interaktion m. E. nach bislang nicht genügend empirisch gewürdigt; auch der vorliegende Beitrag muß diesen Aspekt weitgehend ausblenden. Hier sind systemvergleichend vorgehende medizinsoziologische Mikro-Analysen dringend geboten.[3] Den derzeit in der Bundesre-

---

[3] Der größere Forschungskontext des hier vorgelegten Beitrags ist eine vergleichend angelegte Untersuchung über diagnostisches Handeln von Ärzten in Kupat Cholim Ambulatorien in Israel und in der ambulanten Versorgung in der Bundesrepublik; vgl. auch Fischer-Rosenthal 1992. Ein wesentliches Merkmal der bundesrepublikanischen

publik anlaufenden ärztlichen Qualitätszirkeln in der ambulanten Versorgung kommt hier eine wichtige praktische Diskursfunktion zu, denn die Vertragsärzte der KVen spüren meist sehr genau vor dem Hintergrund ihrer medizinischen Ausbildung die Handlungs-Limitationen durch den geltenden Praxisrahmen.

Beschränkt man sich auf den Anteil des medizinischen Wissens an der Handlungsformierung, dann gibt es durch die Profession eine "offiziell" festgelegte Reihenfolge: erst Wissen, dann Handeln; erst Diagnose, dann Therapie. Die im Alltagshandeln mögliche umgekehrte Reihenfolge (erst tun, dann wissen), das Probehandeln, um zu sehen, was der Fall ist, dies ist im sich (natur)wissenschaftlich verstehenden offiziellen System der akademischen Medizin eher verpönt. Offiziell begreift sich die Schulmedizin nach einem *Anwendungsmodell* wissenschaftlich erzeugten Wissens. Demnach bestünde in der Sprechstunde eine der Hauptaufgaben des Arztes darin, die präsentierten oder wahrgenommenen Phänomene *als Symptome* einem bereits offiziell beschriebenen Krankheitsbild zuzuordnen, d. h. unter eine anerkannte Liste von Symptomen zu *subsumieren* und dann Maßnahmen zu ergreifen. Auch das verfeinerte Modell der Differentialdiagnose folgt dieser Logik. Man darf seine Zweifel an der Wirksamkeit und exklusiven empirischen Anwendung des Anwendungsmodells - gerade in schwer definierbaren medizinischen Handlungssituationen - haben. Es wird in diesem Beitrag zu zeigen sein, inwieweit das Anwendungsmodell trägt, und ob es nicht durch ein komplexeres Modell der Beziehung von Wissen und Handeln ersetzbar ist.

Ein weiterer Aspekt der Sprechstunde ist noch zu nennen. Sie ist die "Schnittstelle", in der aus Bewohnern von Alltagswelten Patienten werden, die im medizinischen Versorgungssystem prozessiert werden. Der praktische Arzt hat hier eine Gate-Keeper-Funktion: er nimmt auf und behandelt, er leitet weiter, er weist ab. Die Bewertung jedes einzelnen Patientenbesuchs erfolgt auch aus dieser Verteiler-Perspektive.

Die gesamte Beobachtungsperspektive des Arztes ist unmittelbar sowohl in ihren typisierten wie auch situativen Beschreibungen interaktionsrelevant. Sie unterscheidet sich von den alltagspraktischen Beschreibungen des Patienten durch den Bezug auf das medizinische, wissenschaftlich formierte Wissenssystem, die Arztbeobachtungen sind *professionspraktische Beschreibungen.* Sein Wissen soll handlungsbezogen sein im Blick auf die Hilfe für den Patienten in seiner konkreten

---

Organisation der ambulanten Versorgung ist betriebswirtschaftlich der "Kleinbetrieb" (ein Arzt, mehrere Arzthelferinnen) des freiberuflich tätigen Arztes, in dem die Leistungserstattung nach Einzelleistungen durch die gesetzlichen Krankenkassen über Vermittlung und Verteilung einer ärztlichen Standesorganisation, der Kassenärztlichen Vereinigung, erfolgt. Das israelische Datenmaterial wurde in Ambulatorien der gewerkschaftseigenen (Histatrut) Krankenkasse (Kupat Cholim) erhoben, in denen die Ärzte angestellte Arbeitnehmer mit einem Fix-Gehalt sind. Das Behandlungsteam, von dem es zwischen eins und zehn am Ambulatorium gibt, besteht aus einem Arzt und einer Krankenschwester. Zum Ambulatorium gehört i.d.R. ein eigenes Labor und eine eigene Apotheke.

Lebenswelt (die Handlungsfolgen beziehen sich auf die Lebenswelt des Patienten, nicht auf seine eigene); es soll weiterhin kongruent sein mit den Spezifika der *institutionell geregelten Krankenversorgung* in der jeweiligen Gesellschaft; und nicht zuletzt soll es mit dem *allgemeinen* medizinischen Wissen, das zur Zeit verfügbar ist, übereinstimmen. Es ist dieser mehrfache pragmatische Bezug mit den drei Horizonten "Hilfe für den Patienten", "System der Krankenversorgung", "medizinisches Wissen", der das professionspraktische Wissen ausmacht.

Weder die alltagspraktischen Beobachtungen/Beschreibungen des Patienten, noch die professionspraktischen Beobachtungen/Beschreibungen des Arztes sind in der Handlungssituation jeweils für den *anderen* Interaktionspartner "lesbar" oder direkt zugänglich, man sieht buchstäblich nicht, was im anderen vorgeht. Sie können lediglich wechselseitig antizipiert, unterstellt, aufgrund von Ausdruck und Äußerungen des anderen *hypothetisch* entwickelt werden, sodann auf die eigenen Beschreibungen bezogen werden und im Fortgang gelingender Interaktion verifiziert (oder falsifiziert) werden.[4]

Die *dritte mögliche Perspektive bei der Beschreibung* dieser Handlungssituation "Sprechstunde" ist insofern "künstlich", als sie nichts mit der Handlungspragmatik zu tun hat, sie hat keinen Einfluß auf den Handlungsablauf, weil sie ihm nicht inhärent ist. Es ist die Perspektive der *wissenschaftlichen Beschreibung*, die hier als Beobachtung der Beobachtung, als Beschreibung und Beobachtung "Zweiter Ordnung"[5] verstanden wird. Sie beschreibt die Beschreibungen der Akteure, rekonstruiert die Konstruktionen der Handelnden. Es ist eine "Dritte-Mann-Perspektive", die sagt, was *für die Akteure* "der Fall ist" und "wie sie es machen", ohne in den Ablauf verwickelt zu sein. Sie ist konstruktivistisch, weil sie nicht sagen will "was in Wirklichkeit ist", sondern rekonstruieren will, *wie* die Akteure ihre Handlungs-Welt konstruieren.

Als Ausgangsbasis solcher Rekonstruktionen sind möglichst genaue Dokumentationen des Interaktionsprozesses, etwa Video-Aufnahmen notwendig, weil sie im Detail sowohl eine stark situationsbezogene aber auch lokal wie temporal situationsunabhängige Analyse - außerhalb der Handlungssituation im Diskurs der Forscher - etwa im Labor oder "am Schreibtisch" - ermöglichen.

---

[4] Klassische Analysen zu diesem Grundproblem der Interaktion und Intersubjektivität haben George Herbert Mead und Alfred Schütz vorgelegt, vgl. Mead 1969, 1973; Schütz 1971, 1972; neuerdings Habermas 1981.

[5] Die Neo-Kybernetik hat die besondere Leistungsfähigkeit von Beobachtungen "Zweiter Ordnung", also die Beobachtung von Beobachtungen, hervorgehoben. Sie erweist sich unter der Annahme der Unentscheidbarkeit prävalenter Standpunkte als Weg, infiniten Begründungs-Regressen zu entkommen, vgl. Glasersfeld 1985; Luhmann et al 1990; Watzlawick/Krieg 1991; Foerster 1993. Im hier vorgelegten Beitrag beziehe ich mich allerdings nicht auf die Ebene der methodologischen Selbstreflexion der Wissenschaft, sondern auf die Ebene der Selbst-Reflexion der professionellen Praxis, die durch den wissenschaftlichen Erhebungsprozeß initiiert wurde.

Will man die beiden konkreten Sprechstunden-Situationen, die im folgenden analysiert werden, weder aus der Perspektive des Patienten noch aus der Perspektive des Arztes im Wortsinne *beobachten*, läßt sich eine Video-Aufzeichnung ohne Ton oder - wie in den beiden ausgewählten empirischen Beispielen - in einer dem deutschen Publikum gewöhnlich unbekannten Sprache (dem Neuhebräischen[6]) verwenden.[7]

Sieht man die *erste Szene*, kann sie etwa wie folgt beschrieben werden: In einem spartanisch eingerichteten Behandlungszimmer konsultiert eine äußerst bedrückt und leidend wirkende Frau Mitte fünfzig einen Mann, offenbar einen Arzt (er trägt zwar Alltagskleidung, benutzt aber im Verlauf der Begegnung das berufssignative Stethoskop und verhält sich auch sonst wie ein Arzt). Jener wirkt irgendwie lustlos und wenig kooperativ; er sichtet die Kartei, schaut der Frau in den Hals und auskultiert, mißt den Blutdruck und verschreibt ihr etwas, sie geht ohne ersichtliche Erleichterung.

Die *zweite Szene*: Ein gut gelaunter Mann kommt zum gleichen Arzt, zeigt ihm sein Bein, läßt sich in den Hals schauen und etwas verschreiben und geht genauso gutgelaunt, wie er kam. Auch der Arzt ist offenbar diesmal in guter Stimmung. In beiden Fällen sieht der interaktionsneutrale Blick kaum etwas besonderes, jeweils eine "typische" Arzt-Patienten-Begegnung, in der sich alle im Rahmen des Üblichen verhalten, jeweils offenbar eine gelungene Sprechstunden-Interaktion.

Natürlich leisten "objektive" Beschreibungen dieser Art kaum mehr als die Identifikation des institutionell geprägten Handlungstyps "Sprechstunden-Interaktion", und sie wecken mehr Fragen als sie beantworten; etwa die, worum es überhaupt ging, oder was es mit der Stimmungslage der Interaktanten auf sich hat.
Es fehlt nämlich etwas Entscheidendes - alltagssprachlich: Wir haben nicht wirklich *verstanden*, worum es eigentlich geht. Dies war nicht möglich, weil der kommunikative Austausch, der die perspektivischen Beschreibungen des Patienten und des Arztes interaktiv wirksam macht, in dieser neutralisiert-objektivierten Art der Wahrnehmung/Beschreibung ausgeblendet wurde.

Streng genommen haben wir damit die so praktizierte "Dritte-Mann-Perspektive" als weitgehend irrelevant zur Wissenserweiterung überführt. Allgemeiner und überspitzt formuliert, eine neutrale Interaktions-Beschreibung, die die alltagspraktische Beschreibung des Patienten und die professionspraktische Beschreibung des Arztes

---

[6] Die Aufnahmen wurden Anfang 1990 und Anfang 1991 im Einzugsraum von Beer-Sheba in Israel in familien-medizinischen Ambulatorien der Kupat Cholim gemacht; allen Beteiligten, den Patienten und Ärzten sowie den Kollegen der Medizinischen Fakultät von Beer-Sheba, die mich unterstützten, sei an dieser Stelle gedankt.

[7] An dieser Stelle müßte der geneigte Leser die beiden Video-Aufnahmen wirklich *sehen* - wie dies z. B. in der Vortragsform dieses Beitrags auch möglich war; die Begrenztheit des Printmediums wird hier - wie auch öfter im Zusammenhang der spezifischen Thematik dieses Buches über den Einsatz von Video-Techniken einmal mehr deutlich.

nicht einbezieht, ist nicht besonders objektiv, sondern besonders sinnlos.[8] Die Beobachter-Beschreibung muß die Perspektiven der Interaktanten in adäquater Weise einbeziehen - was nicht dasselbe ist, wie sie zu übernehmen. Doch wie sind die jeweiligen Interaktionsperspektiven überhaupt zugänglich, denn die kommunikativen Äußerungen selbst sind offenbar nicht das gleiche, wie die Wahrnehmungen und impliziten ("im Geiste vorgenommenen") Situations-Beschreibungen der Interaktanten. Dieses Erkenntnis-Problem haben auch die Interaktanten mit ihrem Gegenüber in der Situation: Wenn sie nicht in der Lage sind, ihr Gegenüber sowohl typisiert wie auch situativ adäquat wahrzunehmen und zu beschreiben, ist keine produktive Interaktion möglich. In beiden Szenen gelang sie jedoch offenbar - zumindest nach dem ersten Augenschein. Die Interaktanten waren offenbar in der Lage, sich zu verstehen; d.h. aufgrund der gemachten Äußerungen ihre Perspektiven hypothetisch zu rekonstruieren, zu übernehmen, sich prospektiv daran auszurichten und sie im Fortgang der aktuellen Handlung zu verifizieren.

Will der wissenschaftliche Beobachter verstehen, was hier ablief, muß er genau wie die Akteure selbst aus den Interaktionen und kommunikativen Äußerungen von Arzt und Patient den Handlungsablauf in seiner Sinnstruktur sequentiell hypothetisch rekonstruieren und jeweils an den Folgesequenzen verifizieren.[9] Er hat dabei den Vorteil, nicht unter situativem Handlungsdruck zu stehen und kann Strukturhypothesen entdecken, die den Akteuren selbst verborgen sind. Gleichzeitig ist die Situationsenthobenheit ein Nachteil, denn er kann seine Hypothesen nicht handelnd in actu überprüfen, sondern ihm bleibt nur das Protokoll-Dokument der Situation, der Text als Instanz, auf die er sich in hermeneutischer Auslegung beziehen kann.

Die sequentielle Analyse des sprachlichen wie nichtsprachlichen Anteils einer solchen Interaktionssituation gibt bereits im Medium der Alltagssprache wesentliche Einsichten in die Interaktionsstruktur. Dies wird im folgenden für die beiden Szenen in Kurzform zu demonstrieren sein. Es gibt allerdings ein besonderes Problem dieser institutionell gerahmten Interaktion: Will man die Perspektiven voll rekonstruieren, bedarf man potentiell des gleichen Handlungswissens wie die Akteure. Hier ergeben sich für die hypothetische Beschreibung der Arztseite Probleme, wenn der wissenschaftliche Beobachter nicht selber Arzt ist und sich zudem nicht selber genau im konkret vorliegenden System der amublanten Versorgung auskennt. D. h.

---

[8] Mit diesem kleinen Taschenspielertrick soll nachdrücklich darauf hingewiesen werden, daß objektivierende Forschungsmethoden, die sich vorwiegend einer Meßlogik bedienen, indem sie soziale Ereignisse unabhängig von Selbstdeutungen der Akteure ihren forschungs-Kategorien zuordnen, erfahrungswissenschaftlich problematisch sind. Der hier gewählte Ansatz ordnet sich zunächst der verstehenden Tradition zu, überschreitet sie aber im Anspruch der Rekonstruktionsmöglichkeit geltender generativer Strukturen; vgl. zur qualitativen Methodik generell Flick et al. 1992 und bes. Fischer-Rosenthal 1991.

[9] Dieser Grundgedanke wird in der Konversationsanalyse und m. E. noch konsequenter in der sog. "objektiven Hermeneutik" im Umkreis von Ulrich Oevermann methodisch ausgearbeitet; vgl Oevermann 1991, 1993; Garz/Kraimer 1994.

die Interaktionsanalyse von institutionell-organisatorisch gerahmtem, genauer professionellem Handeln wirft ein Verstehensproblem für die soziologische Rekonstruktion auf, die in der Regel von Soziologen betrieben wird, die nicht in der infrage-stehenden Profession und ihrem Wissenssystem sozialisiert sind.

Will man dem Sozialforscher nicht abverlangen, sich selber für das professionelle Feld seiner Forschung beruflich, also medizinisch, zu qualifizieren, dann ist eine Möglichkeit, dieses Problem *forschungspraktisch* zu lösen, die Einbeziehung von "peer-professionals", also Allgemein-Ärzten bei der Analyse von Interaktionsprotokollen dieser Konsultationen.[10] Von Nachteil wäre dabei eine relativ große Distanz zu den spezifischen Situationsbedingungen, die die Interaktanten, also der konkrete Patient und der konkrete Arzt, am besten kennen. Man könnte also das Rekonstruktionsproblem professioneller Interaktionen dadurch minimieren, daß man den Interaktanten selbst die Protokolle und Aufzeichnungen der wissenschaftlichen Datenerhebung vorlegt und sie so zu Beobachtern ihrer selbst macht und sie darüber explizit Beschreibungen anfertigen läßt. Diese Selbstbeobachtungen der Akteure ermöglicht dem Forscher weitere Einsichten aus der Perspektive der Interaktanten.

Letzteres Verfahren wurde in der hier vorliegenden Studie angewendet; daß dies auch eine Praxis der Selbstreflexion des Arztes befördert und damit seine Handlungskapazität erweitern kann, sei hier nur am Rande erwähnt - der vorliegende Band befaßt sich ja in den meisten Beiträgen genau mit dieser Frage.

Dem Arzt wurden die vom Soziologen angefertigten Videoaufnahmen vorgespielt, und er wurde gebeten, zu kommentieren, was dort vor sich geht und was ihm zu seinem eigenen Handeln einfällt. Von diesen Soziologe-Arzt-Video-Interaktionen wurden Audio-Aufzeichnungen angefertigt.

Der wissenschaftlichen Beschreibung, bzw. Rekonstruktion sind mithin nun zwei Ausgangs-Texte gegeben: der erste "Text" der Interaktionsaufzeichnung (Video- und Audio-Aufnahme) durch den Soziologen; der zweite "Text" der darauf bauenden Beschreibung durch den Arzt und die Kommunikation mit dem Soziologen.

Es spricht einiges dafür, daß entsprechende Beschreibungen der Situation durch den Patienten selbst den Interaktionsprozeß noch vollständiger und besser zugänglich machen. Solche Daten, bzw. Patientenbeschreibungen wurden aus pragmatischen Gründen hier allerdings bislang nicht generiert.

Im nächsten Abschnitt (II) werden aus den interaktiven und dialogischen Anteilen der beiden Szenen Struktur-Hypothesen zum ärztlichen Verhalten, vor allem zum

---

[10] Diese Möglichkeit wird systematisch in Qualitätszirkeln, die für die diskursive Evaluation des ärztlichen Verhaltens Video-Protokolle einsetzen und die in diesem Band Gegenstand sind, eingesetzt.

diagnostischen Aspekt, aufgestellt. Anschließend (III) werden einige Textausschnitte aus den Arztbeschreibungen zu den beiden Szenen präsentiert und analytisch auf die bereits aufgestellten Hypothesen bezogen, um am Ende verallgemeinernde Aussagen zur Diagnose als offener praktischer Beschreibung zu gewinnen (IV).

II.

Szene 1

Während der Arzt, Mitte dreißig, ohne Kittel, noch an der Krankenakte des Vor-Patienten schreibt, nimmt die Patientin, etwa Mitte fünfzig, auf dem ihr zugewiesenen Stuhl direkt neben dem kleinen Arzt-Schreibtisch Platz. Sie schaut bedrückt umher, putzt sich die Nase, fährt sich durch die Haare. Sie nimmt weder mit Blicken noch sonst Kontakt zum Arzt auf. Nach etwa einer Minute - die dem soziologischen Beobachter sehr lang vorkommt - begrüßt der Arzt sie[11].

Die Patientin macht auf den soziologischen Beobachter einen sehr leidenden Eindruck. Mögliche Hypothesen sind: Es geht ihr schlecht; *oder*: Es geht ihr nicht so schlecht, aber sie will dem Arzt deutlich demonstrieren, daß sie unbedingt Hilfe braucht. Sollte letzteres der Fall sein, dann könnte sie Grund zu der Annahme haben, daß der Arzt ihr nicht helfen will oder kann. Die Tatsache, daß sie zum Arzt keinerlei Kontakt aufnimmt, signalisiert entweder Respekt oder hängt damit zusammen, daß sie bereits vorher aufgetretene Interaktionsprobleme mit ihm antizipiert.

A: *Schalom.*
Alles in Ordnung?
Wie fühlst du dich?

Der Arzt eröffnet die Interaktion mit der kulturüblichen Grußformel. Seine sofort folgende Frage, ob alles in Ordnung sei, ist nicht sprechstundentypisch, sondern gehört eher in eine flüchtige Alltagsbegegnung, die gerade auf Thematisierung von Normalität und nicht auf detaillierte Problemdarstellung oder -bearbeitung aus ist. Mögliche Hypothesen: Der Arzt signalisiert, daß er die professionelle Interaktion nicht aufnehmen will; *oder*: daß er die Patientenbelange kennt und sie als ärztlich wenig bedeutsam einstuft. Beides würde die Patientinnenlesart, daß der Arzt ungern mit ihr kooperieren will, bestätigen. Will sie dies berücksichtigen, muß sie sich

---

[11] Die einspurige Regel-Anrede 2.Pers. Sing. des Hebräischen ("du") wurde in der deutschen Übersetzung beibehalten, weil sie dem insgesamt weniger förmlichen Kommunikationsstil der von mir beobachteten israelischen Arzt-Patienten-Kontakte besser gerecht wird; weder Patientin noch Arzt sind native-Hebrew-speakers - die Patientin läßt teilweise erhebliche Sprachprobleme erkennen - dies wurde in der Übersetzung wegen besserer Lesbarkeit - soweit vertretbar - geglättet.

besonders anstrengen, um dennoch eine Kooperation in ihrem Sinne zu erreichen. In der Frage nach dem Befinden produziert er schließlich die übliche ärztliche Eröffnungsformel und signalisiert nun die situationsadäquate Zuhörbereitschaft, auf die eine Beschwerdeschilderung folgen kann.

P: Seit drei Tagen geht es mir nicht gut.
Ich bin erkältet und mein Hals tut weh.
Ich zittere vor Kälte. Bis auf meine Knochen zittere ich.
Ich huste viel. Schnupfen in der Nas, Schnupfen im Mund

Die Patientin schildert ihr Mißbefinden genau datiert und elaboriert eine Erkältungssymptomatik. Die relativ kurze Zeitdauer des Leidens und die mögliche Unterstellung, daß der Arzt nur ein zur kalten Jahreszeit passendes Bagatellproblem wahrnehmen könnte, wird konterkariert durch ihre dramatisierende Darstellung. Dies liegt auch auf der Linie der Hypothese, daß sie sich anstrengen muß, um den Arzt zur Hilfe zu motivieren.

A: Du hast kein Fieber gehabt, stimmt's?
P: Ich hatte kein Fieber
A: aber Schüttelfrost?
P: Ich weiß nicht, ob ich Schüttelfrost habe. Ich weiß es nicht
A: War's dir kalt?
P: Kalt, mir ist immer kalt. Meine Knochen tun weh. Mein Rücken.
Auch hier ist's trocken ((zeigt auf ihren Hals)) brennt, brennt, brennt

Der Arzt stellt sich einerseits mit seiner ersten Vermutung (*kein Fieber*) als jemand dar, der eine ärztliche Hypothese im Rahmen eines bestimmten Krankheitsbildes hat und insofern der Patientin situationsgerecht zeigt, daß er sich mit ihr befaßt. Andererseits liegt die Vermutung der *Abwesenheit* eines Symptoms auf der Linie der Bagatellisierung der Beschwerden. Die Patientin muß dies bestätigen und kann in diesem Redezug keine Hilfe evozieren. Auch die nächsten beiden Züge (*Schüttelfrost*) bringen keine triftige Symptompräsentation; erst die im Winter (bei üblicherweise schlechten Heizmöglichkeiten) nicht unbedingt Therapiebedarf implizierende Frage (*war's dir kalt?*) wird von der Patientin bestätigt und dramatisierend um weitere Beschwerden (Knochen- und Rückenschmerzen; iterative Verstärkung der Halsschmerzen) erweitert.

A: War noch jemand anders in der Familie krank?
P: Es war (jemand), es war
A: Wer
P: meine Schwester
A: Aus dem gleichen Grund?
P: nein, nicht so wie das, nicht so schwer wie mein, meins ist schwieriger

Der Arzt geht nicht auf die Beschwerden der Patientin ein, stattdessen sondiert er im familialen Umfeld nach gesundheitlichen Problemen. Möglicherweise denkt er an eine Infektionsursache oder will auf diesem Weg psycho-sozial relevante Informationen erhalten, die einem familienmedizinischen holistischen Ansatz entsprechen. Die Patientin nimmt diese Nachfragen möglicherweise als ein Ausweichen wahr und fokussiert zuletzt wieder klar auf ihr Problem.

A: *Gut, ich habe verstanden.*
    Außerdem geht's dir gut?
P: *nein, es tut weh*
A: *was tut weh?*
P: *der Rücken, das Knie, ich leide zuviel. Ich habe zehnmal Strom ins Knie getan, auch im Fuß. Auch in beide Knie, noch schlimmer.*
    Hat mir nicht geholfen.
    Ich weiß nicht, wie ich lebe.
    Die ganze Zeit zittere ich ((streckt die Hand zitternd vor))
A: *die ganze Zeit?*
P: *die ganze Zeit, die ganze Zeit zittert mein Körper*

Der Arzt quittiert scheinbar im Sinne der hilfesuchenden Patientin. Allerdings widerruft seine Frage, ob es der Patientin außerdem gutgehe, ein Verstehen in ihrem Sinne: er geht nicht auf die Problematik der Patientin ein und bringt so die ganze Interaktion wieder an den Anfang zurück; er wiederholt sogar fast wörtlich die positiv formulierte Unterstellung, daß die Patientin keine Probleme habe. Damit zwingt der Arzt die Patientin zu drastischer Darstellung, wenn sie weiterhin auf Hilfe besteht. Sie widerruft die Anfrage (erneut) und muß nun dramatisieren; sie thematisiert ihr beschwertes "Leben" in toto und offeriert dem Arzt eine zitternd ausgestreckte Hand. Der Arzt respondiert nicht, indem er sie ergreift - und sei es im Sinne einer ärztlichen Inaugenscheinnahme, sondern fragt limitierend nach. Die Patientin steigert die Präsentation (*immer, der ganze Körper*).

((Arzt geht ins Vorzimmer, um die Kranken-Akte der Patientin zu holen; nach etwa zwei Minuten kommt er in der Akte lesend zurück; Austausch über frühere Behandlung wegen Depression und über die ergebnislose Untersuchung eines Psychiater-Kollegen; hier nicht transkribiert))

An der Stelle, wo die Patientin sich am hilfsbedürftigsten darstellt und jetzt eine menschliche oder ärztliche Reaktion erwartbar wäre, bricht der Arzt die direkte Interaktion ab und verläßt den Raum. Er geht auf Distanz. Eine alltagsweltlich verbal oder nonverbal stützende (z. B. tröstende oder mutmachende) Reaktion, die ärztlich noch alles offen ließe, kann oder will er nicht erbringen; auch ärztlich agiert er nicht direkt hilfegebend sondern eher distanziert bürokratisch. Die Präsentation der Beschwerden veranlaßt ihn offenbar nicht nur nicht, eine körperliche Untersuchung einzuleiten, sondern er entfernt sich, um die Interaktionssituation zu unterbrechen und beendet damit die aktuelle Präsentation der Patientin. Er greift auf die Krankenakte sowie frühere Therapie und Diagnosestellungen zurück. Wenn alle seine bis jetzt aktualisierten Wahrnehmungen ausreichen, die Frage "Warum ist die Patientin jetzt hier?" zu beantworten, kann er eine Therapiehandlung einleiten. Reichen sie jedoch nicht aus, wird er mehr Informationen suchen und gegf. eine körperliche Untersuchung anschließen.

A: *Ißt du gut?*
P: *((Pt macht unbestimmte Antwortgeste - weder ja noch nein))*
A: *((Arzt blickt in die Akte))*
 Du hast Anämie gehabt. Darf ich deinen Blutdruck messen?
 ((sie zieht den Pullover aus und er mißt))
 Es ist ganz in Ordnung.
 Laß mal deine Lunge hören. Tief atmen, tief atmen
 ((Auskultation; A untersucht den Rachen))
 Aa:h, aa:h, ((auffordernd, während er mit dem Holzspatel die Zunge niederdrückt))
 zieh dich an
 Fühlst du Schleim in der Lunge?
P: *Was?*
A: *Gibt's Schleim*
P: *Schmutz? Es gibt, es gibt Schmutz*

Die körperliche Untersuchung und weitere Fragen sind offenbar notwendig, um die weitere Handlung zu strukturieren. Die einzelnen Phasen der Untersuchung sind routinehaft und wenig spezifisch, ebenso die Fragen. Am Schluß kennt die Patientin das hebräische Wort für Schleim offenbar nicht und benutzt ein ähnlich klingendes Wort (Schmutz).

A: *Willst du Medikamente?*
P: *((lacht gequält)) Was werd ich sonst wollen?*
 Wozu bin ich (sonst) hierher gekommen?
A: *Ich weiß es nicht*
P: *Wenns mir gut ginge - wozu sollte ich hierher kommen?*

Die ganze Szene kulminiert in dieser Sequenz. Der Arzt kommt offenbar angesichts aller verfügbaren Beschreibungen und Details aus der Akte und auch nach der Untersuchung zu keinem diagnostischen, therapie- und handlungsrelevanten Ergebnis. Er kann die Situation nicht ärztlich adäquat definieren, *er weiß nicht mehr weiter*. Er fragt die Patientin, ob sie Medikamente will. Offenbar trifft er damit genau ihre fraglos unterstellte schlichte Grunderwartung an die Situation: Man geht zum Arzt, um Medikamente zu bekommen - das weiß doch jedes Kind. Es verwundert sie (Lachen), daß der Arzt sie überhaupt so etwas Selbstverständliches fragen kann, und überhaupt noch eine andere Möglichkeit zuzulassen scheint, die er offenbar aber nicht "gefunden" hat. Sie fühlt sich nicht verstanden und betont, was sie von Anfang an hat darstellen wollen, nämlich, daß es ihr *nicht* gut geht und daß alleine die Tatsache ihres Kommens dies schon hinreichend gezeigt hat. Allerdings hat sie offenbar auch erwartet, daß der Arzt mehr "Beweise" will und mehr "Anzeichen" für professionsgerechtes Handeln braucht. Trotz ihrer Bemühungen konnte sie offenbar die für den Arzt notwendigen Leistungen patientengerechter Selbstpräsentation nicht erbringen. Dies führt zu der Metakommunikation über die Situation selber, bei der der Arzt die Rollen umtauscht. Die Patientin soll sagen, wie man den weiteren Handlungsablauf strukturieren könnte. Die Ratlosigkeit des Arztes wird an die Patientin zurückgegeben. Diese fordert nun die Hilfe spezifiziert ein. Ebenso, wie man beim Bäcker schlicht Brot kauft und keine Ratschläge zur Abmagerungsdiät erwartet, will sie hier in der Sprechstunde des Arztes Medikamente, und zu nichts anderem ist sie gekommen.

Übernimmt der Arzt die Situationsdeutung der Patientin, findet die Sprechstunden-Interaktion ihre Fortsetzung: Er kann ihr in ihrem Sinne helfen; dabei gibt er seine professionelle Vorstellung einer gezielten Therapie nach expliziter Diagnosestellung auf. Hält er hingegen strikt am medizinischen Anwendungsmodell (erst Diagnose dann Therapie) fest, gibt es keine Anschlußhandlung, die Situation ist beendet, und der Arzt muß die Patientin aus der Situation entlassen. Dabei hat er zwei Optionen: einmal die im medizinischen Versorgungssystem vorgesehene Möglichkeit, sie im Krankenhaus mit allen verfügbaren Mitteln gründlich untersuchen zu lassen, also sie weiter im System zu "prozessieren"; zum anderen sie einfach ohne weitere Hilfe nach Hause zu schicken.

A: *Gut. Ich kann dir (was) geben.*
Ich gebe dir Medikamente.
Dreimal am Tag nehmen, okay, und die sollen den Schleim austrocknen.
Ich will auch, daß du Eisentabletten nimmst.
Du hast ein bißchen Anämie?
Und vielleicht wird es dir besser gehen
P: *habe ich Anämie?*
A: *ja*
P: *Wieviel habe ich?*
A: *elfpunktacht, es ist ein Grenzfall.*
Aber vielleicht wird es dir besser gehen, wenn Du die nimmst
P: *Ich nehme, was du denkst. Ich weiß nichts.*
A: *gut*

Der Arzt entscheidet sich für die Übernahme der Situationsdefinition der Patientin und verschreibt ihr Medikamente. Damit ist die Re-Standardisierung der asymmetrischen Rollenverteilung wieder möglich. Arzt und Patientin stellen in dieser Sequenz wieder die übliche Laien-Experten-Rollenverteilung her; sie wird von der Patientin am Schluß explizit formuliert (etwa: *ich weiß nichts - Arzt, gib die Anweisungen, ich werde sie befolgen*); der Arzt quittiert mit *"gut"*.

P: *((unverständlich - sie macht Anstalten zu gehen und zieht ihre Jacke an))*
A: *nein, ich denke nicht, daß es dir hilft*
P: *((unklar))*
A: *wenn es nicht besser wird, komm mal wieder, ja?*
P: *was soll ich nehmen?*
A: *das sind Tabletten, 3mal am Tag gegen Schleim und Schnupfen und auch das Eisen.*
P: *Akamol ((Parazetamol)) ist nicht nötig?*
A: *Akamol paßt auch. Wenn es nötig ist, kann man es ruhig nehmen, okay?*
P: *gut, verschreib mir Zäpfchen, Klotroy-Zäpfchen oder auch Indomicin, Indomed?*
A: *willst du die gleiche Menge? ((schreibt dauernd auf))*
P: *Ich wollte auch Ondomed-Tabletten, Dr. Kapsell, damit es im Haus ist.*
Mal sehen, vielleicht hilft das
A: *Aber nur nach dem Essen ((er schreibt alles auf)) nicht vorher!*
Wieviel Tabletten willst Du?

P: ((unverständlich))
A: Gut. ((schreibt auf))
   Aufwiedersehen
P: ((geht wortlos nickend und genauso bedrückt wie anfangs hinaus))
   ((Gesamtdauer der Konsultation ca. 12 Minuten))

Die letzte Sequenz zeigt bereits im Prozeß der Beendigung der Interaktion (Patientin zieht ihre Jacke an und macht Anstalten, sich zu erheben) einen sehr effektiven medizinischen Fachdiskurs zwischen Tür und Angel, bei dem offenbar beide Interaktanten ziemlich genau wissen, worum es geht. Der Arzt "bedient" vollständig und willig wie ein Lagerist die Bestelliste der "Kundin". Lediglich die anfängliche Bemerkung, "wenn es nicht besser wird, komm mal wieder", läßt seine Zweifel an der Prozedur explizit erkennen. Diese Äußerung dokumentiert gleichzeitig, daß für ihn als Arzt der Fall noch nicht "gelöst" ist. Der professionsdefinierte Zweck des Besuches ist noch nicht erfüllt, und eine wichtige Anschlußhandlung im System der familienmedizinischen ambulanten Versorgung ist offengehalten: der erneute Besuch seiner Sprechstunde.

Strukturrekonstruktion. Konzentriert man sich - die Ablaufstruktur der Interaktion vereinseitigend - nur auf die Handlungsanteile des Arztes, läßt sich resümierend seine Handlungsstruktur etwa so formulieren: Der Arzt folgt hier einem professionsspezifischen Handlungsschema, das er jedoch nicht durchhalten kann. Die medizin-adäquate Abfolge "erst Wissen, dann Handeln; erst Diagnose, dann Therapie" läßt sich für ihn nicht erfüllen, weil er das medizinische Problem der Patientin nicht versteht, nicht in medizinischen Terms des ihm verfügbaren Wissens reformulieren oder subsumieren kann. Die Zurückgabe der Problemlösung an die Patientin resultiert in seiner Neuverpflichtung auf das medizinische Muster, wie es die Patientin sieht. Er erhält also eine quasi-professionelle Handlungsstruktur zurück. Sie erlaubt es ihm, zu handeln *"als ob"* er eine Diagnose gestellt hätte, denn wer Medikamente verschreibt, realisiert eine ärztliche Handlung als Therapiehandlung auch dann, wenn die Diagnose erst expost möglich ist. Als Anhalt für seine Handlung nimmt er die expliziten Medikamenten-Wünsche der Patientin und Ergebnisse einer früheren Blutuntersuchung. Die Frage, "Was tun?" wird hier nicht durch Unterordnung der wahrgenommenen Wirklichkeit unter medizinisches Wissen, sprich Diagnose-Stellung, gelöst, sondern durch praktisches Handeln. Es ist nicht ausgeschlossen, daß ihm später auch diagnostische Validierung zukommen könnte, nämlich dann, wenn es geholfen hat oder wenn es der Patientin besser geht. Der Soziologe kann jedenfalls das Anwendungsmodell medizinischen Wissens hier nicht beobachten.

Allerdings kann man auch nicht sagen, daß dieses Handeln nicht professionell vertretbar ist. Denn trotz seiner indefiniten Situationsbestimmung hält der Arzt mit seiner Verschreibung einen medizinischen Handlungsraum offen (die Patientin kann wiederkommen).

Ich nenne dieses Verfahren eine *offene praktische Beschreibung*. Sie ermöglicht Handlungsfortsetzung im professionellen Kontext, selbst dort wo das einschlägig aktualisierbare Wissen dazu nichts beitragen kann. Ich möchte pointiert die These vertreten, daß sich gerade *in dieser Situation des Nicht-Wissens professionelles Handeln* dadurch auszeichnet und konstituiert, daß es in undefinierten Situationen *keinen Handlungsabbruch* erzeugt, wie eine orthodoxe "Anwendung" nahelegen würde, sondern eine Fortsetzung, die ihrerseits gerade *neue Erfahrungs- und Wissensstrukturen aufbauen* kann.

Es eröffnet sich auch nach dieser Szene möglicherweise ein Wirk- und Erfahrungshorizont, in dem sich qua gelingender "Therapie" die alte Diagnose bestätigen (oder eine neue einstellen) könnte. Sie könnte sich auch dann bestätigen, wenn der Arzt nicht an sie glaubt, also seine "intentionale" therapeutische Aktion nur aus Verlegenheit und mangels besseren Wissens auf den schwachen Füßen einer kaum wirklich in Betracht zu ziehenden, weil schon länger zurückliegenden Messung steht.

Zieht man angesichts solchen Verhaltens eine Standard-Lehrmeinung zur hier genannten Diagnose "Anämie" zurate, läßt sich das hier beobachtete Verhalten des Arztes in seiner medizinischen Uneindeutigkeit sowohl problematisieren wie auch schulmedizinisch legitimieren: "Eine Anämie ist weniger eine Diagnose als der Ausdruck eines Symptomenkomplexes. Erst die Aufdeckung der pathophysiologischen Störungen ermöglicht die Basis für eine kausale Therapie... Jede Anämieform muß nach Stellung einer konkreten Diagnose spezifisch behandelt werden. *Das Ansprechen auf die Behandlung bestätigt dann die Diagnose.* (Hervorhebung W. F.-R.) Von einer polypragmatischen Behandlung mit verschiedenen Medikamenten, die auch zu vorübergehender Besserung führen kann, muß jedoch dringend abgeraten werden." (MSD-Manual 1984, 521f.)

Szene

Ein Mann, Mitte fünfzig, der auf den ersten Blick keineswegs belastet oder krank wirkt, betritt gutgelaunt und mit geöffneten Armen das Behandlungszimmer; er wird sofort noch beim Eintreten vom Arzt begrüßt.

A: *Schalom*
P: *Schalom, wie geht es dir?*
A: *ganz gut*
P: *((macht eine fragende, etwas gespielt entrüstete Geste und zeigt auf den Türrahmen zum Behandlungszimmer, an dem keine Mesusah [12] angebracht ist))*
A: *Sie wird kommen, sie wird kommen, ich habe sie bestellt ((amüsiert)).*
P: *Was heißt, Du hast sie bestellt? Du bist schon lange hier ((gespielte Entrüstung))*
A: *Ich habe sie schon seit langem bestellt seit langem ((amüsiert))*
   Was gibt es sonst außerdem?

---

[12] Kapsel am Türpfosten, die den Namen Gottes enthält und die nach orthodox korrektem Ritual beim Betreten des Raumes berührt wird.

Schon in der prä- und non-verbalen Anfangsphase dieser Interaktion - wie ganz anders sah es in der vorigen Szene aus - bahnt sich zwischen Arzt und Patient eine bereitwillige Kooperation an. Mit diesem Patienten will der Arzt offenbar etwas zu tun haben. Der Patient stellt nach der üblichen Begrüßung durch den Arzt, erstaunlicherweise seinerseits nun die Frage nach dem Befinden des Arztes. Er verkehrt damit schon von Anfang an die übliche Asymmetrie und Frage-Antwort-Verteilung der Arzt-Patienten-Beziehung. Die sprechstunden-typische Handlungskette kann so erst einmal nicht in Gang kommen, da der Arzt die erwartbare alltagssprachliche Antwort (*ganz gut*) produziert. Nun verstärkt der Patient den eingeschlagenen Stil noch durch den gespielt entrüsteten Hinweis auf die - in jedem öffentlichen Gebäude erwartbare, hier aber fehlende - Mesusah am Eingang des Behandlungszimmers. Er tadelt dabei den Arzt scherzhaft; damit wird so etwas wie komplizenhaftes Einverständnis unterstellt: *"Wir beiden wissen, daß dies nur eine Formalie ist und daß vielleicht auch sonst hier nicht alles so ist, wie es sein sollte"*. Der Patient inszeniert eine egalitär-partnerschaftliche oder vielleicht sogar dem Arzt überlegene soziale Position. Hypothesen dazu: Der Patient will dem Arzt zeigen, daß er als selbstbewußter eingesessener Israeli einem erst vor Jahresfrist eingewanderten Arzt aus Europa in gewisser Weise überlegen ist; *oder:* Er will dem noch neuen jungen Arzt zeigen, daß man in diesem Land keine "alteuropäischen" statusbezogenen Ehrbekundungen schätzt; *oder:* Er will einen Scherz machen, um eine gute Atmosphäre zu erzeugen; *oder:* Der Patient will durch einen kleinen Scherz seine Probleme als nicht zu groß einführen; *oder:* Er will gar von sich und seinen eigentlichen Problemen ablenken. Nach seiner "entschuldigenden" Antwort leitet der Arzt zur Frage nach dem "sonst außerdem" über und setzt damit vorsichtig den situationsgerechten Arzt-Patienten-Dialog in Gang. Er fokussiert dabei nicht gleich das körperliche Befinden, sondern läßt dem Patienten die Wahl, auch sonstige Probleme zu thematisieren.

P: *Alles in Ordnung.*
  Du hast mir mal gesagt, du willst mich in die Orthopädie schicken.
  Wann wirst du mich (dorthin) schicken? Wirklich!
  Wie geht's sonst außerdem?
A: *Gut. Deiner Frau geht's besser, wie ich sehe*
P: *Ja*
A: *Ich habe sie vor kurzem gesehen*
P: *Ja, sie hat's mir gesagt, sie hat's mir gesagt.*
  ((mit Blick auf die Kamera)) Ist das in Farbe?
A: *Nein, es ist wegen mir.*
P: *((lacht gutgelaunt))*

Der Patient nimmt die Möglichkeit einer Problemthematisierung allgemein lebensweltlicher Art nicht auf (*alles in Ordnung*). Entweder gibt es dort keine Probleme, oder er will sie nicht vorbringen. Er kommt - nun ganz im engeren Themenbereich einer Sprechstunde - auf eine frühere Ankündigung des Arztes zurück, die dieser offenbar nicht wahrgemacht hat, und fragt, wie ernst es ihm damit sei. Noch bevor der Arzt etwas dazu sagen kann, wechselt er wieder ins alltagweltliche Formular freundlicher Begrüßung zurück. Er zieht damit die Frage sequentiell gesehen wieder zurück und gibt ihr etwas Beiläufiges. Entweder geht es ihm überhaupt um etwas anderes; *oder:* Er empfindet die kommunikative Verbindung zum Arzt noch nicht hinreichend hergestellt, um mit ihm ernsthaft sein Problem zu bearbeiten. Der Arzt verifiziert die "Rücknahme" der Frage, indem er nicht darauf reagiert und stattdessen die im alltagsweltlichen Begrüßungsritual mögliche Gelegenheit nutzt, nun direkt die Sprache auf die Frau des Patienten und ihr Befinden zu bringen. Damit wird alltagssprachlich die Plattform für gemeinsame Interaktion erweitert. Vielleicht ist der Arzt auch der Meinung, die Frau sei die eigentliche Patientin oder das Problem; *oder:* Er will erneut die familiäre Situation des Mannes ausloten. Der Patient springt dann direkt in die für ihn offenbar noch nicht hinreichend geklärte Situation, daß ein Sozialforscher Aufnahmen macht und fragt technisch interessiert nach der Art der Kamera. Die Antwort des Arztes signalisiert, daß er beim Patienten eine Störgefühl, eine situativ unangemessene Exposition wahrgenommen hat, und er sucht dies zu entkräften: *Es geht nicht um Dich, sondern um mich.* Weiterhin könnte der Arzt damit die übliche Asymmetrie wieder herstellen wollen: *Ich bin hier der Arzt, der sagt, wo es lang geht, und du bist der Patient.* Der Patient quittiert die Äußerung mit Lachen.

A: *Ähm (2 sec Pause) wo ist deine Kartei - hier oder da ((zeigt auf Regal hinter sich und in den anderen Raum))*
P: *da ((zeigt auf ersteres))*
A: *Welche Nummer hat dein Personalausweis?*
P: *sechs-vier-eins-sechs-drei-vier-drei*
A: *Okay. Ich erinnere mich nicht mehr, warum ich dich in die Orthopädie schicken wollte ((während er sich vom Pt abwendet und nach der Kartei sucht))*
P: *Der Fuß tut weh. Hier am Zeh. Der Fuß ist eingeschlafen. Ich habe eine Tablette genommen, es hat sich beruhigt, aber ich will wissen, was das hier ist ((zeigt auf den Fuß und das Bein))*

Der Arzt bleibt auch zunächst auf der etablierten Linie einer umgekehrten Asymmetrie, indem er den Patienten fragt, wo dessen Akte sei (die Nummer des Personalausweises dient zur sicheren Identifikation der Krankenakte). Erst dann kommt er auf das Orthopädie-"Versprechen" zurück und gibt zu, daß er vergessen hat, worum es geht. Die Suche nach der Krankenakte, die offenbar die vergessene Information enthalten könnte, wird so legitimiert. Jetzt scheint sich eine regelhafte Arzt-Patienten-Interaktion zu etablieren. Die nun vorgebrachte Beschwerde des Patienten, der Bericht über seine erfolgreiche Eigenmedikation und -behandlung und sein Wunsch nach diagnostischer Abklärung sind situationsadäquat in der Logik des Hilfesuchens. Allerdings gibt es offenbar keine akuten Beschwerden.

A: *Setz dich hierher, mal sehen. Zeig mir deinen Fuß ((Pt setzt sich auf einen anderen Stuhl direkt beim Arzt; beide beugen sich über den Fuß))*
P: *Erinnerst du dich nicht?*
A: *Nein - was stört dich?*
P: *manchmal an dieser Stelle ((zeigt am Fuß))*

A: Aa:h - jetzt erinnere ich mich ((untersucht und drückt)) tut nicht weh im Zeh?
Eigentlich ist es mehr da ((A zeigt an andere Stelle)), ja?
P: ja, ja, hier - hast du verstanden?
A: ja
P: Ich will wissen, was das überhaupt ist
A: Hast du Schmerzen?
Ist es immer abends?
P: manchmal, manchmal, oder auch anders, ich weiß nicht

Der Arzt leitet unmittelbar eine körperliche Untersuchung ein. Dabei geht es zunächst wieder um den *vergangenen* Zustand des Beins und um in der Vergangenheit bereits einmal notierte Beschwerden oder eine früher gestellte Diagnose - offenbar kann der Patient im Moment der Situation sein Problem nicht präsentieren. Das Gespräch über dem Bein dient so mehr der Erinnerungsauffrischung als der Konstatierung einer aktuellen Funktionsstörung. Die Frage des Patienten, ob der Arzt verstanden habe, worum es geht, wird zwar bejaht, aber nicht inhaltlich ausgeführt. Der Patient (wie der soziologische Beobachter) dürfen bezweifeln, ob der Arzt bereits eine hinreichend vollständige medizinische Beschreibung im Kopf hat. Die Aussagen des Patienten auf gezieltere Nachfragen bleiben vage und gipfeln im *"ich weiß nicht"*. In der Wahrnehmung des Arztes dürfte bislang nicht klargeworden sein, warum dieser Patient jetzt vor ihm sitzt. Beim Patienten dürfte der Eindruck aufgekommen sein, daß der Arzt nicht weiß, was mit ihm los ist.

A: Erstmal laß ein Röntgenbild machen
P: Bitte, wo kriege ich das Röntgenbild?
A: in Gimmel ((Ambulatorium im Stadtteil Gimmel))
P: Wann soll ich?
A: morgens anrufen
P: Nein, morgens bin ich nicht da, das ist das Problem
A: Wann du willst
P: in Ordnung ((bestens))
A: Du mußt anrufen
P: Ja, ich habe verstanden, prima. Aa:h, ich werde anrufen und so, ja?
Ja, zunächst, wie ist die Telefonnummer?
A: vier-neun-fünf-sieben-drei-zwei, das ist im Büro
P: Was soll ich denen sagen?
A: Wann du zum Röntgen kommen willst
P: Aa:h, ja ich habe verstanden, gut

In dieser Sequenz bestätigt sich, daß der Arzt keine hinreichende Vorstellung hat, was mit dem Patienten nicht stimmt. Er schlägt den im ärztlichen Schema möglichen Weg weiterer diagnostischer Abklärung vor, ohne sich in irgendeiner Weise zum Problem zu äußern - nonverbal läßt der Arzt keinerlei Beunruhigung erkennen, die dem Patienten einen etwaigen "Ernst der Lage" nahelegen würde. Er übergibt bei der Regelung der weiteren Verweisung in die diagnostische Prozedur ganz dem Patienten die Ausführungs-Initiative. Betrachtet man die Figur der vorgeschlagenen Handlung, fällt auf, daß sie lediglich den Weg *weg* v.om Arzt beinhaltet; eine Aufforderung, mit dem Röntgenbild - überhaupt oder in angemessener Zeit - *zurück*zukommen, wird nicht gemacht. Pointiert: der Arzt schickt den Patienten weg. Die Aktion bleibt dem Patienten überlassen; dieser kann den Eindruck gewinnen, daß es überhaupt seine Sache ist, ob er zum Röntgen geht und ob er noch einmal wiederkommen will. M. a. W., es bleibt dem Patienten überlassen, ob er sich als behandlungsbedürftig oder nicht-behandlungsbedürftig ansieht. Dem professionellen Wissen des Arztes entsprechend scheint sich jedenfalls eine medizinische Versorgung nicht zwingend zu ergeben.

P: Jetzt sag mir mal, der Hals tut weh
A: Fieber?
P: Nein, ich versteh's nicht. Es tut hier im Hals weh

Der Patient ist offenbar noch nicht an seinem Ziel angekommen - vielleicht fühlt er sich zu früh weggeschickt. Er präsentiert ein Bagatellsymptom.

A: Wie steht's bei dir zuhause jetzt? gut? wie geht's mit Deiner Frau?
P: ((wortlose Geste - etwa: es ist nichts))
A: Was kann man machen - ein bißchen rot
P: nur rot? aber warum tut es weh?
A: irgendein Virus drang in deinen Hals
P: Was kann man machen? Gibt's keine Medikamente?
A: Ich kann dir was zum Lutschen geben
P: Lutschen?
A: Willst du?
P: Ja - und außerdem, gibt's nichts anderes?
A: nein - trink mal Tee mit Zitrone und Honig
P: Ja? anstatt Zucker, sehr gut, in Ordnung, prima ((erheitert))
A: Lutschen fünf bis sechsmal am Tag ((schreibt Rezept))
gut, das ist für dich.
Gib das Martine ((gemeint ist die Krankenschwester des Arztes))
P: Vielen Dank, mein Herr ((gespielt förmlich))
A: ((zum Soziologen, nachdem der Patient gegangen ist))
I have no idea what that was all about

Der Arzt nimmt die Symptompräsentation als Aufforderung, erneut eine globalere Suchstrategie einzuschlagen - ähnlich wie am Anfang der Konsultation. Sie entspricht offenbar seiner Ausbildung und Vorstellung familienorientierter ambulanter Versorgung. Das Angebot einer Problemelaborierung im Bereich der Familie oder Ehe wird erneut vom Patienten nicht aufgenommen. Der sich dann entlang der Somatik entwickelnde "medizinische" Dialog bewegt sich auf der Ebene des Alltagswissens. Im Rahmen professionellen Wissens ist klar: Deswegen hätte der Patient den Arzt nicht aufzusuchen brauchen. Beim Arzt bleibt das Gefühl, nicht erkannt zu haben, was der Patient von ihm will. Er bringt dies gegenüber dem Soziologen am Schluß explizit zum Ausdruck.

Strukturrekonstruktion. Der Patient inszeniert von Anfang an einen Interaktionstypus, der die übliche Arzt-Patienten-Begegnung erschwert und durchbricht. Die Attitüde des aktuell Hilfesuchenden, die auch der Arzt braucht, um überhaupt professionell-medizinische Wahrnehmungen zu machen und diagnostisch-therapeutisch zu agieren, wird für den Arzt nicht greifbar produziert. Die Verordnung der

Röntgenaufnahme ist eine Anschluß-Handlung, die das Nicht-erkennen manifestiert und Verstehen, Aufklärung und Hilfe damit in eine weitere Interaktion verlagert. Wichtig ist dabei, daß der Arzt ganz dem Patienten die Handlungsinitiative überläßt.

Wenn der Fuß der Grund für das Erscheinen des Patienten gewesen wäre, hätte damit die Interaktion ihr Ende gehabt. Dies war aber offenbar nicht der Fall, der Patient drängte dem Arzt ein weiteres Bagatell-Symptom und eine Bagatell-Untersuchung auf; die zwischen Symptompräsentation und Untersuchung exmanent sondierende Frage nach anderen problematischen Lebensumständen wurde zum zweitenmal zurückgewiesen. Die abschließenden Therapieanweisungen waren erkennbar so selbstverständlicher Bestandteil des Alltagswissens, daß man sagen kann, *hier - wie in der Begegnung überhaupt - wird Arzt und Patient lediglich gespielt*. Das Handlungsschema "Hilfe-Suchen - Hilfe-Geben" einer Arzt-Patienten-Begegnung wird hier von beiden Interaktanten zwar dem Schein nach durchgehalten, aber weder vom Patienten wirklich angefragt, noch vom Arzt wirklich angeboten. Für den Arzt bleibt die Situation undurchsichtig, weil er nicht herausfindet, was der Patient will oder mit ihm macht. Er kann situativ seine medizinische Wissens- und Handlungskompetenz nicht realisieren, auch wenn die Verordnungen einer Röntgenaufnahme und von "Tee mit Zitrone" dies an der Handlungsoberfläche zu manifestieren scheinen. Im ersten Fall handelt es sich dabei um einen praktischen Aufschub der medizinischen Diagnose mit möglicher baldiger Rückkehr des Patienten zum Arzt.

Auch hier kann - wie in der ersten Szene - das medizinische Handlungsschema "erst Wissen, dann Handeln, erst Diagnose, dann Therapie" vom Arzt nicht verifiziert werden. Der Arzt reagiert vielmehr direkt, sozusagen "unwissend", auf die in der Situation manifeste Handlungsaufforderung durch praktisches Handeln. Wie bereits in der ersten Szene werden auch in dieser für den Arzt undefinierbaren Interaktionssituation Handlungserwartungen und Erfahrungshorizonte *praktisch offengehalten und weitergeführt*, was zu einem späteren Zeitpunkt ein Verstehen möglich machen könnte.

III.

Kommen wir nun zu den expliziten Selbst-Beobachtungen des Arztes, also den Kommentaren zur Videoaufzeichnung der beiden Szenen, die wenige Tage nach der Konsultation gewonnen wurden. Die Textbeispiele setzen dort an, wo der Arzt jeweils die Aufzeichnung bereits ganz gesehen hat.

Kommentar des Arztes zur ersten Szene (zur Patientin):

Medizinische Diagnose als offener praktische Beschreibung 47

A: itsa, itsa, this is the doctor who doesn't know what the hell to do with this patient. (256)

You know, I found a reason to give her some tablets which might make her feel better, but in reality they won't her affect at all only just give her constipation. (264)

Die Annahme des Soziologen, daß der Arzt mit dieser Patientin schlecht zurechtkommt, wird hier explizit in der Selbstbeschreibung bestätigt. Die Art der Formulierung drückt dabei Ärger und Aggression aus, die auf die Patientin gerichtet werden. Die Patientin entspricht nicht den Erwartungen des Arztes, weil sie sein Hilfeleistungsschema nicht zur Realisierung bringt. Er will etwas *tun*, weiß aber nicht was, da offenbar die Vorgeschichte bereits gezeigt hat, daß er nicht helfen kann. Die dennoch im üblichen Erwartungsschema vollzogene Therapiehandlung erscheint ihm selbst dürftig begründet; sie fällt nicht in das von ihm als voll professionalisiertem Vertreter der Medizin präferrierte Anwendungsmodell "erst Diagnose, dann Therapie". Statt Abhilfe erwartet er "Verstopfung" - eine Alltagsbeschwerde, die sich ohne hermeneutische Pirouetten mit einer "Problemverdichtung" verbinden läßt. Der Arzt sagt etwa: *Ich kann nicht helfen, ich verstopfe sie mit nutzloser Medizin.*

A: she can't even decide how many tablets she wants she she in fact throws the situation onto me uhm without giving me backup or giving me allowing me to trying to help her, that's how I feel - uhm - a very unsatisfactory consultation. (..) she is chronically miserable, she does seem terribly depressed - she offered the tremor of her hands - I didn't want to buy it
I: Like a symbol - take me, help me
A: I wasn't prepared to do it, I wasn't able to help her.

Der Arzt deutet hier kein biographisch-anamnestisches Wissen über die Patientin an. Seine professionelle psychosoziale Kompetenz[13] wird hier nicht sichtbar. Der Arzt beschuldigt die Patientin, durch ihre unkooperative und inkompetente Haltung, ihm selbst alles zu überlassen, ohne ihn zu unterstützen. Die Patientin führt ihn nicht, sie hilft ihm nicht, deshalb kann er ihr nicht helfen. Auch hier wird in der Selbstbeobachtung explizit und deutlich aggressiv gefärbt die in der vorangegangenen Fremd-Analyse rekonstruierte Umdrehung der sonst typischen Arzt-Patienten-Asymmetrie bestätigt. Der Arzt, der nicht weiß, was er tun soll, beschuldigt die Patientin, nicht zu wissen, was sie will. In seinem helfenden "Handeln-als-ob" erkennt der sich selbst beobachtende Arzt keine wirkliche Hilfeleistung. Der Hauptidentifikationspunkt ärztlicher Tätigkeit, "Helfen", wird hier nicht realisiert und entsprechend mißmutig kommentiert. Die faktische Handlung, die realiter weitere Anschlußhandlungen und Erfahrungen eröffnet, kann vom Arzt im Rahmen des Anwendungsschemas seines medizinisch-diagnostischen Wissens nur negativ bewertet werden.

Kommentar des Arztes zur zweiten Szene (zum Patienten):

---

[13] Vgl. Helmich et al. 1991.

A: Ah, ah, ((affirmatively, smiling)) I mean, he is a fairly friendly, he is a friendly man, it is a nice - feeling. Slightly too joky. No, usually when people come they'r a bit, they'r worried. (...) but I really felt there h' weren't, he didn't come for that, which is why at the beginning I opened, I tried to open the conversation - up - and I didn't succeed and I just followed his - I don't know, what his agenda was often the patients think, that they have to produce symptoms for the doctor.

I don't know, eh - I have the feeling **that** may have been what he was doing perhaps there is a problem at work or something and, I didn't mention the word work, I didn't say, I could have just said to him, look, I don't think, I could have been very aggressive and said, look, I don't think you have come for this, what have you come for, but usually this doesn't work, that sort of approach (...) usually I, I have the approach with families like this.

I know his wife is a chronic pain sufferer, from neck pain, chronic neck pain and they are poor people - ah - he has a job though, financially they are all right, - uhm - not very well educated -eh- I always have the feeling that time is on my side not on his side, sooner or later - it will it will become clear what's going on (...) its very important that's the crux of general practice, (...) we'll see, we'll see what will be the upshot of this - perhaps I don't hear from him any more, I think I gave him the opportunity to talk

Die Selbstbeschreibung fällt - wie schon die Interaktionssituation - recht gutgelaunt und optimistisch bewertet aus. Keine Hilfe leisten zu können - wie vorher im Falle der Patientin - reicht offenbar noch nicht aus, beim Arzt eine negative Stimmungslage zu produzieren. Wir beobachten in beiden Fällen eine Übertragung der Stimmung des Patienten auf den Arzt. Alltagsweltlich kann man sagen, nicht nur gute Laune steckt an, sondern offenbar auch depressive Ausstrahlung; dies ist insofern von Bedeutung, weil davon offenbar auch die Kooperationsbereitschaft und -fähigkeit des Arztes mit abhängt. Der männliche Patient führte ihn weiterhin so, daß der Arzt ihm folgen konnte; das konnte die Patientin nicht, sie drängte ihn in eine Position, die er nicht einnehmen will, die des "typischen", bloß Medikamente verschreibenden Arztes. Obwohl der Arzt hier weder Weg noch Ziel des männlichen Patienten erkennt, verzichtet er darauf, den Patienten mit invasiven Mitteln - und seien es nur die Mittel offensiver Fragen - auf seinen ärztlich definierten Weg zu bringen. Dieser Verzicht wird in der Selbstbeschreibung durch die Skizze eines Erfahrungs- und Wissenshintergrundes plausibel gemacht.

Der Arzt beschreibt ein Handlungsfeld, von dem er weiß, daß sich der Patient darin bewegt, auch wenn der Arzt im Moment nicht sieht, wo genau. Es handelt sich dabei nicht um ein Geflecht allgemeinen medizinischen Wissens, sondern um ein thematisches Feld von patientenspezifischen Themen, die der Arzt bereits im Umgang mit diesem Patienten und seiner Familie erworben hat und die ihm das Sicherheitsgefühl geben, daß der Patient früher oder später darin auftauchen wird. Durch die praktische Aufforderung zur Röntgenaufnahme, die hier nicht mehr kommentiert wird, hat der Arzt sich einen weiteren Kontakt gesichert, bei dem "auftauchen" kann (*"upshoot"*), worum es hier geht, wenn der Patient dies will.

Im Moment nicht wissen zu können und nicht helfen zu können, kann dieser Arzt hier aushalten, weil er gelernt hat zu warten.

Im Verlauf der weiteren Selbstbeschreibung, die hier nicht wiedergegeben wird, wird dies auch auf biographische Einübungen und familiale Herkunfts-Kontexte (der Vater des Arztes war ebenfalls Hausarzt) bezogen. Dann:

A: *I'm possibly - eh - I'm very patient I'm prepared to wait and see what will happen - but of course that musn't be to the exclusion of taking opportunities to when sentences are thrown which you can turn around and try and focus in on, not be to the exclusion of that.*

I didn't feel particularly the - in this consultation - that there was an opportunity to do anything.

Der Arzt Beschreibt hier eine seiner Hauptaufgaben als diskursive Aufgabe: Sätze erkennen und instrumentell umformuliert zurückgeben. Eine monolineare Heilerfunktion, die in dem Anwendungsmodell der Schulmedizin suggeriert wird, paßt dazu schlecht, und auf meine Anfrage kann der Arzt ausführen:

A: *well I, I, I always wanted to be a family doctor. I had no intentions to go into hospital medicine, because what I saw with my father, he stayed in the same community for thirty years - and there was a real warmth between the community and him there was a sort of friendly knowledge - ah - confidence - ah- ah- (...) but I never had this feeling that I'm going to go to cure cancer or - ah - that sort of thing - the role of the GP ((general practitioner)) is much more to help people to live with their illnesses - and - eh - regard as - part - as a normal part of life and not health is normal and illness is not normal, I think - its a spectrum and I help people live with these problems and of course when new problems come up to help them to deal appropriately with them and not to subject people to - investigations and work ups and things when its not necessary and to protect people from doctors as well - I find - I spend a lot of my time protecting people from overinvestigation and - stupidity of other doctors*

Der Arzt präsentiert hier eine differenzierte explizite Leitvorstellung seiner Aufgabe (*help people live with these problems*), zu deren Realisierung er mehr als medizinisches Wissen braucht. Wenn er Probleme nicht medizinisch lösen will, sondern seinen Patienten allgemein helfen will, damit umzugehen, ist ein diagnostisch-therapeutisches Verhalten gefordert, das nicht die medizinischen Wissensbestände in den Mittelpunkt stellt, sondern sozial-interaktive *Aufdeckungsarbeit* ist. Ob ihm für ein solches Konzept die skills zur Verfügung stehen, ist unklar. Jedenfalls spricht er den Patienten weder direkt auf die Arbeit noch auf die unterstellte Beunruhigung an.

Die Aufdeckungsarbeit ist nur möglich als ein Interaktionsprozeß, bei dem allzu rigide binäre Zuweisung und positionell festgelegte Asymmetrien zugunsten des Arztes stören. Die handlungspraktische Fortsetzung einer Interaktion, die noch nicht begriffen ist, ist wichtiger als abstraktes Erkennen, weil sie weitere Handlungs- und Erfahrungsmöglichkeiten eröffnet, die nicht nur unter dem Therapie-Kriterium wichtig sind, sondern auch zum beiderseitigen Begreifen helfen. Die *ärztliche Erkenntnis wird so als offene praktische Beschreibung der Therapie nicht vor-, sondern nachgeordnet.*

Vielleicht ist überhaupt die zweiphasige und dichotome Aufteilung von Therapie und Diagnose zugunsten eines mehrphasigen wechselseitigen Feedback-Prozesses aufzugeben, bei dem mal Handeln der Erkenntnis, mal Erkenntnis dem Handeln voraus ist. Damit gerät ein Arzt wie dieser allerdings in Kontrast zur eigenen Zunft, zum Anwendungsmodell seiner Wissenschaft, dem er gleichwohl - wie sich auch in den Selbstbeschreibungen zeigte - nicht entsagen kann. Er gerät namens der Patienten in Distanz zum Medizinbetrieb, wie die letzten Sätze belegen.

IV.

Die empirische Rekonstruktion wird hier abgebrochen und es soll noch knapp versucht werden, mit analyse-basierten verallgemeinerten Bemerkungen zur medizinischen Diagnose den Horizont noch etwas zu weiten.

Die empirische Untersuchung ärztlicher Handlungen - das hätte auch am Beispiel anderer Ärzte vorgeführt werden können - impliziert eine praktische Kritik am vorherrschenden Anwendungsmodell medizinischen Wissens. Es handelt sich dabei um ein Repräsentationsmodell im doppelten Sinn. Einmal wird unterstellt, daß der Patient als Objekt ärztlichen Blicks und ärztlicher Manipulationen durch seine Körpersymptome eine "Krankheit" oder einen kranken Zustand in seinem Leben repräsentiert. Weiter wird unterstellt, daß ärztliches Wissen, zumal diagnostisches, dann adäquat ist, wenn es diese quasi objektiv vorstellig gemachte Wirklichkeit "erkennt", wie ein Spiegel in sich repräsentiert. Die hier im praktischen ärztlichen Handeln implizierte Kritik dieser Annahmen, besteht darin, daß die in Unordnung geratene Welt des Patienten nicht einfach präsentiert wird und der Arzt sie kognitiv erkennt, sondern es findet hier ein Gestaltungsprozeß statt, bei dem Patient und Arzt zusammen das Problem formieren und prozedieren. Der Arzt erkennt nicht die (Problem-)Welt des Patienten als unabhängiger Außenstehender, sondern in der ärztlichen Interaktion wird er realiter Bestandteil dieser Welt und treibt sie weiter.

M. a. W., der Repräsentationsgedanke setzt voraus, daß die Welt vorgegeben ist. Wird sie erzeugt oder gestaltet, ist Repräsentation als Zentralbegriff ungeeignet. Diese Überlegungen lassen sich nicht nur durch jüngere sozialwissenschaftliche Untersuchungen zum Prozeß der Wissensbildung in den Naturwissenschaften bestätigen (e.g. Knorr-Cetina/ Mulkey 1983), sondern Unterstützung kommt auch - für die Mediziner sicher weniger verdächtig - aus den eigenen Reihen durch neuere neurobiologische Untersuchungen, die den Prozeß des Lebens und evolutiven Weltaufbaus als interaktiven Erkenntnisprozeß darstellen.[14]

---

[14] Vgl. etwa folgende Aussagen zum Problemlösen als kognitiver Leistung: "Der Grundgedanke besteht also darin, daß kognitive Fähigkeiten untrennbar mit einer Lebensgeschichte verflochten sind, wie ein Weg, der als solcher nicht existiert, sondern

Zwischen Arzt und Patient, im gemeinsamen Konstruieren dessen, was gelten soll, rangiert die *Fortsetzung* von Handlungs- und Erfahrungsmöglichkeiten - quasi als Grundprinzip von Therapie (oder von "Leben") - logisch und zeitlich *vor* dem "Erkennen" (dem offiziellen Diagnosekonzept der Medizin als bloßer Tatsachenfeststellung).

Diagnosen sind keine Beschreibungen der Wirklichkeit im Sinne einer Abbildung. Im empirisch beobachtbaren und beschreibbaren ärztlichen Handeln sind Diagnosen realiter *offene* Beschreibungen, die abhängig sind vom Fortgang der Interaktionen zwischen Arzt und Patient und als offene *praktische* Beschreibungen Erfahrungen und Handlungsmöglichkeiten von Arzt und Patient eröffnen. Sie werden vom Arzt und dem Patienten in ihrer typisierten und individuellen Charakteristik gemeinsam produziert.

Diese Auffassung ist vielleicht für einen Soziologen - zumal interaktionistischer und interaktionsanalytischer Prägung - ein alter Hut (vorausgesetzt er steht nicht gerade als Patient vor dem Arzt und erwartet von ihm die Lösung seiner Probleme); für einen Mediziner ist dies ein ausgesprochen unangenehmer Gedanke, den er kaum denken kann. Der Objektivismus, auf den er im Stile einer veralteten aber immer noch alltäglich wirksamen Science-Konzeption in langen Jahren positivistischer Ausbildung getrimmt wurde und der sein offzielles Realitätsprinzip ausmacht, wird in einem solchen Gedanken aufgelöst. Damit werden Leitdifferenzen hinfällig, die als fest eingepfählte Begrenzungen die Welt zwiespältig aber wirksam ordnen nach "gesund und krank", "Wissen und Nichtwissen", "Experten und Laien", "Arzt und Patient".

Solange diese Leitdifferenzen jedoch in Geltung bleiben (sollen), bleibt dem Arzt die eigene interaktiv gesteuerte Handlungspraxis unbegriffen, behindert und durch medizinisches Wissen bedroht. Das allgemeingültige Realitätsprinzip interaktiver Welt- und Wissensbildung bleibt dann lediglich wie ein Keim aufgehoben in der mutigen und klaren Aussage, eines solchen Arztes, die am Anfang jeder Wissensbildung steht:

I have no idea, what that was all about.

---

durch den Prozeß des Gehens erst entsteht. Daraus folgt, daß meine Auffassung der Kognition nicht darin besteht, daß diese mithilfe von Repräsentationen Probleme löst, sondern daß sie vielmehr in kreativer Weise eine Welt hervorbringt, für die die einzige geforderte Bedingung die ist, daß sie erfolgreiche Handlungen ermöglicht: sie gewährleistet die Fortsetzung der Existenz des betroffenen Systems mit seiner spezifischen Identität." Varela 1990, 110; sowie Maturana/ Varela 1987.

Literatur

Ehlich K et al: Medizinische und therapeutische Kommunikation. Diskursanalytische Untersuchungen. Westdeutscher Verlag, Opladen 1990

Fischer-Rosenthal W: Zum Konzept der subjektiven Aneignung von Gesellschaft. In: Flick U, Kardorff v, Keupp H, Rosentstiel L v, Wolff S (Hrsg.): Handbuch qualitative Sozialforschung. PVU, München 1991, 79-89

Fischer-Rosenthal W: Talking and doing. On the phenomenology of medical diagnosis as practical theory and action. In: Lachmund J, Stollberg G (Ed.): The Social Construction of Illness. Illness and Medical Knowledge in Past and Present. Franz Steiner, Stuttgart 1992, 133-142

Fisher S: The decision-making context: How doctor and patient communicate, in: R.J.DiPietro (Ed) Linguistics and the professions. N.J. Ablex, Norwood 1982

Fisher S: Doctor talk/patient talk: How treatment decisions are negotiated in doctor/patient communication, in: S. Fisher, A.D. Todd, The social organization of doctor-patient communication. The Center for applied Linguistics/ Hartcourt Brace Jovanovich, Washington DC 1983, 135-158

Flick U, Kardorff v, Keupp H, Rosentstiel L v, Wolff S (Hrsg.): Handbuch qualitative Sozialforschung. PVU, München 1991

Foerster H v: Wissen und Gewissen.: Suhrkamp, Frankfurt 1993

Frankel RM: Laying on hands: Aspects of the organization of gaze, touch, and talk in a medical encounter. In: Fisher S, Todd AD: The social organization of doctor-patient communication. The Center for applied Linguistics/ Hartcourt Brace Jovanovich, Washington DC 1983, 19-54

Frankel RM: From sentence to sequence: Understanding the medical encounter through microinteractional analysis. In: Discourse process 1984, 7:135-170.

Garz D, Kraimer K (Hrsg.): Die Welt als Text. Theorie, Kritik und Praxis der objektiven Hermeneutik. Suhrkamp, Frankfurt 1994

Glasersfeld E v: Konstruktion der Wirklichkeit und des Begriffs der Objektivität. In: Gumin H, Mohler A (Hrsg.): Einführung in den Konstruktivismus. Oldenbourg, München 1985, 1-26

Habermas J: Theorie des kommunikativen Handelns. 2 Bde. Suhrkamp Frankfurt 1981

Helmich P, Hesse E, Köhle K, Mattern H, Pauli H, Uexküll T v, Wesiack W: Psychosoziale Kompetenz in der ärztlichen Primärversorgung. Springer, Berlin Heidelberg 1991

Knorr-Cetina K, Mulkay M: Science observed. Perspective on the social study of science. Sage, London 1983

Luhmann N, Maturana U et al: Beobachter. Konvergenz der Erkenntnistheorien? Fink, München 1990

Maturana HR, Varela FJ: Der Baum der Erkenntnis. Scherz, Bern 1987

Mead GH: Philosophie der Sozialität. Hg. v. H. Kellner, Suhrkamp, Frankfurt 1969

Mead GH: Geist, Identität und Gesellschaft. Suhrkamp (stw28), Frankfurt 1973

Menz F: Der geheime Dialog. Medizinische Ausbildung und institutionalisierte Verschleierungen in der Arzt-Patienten-Kommunikation. P. Lang, Frankfurt 1991

MSD-Manual der Diagnostik und Therapie, 3. Aufl., München-Wien-Baltimore (U&S) 1984

Oevermann U: Genetischer Strukturalismus und das sozialwissenschaftliche Problem der Erklärung der Entstehung des Neuen. In: Müller-Doohm S (Hrsg.): Jenseits der Utopie. Suhrkamp, Frankfurt 1991, 267-336

Oevermann U: Die objektive Hermeneutik als unverzichtbare methodologische Grundlage für die Analyse von Subjektivität. In: Jung T, Müller-Dohm S (Hrsg.):"Wirklichkeit" im Deutungsprozeß. Suhrkamp, Frankfurt 1993, 106-188.

Schütz A: Wissenschaftliche Interpretation und Alltagsverständnis menschlichen Handelns. In: Gesammelte Aufsätze I. Nijhoff, Den Haag 1971, 3-54

Schütz A: Die soziale Welt und die Theorie der sozialen Handlung. In: Gesammelte Aufsätze II. Nijhoff, Den Haag 1972, 3-21

Varela FJ: Kognitionswissenschaft - Kognitionstechnik. Suhrkamp (stw 882) Frankfurt 1990

Watzlawick P, Krieg P (Hrsg.): Das Auge des Betrachters. Beiträge zum Konstruktivismus. Piper, München 1991

Erfahrungen mit der Videodokumentation aus sprachwissenschaftlicher Sicht

Petra Löning

1. Vorbemerkung

Die Forschung in den Geisteswissenschaften, insbesondere in der Sprachwissenschaft, orientiert sich zunehmend an konkreter gesellschaftlicher Realität, indem nicht mehr nur das eigene Wissen der Forschenden von gesellschaftlichen Zusammenhängen selbst befragt und analysiert wird, sondern versucht wird, diese Zusammenhänge in actu zu dokumentieren, um sie zum Gegenstand der wissenschaftlichen Analyse machen zu können. Dies ist nicht allein darin begründet, daß die technischen Möglichkeiten der Dokumentation, die sich immens verändert und verbessert haben, die wissenschaftliche Neugier der ForscherInnen wecken, wie etwa die Aufnahme von realen Kommunikationssituationen mittels Tonband oder Videokamera sowie deren Weiterbearbeitung durch geeignete Computerprogramme, sondern ein wesentlicher Grund ist vor allem in der Veränderung von wissenschaftlichen Fragestellungen zu sehen.

Während lange Zeit die Entwicklung von Modellen und Theorien im Zentrum des Interesses stand, liegt heute der Schwerpunkt geisteswissenschaftlicher Forschung im Erkennen der komplexen Wirklichkeit zwischenmenschlicher Beziehungen und gesellschaftlichen Handelns. Dies hat zur Folge, daß auch SprachwissenschaftlerInnen sich zunächst weg von ihrem Schreibtisch und hinaus in das 'Feld' der gesellschaftlichen Realität begeben, um so die Grundlage ihres wissenschaftlichen Arbeitens vor Ort zu erheben. Diese Feldforschung aber hat ihre eigenen Gesetzmäßigkeiten, die häufig genug naiv übersehen werden, so daß es erst im weiteren Verlauf der wissenschaftlichen Analyse zu Reflexionen über das eigene Handeln kommt. In diesem Sinn möchte ich mit dem folgenden Beitrag eigene Erfahrungen aufzeigen, die für diejenigen, die in der Feldforschung bereits tätig sind, als auch für zukünftige 'Feldforscher' von Interesse sein dürften.

2. Kurzer Abriß zur Sprachwissenschaft

Die wissenschaftsinterne Diskussion in der Sprachwissenschaft hat zu ihrer heutigen Ausrichtung mit der Erforschung von Sprache und Kommunikation in realen Zusammenhängen als Gegenstand ihrer wissenschaftlichen Analyse geführt. Dies bedeutete eine grundlegende Umorientierung gegenüber der Sprachwissenschaft des ausgehenden 19. Jahrhunderts, die mit ihrer Sprachtheorie sich auf schriftliche Dokumente und das allgemeine Wissen über das Phänomen Sprache beschränken konnte.

Die synchrone und diachrone Sprachbetrachtung konzentrierte sich auf Vergleich und Geschichte wie es etwa in den Veröffentlichungen zu den Prinzipien der Sprachforschung bei H. Paul (1880/1920/1968) und bei W. von Humboldt (1835/1963) deutlich wird.

Demgegenüber hat die strukturalistische Sprachwissenschaft in der Tradition von F. de Saussure (1931/1967) zwar eine Unterscheidung zwischen der 'linguistique de la langue' und der 'linguistique de la parole' postuliert, in ihrer methodischen Entwicklung ist sie aber nicht über den Systemcharakter der Sprache als System von Zeichen hinausgekommen. So haben die Untersuchungen von N. S. Trubetzkoy (1958/1967) zwar wertvolle Erkenntnisse zu dem Lautsystem der Sprache erbracht, die Unterscheidung zwischen Phonologie und Phonetik sowie die Begründung des Phonembegriffs sind mit seinem Namen verbunden, dennoch bleibt die Komplexität gesprochener Sprache lange Zeit unberücksichtigt zugunsten einer Reduktion auf das sprachliche Zeichen schlechthin. Es muß als Verdienst K. Bühlers (1934/1982) angesehen werden, der weit vor der Entwicklung der linguistischen Pragmatik in den sechziger Jahren die Relevanz des konkreten Sprechereignisses für die sprachwissenschaftliche Forschung in seiner "Sprachtheorie" begründet hat:

"An konkreten Sprechereignissen macht der Sprachforscher seine grundlegenden Beobachtungen und fixiert ihr Ergebnis in Erstsätzen der Wissenschaft." (K. Bühler 1934/1982, 15)

Die endgültige Hinwendung zu konkreter gesprochener Sprache ist bei K. Bühler dennoch nicht voll ausgereift, da er gleichsam wie der Anatom, der Erkenntnisse über das Funktionieren des menschlichen Körpers an toten Körperteilen gewinnt, an der Modellsituation der kommunikativen Sprechhandlung, in der jemand etwas zu einem anderen spricht, die Wesensmomente der Sprache ermittelt hat. Dies führte zu einer objektiven Sprachbetrachtung, die der Linguistik das berühmt gewordene Organonmodell beschert hat, in dem die semantischen Funktionen des Sprachzeichens illustriert werden, aber es bleibt eben ein Modell der Sprachwirklichkeit und kann nicht zu Erkenntnissen über das tatsächliche Funktionieren von Sprache als Mittel der Kommunikation in einer komplexen gesellschaftlichen Wirklichkeit führen.

Erst die Akzeptanz der linguistischen Pragmatik durch D. Wunderlich (1972) und damit verbunden eine Rezeption der 'speech act analysis' in der Tradition von J. L. Austin (1962) und J. R. Searle (1969) hat zu der wichtigen methodologischen Expansion geführt, die die empirische Erforschung von face-to-face-Interaktionen in den Mittelpunkt rückte (D. Wunderlich, 1976).

Dennoch blieb die theoretische Orientierung an einer zeichen- und systemorientierten Sprachwissenschaft offensichtlich, da hier Pragmatik als additiv zu einer semantischen und syntaktischen Analyse verstanden wurde, die dem von der Wirklichkeit abstrahierten Sprachzeichen den 'Kontext' oder die' Situation' hinzufügte.

Da aber Sprache und ihre Zeichen nicht als Entitäten existieren, die von der Wirklichkeit menschlichen Handelns losgelöst sind, sondern eingesetzt werden, um Zwecke und Ziele der in der Kommunikation konkret Handelnden umzusetzen, muß die Erforschung realer kommunikativer Ereignisse als zentraler Bestandteil einer sinnvollen sprachwissenschaftlichen Forschung gelten.

Die Theorie des sprachlichen Handelns, wie sie von K. Ehlich und J. Rehbein entwickelt wurde, postuliert als unabdingbare Voraussetzung ihrer Analyse die konkrete Wirklichkeit von Sprache und Kommunikation in jeweils realen Handlungszusammenhängen:

"Eine Theorie des sprachlichen Handelns sieht sich vor die Aufgabe gestellt, die komplexen Kennzeichen dieses Handelns als Bestandteil der Wirklichkeit zur Kenntnis zu nehmen, sie in ihrer Komplexität und in ihren Zusammenhängen als analytisches Objekt anzuerkennen, ihren Stellenwert für das gesellschaftliche Handeln der Aktanten im Ensemble der je spezifischen gesellschaftlichen Tätigkeiten zu erkennen und ihre inneren und äußeren Formmerkmale zu bestimmen." (K. Ehlich & J. Rehbein 1986, 5)

Dabei kommt den Institutionen als Ort gesellschaftlichen Handelns eine besondere Bedeutung zu, da hier die wiederkehrenden Konstellationen eine systematische Aufarbeitung des sprachlichen Handelns und der spezifischen Funktionen von Sprache erst möglich machen. Das Interesse dieser sprachwissenschaftlichen Richtung an der Kommunikation in Institutionen ist somit zweifach begründet. Einerseits sind grundlegende Erkenntnisse über die zielorientierte Verwendung von sprachlichen Mitteln und deren Funktionieren in konkreten kommunikativen Zusammenhängen zu erwarten, andererseits macht die sinnvolle Anwendung der sprachwissenschaftlichen Forschungsergebnisse die Relevanz der Sprachwissenschaft für die gesellschaftliche Praxis erst deutlich.

3. Sprachwissenschaft und Arzt-Patienten-Kommunikation

Die Analyse von Arzt-Patienten-Kommunikation ist lange Zeit ein Schwerpunkt soziologischer, medizinsoziologischer und medizinpsychologischer Forschung gewesen. Dabei ging es zunächst um die Beschreibung der hierarchischen Strukturen in medizinischen Institutionen, speziell im Krankenhaus, die weitreichende Folgen für die Kommunikation und das Verhältnis zwischen Arzt und Patient haben. Die

Untersuchungen zur Visite haben in den siebziger Jahren das Bild geprägt, während heute eine zunehmende Differenzierung zu einzelnen Problemen in der Forschung deutlich wird (siehe u. a. Bliesener, Th. & Köhle, K., 1986 sowie K. Köhle & H.H. Raspe, 1982). Dies zeigt sich besonders an dem Problem der 'Compliance' (siehe dazu u. a. B. Fischer & S. Lehrl, 1982), das in den frühen Arbeiten vor allem mit der Fragestellung bearbeitet wurde, wie der Arzt durch gezielte Interaktionen den Patienten eher 'compliant' machen kann, während heute das Ziel darin besteht, die komplexen Mechanismen der Therapiebefolgung bereits durch die Analyse der Kommunikation zwischen Arzt und Patient deutlich werden zu lassen.

Auch im Bereich der ärztlichen Gesprächsführung zeichnet sich insofern eine Trendwende ab, als nicht mehr nur normativ bestimmte Techniken als sinnvoll postuliert werden, sondern ein wesentlicher Gesichtspunkt darin besteht, Ärzten und angehenden Medizinern anhand von Analysen die spezifischen Besonderheiten ihrer Kommunikation mit den Patienten bewußt zu machen. Daß hier nicht nur medizinsoziologische und medizinpsychologische Forschung allein ohne Einbezug der Sprachwissenschaft Erfolg haben kann, wo es doch um Sprache und Kommunikation geht, ergibt sich aus der Sache selbst. Deshalb ist ein interdisziplinäres Zusammenarbeiten der verschiedenen Disziplinen von entscheidender Bedeutung.

Ein Beitrag in diese Richtung ist das seit 1988 laufende DFGProjekt zur "Arzt-Patienten-Kommunikation" in Hamburg unter Leitung von Prof. Dr. J. Rehbein und mir, in dem ein Corpus von 189 Gesprächen mit Ärzten und Patienten erhoben wurde. Zielsetzung dabei war, die bereits erarbeiteten sprachwissenschaftlichen Methoden zur schriftlichen Dokumentation von gesprochener Sprache nach dem Verfahren der halbinterpretativen Arbeitstranskriptionen (HIAT, E. Ehlich & J. Rehbein, 1976) einzusetzen, um so anhand von computergestützten Transkriptionen eine detaillierte Analyse der Arzt-Patienten-Kommunikation leisten zu können, die die bereits vorhandenen Ergebnisse aus medizinsoziologischer und medizinpsychologischer Sicht erweitern sollte. Die analytische Bearbeitung der Transkriptionen hatte bereits ansatzweise einen interdisziplinären Rahmen, insofern als Ergebnisse auf den Tagungen der DGMP (Deutsche Gesellschaft für Medizinpsychologie), in Kolloquien der Hamburger Medizinsoziologie und in Arbeitssitzungen verschiedener Forschungsprojekte aus der Medizinsoziologie und der Medizinpsychologie vorgetragen wurden und Arbeitsgespräche mit verschiedenen Forschergruppen stattfanden.[1] Der Hamburger interdisziplinäre Workshop zur "Medizinischen Kommunikation"[2] im November 1990 hat eine weitere Ergänzung

---

[1] Dies betrifft die Kölner Forschungsgruppe von Prof. Dr. K. Köhle, Dr. Rainer Obliers u. a.; das Hamburger Foschungsprojekt mit Dr. U. Brucks u. a.; die Düsseldorfer Gruppe in der Allgemeinmedizin unter Leitung von Prof. Dr. P. Helmich; das Projekt an der Abteilung Allgemeinmedizin an der Medizinischen Hochschule Hannover mit Dr. O. Bahrs u. a.

[2] Siehe dazu den Band Löning & Rehbein (1993)

in dem von Prof. Dr. A. Redder und Prof. Dr. I. Wiese veranstalteten Workshop zur "Medizinischen Kommunikation" gefunden, auf dem sich seit 1992 jährlich WissenschaftlerInnen verschiedener Disziplinen aus Ost und West in Bad Homburg treffen, um Probleme der Arzt-Patienten-Kommunikation, Methoden der Analyse und der Vermittlung zu diskutieren. Auf all diesen gemeinsamen Treffen ist deutlich geworden, welche Bereicherung die einzelnen Disziplinen mit ihren jeweiligen Fragestellungen einander bieten können und wie durch die sprachwissenschaftliche Forschung Fragen der anderen Disziplinen differenzierter und detaillierter beantwortet werden können.

4. Implikationen sprachwissenschaftlicher Feldforschung

Bei den Überlegungen zu diesem Projekt spielten Gesichtspunkte eine Rolle, wie ich sie oben bereits allgemein für die Sprachwissenschaft beschrieben habe. Aus der theoretischen Einbindung ergab sich, daß eine notwendige Voraussetzung für unsere Analysen, die Klarheit über Funktionen bestimmter sprachlicher Mittel, über Verlaufsstrukturen von Gesprächen in institutionellen Zusammenhängen etc. erbringen sollten, die Aufnahme von Arzt-Patienten-Gesprächen vor Ort war. Ziel unserer Untersuchungen sollte u. a. sein, durch eine Gegenüberstellung von Kommunikation in Facharztpraxen und Allgemeinarztpraxis besondere kommunikative Unterschiede aufzuzeigen, die sich nach unserer Meinung aus dem Schweregrad der Krankheitsbilder ergeben. Die Bearbeitung dieser Fragestellungen anhand eines umfassenden Corpus von dokumentierten Arzt-Patienten-Gesprächen implizierte, daß wir uns mit mehreren Gesichtspunkten konkreter Feldforschung auseinandersetzen mußten, zu denen es in der vorhandenen Literatur kaum Hinweise gab. Die folgenden Reflexionen zu einzelnen Gesichtspunkten stellen nicht nur eine Aufzählung teilweise selbstevidenter Spezifika der Institution Arztpraxis dar, sondern sollen vor allem deutlich machen, wie durch die empirische Forschung das Wissen der Forschenden selbst verändert und bereichert werden kann, wenn Erfahrungen im Feld kritisch reflektiert und mit den Beteiligten diskutiert werden.

Wissen der Forschenden

Fragestellungen und Vorannahmen über den entsprechenden Ausschnitt der Wirklichkeit, der analytisch bearbeitet werden soll, müssen sich zunächst notwendigerweise an dem eigenen naiven Verständnis von der jeweiligen Institution orientieren. In der Regel verfügen die interessierten Wissenschaftler nicht über ein detailliertes Erfahrungswissen zu der betreffenden Institution, sondern können zu Beginn der Forschung nur auf ein mehr oder weniger abstraktes Wissen oder auf rudimentäre eigene Erfahrungen zurückgreifen.

Damit möchte ich auf eine zentrale Problematik der wissenschaftlichen Feldforschung aufmerksam machen, daß nämlich das Wissen der Forschenden von der zu untersuchenden Wirklichkeit zunächst ein abstraktes und naives Vorstellungswissen ist, solange nicht einer der Beteiligten selbst vorher in der jeweiligen Institution tätig war. Der Zugang aber zu der zu erforschenden Wirklichkeit ist gerade durch ein sich Hineinversetzen in die Wirklichkeit geprägt, so daß gewisse Vorinformationen unerlässlich werden. Dies sollte in vorbereitenden Gesprächen mit Beteiligten aus dem gegebenen Zusammenhang geschehen, da sonst aufgrund von mangelndem Wissen erste Versuche der Kontaktaufnahme bereits zum Scheitern verurteilt sein können.

In unserem Fall war die Situation insofern günstig, als ich aus vorangegangenen Studien und jahrelangem Austausch mit Ärzten bereits ein umfassendes Wissen von der Institution Arztpraxis hatte, so daß auf dieser Basis viele Gesichtspunkte intuitiv berücksichtigt wurden, die sich retrospektiv als relevant erwiesen.

Deshalb werde ich im folgenden einige wesentliche Erfahrungen kritisch reflektieren, die sich bei der Forschung im Feld ergaben.

Kontaktaufnahme

An erster Stelle steht das Problem der Kontaktaufnahme mit der 'Realität', d. h. in unserem Fall mußten Ärzte gefunden werden, die bereit waren eine sprachwissenschaftliche Arbeit zu unterstützen. Dies ist für die sprachwissenschaftliche Forschung häufig ein größeres Problem als für andere Nachbardisziplinen, da in der Öffentlichkeit noch keine Erfahrungen über linguistische Untersuchungen vorliegen. Erst langsam kann eine Akzeptanz der angewandten Sprachwissenschaft erfolgen, wenn aufgrund einschlägiger Studien das Bild von einer Wissenschaft revidiert wird, die im Zusammenhang mit dem Duden, Dialektstudien und allenfalls Problemen des Deutschunterrichts gesehen wird.

Erfahrungen im Feld, die ich bei der ersten Kontaktaufnahme machen konnte, falsifizierten unsere Befürchtungen, daß nämlich Ärzte wenig bereit sein würden, sich für sprachwissenschaftliche Studien mit der Kamera oder dem Tonband in actu dokumentieren zu lassen und daß bei Patienten noch weniger Bereitschaft vorhanden sein würde. Rückblickend ist dabei das erste Gespräch mit dem Arzt ein entscheidender Faktor gewesen, der das Interesse an den Aufnahmen erst weckte. Dabei spielten Gesichtspunkte eine Rolle, die aus wissenschaftlicher Sicht Gefahr laufen, als selbstverständlich oder gar lächerlich zu gelten, für den ersten 'Gang ins Feld' aber von entscheidender Bedeutung sein können.

Dazu gehört zunächst das sich Hineinversetzen in den Arbeitsalltag der Betroffenen, um bei dem ersten Anruf in der Praxis nicht sofort von der Sprechstundenhilfe abgewimmelt zu werden. Ärzte sind normalerweise während ihrer Sprechstunden telefonisch zu erreichen, aber auch ausreichend beschäftigt. Deshalb ist es notwendig, sich vorher Gedanken über einen günstigen Zeitpunkt für den Anruf in der Praxis zu machen. Nach meinen Erfahrungen ist der Montagmorgen mit dem Beginn der Arbeitswoche nicht besonders geeignet, während die Mittagszeit aufgrund des sich langsam leerenden Sprechzimmers dem Arzt Raum gibt, sich auf ein ausführlicheres Gespräch einzulassen. Diese zeitlichen Gegebenheiten repräsentieren einen Teil der institutionellen Organisation in der Arztpraxis, in der Phasen hektischen Arbeitens und sparsamer Kommunikation durch Phasen relativer Ruhe abgelöst werden, in die der kommunikative Austausch zwischen Praxispersonal, zwischen Arzt und Personal und zuweilen auch zwischen Arzt und Langzeitpatienten institutionell verlagert wird.

Das Tor zur Praxiswelt wird in der Regel durch die Sprechstundenhilfe geöffnet und es empfiehlt sich nach meiner Erfahrung, dieser die ihr gebührende Achtung entgegenzubringen, da sie auch für die weiteren Aufnahmen von entscheidender Bedeutung sein wird. Gute Erfahrungen konnte ich deshalb mit einer kurzen Vorstellung meiner Person, meines Arbeitszusammenhanges und meines Anliegens machen. Das Angebot eines eventuellen Rückrufs erleichtert häufig das Zustandekommen eines ersten Gesprächs mit dem Arzt. Für dieses dann entscheidende Gespräch sollte man sich vorab Gedanken machen, um die wesentlichen Gesichtspunkte präzis benennen zu können, zumal der Anruf einer Sprachwissenschaftlerin bislang noch etwas Ungewöhnliches ist.

Diese ersten Erfahrungen, die aus der Kontaktaufnahme mit den Fachärzten stammten, hatte ich vorschnell auf eine noch ausstehende Allgemeinarztpraxis umgesetzt. Dies erwies sich aber nicht als vorteilhaft, da jede neue Aufnahmesituation ihre eigenen Besonderheiten hat, für die man sich durch bereits erlebte Erfahrungen nicht den Blick verstellen sollte. Die Tatsache, daß es sich hierbei aber um eine Praxis handelte, in der durch die psychotherapeutische Zusatzqualifikation und das eigene Interesse des Arztes eine besondere Einstellung den Praxisalltag bestimmte, konnte ich erst rückblickend aus dem Vergleich meiner Erfahrungen erkennen. Die Achtung und Freundlichkeit, mit der mein Anruf bei der ersten Kontaktaufnahme ohne weitere Identifizierung meiner Person entgegengenommen wurde, hätte mir dies aber bereits deutlich machen können. Zunächst schien der schon bestehende Kontakt zu diesem Arzt anläßlich eines zufälligen Tagungsgesprächs der Grund dafür zu sein, daß der Anruf von der Sprechstundenhilfe zu einem an sich ungünstigen Zeitpunkt freundlich angenommen wurde und der Arzt nicht nur bereit zu Aufnahmen, sondern vor allem auch interessiert an der sprachwissenschaftlichen Forschung war.

Formen der Patienteninformation

Von den Fachärzten waren zunächst Bedenken geäußert worden, daß viele Patienten eine Aufnahme ablehnen würden. Deshalb wurde ein kurzes Informationsschreiben gewünscht, das bei der Anmeldung ausgeteilt und im Wartezimmer gelesen werden sollte, um den Ablauf der Sprechstunde wenig zu belasten. Damit war die Verantwortung für die Einwilligung der Patienten an mich als Sprachwissenschaftlerin delegiert, obwohl ich keinen der Patienten kannte. Die Patienten selbst konnten mit den bevorstehenden Aufnahmen nur eine anonyme Forschergruppe verbinden, so daß die Entscheidung über ein Zulassen der Aufnahmen ohne Kenntnis der Personen erfolgte. Zu Beginn des Arzt-Patienten-Gesprächs teilten sie dann ihre Entscheidung dem Arzt mit. Daß diese Form der Aufklärung dennoch zu einer fast 100 % Aufnahmequote führte, liegt m. E. einerseits an dem grundsätzlichen Interesse der Patienten, andererseits aber an der für diese Praxen adäquaten Form der Patienteninformation. Nicht die Vorstellungen der Sprachwissenschaftlerin sind relevant für den Modus der Patienteninformierung, sondern er muß mit den Vorstellungen der Ärzte und dem Bild der Praxis übereinstimmen, da darin sich der spezifische und vertraute Umgang mit dem Patienten in der Praxis widerspiegelt. Mit Dr. X., bei dem die Videoaufnahmen erfolgen sollten, war dagegen eine persönliche Informierung der Patienten auf dem Weg vom Wartezimmer vereinbart worden.

Beide Formen der Patienteninformation hatten ihre positiven und negativen Aspekte, die sich aufgrund einer kritischen Reflexion als die folgenden herausstellten:

Für die Sprachwissenschaftlerin ist es angenehmer, wenn der Arzt die Aufklärung persönlich übernimmt, da einerseits bereits eine Vertrauensbasis zwischen Arzt und Patient besteht (eine Ausnahme stellen neue Patienten dar) und andererseits die Sprachwissenschaftlerin persönlich vorgestellt werden kann und nicht anonym bleibt. Daraus können sich kurze Gespräche über die Bedeutung der Aufnahmen ergeben, so daß Patienten die Möglichkeit für Fragen gegeben ist.

Für die Patienten dagegen ist das Lesen einer Information, die sie zunächst in Ruhe verarbeiten können, von Vorteil, da sie Zeit haben, ihre Entscheidung abzuwägen, ob sie an der Aufnahme teilnehmen wollen oder nicht. Andererseits müssen sie allein entscheiden, so daß die Qualität des Vertrauens zu ihrem Arzt entscheidend sein kann.

Bei der persönlichen Informierung auf dem Weg vom Wartezimmer wiederum kann leicht die Situation einer Überredung entstehen, so daß die Patienten eigentlich nicht frei entscheiden. Andererseits ergibt sich daraus die Möglichkeit, im Gespräch Bedenken zu klären und wie bei anderen medizinischen Entscheidungen den Arzt um Rat zu fragen.

Probleme des Datenschutzes

Eine zentrale Überlegung bei Aufnahmen im Feld ist die Frage des Datenschutzes, zu der allgemeine Richtlinien des Datenschutzrechtes herangezogen werden können. Explizite und präzise Anweisungen, wie mit den Aufnahmen im datenschutzrechtlichen Sinn für die wissenschaftliche Forschung umgegangen werden soll, existieren nicht.[3] Vielmehr kann dabei nur allgemein auf das Datenschutzgesetz zurückgegriffen werden, um sich selbst Klarheit über zentrale Auflagen zu verschaffen. Diese Fragen müssen im persönlichen Gespräch mit jedem Arzt geklärt werden, um spätere Unstimmigkeiten zu vermeiden. Auf diese Weise wird ein Teil des Vertrauens hergestellt, daß die Aufnahme von konkreten Gesprächen erst ermöglicht. Dabei spielt die persönliche Integrität des Sprachwissenschaftlers eine Rolle, insofern als die Beteiligten sich darauf verlassen müssen, daß nur die vereinbarten Untersuchungen unter Wahrung der Anonymität an den Aufnahmen erfolgen. Dabei sollte man bedenken, daß durch das wissenschaftliche Interesse am 'Material' sich eine Distanz zu den einzelnen Dokumenten entwickeln kann, die dazu verführt, die Aufnahmen für Zwecke zu verwenden, die der Rolle und der Bereitschaft der Betroffenen nicht mehr gerecht werden. Deshalb sollte jeder Feldforscher mit den an der Aufnahme beteiligten Kommunikationspartnern genau festlegen, wie mit den Aufnahmen umgegangen werden soll und zu welchen Zwecken sie eingesetzt werden; denn es handelt sich dabei um dokumentierte menschliche Wirklichkeit, im Fall der Arzt-Patienten-Kommunikation um Menschen in ihrer körperlichen Betroffenheit, und nicht um sogenanntes wissenschaftliches 'Material'. Dieser Ausdruck impliziert bereits eine gefährliche Haltung zu derartigen Dokumenten der Feldforschung.

Aus diesem Grund ist es aus meiner Erfahrung wichtig, zumindest folgende Punkte zu berücksichtigen und mit den Beteiligten zu klären, um das Vertrauen in die wissenschaftliche Arbeit nicht zu zerstören:

- die Tonaufnahmen werden anonymisiert, schriftliche Transkriptionen beinhalten nur Pseudonyme;

- Video und Tonaufnahmen sowie Transkriptionen dürfen nur für vereinbarte Zwecke eingesetzt werden;

- auch für wissenschaftliche Zwecke sollte nur eine vorher mit den Beteiligten vereinbarte Weitergabe der Aufnahmen erfolgen;

---

[3] Siehe dazu DSG Erl. § 28 ff.

- die Aufnahmen werden nur für Arbeitszwecke kopiert und nicht unkontrolliert an andere Personen weitergegeben (wichtig kann hierbei ein genaues Register der Aufnahmen und der Personen, die daran arbeiten, sein);

- die Aufnahmen werden an sicherem Ort verwahrt, der nur bekannten Personen nach Absprache zugänglich ist.

5. Erfahrungen aus einer konkreten Aufnahmesituation

Die Aufnahmemodalitäten in der betreffenden Institution korrelieren eng mit dem Interesse der jeweils Beteiligten. Während für den Sprachwissenschaftler Tonaufnahmen völlig ausreichend sein können, wenn es sich um bestimmte Fragestellungen handelt, die auf sprachliche Mittel abzielen, können Fragen der Ärzte eine Videodokumentation notwendig machen. Generell sind hier die Vorstellungen und Ängste der Beteiligten zu berücksichtigen, da jede Aufnahmesituation zunächst eine Veränderung des Gewohnten bedeutet.

Nachdem ich in den obigen Ausführungen wichtige allgemeine Erkenntnisse aus der Feldforschung dargestellt habe, werde ich im folgenden aus einer konkreten Aufnahmesituation berichten, in der die Unterschiedlichkeit des Herangehens und der Erwartungen der Beteiligten bewußt wurden.

Mein sprachwissenschaftliches Interesse an der Dokumentation von allgemeinärztlicher Kommunikation hatte zunächst das vorrangige Ziel, brauchbare Aufnahmen von Arzt-Patienten-Gesprächen in einer solchen Praxis zu bekommen, um auf der Basis von Transkripten nach dem Verfahren HIAT fachärztliche und allgemeinärztliche Kommunikation vergleichen zu können. Als Illustration dieses Verschriftlichungsverfahrens sind im Anhang der Anfang eines Arzt-Patienten-Gespräch aus der Aufnahmereihe mit Dr. X. dokumentiert.

Im Telefongespräch mit Dr. X. zeigte sich, daß er an einer Beurteilung seines patientenorientierten Ansatzes interessiert war, für die er Aufnahmen mit der Videokamera für notwendig hielt. Da ich meinerseits nicht festgelegt war, konnten wir uns schnell für diesen Aufnahmemodus entscheiden.

Meine Erwartungen an die Videoaufnahmen bezogen sich vor allem auf die umfassendere Qualität der Dokumentation: Bei den vorangegangenen Fachärzten waren Tonaufnahmen mit einer drahtlosen Mikroportanlage gemacht worden, so daß ich als Sprachwissenschaftlerin in einem gesonderten Raum über Kopfhörer an dem Arzt-Patienten-Gespräch teilnehmen konnte. Das Mithören über Kopfhörer hat eine analytisch relevante Unmittelbarkeit, die beim ausschließlichen Abhören von Tonbändern verloren geht. Während des Zuhörens über Kopfhörer wird man hineingezogen in das akustisch wahrnehmbare Geschehen, so daß man auch später aus dieser Aktualität einen teilnehmenden Zugang zu den Aufnahmen bewahrt. Die analytische Bearbeitung von Transkripten und zugehörigen Aufnahmen ohne vorheriges Mithören beinhaltet bereits eine gewisse Distanz, die durch die zeitliche Entfernung zum konkreten Sprechereignis entsteht. Meine Vorstellungen von den Videoaufnahmen waren, daß ich durch die beobachtende Teilnahme hinter der Kamera einen vollständigen und unmittelbaren Eindruck von der Kommunikation für die Analyse der Transkripte gewinnen konnte. Zusätzlich bieten Videoaufnahmen die Möglichkeit, nicht ganz eindeutige akustische Phänomene sprachlichen Handelns anhand des Filmmaterials zu überprüfen. Somit war ich auf meinem Weg in die Praxis zunächst damit beschäftigt, die technischen Gegebenheiten meiner Ausrüstung zu organisieren, da bei den vorangegangenen Aufnahmeterminen meine technische Kompetenz voll gefordert wurde, um den Praxisablauf nicht zu stören.

Noch vor Beginn der Sprechstunde fand ich mich zunächst ohne Dr. X. im Sprechzimmer, um für die optimale Aufstellung der Kamera die lokalen Gegebenheiten kennenzulernen. Dabei interessierte ich mich zunächst für eine gute Ton und Videoqualität und vor allem für die Reduzierung des Einflusses der Aufnahmesituation auf das Arzt-Patienten-Gespräch. In dem anschließenden Gespräch mit Dr. X. wurde aber deutlich, daß wir von unterschiedlichen Erfahrungen ausgingen. Während ich es bisher mit Ärzten und Patienten zutun hatte, die von der technischen Seite sprachwissenschaftlicher Forschung keine Vorstellungen hatten und damit nicht belastet werden wollten, konnte Dr. X. auf Erfahrungen mit Videoaufnahmen zurückgreifen, die er selbst gemacht hatte. Für ihn war die Beeinflussung der Kommunikation durch die Kamera kein besonderes Problem, so daß die Kamera an gut sichtbarer Stelle aufgebaut werden sollte. Außerdem wollte Dr. X. die technische Überwachung der Kamera selbst übernehmen, so daß ich in der Sprechstunde nicht selbst anwesend sein sollte. Durch die bisherigen Erfahrungen hatte ich aber gelernt, mich darauf einzustellen, daß meine sprachwissenschaftlichen Kenntnisse gegenüber meiner technischen Kompetenz zunächst zurückzutreten hatten. Völlig unerwartet sah ich mich nun damit konfrontiert, daß die Rolle, die ich bisher zu spielen gelernt hatte, gar nicht gefragt war, sondern ich vielmehr nur mit meinem sprachwissenschaftlichen Wissen zur Verfügung stehen sollte. Dies bedeutete für mich eine Umorientierung, die ich mit Dr. X. soweit besprechen konnte, daß wir gemeinsam meine Präsenz hinter der Kamera beschlossen, die zumindest meinem Wunsch nach unmittelbarer Teilnahme an der Kommunikationssituation gerecht wurde.

Meine Präsenz hinter der Kamera brachte aber für uns alle neue Erfahrungen, die wir so nicht voraussehen konnten. Die Unmittelbarkeit beim Mithören über Kopfhörer, die ich für die Analyse der fachärztlichen Kommunikation schätzen gelernt hatte, entwickelte sich in der Rolle als 'Kamerafrau' sehr bald von einem Teilhaben zu einem Mitbeteiligtsein. Wer in der konkreten Sprechsituation hinter der Videokamera steht, ist nicht mehr nur distanzierter Beobachter, sondern wird von der konkreten Gegenwart der Personen, die nicht mehr über ein technisches Medium vermittelt wird, betroffen. Eine distanzierte wissenschaftliche Teilnahme ist nicht mehr möglich, sondern man fühlt sich in das Geschehen involviert und versetzt sich gleichsam wechselnd in die Rolle des Arztes oder des Patienten. Von dieser Perspektive aus werden Beobachtungen gemacht und mental mit Alternativen versehen. Für meine sprachwissenschaftlichen Fragestellungen ergab sich dadurch eine Komplexheit des konkreten Geschehens, die es mir unmöglich machte, in der Situation detaillierte wissenschaftliche Beobachtungen festzuhalten. Während vor mir Arzt und Patient saßen und in gewohnter Weise über Beschwerden, Befunde oder Medikamente sprachen, versuchte ich, mit dem Gefühl der Betroffenheit über das eine oder andere Schicksal fertig zu werden. Zuweilen sah ich mich in der Rolle des Arztes, der psychische Probleme der Patienten kommunikativ zu bewältigen suchte.

Obwohl nach beendigter Vorstellung und kurzem Gespräch mit dem Patienten meine Position hinter der Kamera die einer unbeteiligten Beobachterin sein sollte, kam es zuweilen vor, daß Patienten Blickkontakt mit mir aufnahmen und ihre Aufmerksamkeit von dem laufenden Arzt-Patienten-Gespräch abwendeten. Diese Situation war für mich besonders problematisch, da ich mich einerseits völlig indifferent verhalten wollte, um den Ausstieg des Patienten aus dem laufenden Arzt-Patienten-Gespräch nicht zu unterstützen, andererseits fühlte ich mich in irgendeiner Weise angesprochen. Dieser Wechsel in der Aufmerksamkeit des Patienten, vom Arzt hin zur Sprachwissenschaftlerin, blieb dem Arzt nicht verborgen, so daß er im laufenden Gespräch mit dem Patienten seinerseits die Aufnahmesituation thematisierte (siehe PF 1618 im Transkript im Anhang). Damit schien aus meiner Sicht der Ablauf des Arzt-Patienten-Gesprächs gestört, so daß ich mit sehr gemischten Gefühlen versuchte, meine Gegenwart so unauffällig wie möglich zu gestalten. Ich beschränkte mich auf ein Minimum an körperlichen Bewegungen und Geräuschen, die den Patienten auf mich aufmerksam machen könnten und versuchte jeden Blickkontakt mit den beiden Gesprächspartnern zu vermeiden. Deshalb sind in der akustischen Dokumentation des Gesprächs als auch in dem Transkript keine Äußerungen von meiner Seite zu finden, d. h. akustisch war ich nicht präsent. Die Schwierigkeit in dieser Situation bestand für mich darin, daß meine Funktion explizit so definiert war, daß ich nicht zum Gespräch gehörte, während ich durch die Reaktion des Patienten faktisch zu einem dritten Gesprächsteilnehmer wurde, der aber stumm blieb und nur mit reduzierten nonverbalen Signalen reagierte. Den Konflikt konnte ich in der Situation selbst nicht lösen, da ich mit dem Arzt dieses Phänomen weder vorausgesehen noch besprochen hatte. Somit blieb für mich unklar, wie ich mich verhalten sollte und meine Reaktion war eher intuitiv. Rückblickend wäre es sinnvoller gewesen, wenn wir gemeinsam mögliche Reaktionen meinerseits vorher besprochen hätten, um deren unterschiedliche Wirkungsweise auf das Arzt-Patienten-Gespräch erproben zu können.

Aus der vergleichenden Betrachtung der Arzt-Patienten-Gespräche in unserem Corpus, die unter verschiedenen Bedingungen entstanden sind, läßt sich aber festhalten, daß die Aufnahmesituation den Verlauf der Gespräche minimal beeinflußte und daß nach diesen kurzen Unterbrechungen, in denen der Arzt mich und meine Kamera thematisierte, offensichtlich das Arzt-Patienten-Gespräch seinen gewohnten Gang nahm. Nach meinen Beobachtungen ist offensichtlich entscheidend für einen derartigen Ausstieg aus der gemeinsamen Sprechsituation mit dem Arzt, daß die visuelle Fokussierung und geistige Konzentrierung auf den Arzt abflacht, so daß der Patient sich von anderen im Raum befindlichen Dingen ablenken läßt. Dabei spielt die unbedingte Konzentrierung des Arztes auf den Patienten eine zentrale Rolle, da sie die Aufmerksamkeit des Patienten bindet. Die Tatsache, daß Patienten während des gesamten Arzt-Patienten-Gesprächs nicht mit der gleichen Konzentration zuhören, wird selten deutlich, wenn es sich um unbelebte Gegenstände des Raumes oder mentale Sachverhalte handelt. Erst durch meine Gegenwart wurde mir bewußt, wie wesentlich die Konzentrierung des Arztes auf den Patienten im Gespräch ist und wie vermeintlich nicht Verstandenes sich als nicht Gehörtes entpuppen kann. Deshalb sollte der Arzt besonders darauf achten, wie konzentriert der Patient zuhört und unnötige Ablenkungen im Gespräch vermeiden.

Genauer eingehen möchte ich an dieser Stelle auf die Beendigung des Arzt-Patienten-Gesprächs. Sie war für mich insofern eigenartig, als die meisten Patienten versuchten, sich auch von mir verbal zu verabschieden, so daß ich mit dem Gefühl zurückblieb, daß sie von mir einen Kommentar zu ihrer kommunikativen Rolle im Arzt-Patienten-Gespräch hören wollten. Dies hatten wir aber für keines der Gespräche vorgesehen, sondern Arzt und Patient verließen das Sprechzimmer, während sie sich gemeinsam verabschiedeten. Dabei muß bei den Patienten der Eindruck entstanden sein, sie seien nach erfolgreicher Ableistung ihrer Patientenrolle ausgeschlossen von dem weiteren gemeinsamen Handeln zwischen Sprachwissenschaftlerin und Arzt. Tatsächlich waren die Patienten nicht einbezogen in eine gemeinsame Besprechung des abgelaufenen Arzt-Patienten-Gesprächs, sondern dies geschah mehr oder weniger hinter ihrem Rücken, nachdem sie das Sprechzimmer verlassen hatten. Daß dabei weniger über sie als über den Arzt gesprochen wurde, ist ihnen somit verborgen geblieben.

Bei den kurzen Nachgesprächen mit Dr. X. zeigte sich, daß wir von unterschiedlichen Erwartungen ausgingen. Während ich noch mit der Verarbeitung der komplexen Kommunikation beschäftigt war, erwartete er von mir konkrete Hinweise auf sein sprachliches Handeln aus sprachwissenschaftlicher Sicht sowie vor allem eine Bewertung des Gesprächs. Eine Bewertung mußte ich aber ablehnen, da diese standardisierte Normen für ein gutes oder schlechtes Arzt-Patienten-Gespräch impliziert. Gerade dies ist nicht mein Interesse als Sprachwissenschaftlerin, nämlich durch qualifizierte Analysen gängige normative Konzepte von ärztlicher Gesprächsführung zu unterstützen wie sie etwa bei M. Linden (1983), L. Geisler (1987) oder F. Meerwein (1986) zu finden sind. Das Ziel sprachwissenschaftlicher Forschung zur Arzt-Patienten-Kommunikation ist vielmehr, bewußt zu machen, wie und wofür sprachliche Mittel eingesetzt werden und welche Wirkung sie beim Hörer haben, um die Komplexität kommunikativen Handelns transparenter zu machen. Die mangelnde Umsetzbarkeit normativer Konzepte liegt u. a. darin begründet, daß negative Aussagen über sprachliche Mittel in genereller Form gemacht werden, die in der konkreten Situation durchaus ihre Funktion haben können, und daß zusätzlich auf der Folie eines fiktiven "guten" Arzt-Patienten-Gesprächs argumentiert wird, ohne vorher zu klären, was dieses überhaupt ausmacht. Die Qualität des ärztlichen Gesprächs wird jedoch nach meinen Erfahrungen von den Interessen und Zielsetzungen des einzelnen Patienten sowie des jeweiligen Arztes bestimmt und ist nur am gemeinsamen kooperativen Zusammenspiel beider Partner in einem konkreten Gespräch auszumachen. Um dieses umfassend herausarbeiten zu können, muß eine Analyse an der konkreten Videoaufnahme erfolgen unter Heranziehung eines schriftlichen Transkriptes von der abgelaufenen Kommunikation.

In der abschließenden Diskussion mit Dr. X. konnte ich mein Vorgehen deutlich machen, so daß seine anfängliche Enttäuschung einem lebhaften Interesse an sprachwissenschaftlichen Fragestellungen wich und wir einen Austausch unserer Erkenntnisse verabredeten. Dies ist bislang aus zeitlichen Gründen noch nicht systematisch erfolgt, sondern wir haben Transkripte und Videokassetten ausgetauscht und stehen nach wie vor in freundschaftlich kollegialem Kontakt. Aspekte unserer bisherigen Gespräche waren Probleme seines besonderen Ansatzes in der ärztlichen Gesprächsführung, wie etwa die Form der Anrede von Patienten, sprachliche Mittel der Elizitierung von Patientenentscheidungen und der Erklärung von Befunden. Die in diesem Beitrag von mir zusammengestellten Beobachtungen und Erfahrungen mit Videoaufnahmen konkreter Arzt-Patienten-Gespräche, die retrospektiv und kontrastiv gewonnen werden konnten, sollen nicht nur Dr. X., sondern allgemein deutlich machen, wie der wissenschaftlich interessierte Arzt und die Sprachwissenschaftlerin sich in eine Forschungssituation begeben, die ihre eigenen Besonderheiten und Dynamik entwickelt. Daraus ergibt sich m. E. die Notwendigkeit, die gemeinsam erlebte Wirklichkeit in nachfolgenden Gesprächen zu verarbeiten, um daraus erste wichtige Erkenntnisse zu gewinnen.

6. Ausblick

Feldforschung ist eine wichtige Voraussetzung für die wissenschaftliche Erfassung konkreter Wirklichkeit. Dies trifft in besonderem Maße für die Untersuchung von Kommunikation in Institutionen zu, da hier sprachliches Handeln in seiner gesellschaftlichen Realität abgebildet wird. Bisherige Erfahrungen mit der Feldforschung wurden aber nur mangelhaft zugunsten der wissenschaftlichen Ergebnisse publiziert, so daß interessierte Wissenschaftler sich nicht an bereits erfahrenen Erkenntnissen orientieren können, sondern sich immer wieder naiv ins 'Feld' stürzen. Erst nach erfolgter Aufnahme werden häufig die besonderen Implikationen dieser Forschungsmethode deutlich und nur selten erfolgt eine kritische Reflexion in Hinblick auf die eigenen Analysen. Mit diesem Beitrag soll deshalb deutlich werden, mit welchen Schwierigkeiten gerechnet werden muß und daß sie nicht der eigenen Unfähigkeit anzurechnen sind.

Die Erfahrungen mit einer konkreten Aufnahmesituation sollten vor allem zeigen, wie relevant die Reflexion der eigenen erlebten Wirklichkeit für die wissenschaftlichen Untersuchungen sein kann. Wesentliche Veränderungen bei einer neuen Aufnahmesituation gegenüber bereits gemachten Erfahrungen müssen kritisch hinterfragt werden, da sie bereits erste wichtige Erkenntnisse über den Gegenstand der Forschung beinhalten können. Entscheidend sind häufig nicht die veränderten Aufnahmemodalitäten, sondern die spezifischen Besonderheiten des Feldausschnitts, die sich in der Institution manifestieren. Dabei geht es auch darum, daß der Forschende selbst Zugang zu seinen eigenen Gefühlen findet und nicht ohne Verarbeitung des Erlebten von Aufnahme zu Aufnahme eilt. Die Belastungen, die durch das Betroffensein und die Erwartungen aus der konkreten Situation entstehen, müssen zu irgendeinem Zeitpunkt verarbeitet werden, da sonst die Sammlung von 'Felddokumenten' eine eigene Dynamik entwickelt, die nur noch die Menge des erhobenen 'Materials' zum Ziel hat.

Dies sollte aber gerade nicht geschehen, wenn wir uns um Dokumente menschlicher Wirklichkeit bemühen, sondern jedes Dokument beinhaltet eine solche Vielfalt an realen Phänomenen, das wir ihm die gebührende wissenschaftliche Aufmerksamkeit schenken sollten.

7. Anhang

A   Arzt
P   Patient
L   Linguistin

1	A	((entnimmt Papiere einem Kuvert, 8,5s)). (Vom Labor).
	P	Tja. Tja. Ich wollte halt

2	A	Ah ja! ((blättert, 1s)).
	P	nur die Ergebnisse • • kommentiert haben.

3	A	Vom Labor. ((blättert, 1s)). Da ging s
	P	Hm̌ • • (Is wohl gestern)...

4	A	um hm̀/) um solche Geschichten (hier).
	P	Ja, das war wieder/ [hm] •
		[zögernd.

5	A	Hm̀hm̌!
	P	ich hatte wieder n bißchen Schmerzen im Fuß, so • • vor n

6	A	((Stifteklappern)). (Jǎ.)
	P	paar Tagen. Und ich wollt halt wissen

7	A	((Schubladengeräusche, 3s))
	P	inweiweit was • wie • nicht ganz •

8	A	Sie sehen schon,[es is nicht • ganz
	P	okay • oder erhoht ist, (ne)?
		[blättert.

9	A	okay]. Also. ((1,5s)) (Hm)? • • Die Harnsäure, ne?
	P	Hm̀hm̌. (Jǎ). (Jǎ)

10	A	Die Harnsäure is acht Komma zwo, war acht Komma sieben am
	P	((lacht)).

11	A	elften elften, is jetzt bei Kontrolle acht Komma zwo, sollte • • eige
	P.	((lacht)).

12	A	ntlich • unter sechs sein. (Sie es/ sieben normal). Aber acht
	P	Jǎ. Jǎ.

13	A	Komma zwei is schon n Wert, der ziemlich hoch is. Ab
	P	Hm̀hm̌.

14	A	neun entsteh/ äh ka/ kann es im Fuß Gichtanfälle machen.
	P	Hm̀hḿ.

15	A	(Nun is es aber so, • daß, wenn wir die Blutabnahme
	P	(Hm̀já). ((blickt

16	A	Stört Sie? ((lacht)). ((lacht)). Gut,
	P	in die Kamera)). Nö, gar nicht! Wirklich nich!

17	A	okay! (Ah ja).
	P	Ich hab mit sowas [nämlich auch zu tun, insofern stört s

[Lachsprechen

18	A	Gut • • • Äh: • • die/ die erhöhten Werte •äh • treffen
	P	mich n]...

19	A	wir ja nich. Beim Blutabnehmen ist der eigentliche hohe P/Harn-

20	A	säurespiegel im Blut schon wieder vorbei. • Deswegen
	P	Ach so!

21	A	kriegen wir immer nur die Werte danach nich die Werte
	P	Hm̌. Hm̌. Hm̌.

22	A	dabei. ((2s)) Also die Werte sind schon • <u>hoch</u>, muß man sagen.
	P	Hm̌.

23	A	Und (das/) • die Blutfette • hier sind auch leicht erhöht. • •
	P	(Hm̌.)

24	A	Waren Sie nüchtern beim Blutabnehmen? Jà. Dañn is ès schòn
	P	• Jǎ.

Nachsatz: Zu den Transkriptionskonventionen siehe Ehlich K, Rehbein J: Halbinterpretative Arbeitstranskriptionen (HIAT). In: Linguistische Berichte. 1976; 45:21-41. Sowie Knapheide C, Löning P: Zur Transkription von Arzt-Patienten-Gesprächen. Die Verarbeitung eines standardisierten Corpus 'Arzt-Patienten-Kommunikation' Mithilfe des Transkriptionsverfahrens HIAT und des Computerprogrammes „syncWRITER". Universität Hamburg, Germanisches Seminar (mimeo) 1992

8. Literaturverzeichnis

Austin JL: Zur Theorie der Sprechakte. Reclam, Stuttgart 1962/ dtsch. 1972

Bliesener T, Köhle K: Die ärztliche Visite: Chance zum Gespräch. Westdt Verl, Opladen 1986

Bühler K: Sprachtheorie. Die Darstellungsfunktion der Sprache. Fischer (UTB), Stuttgart 1982/1934 (UTB)

De Saussure F: Grundfragen der allgemeinen Sprachwissenschaft. de Gruyter, Berlin $1967^2/1931$,

Ehlich K, Rehbein J: Halbinterpretative Arbeitstranskriptionen (HIAT). In: Linguistische Berichte. 1976:45, 21-41

Ehlich K, Rehbein J: Muster und Institution. Untersuchungen zur schulischen Kommunikation. Narr, Tübingen 1986

Fischer B, Lehrl S (Hrsg.): Patientencompliance. Stellenwert, bisherige Ergebnisse, Verbesserungsmöglichkeiten. Zweite Klausenbacher Gesprächsrunde. Boehringer, Mannheim 1982

Geisler L: Arzt und Patient Begegnung im Gespräch. Wirklichkeit und Wege. Pharma-Verlag, Frankfurt 1987

Humboldt W v: Schriften zur Sprachphilosophie. Werke in fünf Bänden. Darmstadt: Wissenschaftliche Buchgesellschaft.

Köhle, K. & Raspe, H.H. (Hg.) (1982) Das Gespräch während der ärztlichen Visite. Empirische Untersuchungen. Urban & Schwarzenberg, München 1972^4

Linden M: Ärztliche Gesprächsführung. Ein Leitfaden für die Praxis. Hoechst AG, Frankfurt 1983

Löning P, Rehbein J: Arzt-Patienten-Kommunikation. Analysen zu interdisziplinären Problemen des medizinischen Diskurses. de Gruyter, Berlin 1993

Meerwein F: Das ärztliche Gespräch. Grundlagen und Anwendungen. Huber, Bern 1986^3

Paul H: Prinzipien der Sprachgeschichte. Niemeyer, Tübingen $1968^8/1920^5/1880$

Rehbein J: Komplexes Handeln. Elemente zur Handlungstheorie der Sprache. Metzler, Stuttgart 1977

Searle JR: Sprechakte. Ein sprachphilosophischer Essay. Suhrkamp, Frankfurt/M. 1969/dt. 1971/1974

Trubetzkoy NS: Grundzüge der Phonologie. Vandenhoek, Göttingen $1958/1967^4$

Wunderlich D (Hrsg.): Linguistische Pragmatik. Athenäum, Frankfurt 1972

Wunderlich D: Studien zur Sprechakttheorie. Suhrkamp, Frankfurt 1976

Das Koexistenz-Modell - Versuch einer bewußten und kontrollierten partnerschaftlichen Gesprächsführung

Thomas Ripke

1. Vorbemerkungen

Seit 1979 führe ich in meiner Praxis Tag für Tag Gespräche mit Patienten. Damals begann ich nach internistisch orientierter Assistenzarztzeit mit einer berufsbegleitenden Ausbildung in klientenzentrierter Gesprächsführung und Gesprächspsychotherapie, um meine mir schmerzhaft bewußt werdenden Defizite in der Kommunikation mit den Patienten zu vermindern. Innerhalb dieser Ausbildung, die auf den Ideen und Praktiken von Carl Rogers (Rogers 1991) basierte, war auch von vorneherein die Aufzeichnung und Aufarbeitung von Gesprächen mit Tonträgern einbezogen. Seit 1986 kam durch Initiativen anderer interessierter Wissenschaftler (vor allem Psychologen, Medizinpsychologen, Linguisten, Soziologen) die Arbeit mit Video-Aufnahmen aus dem Sprechstundenalltag dazu. Auch mit der GeMeKo in Göttingen wurden solche Aufnahmen von Sprechstundengesprächen hergestellt. Zwei Video-dokumentierte Gespräche daraus wurden mit Wortlaut-Transkripten und Analysen in Gruppensitzungen mit Ärzten und Wissenschaftlern in Göttingen weiter interdisziplinär aufgearbeitet.

Durch diese Arbeit entstand allmählich ein Modell, was Ziele patientenorientierter Einstellung sind, welche Methoden zum Erreichen dieser Ziele besonders effektiv sind, und wie sich bei Versuchen, diese Ziele mit diesen Methoden zu verwirklichen, das Gespräch und die Beziehung zwischen Patient und Arzt verändern kann und sollte.

Ein solches Modell, das jetzt in einem zweiten Schritt als Maßstab an Videos angelegt wird, ist um so notwendiger, wenn der Arzt Gesprächsteilnehmer und Gesprächsanalytiker zugleich ist. Als Gesprächsteilnehmer braucht er ein Modell, um bewußter zu handeln, als Gesprächsanalytiker, um sich selber weniger subjektiv einzuschätzen. Mancher mag hier einwenden, daß der Arzt sich selbst immer subjektiv einschätzt, und das stimmt natürlich auch. Dennoch ist hier ein - weniger subjektiv - möglich und durch die bewußte Anwendung klarer Modelle verwirklichbar. Auch könnte eingewandt werden, die gesprächsanalytische Arbeit wäre unabhängigen Dritten (z. B. Wissenschaftlern oder allgemeinärztlichen Kollegen) zu überlassen. So sehr diese Wissenschaft von außen zu begrüßen ist, so kann diese doch nicht den Realitäten und Erfordernissen der Praxis gerecht werden: jeder Arzt, der Gespräche mit Patienten führt, benutzt dafür bewußte oder nur geahnte Modelle, an die er sich zu halten versucht. Er ist, sofern er **bewußt** Gespräche mit Patienten führt, **immer** Gesprächsteilnehmer **und** Gesprächsanalytiker. Um aber Gesprächsanalytiker sein zu können, sind Videoaufnahmen und Hilfestellungen durch Kollegen und Wissenschaftler sehr unterstützend. Sie können aber nicht die eigene Analyse, die immer wieder für die eigenen Gespräche in der Praxis zu machen ist, ersetzen. Hierfür sind dann Modellvorstellungen zum eigenen Anspruch, eine "gute" Medizin zu machen, äußerst hilfreich. Das letztere soll hier angegangen werden, indem ich mein Modell für eine partnerschaftliche Medizin vorstelle. Dies kann hier aufgrund des begrenzten Rahmens und zugunsten der besseren Übersicht nur in knappen Thesen geleistet werden. Ausführlicher sind die zugrundeliegenden Vorstellungen und praktischen Auswirkungen dieses Modells mit vielen Beispielen aus video- und tonbanddokumentierten Gesprächen in einem gerade erschienenen Buch nachlesbar. (Ripke 1993)

2. Das Modell selbst

Die tägliche Gesprächs-Arbeit des patientenorientierten Arztes steht in der Polarität von Verständnis von Patienten-Vorstellungen und der notwendigen Einbringung fachlich ausgewiesener ärztlicher Stellungnahmen zwischen der Förderung von Patientenselbstentfaltung und der Versorgung dieser Patienten mit der bestmöglichen Medizin.

So begegnen sich von dieser Grundvorstellung her Patient und Arzt als Verhandlungspartner im Dialog.

Abbildung 1: Patientenkonzept und Arztkonzept von der Koexistenz zum Konsens

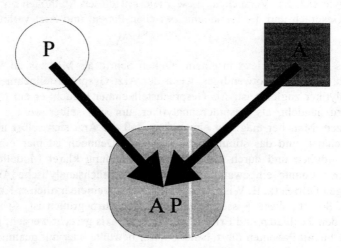

(Pfeiffer, 1983) (P=Patientenkonzept, A=Arztkonzept, AP=gemeinsames Konzept)

Alle Patienten - nicht nur die "höher" gebildeten - haben ein eigenes Konzept zu ihrem Problem, mit dem sie den Arzt aufsuchen, und sei es nur diffus oder als Ahnung. Wenn ihr Problem zum Beispiel eine Krankheit ist, dann haben sie zu ihren Symptomen Ideen, Gefühle und Phantasien: welche sind wichtig, welche nicht; welches Symptom bedingt ein anderes, welche bestehen unabhängig von einander? Sie haben Ideen zu möglicherweise in Frage kommenden Erkrankungen, ja vielleicht stellen sie sogar eine klare Diagnose. Sie vertrauen der Zukunft oder sie fürchten sie: insofern stellen sie auch eine spezifische Prognose; und nicht zuletzt haben sie Vorstellungen, ob eine mögliche Behandlungsform hilfreich, nutzlos oder gar gefährlich ist.

So bringt der Patient sein Konzept in den Diskurs mit, ganz wie der Arzt, der natürlich sein davon unterschiedenes Konzept einbringt. Ausgehend von diesen beiden Konzepten suchen Patient und Arzt nach einem praktikablen Konzept, über das sie sich einigen können. Sie suchen nach Konsens.

Falls es gelingt, daß das Patientenkonzept eine wichtige Rolle in der Verhandlung spielt, dann ist das sehr hilfreich für den Heilungsprozeß, für die Entwicklung des Patienten als Mensch und für die Verbesserung der Patienten-Arzt-Beziehung.

Die Krankheit ist damit heilbarer (oder wenigstens besser ertragbar)

- weil der aktive Teil des Patienten, sein Problem bis hin zu einer möglichen Lösung zu bearbeiten, gestärkt wird und damit die Selbstheilungskräfte des Organismus,

- weil der Einfluß des Patientenkonzepts auf den Konsens diesen realistischer macht, und

- weil die Compliance des Patienten dann besser wird, wenn der zukünftige Plan keine Anordnung einer mächtigen Person von außen sondern eine zugleich gemeinsame und eigene Entscheidung ist.

So erlebt sich der Patient als autonome Person angenommen. Er fühlt sich vom Arzt verstanden, und er ist ermutigt, seinen eigenen Kräften zur Lösung seiner Probleme zu vertrauen. Er ist als Person gestärkt.

Wie Abbildung 1 zeigt, sind beide Konzepte verschieden, aber von ähnlicher Größe gezeichnet:

Dies ist es, was ich mit Koexistenz meine: Patient und Arzt begegnen sich als zwei Partner, die verschiedene Konzepte haben. Beide respektieren den anderen und dessen verschiedenes Konzept und beide haben dennoch ein eigenes

anderes Konzept. Beide bewerten das Konzept des anderes als genauso wichtig wie das eigene Konzept.

Diese Gleichgewichtigkeit und Gleichwertigkeit beider Konzepte aber ist ein Ideal, nicht dagegen die Realität der Wichtigkeit beider Konzepte in den täglichen Praxiskontakten, und vor allem nicht zu Anfang eines Gesprächs:

Der Patient hat versucht, sein Problem mit seinem Konzept zu Hause zu lösen, und er ist gescheitert. Deswegen geht er zum Arzt, deswegen hofft er auf dessen anderes Konzept als **besseres** Konzept. Der Arzt auf der anderen Seite begreift den Patienten als Laien und fühlt/verhält sich deshalb als Experte, der es **besser** weiß.

Diese Realität berücksichtigt die nächste Abbildung:

Abbildung 2: Asymmetrie von Patientenkonzept und Arztkonzept in der Verhandlung

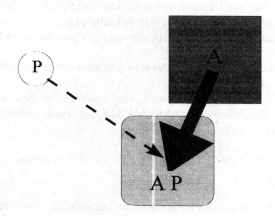

Wie die Graphik suggeriert, besteht jetzt die Gefahr, daß beide Personen keine Partner mehr sind, sondern die Arbeitsgemeinschaft eines aktiven Subjekts und seines passiven Objekts. Das Objekt Patient wird vom Subjekt Arzt behandelt, der Einfluß des Patientenkonzeptes auf den Konsens kann vernachläßigt werden. Dies erscheint mir in den meisten Gesprächen wenig sinnvoll für die Förderung der Entwicklung des Patienten.

Deshalb ist aus meiner Sicht die Hauptaufgabe des Arztes, im Gespräch mit dem Patient zuallererst das Ungleichgewicht zwischen Arzt und Patient zu mindern oder gar aufzuheben.

Das Koexistenz-Modell

Sein Ziel - nicht die selbstverständliche Voraussetzung - ist die Koexistenz von Patient und Arzt.

Abbildung 3:   Die Herstellung von Koexistenz vor der Konsensbildung

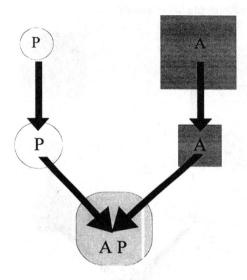

Nach meiner Erfahrung ist dieser erste Schritt in der Verhandlung - Koexistenz zu schaffen - eine oft komplizierte und schwere Aufgabe. Der zweite Schritt dagegen - Konsens zu schaffen - ist ungleich leichter und scheint sich oft spielerisch fast von allein zu ergeben.

Deshalb will ich hier hauptsächlich Hinweise geben, mit welchen Mitteln der Arzt die erste Aufgabe, Koexistenz zu schaffen, angehen kann:

Der gesprächsführende Arzt hat logischerweise dafür, wie Abbildung 3 zeigt, zwei Möglichkeiten:

- das Gewicht des Patientenkonzepts zu vergrößern,

- das Gewicht des Arztkonzeptes zu verkleinern.

Beides kann zu gleicher Zeit getan werden, was vor allem für den Anfänger verwirrend sein kann; oder eins nach dem anderen: letzteres ist anzuraten, wenn man noch wenig Erfahrung mit dieser bewußten Verhandlungsstrategie hat, und immer zu Beginn eines neuen medizinischen Themas.

Um diese Strategie genauer zu erklären, will ich die - *eins nach dem anderen* - Möglichkeit in der folgenden Graphik etwas genauer betrachten:

Abbildung 4:   Die Entfaltung des Patientenkonzepts und die Einbringung des Arztkonzepts nacheinander

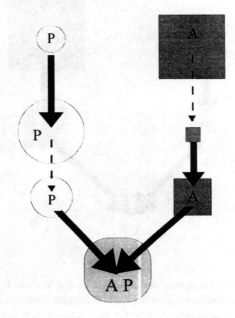

Wie die Graphik zeigt, halte ich es für besser, mit der Entwicklung und Stützung des Patientenkonzepts zu beginnen, und nicht mit dem Arztkonzept, und dies aus drei Hauptgründen:

- Der Patient hat zu Beginn des Kontakts einen enormen Leidens- und/oder Bedürfnisdruck, dem Arzt sein Problem nahezubringen.

- Der Arzt kann gar kein eigenes spezifisches Konzept zum Patientenproblem entwickeln, ohne **vorher** das aktuelle Patientenproblem kennengelernt zu haben.

- Das Patientenkonzept ist, wie oben entwickelt, zu Beginn der Verhandlung kleiner als das Arztkonzept. Dieses Ungleichgewicht würde sich verschärfen, wenn der Arzt mit seinem Konzept begänne.

Der erste Teil der Verhandlung besteht also in der Stärkung des Patientenkonzepts.

Das Koexistenz-Modell

Hilfreich hierfür ist es, dem Patienten möglichst viel Akzeptanz seiner Person und Verständnis seines Konzeptes entgegenzubringen, und hierfür sind folgende Methoden bewährte Hilfsmittel:

- Bestätigungen,
- Wiederholungen der letzten Wörter,
- Umformulierungen des Patientenkonzepts in eigenen Worten,
- Zusatzfragen zu den Vorstellungen des Patienten,
- nicht konfrontierende Übersetzungen der Körpersprache,
- medizinische Untermauerungen.

Wenn nun der Arzt **wirklich** versucht, die Welt des Patienten so zu verstehen, als ob es seine eigene wäre und nicht nur so tut als ob; und wenn er außerdem versucht, dieses sein Verständnis dem Patienten aktiv rückzumelden, dann wächst nicht nur die Bedeutung des Patientenkonzepts, sondern es vermindert sich als quasi automatische Begleiterscheinung die Bedeutung des Arztkonzeptes, weil dies nicht im Blickpunkt sondern immer mehr nur im Hintergrund steht. Als Resultat darauf erfahre ich sehr häufig die Entwicklung eines neuen nun **umgekehrten** Ungleichgewichts: das Patientenkonzept ist plötzlich wesentlich bedeutsamer als das Arztkonzept.

Dieses neue Ungleichgewicht ist ebenfalls nicht gerade nützlich für die Verhandlung und ihre Resultate:

Nur nachzudenken, was der Patient denkt, nur zu tun, was er will, wäre eine neue Form von Gleichgültigkeit gegenüber der Hoffnung des Patienten auf **bessere** Lösungen und eine unverantwortliche Gleichgültigkeit gegenüber den Möglichkeiten der modernen Medizin - wäre Gefälligkeitsmedizin.

Deshalb sollte der Arzt jetzt sein Arztkonzept einbringen und klarmachen. Seine wichtigste Grundeinstellung ist nun das Echt-Sein, der Kontakt zu seiner eigenen Wahrheit als Arzt und als Mensch mit spezifischen Erfahrungen zum Thema. Wenn er sein daraus entwickeltes Konzept dann dem Patienten mitteilt, dann allerdings sollte er darauf achten, daß es nicht wiederum **zu** stark wird, damit das Patientenkonzept, jetzt seinerseits im Hintergrund, nicht ausradiert wird. Deshalb sollte der Arzt vor allem

- kurz sprechen,
- relative und subjektive Formulierungen wählen statt die objektive Wahrheit zu verkünden,
- Angebote statt Verordnungen machen.

Als Resultat dieser zwei Strategien, zunächst das Patientenkonzept in seiner Entfaltung zu unterstützen und dann das eigene Arztkonzept in vorsichtiger Form daneben zu setzen, entsteht die oben beschriebene Koexistenz.

Beide Partner (nach meiner Erfahrung nur selten allein der Arzt) werden jetzt immer mehr dazu übergehen, Angebote für einen Konsens zu machen, dem beide zustimmen können.

Ich unterscheide also drei **Hauptphasen** für die Verhandlung zwischen Patient und Arzt:

1. die Entfaltung des Patientenkonzepts,.
2. die Entfaltung des Arztkonzepts,
3. die Einigungsphase.

Abbildung 5: Phasenspezifische Gesprächsführung des Arztes

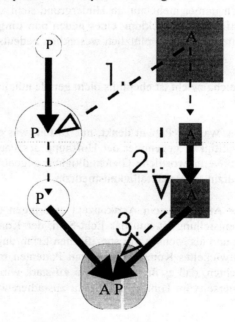

Zwischen die 2. und 3. Phase schiebt sich manchmal noch eine Verhandlungsphase in Koexistenz, bei der beide Partner sich nicht einander annähern sondern auf ihrer Position zunächst bestehen und Gemeinsamkeiten und Unterschiede ausloten. Diese Verhandlungsphase im engeren Sinn fehlt aber nach meiner Erfahrung in den meisten Patienten-Arzt-Gesprächen. Offenbar ist der gemeinsame Wille zur Einigung so stark (und vielleicht die Bedrohung durch das erlebte Anders-Sein für Patient und Arzt so groß), daß *sehr schnell* Konsens gesucht wird.

Die Hauptarbeit, einen solchen hier als Prototyp beschriebenen Diskurs zwischen Patient und Arzt zu ermöglichen, liegt beim Experten, also beim Arzt. Deshalb möchte ich hier, graphisch in Abbildung 5 mit den Pfeilen 1., 2. und 3. dargestellt, Grundeinstellungen beschreiben, mit denen der Arzt die beschriebenen drei Verhandlungsphasen ermöglichen und katalysieren kann:

1. In der Phase der Patientenkonzeptentwicklung sollte der Arzt sich vor allem um **Verständnis** bemühen, er sollte dazu dem Patienten genau zuhören und ihm sein Verständnis rückmelden.

2. In der Phase der Arztkonzeptentwicklung sollte der Arzt vor allem **Echtheit** entwickeln, d. h. in dauerndem Kontakt zu seinen ureigensten Gedanken und Gefühlen sein und er sollte, was er verantworten kann, dem Patienten mitteilen, aber so vorsichtig, daß er jederzeit den Respekt vor dem anderen Patientenkonzept behält.

3. In der Phase der Einigung sollte der Arzt vor allen Dingen mit Verständnis und Echtheit eine **suchende Einstellung** entwickeln, aus der heraus er Konsensangebote finden kann, die beiden Konzepten gerecht werden, aus der heraus er Ablehnungssignale des Patienten gegenüber diesen Angeboten hören und in die Verhandlung aufnehmen kann, und aus der heraus er auch Konsensangebote des Patienten wahrnehmen und eventuell übernehmen kann.

Die Basis seiner Einstellung über das ganze Gespräch hinweg aber ist seine **Akzeptanz** des Patienten als prinzipiell wertvoller und gleichwertiger Person.

3. Schlußbemerkung

Ich hoffe, ich habe zeigen können, daß Partnerschaftlichkeit in der Verhandlung von Patient und Arzt nicht einfach von alleine entsteht, sondern daß dafür Ausbildung, Fortbildung über Videoanalysen und interdisziplinäre Aufarbeitung, sowie ein bewußtes Modell eines partnerschaftlichen Gesprächs hilfreich sind, um als Arzt in der Gesprächssituation selbst kontrollierter und adäquater für den Patienten handeln zu können.

4. Literatur

Ripke T: Patient und Arzt im Dialog - Praxis der ärztlichen Gesprächsführung. Thieme, Stuttgart

Zur Qualität in der psychosomatischen Diagnostik

Heinz Neun

Der nachfolgende Beitrag ist auch nach einer Überarbeitung thesenhaft und abgestimmt auf eine Diskussion mit Kollegen aus der allgemeinmedizinischen Praxis geblieben[1]. Die Abbildung und eingeschobene Beispiele sollen die Grundgedanken veranschaulichen und mehr der Verständigung dienen als dem Bedürfnis nach einer vollständigen Auflistung. Anhand von Literaturhinweisen kann der Leser eigene Brücken finden, die aus einer gemeinsamen Diskussion sonst leichter gebaut worden wären.

Der Vorgang einer psychosomatischen Diagnostik kann unter zwei Aspekten beleuchtet werden, die von einer unterschiedlichen Begriffsdefinition des Wortes "Qualität" ausgehen:

Qualität kennzeichnet einmal eine Eigenschaft, eine Beschaffenheit eines Gegenstandes. Es gibt z. B. klare Aussagen oder auch nicht; eine psychosomatische Vorgehensweise ist z. B. meistens nicht einfach, aber lehrbar. Qualität wird aber auch im Sinne eines Werturteiles, einer Rang- und Gütebestimmung verwendet (Mackensen 1963, S. 607). Eine Anamnese anhand einer praktischen Anleitung (siehe z. B. Dahmer 1992) ist z. B. meist weiterführender und dem Patienten dienlicher als eine orientierungslose psychosomatische. Dieses Werturteil kann bestritten, aber auch begründet werden. In den aufeinanderfolgenden Kapiteln dieses Beitrages werden zunächst die qualitativen Unterschiede zwischen bestimmten Stufen der Diagnostik erörtert. Danach wird auf die Gütemerkmale im diagnostischen Vorgehen eingegangen und schließlich auf unterschiedliche Qualifizierungswege, die einem allgemeinmedizinischen Arzt zugänglich sein können.

I.

Es fehlt nicht an didaktisch guten Einführungen in die Praxis der Anamneseerhebung unter psychosomatischen Gesichtspunkten (Adler und Hemmeler 1986, Argelander 1970, Balint 1970, Dahmer 1970, Dahmer u. Dahmer 1992, Dührssen 1989, Hahn 1988, Rudolf 1981, Stroeken 1993), In der Abbildung 1 ist ein von Adler und Hemmeler 1986 vorgelegtes Stufenprogramm von Nr. 1 bis 10 von mir mit Überschriften versehen worden, so daß die unterschiedlichen Zielsetzungen des Diagnostikers noch deutlicher werden:

---

[1] Workshop über "Die Qualität des allgemeinmedizinischen Prozesses", Göttingen, April 1988

Abbildung 1: Praxis und Theorie der Anamnese

Interaktion	Zum Kranksein (Erleben)		Zur Person
1. Vorstellung, Begrüßung 2. Schaffen einer günstigen Situation Interview			
	3. Landkarte der Beschwerden 4. Hauptleiden 5. Leidensgeschichte		
		6. Familienerkrankungen	
			7. Entwicklung 8. Sozialie Situation
9. a) System. Exploration b) Tiefenpsychol. erweiterte Anamnese 10. Fragen, Pläne Verabschiedung			

Die Initiative kann auf das interaktionelle Geschehen, auf den Kontakt und Informationsaustausch in einer "günstigen Situation" gerichtet sein. Es kann andererseits um einen Informationsgewinn über das Kranksein und Krankwerden des Patienten gehen. Schließlich kann der Diagnostiker sein Interesse auf die Eigenarten der Person, auf deren besonderes Erleben und seine Lebensgestaltung richten und schließlich kann auch die aktuelle Lebenssituation des Betreffenden wichtig sein.

Betrachten wir die Art der Vorgehensweise im einzelnen, so lassen sich nicht nur die Art der Initiative und die dafür notwendige Kompetenz beschreiben, sondern auch der qualitativ unterschiedliche Informationsgehalt als Ergebnis der Bemühungen:

1. Der/die Kartograph/in:

Das diesbezügliche Interesse ist auf die Art der Beschwerden gerichtet, etwa mit der Frage:"Können Sie mir sagen, worunter Sie leiden?" "Was belastet Sie?" "Was führt Sie her?"

In der Regel antwortet der Patient mit einem Hinweis auf das Leiden bzw. auf die Beeinträchtigung, die zur Zeit am meisten irritiert. Was am meisten mit einem "Leidensdruck" verknüpft ist, wird oft auch Ausgangspunkt für einen Therapieauftrag an den Behandler. Die von Adler und Hemmeler benutzte Metapher "Landkarte der Beschwerden" kann den Diagnostiker auch veranlassen, Leidens- bzw. Störungsbereiche aktiv zu erkunden, die der Patient von sich aus nicht oder nur schwer erkennen oder anzusprechen vermag.

Eindeutig erscheinende **Beispiele** sind körperlich lokalisierbare Schmerzen oder seelische Befindlichkeitsstörungen wie Angstzustände oder Depressionen. Viel vager sind körperliche Mißempfindungen, Unruhe- und Erregungszustände oder gar Entfremdungserlebnisse. Aus verständlichen Gründen werden ausgedehnte Phobien, Süchte, Suizidideen oder gar flüchtige psychotische Episoden nicht genannt.

Die explorative Haltung des Kartographen ist in der Regel theoriegeleitet, er hat ein meist vorgegebenes Koordinatensystem von Krankheitstheorien (s. dazu grundsätzliche Ausführungen von Uexküll und Wesiak 1988). Die kartographische Initiative bewegt sich auf der Denkebene der Naturwissenschaften, die so gewonnenen Informationen lassen sich meist durch einen anderen Untersucher reproduzieren und erscheinen so vergleichsweise objektiv, reliabel und valide wie ein Untersuchungsverfahren im chemischen Labor. Bekanntlich sind auch die neueren psychiatrischen Klassifizierungssysteme (z. B. ICD-10) phänomenologisch orientiert; die verwandten therapeutischen Strategien sind entsprechend symptomorientiert.

2. Der/die Pathograph/in und Biograph/in:

Das Interesse wendet sich nunmehr dem Leidens- und Lebensweg zu, etwa mit der Ermunterung:"Erzählen Sie mir ..." "Seit wann leiden Sie darunter?" "Wie ist dies alles zustandegekommen?" Es wird die Dimension Zeit eingeführt und die Antwort des Patienten ist dann meist die Schilderung einer Geschichte:

Wie sich **zum Beispiel** ein Syndrom, z. B. eine hypochondrische oder phobische Verarbeitung nach einem Angstanfall entwickelte, wie sich etwa ein Syndromwechsel anbahnte, z. B. von einer langen Serie von Magengeschwüren hin zu tiefen Depressionen. Wir erfahren, wann der Patient professionelle Hilfen in Anspruch genommen hat, welche hilfreich und erfolgreich waren und welche nicht. In der

Regel schildert der Patient von sich aus nicht, auf welche Weise er sich selber Entlastungen verschafft hat, z. B. durch körperliche Aktivität, Arbeitswut oder Alkoholmißbrauch.

Besonders bei Patienten mir chronischen Schmerzsyndromen finden wir neben einer auffälligen Landkarte der Beschwerden (Schmerzorten und -situationen) Lebenskonstellationen, wo man seelisches Erleben wie Angst oder Depression erwarten würde; wir hören von Anhäufungen von Mißgeschicken, von Unfällen, von Störungen der Intimpartnerschaft, von hektischer Betriebsamkeit im beruflichen Bereich mit nachfolgenden körperlichen Überlastungen, Schädigungen oder gar Suizidversuchen aus heiterem Himmel; sie verbleiben ungeklärt - "überstanden".

Zur Pathographie gehören auch Angaben über unkontrollierte Einnahme von Analgetika, Psychopharmaka, Stimulanzien einschließlich regelmäßigem Alkoholgenuß. Es fallen vielleicht auch häufige Wechsel zwischen Haus-, Fachärzten und Fachkliniken auf, sowie die Sammlung unterschiedlicher Diagnosen, ärztlicher und paramedizinischer Maßnahmen.

Es ist unschwer erkennbar, daß die Pathographie sich noch ganz im Koordinationssystem einer klassisch-naturwissenschaftlichen Krankheitstheorie befinden kann und in der Tradition des modernen ärztlichen Selbstverständnisses. Die Informationen dienen so dem Erklären einer Erkrankung und ihres pathogenetischen Ablaufs; sie dienen oft auch der Indikationsstellung für eine bestimmte Behandlungsmethode.

3. Der/die Mitfühlende und -leidende:

Wer statt einer explorierenden Haltung zuhört und sich einfühlt, kann einen gewissen Anteil des Patientenerlebens in sich aufnehmen. Mit dieser Aufmerksamkeitszuwendung zu den affektiven Schwingungen und dem subjektiven Bedeutungsgehalt der Mitteilung vollzieht der Diagnostiker die Einführung des "Subjekts" in die Medizin (s. auch Uexküll und Wesiak 1988). Auf diese Weise, etwa mit der mitklingenden inneren Frage:"Was bedeutet diese Mitteilung und wie fühle ich mich an seiner Stelle?" kommt der Diagnostiker mit der Matrix affektiver Störungen im Patienten in Berührung, er gelangt vom Erklären zum Verstehen. Mit dieser Stufe der Diagnostik wird das naturwissenschaftliche Paradigma verlassen, es öffnet sich das Feld der Hermeneutik, der "Kunst der Deutung und Schriftauslegung" (Mackensen 1963, S. 366).

Die Mitteilung eines Patienten, **zum Beispiel:** „Ich stehe unter Druck und kann nicht mehr" bedarf einer gefühlsmäßigen Entschlüsselung:"Innerer Druck" kann eine Skala unterschiedlicher, zukunftsbezogener Ängste entsprechen. "Druck" kann auch die Bedrückung durch vergangenheitsbezogene schwere Schuldgefühle bedeuten.

Zugleich kann die Mitteilung "Ich kann nicht mehr" ein Gemisch von Mangelgefühlen wie lähmende Ohnmacht, Hoffnungslosigkeit und Hilflosigkeit umschreiben, das wir besonders häufig bei schweren psychosomatischen Zuständen vorfinden und gelegentlich als innere "Leere" beim Patienten mißdeuten.

Das Subjekthafte wird aber nicht nur "nachfühlbar", es wird einfühlbar und umfassender verstehbar durch eine gewisse innere Nachbildung des Patienten im Diagnostiker selber (s. Abbildung 2). Diese innere Syntheseleistung beim Zuhören etwa einer Lebens- und Leidensgeschichte läßt sich dann gelegentlich auch prägnanter erfassen in einer Art "innerer Formel", die bewußte und unbewußte Verhaltens- und Erlebnisweisen des Patienten umschreibt (s. dazu Dührssen 1981).

Patienten mit chronischen Schmerzsyndromen induzieren z. B. nicht selten im Diagnostiker das Bild eines freudlos, geduldig tragenden und sich aufopfernden Menschen, der unentwegt Schuld und Pflicht "abträgt", dem Wunsch nach harmonischer Übereinstimmung Protest und Aufbegehren opfert und erst im Schmerz auflebt, wenn er sich nicht mehr durch Arbeit betäuben kann.

Therapeutische Strategien auf dieser Ebene beruhen meist auf einem tiefenpsychologischen Verständnis von Krankheitsentstehung und -chronifizierung und gehen von inneren Determinanten aus im Sinne einer speziellen Konfliktverarbeitung bzw. Persönlichkeitsstruktur. Diese Determinanten zu beeinflussen ist Ziel z. B. einer psychoanalytischen Psychotherapie.

4. Der/die Interakteur/in:

Wer die Mitteilung des Patienten als Beitrag zur aktuellen Gestaltung der Patient-Arzt-Beziehung auffaßt, geht grundsätzlich von der Existenz einer Zwei-Personen-Beziehung aus (s. Abbildung 2); er kann die aktuellen und manifesten Stereotypien des zwischenmenschlichen Verhaltens erfassen. Aus den verbalen und nonverbalen Kommunikationssignalen kann ein Interviewer ein hohes Maß von Evidenzgefühl dafür erreichen, welche Kräfte der Patient in sich hat und beim Interaktionspartner mobilisiert.

Neurotische Patienten induzieren **zum Beispiel** oft in der Beziehung zum Therapeuten genau jene Kontakt- und Beziehungsschwierigkeiten, unter denen sie im Leben auch sonst leiden. Patienten mit schweren strukturellen Störungen, auch viele schwer psychosomatisch Erkrankte, veranlassen besonders intensiv schon im Erstkontakt den Arzt, sich so einzustellen, wie sie es von ihrem Interaktionspartner gewohnt sind: manipulierend-eindringend, gefühlsmäßig ablehnen und/oder abschiebend, strafend usw.

Abbildung 2

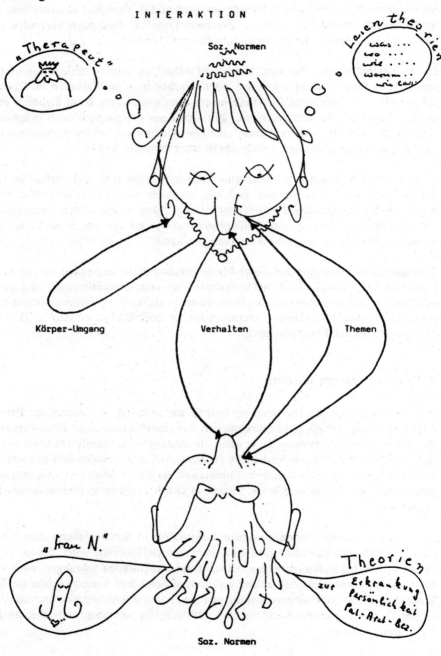

Von dieser diagnostischen Einstellung zweigen viele interaktionsbezogene Behandlungsstrategien ab, insbesondere paar-, gruppen- oder familientherapeutische Behandlungsverfahren.

5. Der/die Situations- und Feldanalytiker/in:

Mit dieser Perspektive wird die soziale Dimension zwischenmenschlicher Beziehung ins Auge gefaßt. Es sind nicht so sehr die Individuen mit eigener Lebensgeschichte, die im Mittelpunkt stehen; die Menschen werden als Träger unterschiedlicher sozialer Rollen, in meistens recht unterschiedlichen institutionellen Eingebundenheiten verstanden. Ein sozialwissenschaftliches Paradigma gibt den Blick auf überindividuelle und soziokulturelle Einflüsse frei.

Mitteilungen von Patienten **zum Beispiel** im Kontext einer Gesprächssituation innerhalb einer chirurgischen oder medizinischen Klinik werden anders konstelliert sein als in einer Beratungsstelle oder psychotherapeutischen Praxis. Es wird dem Diagnostiker nicht immer leichtfallen zu verstehen, was zu Beginn eines Gespräches in einem vom Gericht zugewiesenen delinquenten Patienten vorgeht, was in einem magenkranken Asylanten oder einer kranken und lange arbeitslos gewordenen Frau aus der Türkei.

Therapeutische Initiativen auf dieser Ebene des Verständnisses liegen mehr im sozialtherapeutischen bzw. -beraterischen Bereich..

II.

Die Qualität des diagnostischen Prozeßes kann an folgenden Beurteilungskriterien gemessen werden:

1. Eine jede Diagnostikstufe kann in der **Durchführung** verfeinert und/oder zumindest systematisiert werden. Dann ist sie besser als vorher, nicht nur anders. Es kann ein dafür spezielles Dokumentationssystem entwickelt und an eine entsprechende Fachsprache angepaßt werden. Sie kann auch dann durch Überprüfung verbessert werden.

    Kartographische Ausarbeitungen sind **zum Beispiel** in der klassischen Psychiatrie sehr umfangreich entwickelt worden, mit Hilfe von Fragebögen und speziellen Dokumentationssystemen.

    Gut verständliche und praxisnahe Anleitungen für den Psychosomatik- und Psychotherapiebereich bieten die Bücher von A. Dührssen 1981 und G. Rudolf

1981. Beide gehen davon aus, daß ein Arzt zu einem früheren Zeitpunkt die körperlich-medizinischen Aspekte untersucht hat und den Patienten einem spezialisierten "Psychotherapeuten" überweist. Während Dührssen eine Fülle von Konfliktkonstellationen in verschiedenen Lebensbereichen aufzeigt, bemüht sich Rudolf um das Einbeziehen einer "interaktionellen Diagnostik" und deren Dokumentation. Schließlich eröffnet Argelander unter Anwendung der speziellen psychoanalytischen Wahrnehmungs- und Schlußbildungsmöglichkeit noch einen besonderen diagnostischen Zugang, indem er mit einer speziellen Interviewpraxis das Erlebnis der Begegnung mit dem Patienten durchleuchtet und damit eine hohe "situative Evidenz" erzielt (1970, S. 14 u. 60). Er erläutert diesbezüglich (1970, S. 61):"Psycho-Logik als eine ungewöhnliche Form der Wahrnehmung und des Denkens kommt also dadurch zustande, daß über einen dialektischen Prozeß mit dem Patienten hinaus Datenzusammenhänge in der Situation selbst lebendig werden und über eine Sprach- und Verhaltenskommunikation eine Szene gestalten, deren Verständnis über ein regressives Teilnehmen erst eine Datenverarbeitung ermöglicht, die der wahren Dimension der Krankheit gerecht wird."

Alle genannten Autoren stehen in der psychoanalytischen Tradition wie etwa A. Mitscherlich, der 1984 (S. 81) schrieb:"Unsere klinischen Erfahrungen bestärken uns darin, uns nicht auf eine Krankheitsdeutung festzulegen, sondern Toleranz zu entwickeln für zwei koexistierende pathogenetische Modelle." Es wird zwischen zwei Wissenschaftsparadigmen unterschieden, dem naturwissenschaftlich-medizinischen und dem psychoanalytisch-hermeneutischen. In der stationären und ambulanten Versorgungspraxis haben sich daraus zwei unterschiedliche Berufsidentitäten, Spezialisten für die medizinische bzw. psychotherapeutisch-psychosomatische Behandlung, entwickelt.

Die Allgemeinmedizin kann aber dann zu einer weiteren Verbesserung der Versorgung von Patienten beitragen, wenn der beschriebene diagnostische Zugang im Praxis- oder Kliniksalltag ständig und systematisch "koexistiert" und nicht an Spezialisten gleich delegiert wird.

2. Eine bessere Qualität in der praktischen, allgemeinmedizinischen Diagnostik wächst mit dem Vermögen, mehrere der genannten Diagnostikstufen an und mit einem Patienten zu vollziehen. Der Appell nach einer Syntheseleistung in jedem ärztlichen Denken und Tun hat in der deutschen Psychosomatik eine lange Tradition.

Uexküll und Wesiak (1988) begründen eine anthropologisch verstandene Humanmedizin in ihrem Vorwort mit dem Hinweis:"Menschliche Wirklichkeit besteht aus verschiedenartigen, interdependenten Bereichen. In jedem dieser Bereiche braucht der Arzt ein anderes Konzept für Realität, um die Deutung-

und Handlungsanweisung, d. h. die diagnostischen und therapeutischen Hinweise, zu finden, die sein Handeln ermöglichen."

Adler und Hemmeler (1986, S. 10) verhehlen nicht den hohen Anspruch, der in diesem Vorhaben liegt:"Ihre Integration in einem einzelnen Menschen und während eines Arbeitsganges ist eine schwere Aufgabe, die nie endgültig gelöst ist und die sich bei jeder einzelnen Anamneseerhebung von neuem stellt."

Der Verdienst, frühzeitig und nachhaltig darauf hingewirkt zu haben, daß verschiedene diagnostische Ebenen in der ärztlichen Praxis vereint werden, gebührt M. Balint. Er verwies anhand vieler praktischer Beispiele auf die Erfahrung, wie eine Beschwerdeschilderung in die aktuelle Arzt-Patient-Beziehung eingebettet ist und kam zu dem Schluß, daß es für den Arzt ratsam sei, "auf eine umfassendere, tiefere Diagnose abzuzielen" (1970, S. 60). Von ihm stammt auch der Hinweis auf die Patientenbeziehung als "Investierungsgesellschaft auf Gegenseitigkeit" (1970, S. 240).

III.

Der Weg in die Humanmedizin ist auch nach mehreren Reformen der ärztlichen Approbationsordnung nicht weniger problematisch als zu dem Zeitpunkt, zu dem P. Lüth sein Buch über das "Lehren und Lernen in der Medizin" schrieb. Schon damals meinte er (1971, S. 123): "Wenn die Informationsexplosion anhält, wird die Fragmentation des Wissens, die wir seit Jahrzehnten beklagen, noch schärfer werden." Die Utopie des praktischen Arztes als "Allgemeinarzt" lebt auch noch in der neueren Weiterbildungsordnung weiter. P. Lüth umschrieb sie als "Spezialist für viele Probleme" (1971, S. 202).

In diesem Rahmen sollen Lernziele im Hinblick auf die dargestellten Möglichkeiten psychosomatischer Diagnostik benannt und auf derzeit praktikable Fort- und Weiterbildungswege verwiesen werden. Ich beziehe mich dabei auf eine Anleihe aus der Medizindidaktik, die ich an anderer Stelle ausführlicher diskutiert habe (Neun 1984). Aus einem Prüfungskatalog vom Executive Council of the Association of American Medical Colleges entnehmen wir folgende **Lernziele** für eine ärztliche Ausbildung:

a) Wissen und Verstehen (Knowledge and Understanding),
b) Probleme lösen und Urteile bilden (Problem solving and Judgement),
c) Handfertigkeiten (Technical Skills),
d) Zwischenmenschliche Beziehungsfähigkeit (Interpersonal Skills),
e) Einstellung und Stil der Arbeit (Work Habits and Attitudes).

Zur Diskussion stelle ich Überlegungen zu den erforderlichen Fähigkeiten (Lernzielen) im Hinblick auf die Diagnostikstufen in der Psychosomatik, wie sie oben dargestellt wurden. Eine Übersicht darüber vermittelt die Abbildung 3.

Abbildung 3: Zur Didaktik in der klinischen Psychosomatik

	A Wissen und Verstehen	B Probleme lösen u. Urteil bilden	C Handfertigkeiten	D Zwischenmenschliche Beziehungsfähigkeiten	E Einstellung u. Stil der Arbeit
1. Kartograph	+ + +		+ + +		
2. Biograph	+ + +		+ + +		
3. Mit-Leidender		+ + +		+ + +	
4. Interakteur		+ + +		+ + +	
5. Feld-Analytiker	+ + +	+ + +			+ + +

+ + + = hohe Anforderung

Es wird die Aufgabe eines **Kartographen** und auch eines **Biographen** gelingen, wenn er über die Fähigkeit verfügt, sein Wissen über einschlägige psychiatrische und psychosomatische Krankheitsbilder zur Anwendung zu bringen und im Laufe seiner beruflichen Tätigkeit auch sein Können in der Anamneseerhebung mit Routine und Übersicht verbindet. Das englische Wort "skill" trifft meines Erachtens besser die Umschreibung einer Fähigkeit, die ja nicht nur im Handwerklichen, sondern auch im Bereich der Kunst eine Rolle spielt. Diese Fähigkeit wird nur unzulänglich in der derzeitigen medizinischen Ausbildung erworben, am ehesten noch dort, wo ein enger und kontinuierlicher Patientenkontakt ermöglicht wurde. Die spätere Fortbildung kann zwar Wissen vermitteln und ergänzen, der Arzt ist in der Regel beim Üben auf seine autodidaktischen Möglichkeiten verwiesen. Wer sich auf ein "**Mitleiden**" einläßt, wird auf ein Mindestmaß zwischenmenschlicher Beziehungsfähigkeit unbedingt angewiesen sein. Er sollte fähig sein, sich für eine Beziehung zur Verfügung zu stellen, eine Art gemeinsame Arbeitsbasis bzw. -bündnis entwickeln können und vor allem auch eine genügend "freischwebende" und nicht fokussierte Aufmerksamkeit bereithalten. Letztere ist die Voraussetzung für ein empatisches Sich-Einfühlen. Unter dem Gesichtspunkt des Problemerfassens scheint es um eine ganz besondere Fähigkeit zu gehen, die oben schon angedeutet wurde: um eine spezifische Vorstellungskraft zur Nachbildung des Patienten in sich selber, in dem die Lebenserfahrungen, Verhaltensweisen, Einstellungen, Affekte und deren Verarbeitungen mit eingehen. Ein "inneres Bild" wäre vielleicht eine plastische Umschreibung davon, eine "innere Formel" schon eher eine kondensierte Lebensleitlinie des entsprechenden Patienten.

Obwohl solche Fähigkeiten sehr von den persönlichen Dispositionen und Charakteren der Ärzte abhängt, gibt es dafür auch ein systematisches Lernangebot: Balintgruppen als spezielles ärztliches Fortbildungsmodell vermitteln diese Fähigkeit schon zu einem gewissen Grad. Eine weitergehende Bereicherung kann aber erreicht werden durch die Teilnahme an einer ärztlichen Weiterbildung im Bereich "Psychotherapie" und/oder "Psychoanalyse". Weiterbildungsangebote durch dafür ermächtigte Gemeinschaften oder Kliniken umfassen neben Theorievermittlung und Balintgruppe noch eine enge Behandlungs-Supervision und eine spezielle Eigenerfahrung ("Selbsterfahrung").

Wer die **Interaktion** zum Mittelpunkt seiner Aufmerksamkeit machen möchte, wird hinsichtlich seiner zwischenmenschlichen Beziehungsfähigkeit auf eine nicht immer leichte Probe gestellt: Das Sich-zur-Verfügung-Stellen ist dann nicht nur ein gefühlsmäßiger Vorgang, sondern eine Vis-a-vis-Situation, die die Fähigkeit zum Antizipieren seiner eigenen verbalen und nonverbalen Wirkung auf den anderen erfordert und ein waches und aufmerksames Registrieren von reziprok-verschränkten Kommunikationssignalen mit einschließt. Wird die Zwei-Personen-Situation noch auf ein Gruppe, z. B. auf eine Familie, erweitert, wird der Arzt seine Fähigkeit zum Sich-zur-Verfügung-Stellen, sein Arbeitsbündnis mit allen bereithalten und immer wieder erneuern müssen; er wird seine nicht zu stark fokussierte Aufmerksamkeit sehr flexibel benötigen und auch einmal rasch wechseln müssen.

Diese Fähigkeiten werden ebenfalls eher in Weiterbildungseinrichtungen vermittelt als in der ärztlichen Ausbildung. Es gibt darüber hinaus nur wenige gruppen- und familientherapeutische, in der Regel privat organisierte Weiterbildungseinrichtungen in der Bundesrepublik.

Ein **"Feldanalytiker"** ist in einem hohen Maß darauf angewiesen, die gesetzlichen, institutionellen und soziokulturellen Rahmenbedingungen zu kennen. Er wird aber auch selber eine eigene Rollenkonsistenz entwickeln müssen, um eine solche Perspektive überhaupt zu gewinnen: nämlich die Fähigkeit, überindividuelle Rollenzuschreibungen und Zuständigkeiten zu erfassen, betriebsorganisatorische Abläufe als strukturell bedingt zu sehen usw. Eine Problemdefinition auf dieser Ebene setzt voraus, daß der Betreffende ein Kommunikationsproblem auch "entpersönlichen", d. h. entindividualisieren kann. Hierbei ist ein Abstraktionsvermögen verlangt, das sehr speziell mit dem Konstrukt "Feld", "Rahmenbedingungen", "Organisation" verbunden ist. Die medizinische Ausbildung ist dafür ebenso wenig eine Grundlage wie psychotherapeutische Weiterbildungseinrichtungen. Diesbezüglich ist ein interessierter Arzt auf den "freien Markt" spezieller Fortbildungsangebote angewiesen.

Überblickt der Leser die dargestellten, recht unterschiedlichen erforderlichen Fähigkeiten, so wird er nicht umhin können festzustellen, daß danach die allgemeinärztliche Sozialisation unter einem hohen Anspruch steht. Aber vielleicht hat Lüth (1972) mit dem tröstlichen Zitat von A. Flexner aus dem Jahre 1910 doch recht:"Learning medicine is not fundamentally different from learning anything else."

Literatur

Adler R, Hemmeler W: Praxis und Theorie der Anamnese. Fischer, Stuttgart 1986

Argelander H: Das Erstinterview in der Psychotherapie. Wissenschaftliche Buchgesellschaft, Darmstadt 1970

Balint M: Der Arzt, sein Patient und die Krankheit. Fischer, Frankfurt 1970, Klett, Stuttgart 1965

Dahmer J: Anamnese und Befund. Didaktisch-methodische Anleitung. Thieme, Stuttgart 1965

Dührssen H: Die biographische Anamnese unter tiefenpsychologischem Aspekt. Verlag für medizinische Psychologie im Verlag Vandenhoeck und Ruprecht, Göttingen Zürich 1981

Lüth P: Lehren und lernen in der Medizin. Thieme, Stuttgart 1971

Mackensen L (Hrsg.): Neues Wörterbuch der Deutschen Sprache. Deutsche Buchgemeinschaft, C. A. Koch-Verlag, Berlin Darmstadt Wien 1963

Mitscherlich A: Der Kampf um die Erinnerung. Psychoanalyse für fortgeschrittene Anfänger. Piper, München 1984, 2. Aufl.

Neun H: Lehren und Lernen in der klinischen Psychosomatik. In: Schüffel W, Faßbender CF (Hrsg.): Fortbildung für Ärzte. Beiträge aus der psychosomatischen Medizin. Springer, Berlin Heidelberg New York Tokyo 1984; 60-78

Rudolf G: Untersuchung und Befund bei Neurosen und psychosomatischen Erkrankungen. Materialien zum Psychischen und Sozial-Kommunikativen Befund (PSKB). Beltz, Weinheim Basel 1981

von Uexküll T, Wesiak W: Theorie der Humanmedizin. Grundlagen ärztlichen Denkens und Handelns. Urban und Schwarzenberg, München Wien Baltimore 1988

Text und Kontext im ärztlichen Qualitätszirkel

Ottomar Bahrs

Ärztliche Qualitätszirkel sind eine Form des kontinuierlichen Erfahrungsaustausches in der Gruppe mit dem Ziel, das professionelle Handeln kritisch zu überprüfen und zu verbessern. Erfahrungen werden zwar unmittelbar gemacht - teilen lassen sie sich hingegen nur, indem die Wirklichkeit, auf die sie verweisen, für andere nachvollziehbar gemacht wird. *Objektivierbare* Dokumentationen der Alltagspraxis sind für die kritische Reflexion im ärztlichen Qualitätszirkel erforderlich, weil gerade eingeschliffene Handlungsroutinen in der Regel nicht (mehr) als problematisch empfunden werden und nicht direkt thematisierbar sind. In Abhängigkeit von Zielsetzung, Thema, den zur Verfügung stehenden Ressourcen usw. werden unterschiedliche Dokumentationsformen verwendet (vgl. Bahrs, Gerlach u. Szecsenyi 1994):

Tabelle 1: Dokumentationsformen	
Qualitative Methoden	*Quantitative Methoden*
Audio/Videoaufzeichnungen von Praxisgesprächen	Dokumentationsbogen
Teilnehmende Beobachtung	Praxiscomputer
Falldarstellung durch den Kollegen brain-storming	
Karteikarten/Aktenanalyse	Krankenkassendaten
Intensivbefragung von Arzt, Patient, Mitarbeiter	standardisierte Befragung von Arzt, Patient, Mitarbeiter

In seiner Grundstruktur kann der Qualitätszirkel durch drei Elemente beschrieben werden: die Gruppe, das Medium, vermittels dessen ein ärztliches Handeln präsentiert wird, sowie den Moderator bzw. Organisator des Erfahrungsprozesses.

1. Text, Protokoll, Kontext

Der ärztliche Qualitätszirkel knüpft faktisch an Prinzipien an, die nach Ulrich Oevermann kennzeichnend für eine *klinische Soziologie* sind, d.h.

"die *fallrekonstruktiv* vorgehende Untersuchung *konkreter* Phänomene in einer *Sequenz* von sich aus der *Materialanalyse* selbst *fallspezifisch motiviert* ergebenden *sukzessiven Fragen*" (Oevermann 1986: 68, Hervorhebungen von mir, OB).

Ausgangspunkt ist die - im Qualitätszirkel in der Regel nicht explizierte - Annahme, daß die soziale Welt *textförmig* ist. Anders gesagt: die sozial Handelnden schreiben in der gesellschaftlichen Praxis gleichsam ihr eigenes Drehbuch und bringen die soziale Welt zugleich als Handlungs- und Bedeutungszusammenhang hervor. Der so erzeugte *Text* ist prinzipiell *verstehbar* aber immateriell und muß sich erst in einem - in letzter Instanz sprachvermittelten - Protokoll vergegenständlichen, um rekonstruierbar zu werden (Oevermann 1986: 45f).

Rekonstruieren heißt: die Regeln durchsichtig machen, nach denen sich die Interaktion organisiert (Oevermann 1986, 1993). Jedes gesellschaftliche Handeln - auch das ärztliche - ist regelgeleitet. Diese Regeln sind von unterschiedlichem Allgemeinheitsgrad und keineswegs immer explizit. Neben gleichsam fraglos geltenden universellen Basisnormen sozialen Handelns (z. B. die Reziprozitätsverpflichtung) sind im Qualitätszirkel *explizit* ausformulierte Verhaltensanweisungen (vgl. Tabelle 2) und vor allem *implizite* Regeln (vgl. Tabelle 3) von besonderem Interesse. Implizite Regeln bilden sich auf jeder Ebene der Routinepraxis aus und sind typischerweise ohne Wissen der Handelnden wirksam. Eine wesentliche Aufgabe des Qualitätszirkels ist es, implizite Regeln in der Fallrekonstruktion bewußt zu machen, zu explizieren und ihre Angemessenheit zu prüfen.

Tabelle 2: Beispiele für explizite Handlungsregeln	
Handlungsebene/Akteur	*Regel*
Gesellschaft	Du sollst nicht töten
Profession	nihil nocere
Praxis	10 Minuten pro Patient
Arzt	bei neuen Patienten ausführliche Anamnese
Patient	keine Psychopharmaka
Arzt u. Patient	im Finalstadium keine Krankenhauseinweisung

Tabelle 3: Beispiele für implizite Handlungsregeln	
Handlungsebene/ /Akteur	*Regel*
Gesellschaft	gesellschaftliche Abläufe plan-, verwalt- und kontrollierbar machen
Profession	zunächst somatische Ursachen ausschließen
Praxis	wenn Patienten immer neue Beschwerden vorbringen, wird das Licht ausgemacht und untersucht. Dann herrscht Ruhe.
Arzt	junge Männer mit psychosomatischen Beschwerden machen mich ganz verlegen. Da beschränke ich mich aufs Fragen.
Patient	Der Arzt soll mir die Krankheit weg machen, ohne daß ich mich selbst zu ändern brauche.
Arzt u. Patient	Seelisches ist Tabu.

Protokolle sprechen nicht für sich: sie werden in der Gruppe in doppelter Weise *gedeutet*. Unter *methodischen* Gesichtspunkten geht es zunächst darum, die dokumentationsbedingten Grenzen zu bestimmen, innerhalb derer das interessierende ärztliche Handeln überhaupt zum Thema werden kann. Kein Protokoll kann ein 'objektives' Bild der Realität liefern: sich ein Bild machen heißt, sich ins Verhältnis zu etwas stellen. Die Perspektive von Dokument und Dokumentator ist im Protokoll selbst nicht enthalten ('Selbstverborgenheit', v. Weizsäcker 1973) und muß bei der Diskussion gezielt berücksichtigt werden. Unter *inhaltlichen* Gesichtspunkten geht es dann darum, im Dokument die darin protokollierte Interaktion (den 'Text') und die Strukturmerkmale der jeweilig interessierenden Behandlung (den 'latenten Sinngehalt') zu rekonstruieren.[1] Anders gesagt: Die Diskussion im Qualitätszirkel ist gemeinsame Textinterpretation in praktischer Absicht - unabhängig davon, welche Art von Dokument als Ausgangsbasis genommen wird.

Diese Textinterpretation greift auf unterschiedliches Vorwissen und *Kontext*informationen zurück. Diese beziehen sich auf allgemeines Regelwissen einerseits und auf die spezifischen Bedingungen des besonderen Falls andererseits. Je spezifischer die Analyse, desto mehr wird das spezifische Kontextwissen gefordert.[2]

---

[1] Die Fokussierung auf das *ärztliche* Handeln ist mithin nicht die einzig mögliche. "Insofern jedes Protokoll auf eine Interaktion verweist, manifestieren sich in ihm mindestens drei Fallstrukturen gleichzeitig: jeweils diejenige der beiden Interaktanten (...) und zusätzlich das jeweilige Interaktionssystem, in dem sie Mitglied sind oder das sie bilden." (Oevermann 1986: 61f)

[2] Weil es unterschiedliche Kontexte gibt, ist nicht unbedingt der vorstellende Akteur derjenige mit dem 'besten' Kontextwissen.

Im folgenden werden bei der Diskussion im Qualitätszirkel zu berücksichtigende Kontexte dargestellt.

2. Spezifische Kontexte

Das Dokument

Ob die zur Diskussion gestellten Dokumente nun unabhängig von der Falldiskussion entstanden sind (wie z. B. Karteikarten) oder im Hinblick auf die Besprechungen erstellt werden (z. B. Videoaufzeichnungen) - sie sind Ausdruck einer sozialen Praxis, die mit der protokollierten nicht identisch ist. Um Verzerrungen bei der Fallanalyse zu vermeiden, wird daher zunächst bestimmt, für welche Zwecke die Dokumentation erfolgte und welche Informationen daher in dem Protokoll nicht erwartet werden können.

Bei dieser Prozedur wird auf ein Vorwissen zurückgegriffen, das bei der Analyse anderer Dokumente gewonnen wurde und sich auch auf Protokolle aus anderen Handlungszusammenhängen beziehen kann. Im Zusammenhang mit Videoaufzeichnungen ist regelmäßig die Frage zu klären, inwieweit die dokumentierte Interaktion durch das magische Auge der Kamera beeinflußt wird. Auch sollte man die Frage diskutieren, aus welcher bzw. aus wessen Perspektive die Aufnahme erfolgt. Ich möchte dies beispielhaft verdeutlichen.

Aus aufnahmetechnischen Gründen ist es manchmal unvermeidlich, daß nur einer der beiden Interakteure, Arzt oder Patient, ins Blickfeld des Betrachters kommen, der dann dazu tendiert, sich mit dem anderen Akteur - dessen Sicht er optisch teilt - zu identifizieren. Im Diskussionsprozeß gilt es, diese Konzentration bewußt aufzunehmen und die Einengung zu relativieren. Damit wird bereits eine erste inhaltliche Diskussion angeregt: daß die Perspektiven von Arzt und Patient nicht identisch und jenseits dieser beiden noch weitere vorstellbar sind, ist für viele nicht selbstverständlich. Die 'Echtheit' von Größenverhältnissen, Farben und Geräuschen sind weitere mögliche Themen. Teilnehmer eines Hannoveraner Qualitätszirkels konnten sich nicht darüber einigen, ob die von Computer und Drucker in der Praxis oder gar im Sprechzimmer ausgehenden Geräusche tatsächlich so störend sind, wie sie in der Videoaufzeichnung erschienen. Die übers Protokoll vermittelte Geräuscherfahrung gab jedoch zu denken, so daß sich die Teilnehmer zunehmend für geräuscharme Geräte entschieden.

Bei Karteikarten wird regelmäßig die Frage nach Zuverlässigkeit, Vergleichbarkeit und Vollständigkeit der Informationen aufgeworfen. Dabei ist in Rechnung zu stellen, daß Karteikarten wesentlich auf die Dokumentation von veranlaßten Maßnahmen, Befunden, Verordnungen und Abrechnungsziffern angelegt sind. Sie sind Teil der sozialen Praxis, die sie zugleich dokumentieren und verdecken. Die Entsprechung von Dokumentation und tatsächlicher Praxis ist bisweilen fraglich. Dies wird regelmäßig mit der kassenärztlichen Situation in Verbindung gebracht - die als Kontextbedingung für Dokumentation und ärztliches Handeln zugleich wirkt. Die Dokumentationspraxis ist so individuell wie der Behandlungsstil des jeweiligen Arztes. Viele behandlungsrelevante Informationen hat der Arzt im eigenen Kopf gespeichert. Explizite Hinweise auf Befindlichkeiten von Arzt und Patient, atmosphärische Eindrücke sowie Hinweise zur Arzt-Patienten-Interaktion sind nur ausnahmsweise dokumentiert.

Die Frage nach dem durch das Dokumentationsverfahren gegebenen Kontext ist eine allgemeine und notwendige methodische Vorüberlegung. Beantwortung finden kann sie nur in der konkreten Falldiskussion, zu der sie der Sache nach notwendig hinführt.

Der innere Kontext

Um die Regeln herauszuarbeiten, die sich Arzt und Patient in ihrer gemeinsamen Behandlungsgeschichte selbst geben, wird das Handlungsprotokoll zunächst ohne Inanspruchnahme weiterer Informationen *kontextfrei* interpretiert. Bei der Analyse der direkten Interaktion wird die Frage aufgeworfen, welche Handlungsmöglichkeiten dem Interaktionspartner aufgrund des jeweils voraufgehenden Zuges im Interaktionsspiel durch den anderen eröffnet werden, und nach Gründen dafür gesucht, warum aus der Vielzahl möglicher Reaktionen die dann realisierte ausgewählt wird. In der Kette der aufeinander bezogenen Folgehandlungen wird die Wahlmöglichkeit zunehmend begrenzt ('innerer Kontext'), und es entsteht, wie bei *sequentieller Analyse* deutlich wird, ein Interaktionsmuster, das möglicherweise nur um den Preis expliziter Thematisierung in der Krise änderbar wird. Ich möchte dies hier am Beispiel einer Karteikartenanalyse zeigen.

Im Hannoveraner *'Dienstagszirkel'* wurde in einer Falldiskussion eine Patientin vorgestellt, die der Ärztin damit Probleme bereitete, daß sie 'immer nur hustete, hustete, hustete'. Jeder Behandlungsversuch war ohne Erfolg geblieben. Aus der Karteikarte ging hervor, daß sich die Patientin beim Erstkontakt selbst als 'Sachbearbeiter' (nicht: Sachbearbeiter*in*) bezeichnet hatte - was bei extensiver Sinnauslegung als Hinweis auf einen möglichen Geschlechtsrollenkonflikt hätte werden können. Weiterhin ergab die Analyse der im Erstkontakt gegebenen Informationen, daß die Patientin anfänglich eine Reihe von Symptomangeboten gemacht hatte (Befindlichkeitsstörungen, psychosomatische Beschwerden, Husten), von denen im folgenden der 'Husten' zum gemeinsamen Thema von Ärztin und Patientin wurde. Die medikamentöse Behandlung wurde im Laufe der Jahre mit immer erkennbarer werdender Erfolglosigkeit zunehmend aggressiver. Nach der Diskussion im Qualitätszirkel machte die Ärztin Selbstbild und Partnerbeziehung der Patientin erstmalig in der Behandlung zum Thema. Mittlerweile behandelt die Ärztin auch den ihr bislang unbekannten Lebensgefährten der Patientin - und der Husten spielt keine Rolle mehr.

Das Regelwissen

Bei der Rekonstruktion der Fallstruktur rekurrieren die Teilnehmer eines Qualitätszirkels auf ein Vorwissen, das sich in allgemeinster Form auf die *Regeln sozialen Handelns überhaupt* bezieht (Beispiel: Begrüßung). Sie nähern sich den Regeln der Handlungssituation 'Arzt-Patienten-Beziehung' und konkretisieren diese im Hinblick auf die Be-Handlungsform im Falle der zu thematisierenden Problemsituation. Ärzte greifen bei der Suche nach Angemessenheitskriterien zunächst auf das medizinische Handlungswissen zurück. Nicht-Ärzte aktualisieren analoges Handlungswissen aus anderen professionellen Systemen (Soziologie, Psychologie, Sprachwissenschaft usw.) oder aus dem Laiensystem. Sie alle rekurrieren auf kodifizierte - explizite oder implizite - Wissensbestände.

Fallunbhängiges Erfahrungswissen

Alle Teilnehmer des Qualitätszirkels beziehen sich, ob ausgesprochen oder nicht, auch auf *eigene sedimentierte Erfahrungen*. Vor dem Hintergrund der Biographien der Teilnehmer und ihrer aktuellen Bezugssysteme wachsen den dokumentierten Handlungen spezifische Deutungen zu - und umgekehrt: der zu interpretierende Text kann zum 'Kontext' erinnerter biographischer Ereignisse werden und an diesen einen Sinn erkennbar werden lassen, den sie immer schon hatten.

Die gemeinsame fallbezogene Interpretation ist mithin von je *individuellen Selbsterfahrungsprozessen* begleitet. So kann die Falldiskussion die Motivation für die Suche nach eigener biographischer Rekonstruktion bei den Teilnehmern stärken oder auch die Suche nach gezielter Einzelsupervision fördern (Bahrs 1996). Qualitätszirkel sind freilich keine therapeutischen Gruppen. Aufgabe des Moderators ist es vielmehr, in der Diskussion den Bezug zum Fall ('Text') nicht verloren gehen zu lassen und einer Kommunizierbarkeit verhindernden Verselbständigung von 'Selbsterfahrungen' vorzubeugen.

Fallbezogenes Erfahrungswissen

Der vorstellende Arzt ist in einer Sondersituation, weil er selbst gleichsam Kontext der protokollierten Handlung ist (Fischer-Rosenthal 1996, Obliers u. a. 1996). Ergänzende Hinweise zur Situation des Patienten, über örtliche und zeitliche Bedingungen der Behandlung (Wochentag, Tageszeit, Modus der Terminvereinbarung), über die bisherige (gemeinsame) Behandlungsgeschichte, den eigenen Behandlungsstil und die eigene Befindlichkeit zum Dokumentationszeitpunkt sowie über regionale Besonderheiten können der Diskussion eine weitere Dimension erschließen - auch dann, wenn der Vorstellende sein handlungsleitendes Wissen nicht explizieren kann: denn darin erweist sich die Nichtmitteilbarkeit als interpretationsbedürftiges Merkmal der zu rekonstruierenden Situation.

Gerade bei Falldiskussionen, die kommunikative Aspekte in den Mittelpunkt stellen, wird die *Patientenperspektive* systematisch berücksichtigt. Bislang haben Patienten jedoch nicht selbst an Diskussionen teilgenommen, so daß ihre Sicht *stellvertretend* von den Teilnehmern artikuliert werden mußte. Der jeweilige situationale, soziale und biographische Kontext kann dabei nur *hypothetisch* erschlossen werden. Die Diskussionen liefern damit Suchhypothesen, die der Arzt bei weiteren Gesprächen mit dem Patienten berücksichtigen kann und denen darüberhinaus beispielsweise in Patientenbefragungen gezielt nachzugehen ist (Bahrs u. a. 1990, Bahrs u. Hesse 1996, Obliers u. a. 1993). Im Hannoveraner Projekt 'Hausärztliche Qualitätszirkel' wird daher vor Beginn der neuen Falldiskussion gezielt Raum für die katamnestische Berichterstattung gegeben.

Nachdem aus Belgien seit mehreren Jahren positive Erfahrungen berichtet werden (Schillemans u. a. 1989, 1993) und der Ruf nach dem 'mündigen Patienten' immer lauter wird, ist zu erwarten, daß künftig auch in Deutschland Patienten stärker auch *direkt* am Selbstverständigungsprozeß der Ärzte beteiligt werden. Teilnehmer von Einführungsseminaren für Moderatoren von ärztlichen Qualitätszirkeln haben dies verschiedentlich gefordert, und in einer Befragung bei an Qualitätszirkeln interessierten Hausärzten votierten 5 % für eine *regelmäßige* Teilnahme von Patienten und sogar 56 % wünschten die jeweils *gezielte* Hinzuziehung von Patienten. Lediglich 40 % sprachen sich gegen die Anwesenheit von Patienten im Qualitätszirkel aus (Gerlach u. Bahrs 1994).

Zirkelspezifisches Erfahrungswissen

Der Qualitätszirkel entwickelt im Laufe der Zeit einen gemeinsamen Diskussions- und Erfahrungshorizont, der seinerseits zum (oft unthematisierten) Kontext der Textinterpretation wird. Jeder Fall wird zugleich für sich und im Vergleich zu früher Diskutiertem analysiert. Insofern braucht das, was bei früheren Zirkeltreffen bereits als typisch herausgearbeitet wurde, nicht mehr explizit begründet zu werden, während Unterschiede besondere Aufmerksamkeit erlangen. Weil jede Diskussion zumindest implizit fallvergleichend ist, kann im Lichte des Neuen Früheres erweitert oder revidiert werden. Ich möchte dies an zwei Beispielen veranschaulichen:

Beim 6. Treffen des Hannoveraner *Mittwochszirkels* fiel einem Teilnehmer beispielsweise auf, daß das vorgestellte Gespräch einhellig sehr positiv beurteilt wurde, obgleich die bei früheren Treffen formulierten Maximen 'nach Möglichkeit keine IM-Spritze' und 'Finger-Boden-Abstand messen' nicht realisiert worden waren. In der weiteren Diskussion wurde dann spezifiziert, daß bei offensichtlichem Schmerz eine orientierte Beweglichkeitsprüfung ausreichend sei. Dr. Schneider faßte zusammen:

"Vielleicht ist es auch so, daß man, wenn man das Gefühl hat, daß es ein ehrlicher Kontakt ist, dann braucht man diese ganzen sogenannten Objektivierungen auch nicht, wenn man denkt, naja, wer weiß, was sie Dir da erzählt hat. dann würde man sich vielleicht auf irgendwelche harten Daten stützen wollen und in dem Sinne dann vielleicht mal gucken." (Aus dem Protokoll des 6. Zirkeltreffens)

Beim zwölften Treffen des *Mittwochszirkels* merkte ein als Gast teilnehmender Kollege aus dem Verdener Qualitätszirkel kritisch an, er habe in der Diskussion das Thema 'Stufendiagnostik' oder 'Handlungsleitlinie' vermißt. Auch hätte man die Möglichkeiten der Chirodiagnostik erörtern sollen. In seiner Antwort verwies ein Zirkelteilnehmer darauf, daß Chirodiagnostik zu einem früheren Zeitpunkt bei der Diskussion der physikalischen Therapie zum Thema geworden sei und man die Frage der Stufendiagnostik 'hinter sich habe' (Aus dem Protokoll des 12. Zirkeltreffens).

In ihrem Entwicklungsprozeß bildet die Gruppe also einen gemeinsamen Wissensbestand, ein gemeinsames Selbstverständnis und dynamische Strukturen aus. Für die konkrete Fallinterpretation ist dies erleichternd und erschwerend zugleich und bei der praktischen Arbeit beispielsweise dann zu bedenken, wenn es um die Integration neuer Teilnehmer geht (vgl. *Schultze* 1996). *Diskussionsprotokolle* können den Prozeß der Herausbildung von Struktur und Selbstverständnis der Gruppe nachvollziehbar machen, zeitweilig verhinderte Zirkelteilnehmer auf dem laufenden halten und interessierten Außenstehenden einen ersten Eindruck verschaffen.[1]

Handlungsorientierung des Zirkels

Raumzeitliche Bedingungen der Gruppentreffen sowie Qualifikation und Interessensschwerpunkte von Teilnehmern und Moderatoren setzen den äußeren Rahmen

---

[1] Diese Protokolle sind ihrerseits nicht selbst-evident: der beschriebene Verweisungszusammenhang von Handlungstext, Protokoll und Kontextualität des Dokuments gilt analog zur Arzt-Patienten-Interaktion auch für die Diskussion im Qualitätszirkel.

für die Diskussion. Die Textauslegung wird mitgeprägt durch die Zielsetzung der Arbeitsgruppe. Thematische Akzentuierung und Detailliertheit der Analyse hängen auch davon ab, ob fallbezogene Supervision, fallübergreifende Entwicklung von Handlungsleitlinien oder exemplarische Analyse des hausärztlichen Handlungsfeldes beabsichtigt werden.

Bei der *Supervision* wird, ausgehend von einem Handlungsproblem des vorstellenden Arztes, zunächst die Strukturierung des Patienten und deren Ausdruck in der Arzt-Patienten-Beziehung zum Thema. Besonderheiten des Arztes sind ebenfalls zu bedenken, weil es gilt, Handlungsalternativen zu finden, die für den vorgestellten Patienten angemessen und vom vorstellenden Arzt realisierbar sind.

Fallübergreifende *Handlungsleitlinien* sollen sich - zunächst unabhängig vom handelnden Arzt - auf Problem- bzw. Patiententypen beziehen. Sie modifizieren und integrieren Maximen der jeweiligen Spezialdisziplinen im Hinblick auf die besonderen hausärztlichen Handlungsbedingungen. Die Verbindlichkeit solcher *Leitlinien* ist im hausärztlichen Bereich umstritten. Regionale Unterschiede, Besonderheiten der Praxisstruktur und raumzeitliche Bedingungen der Behandlung (Tageszeit, Wochentag, weitere Patienten, Konsultation im Spechzimmer oder Hausbesuch usw.) konstituieren *unterschiedliche* hausärztliche Handlungssituationen mit spezifischen Anforderungsprofilen. Leitlinien formulieren allgemeine Handlungsoptionen für den Arzt und sein Praxissystem und haben vor allem *orientierende* Funktion (Bahrs, Gerlach u. Szecsenyi 1994a).[2]

Unter *Forschungsgesichtspunkten* werden neben abgrenzbaren hausärztlichen Handlungssituationen typisierbare Stile ärztlichen Handels deutlich und beschreibbar. 'Patiententypen' und 'Arzttypen' organisieren sich zu spezifischen Konstellationen von Arzt-Patient-Interaktionen mit je eigenem Handlungsschwerpunkt. Handlungsalternativen werden auf dieser Ebene dann erkennbar, wenn diese Konstellationen selbst und die sozialen Rollen von Arzt und Patient zur Diskussion gestellt werden.

---

[2] Eine wesentliche Funktion der *Handlungs*leitlinien liegt paradoxerweise darin, dem Mißverständnis entgegenzuwirken, daß vom Arzt in jedem Falle eine Intervention erwartet werde. Daß es gilt, den Patienten von seinem Symptom zu befreien - diese Annahme ist bisweilen eher der ärztlichen Berufsauffassung als dem Wunsch des Patienten geschuldet. Leitlinien haben daher die Aufmerksamkeit dafür zu schärfen, wo auf eingreifendes Handeln verzichtet werden kann. *Aktives Zuhören* und *aktives Wahrnehmen* sind Grundoperationen ärztlichen Handelns.

Tabelle 4: Thematische Akzentuierung und Handlungskonsequenz	
Problemebene	*Problemlösung*
Patient	Verhaltensmodifikation (Patient) und/oder Verhältnismodifikation (Milieu)
Arzt	Verhaltensmodifikation (Arzt) und/oder Verhältnismodifikation (Praxisausstattung) (Kooperation, Qualifikation usw.)
Arzt-Patienten-Beziehung	Verhaltensmodifikation (Arzt und Patient) = Verhältnismodifikation (Arzt und Patient)
Arzt-Patienten-Rolle	Verhaltensmodifikation und Verhältnismodifikation und Veränderung der symbolischen Organisation d. Verhaltens

Kontextualität als Thema im Zirkel

Hausärzte sind an Leitlinien der Klinik ausgebildet worden, doch in der eigenen Praxis denken und handeln sie kasuistisch. Immer wieder läßt sich beobachten, wie im Qualitätszirkel das eigene Handeln (bzw. das des Kollegen) zunächst an verabsolutierten Standards gemessen[3], dann mit in der konkreten Arzt-Patienten-Interaktion gegebenen Möglichkeiten verglichen und zunehmend die Berücksichtigung innerer und äußerer Handlungskontexte bei der Qualitätsbeurteilung gefordert wird: *wann* und *wo* wurde die Behandlung durchgeführt, *welche Mittel* standen zur Verfügung, *wer* wurde behandelt (Selbsthilfepotential, gewachsene Arzt-Patienten-Beziehung usw.), unter welchen *Rahmenbedingungen* (Gesundheitsstrukturgesetz usw.) fand die Behandlung statt? Der *biographische* Kontext des Arztes wird hingegen vergleichsweise selten und wohl erst in langfristig gewachsenen Gruppen thematisch.

Ein wesentlicher Reiz des Qualitätszirkels besteht darin, daß sich in der Falldiskussion der jeweilige Handlungstext unter Inanspruchnahme von Kontextinforma-

---

[3] Ein videodokumentierte Gespräch einer Patientin mit einer 'Herzneurose' und einem psychotherapeutisch ausgebildeten Allgemeinarzt wurde z. B. von Psychotherapeuten als Beispiel inkompetenter Psychotherapie bewertet, galt westdeutschen Allgemeinärzten als Beispiel für unwirtschaftliches Arbeiten und wurde von ostdeutschen Allgemeinärzten wegen zu laxer 'Patientenführung' gerügt.

tionen zunehmend erschließt und *zugleich* die fallübergreifende Kontextualität begreiflich wird. Gerade die Sensibilisierung für Handlungskontexte wird von Ärzten hochgeschätzt und geht mit erhöhter Bereitschaft einher, die Kosten für den Qualitätszirkel selbst zu tragen (Gerlach u. Bahrs 1994).

Die quasitherapeutische Kraft des Zirkels

"Lebensqualität und berufliche Belastung der Hausärzte dramatisch schlecht" - so heißt es in einer vom Österreichischen Hausärzte-Verband zitierten Studie (ÖHV 1994). Fehlende öffentliche Anerkennung, fortgeschrittenes Burn-out infolge chronischer Überlastung sowie Unzufriedenheit mit zunehmender medizinferner Tätigkeit (Verwaltung usw.) werden hervorgehoben. Besonders geklagt wird über Zeitdruck (Brucks 1994) und die empfundene Gängelung durch die Krankenkassen (ÖHV 1994). Das Ausmaß depressiver Erkrankungen und Suizidalität, Scheidungsraten, Drogen- und Alkoholabusus ist im Vergleich zu gleichaltrigen Angehörigen ähnlichen Bildungsniveaus (Anwälte, Pfarrer, Ingenieure usw.) überdurchschnittlich hoch (Brucks 1994). Nach Ansicht einer an der Mitarbeit im Hannoveraner Projekt 'Hausärztliche Qualitätszirkel' interessierten Kollegin sind "Ärzte die kränkste Berufsgruppe der Bevölkerung".

Es kann also kaum verwundern, daß die soziale Situation des Kassenarztes als strukturierende Kontextbedingung annähernd bei jedem Zirkeltreffen zum Thema wird. Dies ist für die Teilnehmer in der Regel entlastend und mag zur Schärfung des (berufs-)politischen Bewußtseins beitragen, hat aber in der Regel keine *unmittelbaren* Konsequenzen. Die Ohnmachtserfahrungen können sich daher reproduzieren, wenn es nicht gelingt, die Diskussion auf den *vorgestellten Fall* zurückzuführen und hier nach Problemlösungen zu suchen. Anders gesagt: die Textanalyse muß die Kontexte genau als das in Rechnung stellen, was sie sind: *Kon*-Texte - wesentlich für das Verständnis des Textes, um den es im Qualitätszirkel letztlich geht.[4] Der Hinweis auf strukturelle Bedingungen hat nämlich auch Abwehrfunktion. Nach einer Beobachtung von *Brucks* stellten sich organisatorische Probleme der Arbeit, die von vorstellenden Ärzten bisweilen in den Vordergrund gerückt werden, umso lösbarer dar, je direkter der Umgang mit dem Patienten ('primäre ärztliche Aufgabe') angesprochen wurde (Brucks 1994).

3. Chancen der Thematisierung der Kontextualität

Mittlerweile ist allgemein anerkannt, daß ärztliche Qualitätszirkel deshalb effektiv sind, weil sie auf der Basis nachvollziehbarer Dokumentationen der Alltagspraxis eine Konfrontation von gewünschtem und praktiziertem Handeln ermöglichen (Häussler 1992). Anders gesagt: erkennbar werden die im Berufsalltag *selbst erzeugten* Hindernisse. Die Wirkungen werden unterschiedlich umschrieben: da ist

---

[4] Vgl. aber Fußnote 2: was als 'Fall' diskutiert werden soll, kann von den Teilnehmern natürlich auch neu festgelegt werden.

von gesteigerter Selbstreflexion die Rede oder von erweiterter Wahrnehmungsfähigkeit, größere Handlungssicherheit wird ebenso genannt wie stärkere Bewußtheit für die Rahmenbedingungen ärztlichen Handelns. Welcher Aspekt auch immer in den Vordergrund gestellt wird (vgl. Tabelle 5) - im Qualitätszirkel erfolgt eine *generalisierte Sensibilisierung für Handlungskontexte*. Darin liegt seine eigentliche Kraft.

Tabelle 5: Kontextsensibilisierung und Handlungskonsequenz	
Thematisierung von ...	*Konsequenz*
Dokument	Konfrontation v. Vorstellung und Wirklichkeit aber auch: Einsicht in Konstruktivität von (dokumentierter) Wirklichkeit
innerer Kontext	Sensibilisierung für geschichtliche und interaktive Aspekte (Struktur ist Strukturierung)
professionelles Handlungswissen	Theoriebildung
individuelles (fallunabhängiges) Erfahrungswissen	Selbsterfahrung, Verhaltensänderung
fallspezifisches Erfahrungswissen	fallbezogene therapeutische Konsequenzen, fallübergreifende Anregungen
zirkelspezifisches Erfahrungswissen	problembezogene Leitlinien
Gesundheitssystem	Politisierung

4. Literatur

Bahrs O: Beschreibung und Auswertung der Gruppenarbeit im Göttinger Videoseminar. In: Bahrs O, Fischer-Rosenthal W, Szecsenyi J: Vom Ablichten zum Im-Bilde-Sein. Königshausen & Neumann, Würzburg 1996

Bahrs O, Köhle M, Wüstenfeld GB: Der Erstkontakt in der Allgemeinmedizin. Die Beziehung zwischen Hausarzt und Patient als psychosoziale Interaktion. In: Neubig H: Die Balint-Gruppe in Klinik und Praxis. Springer, Berlin Heidelberg New York 1990; 5:181-292

Bahrs O, Hesse E: Das Motivationsgespräch. Chancen der Selbsthilfeförderung im Rahmen der ärztlichen Sprechstunde. In: Bahrs O, Fischer-Rosenthal W, Szecsenyi J: Vom Ablichten zum Im-Bilde-Sein. Königshausen & Neumann, Würzburg 1996

Bahrs O, Gerlach FM, Szecsenyi J: Ärztliche Qualitätszirkel - Ein Leitfaden für den niedergelassenen Arzt. Deutscher Ärzte-Verlag, Köln 1994

Bahrs O, Gerlach FM, Szecsenyi J: Rationalitäten in der Medizin und deren Rekonstruktion im Qualitätszirkel. Jahrbuch für Kritische Medizin. 1994a; 22:96-118

Brucks U: Berufliche Anforderungen und Gesundheitsgefährung von Ärzten. Referat beim Kongreß 'Psychologie in der Medizin' der DGMP vom 18. bis 21. Mai 1994

Fischer-Rosenthal W: .Medizinische Diagnose als offene praktische Beschreibung - Ein Versuch über das Nicht-Wissen und das ärztliche Handeln. In: Bahrs O, Fischer-Rosenthal W, Szecsenyi J: Vom Ablichten zum Im-Bilde-Sein. Königshausen & Neumann, Würzburg 1996

Gerlach FM, Bahrs O: Qualitätssicherung in der hausärztlichen Versorgung durch Etablierung von Qualitätszirkeln, Ullstein & Mosby, Wiebaden, 1994

Häussler B: Qualitätssicherung der psychosozialen Versorgung in der ambulanten kinderärztlichen Praxis auf Basis von Routinedaten der gesetzlichen Krankenversicherung; In: Häussler B, Schliehe F, Brennecke R, Weber-Falkensammer HW (Hrsg.): Qualitätssicherung in der ambulanten Versorgung und Rehabilitation. Sozialmedizinische Ansätze der Evaluation im Gesundheitswesen. Springer, Berlin Heidelberg Tokyo New York 1992; 2:165-181

Obliers R, Waldschmidt DT, Poll H, Albus C, Köhle K: 'Schau mich gefälligst an dabei!' Arzt-Patient-Kommunikation: Dopelsperspektivische Betrachtung und subjektive Meta-Invarianten. In: Löning P, Rehbein J: Arzt-Patienten-Kommunikation. de Gruyter, Berlin New York 1993; 265-310

Obliers R, Köhle K, Kaerger H, Faber J, Körfer A, Mendler T, Waldschmidt D: Video-Dokumentation als Instrument der Qualitätssicherung: Evaluation der Entwicklung ärztlichen Gesprächsverhaltens nach Balintgruppenteilnahme. In: Bahrs O, Fischer-Rosenthal W, Szecsenyi J: Vom Ablichten zum Im-Bilde-Sein. Königshausen & Neumann, Würzburg 1996

ÖHV: Achtung! Lebensqualität und berufliche belastungen der Hausärzte dramatisch schlecht!; Hausarzt (Wien), 1994; 3:27

Oevermann U: Kontroversen über sinnverstehende Soziologie. Einige Probleme und Mißverständnisse in der Rezeption der 'objektiven Hermeneutik'., In: Aufenanger S, Lenssen M: Handlung und Sinnstruktur. Peter Kindt Verlag, München 1986; 19-83

Oevermann U: Die objektive Hermeneutik als unverzichtbare methodologische Grundlage für die Analyse von Subjektivität. Zugleiche eine Kritik der Tiefenhermeneutik; In: Jung T: 'Wirklichkeit' im Deutungsprozeß - Verstehen und Methoden in den Kultur- und Sozialwissenschaften. Müller-Doohm, Suhrkamp, Frankfurt 1993; 106-189

Schillemans L, Grande L de, Remmen R: Using quality circles to evaluate the efficacy of primary health care. In: Conner RF, Hendricks M: International innovations in evaluation methodology. New directions in program evaluation. Jossey-Bass, San Francisco 1989; 42:19-27

Schillemans L, Remmen R, Maes R, Grol R: Quality circles in primary health care: possibilities and applications. In: Quality and its applications 1993. University of Newcastle upon Tyne, 1993; 393-398

Schultze C: „Sie haben jetzt auch ganz schön viel auf die Mütze gekriegt!" - Aspekte der Konfliktentfaltung zu Seminarbeginn eines ärztlichen Qualitätszirkels., In: Bahrs O, Fischer-Rosenthal W, Szecsenyi J: Vom Ablichten zum Im-Bilde-Sein. Königshausen & Neumann, Würzburg 1996

Weizsäcker Vv (1973): Der Gestaltkreis, Suhrkamp, Frankfurt

Zwischen Verhören und Zuhören
Gesprächsreflexionen und Rollenspiele im medizinpsychologischen Studium[1]

Armin Koerfer, Karl Köhle, Jochen Faber, Hanna Kaerger, Rainer Obliers

Die gesundheitliche Versorgung findet in einem besonderen institutionellen Bereich der Gesellschaft statt, der sich bei aller Tendenz zu hochkomplexen technisch-organisatorischen Strukturen weiterhin durch hochsensible zwischenmenschliche Beziehungen auszeichnet, deren Tragfähigkeit wesentlich über Erfolg oder Mißerfolg jeder ärztlichen Behandlung entscheidet. Dabei hat die herausragende Rolle der Kommunikation beim Aufbau einer tragfähigen Arzt-Patient-Beziehung in der letzten Zeit zunehmend Beachtung durch die Forschung gefunden. Zugleich offenbaren sich die Defizite in der medizinischen Ausbildung, in der die *kommunikative Kompetenz* der angehenden Ärzte und Ärztinnen nicht einfach naturwüchsig vorauszusetzen, sondern systematisch zu fördern ist. Zu Recht sind die Themenbereiche der Arzt-Patient-Beziehung und ärztlichen Gesprächsführung inzwischen integrale Bestandteile des medizinpsychologischen Studiums, wenn sich hier auch die pädagogisch-didaktischen Ansätze nach Lehr- und Lerninhalten und -methoden noch keineswegs als homogen erweisen. Die Heterogenität widerspiegelt lediglich den Stand der Forschung, die sich sowohl einer Theorie des idealen Arzt-Patient-Gesprächs wie auch der Möglichkeiten seiner Lehrbarkeit erst noch zu vergewissern hat.[2]

1. Selbstreflexivität

Trotz dieser Forschungsdesiderate besteht weitgehend Konsens darüber, daß eine Verbesserung der Arzt-Patient-Kommunikation sowie der entsprechende Einstellungswandel nicht allein deduktiv über die Vermittlung von Lehrbuchwissen, d. h. wie auch immer wohl begründete *Instruktionen*, sondern nur induktiv in Verbindung

---

[1] Diese Arbeit ist im Rahmen eines Balint-Projekts unter der Leitung von K. Köhle und R. Obliers und der Mitarbeit von J. Faber, G. Heindrichs, H. Kaerger, A. Koerfer, T. Mendler, R. Schwan, D. Th. Waldschmidt u.a. am Institut für Psychosomatik und Psychotherapie der Universität zu Köln entstanden. Alle Beispiele entstammen dem *Kölner Korpus zur Arzt-Patient-Kommunikation* [= KK-APK].

[2] Vgl. zu den Schwierigkeiten der Entwicklung einer Theorie des idealen Arzt-Patient-Gesprächs Koerfer & Köhle & Obliers (1994). Wenn auch die allgemeine Frage: "Kann man Kommunikation lehren?" für Psychologen und Linguisten noch nicht entschieden sein mag (vgl. den Überblicksartikel von Antos 1992), sind Lösungen möglicherweise über die Beantwortung spezifischer Fragen etwa von der Art zu gewinnen, *wie* denn *medizinische* Kommunikation zu lehren sei.

mit *Reflexionen, Training* und *feed back* zu erreichen ist. Nur so kann gewährleistet werden, daß die Lernenden mit ihren jeweils individuellen Wissensbeständen und Kompetenzniveaus differenziert gefördert werden können. Als klassisches Instrument eines auf Selbsterfahrung gegründeten Lernens gilt hier das *Rollenspiel,* das inzwischen auch in die medizinische Aus- und Weiterbildung Eingang gefunden hat (vgl. z.B. Pendelton et al. 1984, Dickson et al. 1991, Branch et al. 1991). Die Möglichkeiten der (selbst-)reflexiven Beobachtung und kontrollierten Aneignung innovativer Kommunikationspraktiken lassen sich insbesondere in der Form des *videographierten* (Rollen-)Gesprächs steigern, das die Vorteile der Repetition gegenüber jeder flüchtigen Kommunikation bietet. Zudem können durch spezifische technische Verfahren (Standbild, Zeitlupe) Phänomene des Mikroverhaltens sichtbar gemacht werden (vgl. z. B. Scherer 1974), die dem spontanen, direkten Beobachter verschlossen bleiben. Bei gewissen Daten-Verlusten gegenüber der Live-Situation, die mit der medialen Übertragung notwendig in Kauf genommen werden müssen, ist bei aufgezeichneten Gesprächen insgesamt mit einem erheblichen Daten-Zugewinn zu rechnen, der dem Beobachter schließlich sowohl aus der Differenz zur unmittelbar erlebten wie auch schließlich zur bloß erinnerten Kommunikation erwächst (vgl. z.B. Koerfer 1981, 1985). Es liegt auf der Hand, daß diese Beobachtungs-Differenzen sowohl in der Reflexion als auch im feed back durchschlagen werden und daß ein Kommunikations-Training, das gegenüber bloß erinnerter oder imaginierter Kommunikation zusätzlich auf der Videographie realer Kommunikation beruht, allein wegen dieses Realitätsgehalts effektiver ist.

Die im Rollenspiel erzeugte Wirklichkeit ist freilich von anderer Qualität als die zwischen Arzt und Patient erzeugte Wirklichkeit. Ein Rollenspiel ist eben nicht der Ernstfall selbst, sondern seine mehr oder weniger gelungene Simulation. Um diese Differenz zu kompensieren, sollten die Reflexionen mit realen Arzt-Patient-Gesprächen beginnen und nach Phasen des Rollenspiels mit ihnen abschließen. Insofern ist die mögliche und auch sinnvolle Eigendynamik von spontanen, freien Rollenspielen durch eine gewisse Realitätsbindung zu begrenzen. Diese Realitätsbindung von Rollenspielen kann zudem durch spezifische Rollenskripte erreicht werden (vgl. § 7), mit denen der rollenspielende Patient an eine konkrete Fallgeschichte gebunden wird, wie sie sich in Gesprächen zwischen Arzt und Patient niederschlägt. Auf diese Weise ergeben sich spezifische Vergleichsmöglichkeiten zwischen "gespielten" und "authentischen" Arzt-Patient-Gesprächen, über die sich eine Kritikfolie zur Evaluation fremden und eigenen Gesprächsverhaltens zuallererst gewinnen läßt.

Dieser spezifische, auf die Empirie sowohl realer Arzt-Patient-Gespräche als auch fallgebundener Rollenspiele gegründete komparative Ansatz, wie er seit mehreren Semestern an unserem Institut im medizinpsychologischen Studium erprobt wird, trägt dem Anspruch sowohl des *problemorientierten* Lernens als auch des *forschenden* Lernens Rechnung. Problemorientiert ist der Lern-Ansatz, indem er seinen Ausgangspunkt von der Evidenz mißlungener Gespräche nimmt, die eben auch im einhelligen Urteil der Studierenden der spontanen Kritik nicht standhalten und damit unmittelbar die Frage nach der *besseren* Alternative aufwerfen. Diese bessere Alternative kann zugleich im Rollenspiel praktisch trainiert werden, wobei im gemeinsamen feed back in der Gruppe neue erfahrungsbezogene Problem- und Lösungsschleifen eingezogen werden können. Forschend ist der Lern-Ansatz, indem in einem kontrasttypologischen Verfahren negative wie positive Gespräche kritisch verglichen und auf diese Weise Gütekriterien induktiv gewonnen und zumindest fallweise kritisch überprüft werden können (vgl. unten), mit denen in der Forschung zur Arzt-Patient-Kommunikation keineswegs schon der Goldstandard beansprucht werden kann.

Wenn im folgenden einige Elemente einer Unterrichtseinheit speziell zur ärztlichen *Gesprächsführung* vorgestellt werden, so ist hierbei die erhebliche Erweiterung des Rahmens einer Ausbildung zur *biopsychosozialen* Medizin zu berücksichtigen, in der eine solche Unterrichtseinheit überhaupt nur ihren berechtigten Platz hat (vgl. Obliers & Heindrichs & Köhle 1993). So wie in der traditionellen Balint-Arbeit mit der kommunikativen Selbstreflexion der eigenen Praxis vor allem ein *Einstellungswechsel* der Ärzte erreicht werden soll, so sind analog hierzu im medizinpsychologischen Studium von vornherein persönliche und professionelle *Haltungen* der Studierenden zu wecken und zu fördern, die eine Voraussetzung dafür sind, daß sie als Ärzte und Ärztinnen späterhin ihre spezifisch *kommunikative* Kompetenz als Teil einer *psycho-sozialen* Kompetenz überhaupt sinnvoll zu nutzen verstehen.

2. "Verhör"-Fragen: Lernen am negativen Modell

Ein methodischer Ansatzpunkt der Unterrichtseinheit ist die konkrete Aufhebung eines negativen Beispiels, dessen Kritik die bessere Alternative herausfordert. In Analogie zur Forschung wird also zunächst am negativen Modell gelernt (vgl. hierzu auch von Uexküll 1987). So ist etwa bei einem Gespräch, das im spontanen, ganzheitlichen Urteil der Studierenden mit einem "Verhör" verglichen wird ("Das ist fast wie 'n Verhör"), gemeinsam herauszuarbeiten, aufgrund welcher konkreten Gespächsmerkmale ein solches ganzheitliches, negatives Urteil überhaupt zustande kommt. Auch diese Perspektive ist bereits insofern selbstreflexiv, als das eigene spontane Urteil rational begründet und unter Umständen qua neuer Erkenntnisse revidiert werden muß. Somit werden in der gemeinsamen Seminararbeit zunächst implizite Alltagstheorien des idealen Arzt-Patient-Gesprächs rekonstruiert, die wiederum durch Einzug des wissenschaftlichen Kenntnisstandes selbst zum Gegenstand der Kritik gemacht werden können. Auf diese Weise ergibt sich eine Aufschichtung von verschiedenen Wissensstufen,[3] mit der sich naives Alltagswissen erster Stufe

---

[3] Vgl. zur Unterscheidung und Begründung von Wissensstufen am Beispiel der institutionellen Kommunikation in der Schule Ehlich & Rehbein (1977) sowie Koerfer (1994: Kap. 3.4 u. 4.3) zum Verhältnis von Alltagswissen, Institutionswissen und wissenschaftlichem Wissen.

zwar nicht ohne weiteres in wissenschaftliches Wissen überführen, aber in Richtung auf professionelles Wissen fundieren läßt.

Zur Begründung des primären, in diesem Fall negativen Urteils der Studierenden werden zunächst alltagssprachliche Kommunikationsbeschreibungen etwa der folgenden Art gesammelt: Der Arzt 'läßt die Patientin nicht ausreden', 'unterbricht sie dauernd', 'wartet die Pausen nicht lang genug ab', 'legt ihr alles in den Mund'; die Patientin 'läßt sich alles aus der Nase ziehen', 'gibt immer nur kurze Antworten' usw. Diese alltagssprachlichen Beschreibungen werden dann ansatzweise systematisiert, so daß auch bereits die möglichen sequenziellen Zusammenhänge geklärt werden, inwieweit bestimmte Antwortformate durch die Form der Arzt-Fragen konditioniert sind. Auf diesem induktiven Weg können schrittweise und empiriebezogen etwa die folgenden *Gesprächsmaximen* der Arzt-Patient-Kommunikation entwickelt werden, wie sie sich ebenso deduktiv, aber nicht ebenso nachhaltig aus den einschlägigen medizinpsychologischen Lehrbüchern und einer umfangreichen normativ-pädagogischen Literatur zur ärztlichen Gesprächsführung (z.B. Froelich/Bishop 1973, Dahmer/Dahmer 1989, Geyer 1990, Geisler 1992) herleiten ließen, wobei Gebote und Verbote unterschieden werden können:

- Laß den Patienten ausreden
- Höre mit Aufmerksamkeit zu
- Ermuntere den Patienten zur Weiterrede
- Stelle offene Fragen
- Fördere den Patienten in seiner freien Themenwahl
- Vermeide Unterbrechungen
- Vermeide geschlossene Fragen
- Vermeide insbesondere Entscheidungsfragen
- Vermeide insbesondere Suggestivfragen
- Vermeide Mehrfach-Fragen

Allerdings ist in weiteren empiriebezogenen Reflexionen herauszuarbeiten, daß derartige Gesprächsmaximen nicht zu einem Schematismus verleiten sollten, sondern flexibel und kontextsensitiv anzuwenden sind. Dies gilt insbesondere gegenüber rein *form*spezifischen Maximen wie etwa im Falle der *Entscheidungsfrage* oder speziell der *Suggestivfrage*, deren funktionales Potential eben jeweils sehr unterschiedlich genutzt werden kann. Ebenso wäre es unsinnig, wegen der Risiken einer möglichen *Unterbrechung* die besten Chancen für die Plazierung weiterführender Interventionen zu verpassen und ein flüssiges Gespräch mit spontanen, überlappenden Sprecherwechseln ohne Not in ein schleppendes Gespräch mit quälenden Pausen umkippen zu lassen, bei denen sich mit zunehmender Dauer das Risiko einer gleichzeitigen Redeübernahme ja auch nicht unbedingt vermeiden läßt. Exemplarisch lassen sich die Unterschiede etwa im Vergleich der folgenden Dialogsequenzen (1)-(9) erarbeiten, in denen die Aufmerksamkeit nicht nur auf die Frageaktivitäten des Arztes, sondern zugleich auf das *Blick*- und *Redeübernahme*verhalten zu lenken ist, das in den Transkripten je nach Analysefokus in besonderer Weise notiert wird.[4] Hier zunächst die ersten beiden Sequenzen, die demselben Gespräch entnommen sind, das von den Studierenden insgesamt mit einem "Verhör" verglichen wurde.

(1) A   so Frau A., was führt Sie her? .
         oo oo oo oo oo oo oo oo oo oo
     P   also ...... allgemein jetzt , ähm ...
         ---oo--------oooooooooooo""""""""""
     A   wo sind Ihre Hauptprobleme, was/oder Hauptbeschwerden, weswegen

                """"""""oooooooooooooooooooooooooooooooooooooooooooooooooo
                ooooooooooooo
     A   Sie kommen .
         ooooooooooo
     P   öfters schon mal Herzschmerzen, also Stiche in der Herzgegend .
         oooooooooooooooooooooooooooooooooooooooooooooooooooooooooooooo
     A   seit wann haben Sie diese Stiche? ...... [3] ......
         oooooooooooooo""""""""""""""""""""""""""""""""""""
                  [kratzt sich an Schulter]
     P   schon etwas länger, also 1988 war es schon ganz schlimm, und [...]
         """"""""""ooooooooooooooooooooooooooooooooooooooooooooooooooooo

(2) A   hm, was machen Sie denn beruflich? :
     P   [lachend] Arzthelferin .
     A   [lachend] ah ja hhhh* .... [2.0] .... ähm haben Sie Luftnot dabei? .
     P   nein .
     A   Schweißausbrüche? .
     P   ja, Schwitzen, hm, also häufig, jeden Morgen ...
     A   hm ...
     P   ganz stark, und ... dann im Laufe des Tages nicht mehr,
         ⌐ aber morgens ganz stark .
     A   also bei den Stichen haben Sie nich so Schweißausbrüche? .
     P   ⌐   nein, nein
     A   haben Sie Angst dabei? .
     A   nein .
     A   beunruhigen Sie diese Stiche? .
     P   nein .
     A   eigentlich nicht .
     P   [schüttelt verneinend Kopft]

---

[4] Zur Lesbarkeit der Transkripte sei angemerkt, daß simultane Rede in Simultanflächen mit vorausgehenden eckigen Klammern und Blickkontakt im negativen Fall mit "[-]" und im positiven Fall mit "[+]" notiert wird, in hervorgehobenen Fällen werden für das Blickverhalten (immer nur des Patienten) in einer eigenen nonverbalen Transkriptzeile semi-ikonische Notationen verwendet (vgl. Koerfer 1981), hier im einzelnen: "oo" wenn Blickkontakt, "--" wenn kein Blickkontakt, " "" " für den spezifisch zur Seite

An diesen Beispielsequenzen sind rudimentär etwa folgende Aspekte zu erarbeiten, die teils in einer kontrastiven Analyse zu vertiefen wären, in der schießlich ganze Gepräche zu vergleichen sind (vgl. § 7). In der Einleitungssequenz (1) beginnt der Arzt mit einer der gängigen Varianten von *Eröffnungsfragen* (vgl. Spranz-Fogasy 1987), mit der zunächst ein relativ weiter Antwortraum zur Verfügung gestellt wird, den die Patientin entsprechend zu nutzen beginnt, bevor sie augenscheinlich ins Stocken gerät ("allgemein jetzt, ähm ..."). Hier ist die Aufmerksamkeit der Studierenden auf das *Blickverhalten* der Patientin zu lenken, die zunächst während der Rede des Arztes diesen (typischerweise) anschaut und dann während der (augenscheinlich endgültigen) Redeübernahme zeitgleich mit dem Verzögerungsphänomen ("ähm") den Blick "überlegend" nach links oben schweifen läßt, was hier in der nonverbalen Transkriptzeile mit dem Wechsel von "oooo" zu " '''' " notiert wurde. Genau in diesen offensichtlichen Akt des "Überlegens" hinein interveniert der Arzt mit seiner zweimaligen Spezifikation, mit der die unspezifische Eröffnungsfrage thematisch über eine Frage nach den *Hauptproblemen* auf die Frage nach den *Hauptbeschwerden* fokussiert wird. Mit seiner Intervention holt der Arzt nicht nur auf der visuellen Ebene den überlegenden Blick der Patientin während seiner Rede gleichsam wieder zu sich zurück, sondern er unterbricht oder stört zumindest auf der kognitiven Ebene ihre Überlegung, indem er ihre Aufmerksamkeit auf einen neuen Fragefokus lenkt. Wenn die Patientin nunmehr ganz im Sinne der Spezifikationen mit einer körperbezogenen Beschwerdeschilderung antwortet, stellt sich hier die Frage nach der verpatzten Chance für eine Problempräsentation ganz in den eigenen Worten der Patientin - oder sogar für die Präsentation eines ganz anderen Problems.

Mit den Studierenden jedenfalls ist hier am Video-Material zu klären, inwieweit der nachfolgende Gesprächsverlauf, in dem psychische und soziale Themenkomplexe in kürzesten Exkursionen nach dem Frage-(Kurz-)Antwort-Muster wie in Sequenz (2) abgehandelt werden, mit einer frühen Weichenstellung auf ein rein körperbezogenes Patienten-Angebot derart konditioniert ist, daß beide Interaktionspartner einer wechselseitigen Fixierung auf eben dieses Angebot erliegen, die mit der Art der nachfolgenden "Verhör"-Fragen nicht mehr aufzuheben ist.[5] Hier kann etwa dem Höreindruck nachgegangen werden, daß die Fragen und Antworten "wie aus der Pistole geschossen" wirken. Diese Art von Fragen wird dann genauer zu bestimmen sein, wobei in dieser Beispielsequenz zunächst vom faktischen Antwortverhalten der

---

oder nach oben gerichteten, peripheren oder überlegenden Blick, ".." für den gesenkten Blick.

[5] An dieser Stelle ist im Unterricht fakultativ eine Themenprogressionsanalyse zum Verhör-Gespräch vorgesehen, aus der erhellt, daß der biologische Themenkomlex (hier mit "Herzschmerzen" eingeführt) dominiert und psychische Themen ("Streß", "Angst") und soziale Themen ("Beruf") nur in der Form von Exkursen abgehandelt werden. Zudem kann mit den Studierenden erörtert werden, inwieweit der auffällige Themenwechsel nach Nennung des Berufs der Patientin ("Arzthelferin") auf eine Abwehrproblematik des Arztes selbst verweist.

Patientin ausgegangen werden kann, die auf die knappen Fragen des Arztes (mit einer Ausnahme) jeweils Ein-Wort-Antworten gibt. Was die Form angeht, so können hier je nach Bedarf und Interesse die entsprechenden begrifflichen Unterscheidungen eingeführt werden, also der Unterschied zwischen *Wort*-Frage oder *Ergänzungsfrage* ("was machen Sie beruflich?") und *Entscheidungsfrage* ("haben Sie Angst dabei?") erläutert sowie auf besonders verknappte (*elliptische*) Formen des Fragens ("Schweißausbrüche?") und Antwortens ("Arzthelferin") verwiesen werden, die wie die einfachen Verneinungen ("nein") gerade den Verhör-Eindruck verstärken. Unter funktionalem Aspekt ist natürlich zu beachten, daß mit diesen Fragen auch andere (ausführlichere) als die hier von der Patientin realisierten Antworten intendiert, erwartet und eben auch gegeben werden können, was wiederum vom gerade erreichten Diskurs- und Wissensstand der beiden Interaktionspartner abhängen mag, so daß hier der Gebrauch bestimmter Frageformen nicht prinzipiell zu verwerfen ist.

3. Suggestivfragen

In der weiteren Beispielarbeit ist vielmehr den Gefahren einer kurzschlüssigen Eins-zu-Eins-Zuordnung von Form und Funktion zu begegnen, mit der sowohl die Variabilität der Formen selbst als auch ihre Polyfunktionalität im Diskurs verkannt wird. Der häufig unproduktive bis kontraproduktive Gebrauch insbesondere von *suggestiven* Fragetechniken kann zunächst im Übergang etwa zur Beispielsequenz (3) erörtert werden, in der der Arzt eben genau die Art von Fragen stellt, die in den medizinpsychologischen Lehrbüchern und in der Literatur zur ärztlichen Gesprächsführung so verpönt sind.

(3) A hm ... Appetit ist bei Ihnen normal? .
    P jo, der is normal .
    A da hat sich auch nichts verändert? .
    P . nein, da hat sich nix verändert .
    A ansonsten nehmen Sie keine Medikamente? .
    P doch, ich muß Isoptin, äh muß Isoptin/sag' ich schon, Normalin wegen dem
       zu hohen Cholesterinspiegel .
    A ja .. [1.5] .. gut, dann werden wir jetzt erstmal ... Sie untersuchen ...

Das Charakteristikum von *Suggestivfragen* ist, daß der Fragende die Antwortalternative nicht wie bei (echten) Entscheidungsfragen offenhält, sondern seine Antworterwartung mehr oder weniger klar zu erkennen gibt. Spezifische sprachliche Indikatoren sind Verbstellung, Verneinung, Intonaton sowie Sprechhandlungsaugmente wie "ja", "ne", mit denen gerade eine Zustimmung erheischt werden soll (vgl. Rehbein 1979, Koerfer 1979). In diesem Sinne sind alle Fragen des Arztes im Beispiel (3) Suggestivfragen, wobei allerdings nur die ersten beiden im Sinne der Erwartung des Arztes beantwortet werden. Wegen der Verneinung ("keine") in der dritten Frage muß die arztseitig ausgedrückte Erwartung über die Einnahme von Medikamenten patientenseitig mit erhöhtem Kommunikationsaufwand, nämlich durch einen eigens hierfür gebräuchlichen Ausdruck ("doch") erst zurückgewiesen werden, bevor die entsprechende sachliche Antwort gegeben wird. Dies ist aber nicht nur ein Problem der Kommunikations*ökonomie*, sondern zugleich ein kommunikativ*emotionales* Problem, wenn man - Wahrhaftigkeit unterstellt - gegen die vom Arzt ausgedrückte Erwartung antworten muß. Die Frage nach der Medikamenteneinnahme mag in diesem Fall unverfänglich sein. Gleichwohl lassen sich mit den Studierenden gegenüber den obigen Beispielen die *besseren* Alternativen formulieren: "Nehmen Sie Medikamente?" und vorausgehend "Ist der Appetit bei Ihnen normal?" und noch besser mit der offenen Ergänzungsfrage "Wie ist Ihr Appetit?". Auch die Frage nach dem Appetit ist noch wenig verfänglich (wenn man nicht gerade unter einer Eßstörung leidet), so daß unzutreffende Annahmen und Erwartungen des Arztes vom Patienten noch leicht zurückgewiesen werden können.

Dagegen ist mit den Studierenden zu erörtern, inwieweit sogenannte Tabu-Fragen (Schlaf- und Schmerzmittel, Alkohol, Drogen, Sex) eben nicht (oder gerade doch) suggestiv formuliert werden sollten, wozu sich sehr interessante Varianten und Begründungen diskutieren lassen. So kann eine Suggestivfrage wie "Sie nehmen Schmerzmittel, ja?" gegenüber einem Schmerzpatienten die affirmative Antwort ebenso erleichtern wie die Frage "Was für Schmerzmittel nehmen Sie?", mit der bereits präsupponiert wird, *daß* der Patient Schmerzmittel nimmt. Allerdings kann dieser Fragetyp eben nicht ohne weiterers auf alle möglichen Themen angewandt und an beliebigen Diskursstellen plaziert werden. So können die mit den Fragen vom Typ "Was für Probleme haben Sie in der Ehe/im Beruf/imBett/mit Alkohol/mitDrogen usw.?" gemachten Präsuppositionen, *daß* der Patient jeweils entsprechende Probleme hat, unter Umstanden zu Recht mit Entrüstung zurückgewiesen werden oder auch im Verleugnungsfall zu Verhärtungen führen. Es kommt eben immer darauf an, welche Erwartungen der Arzt gegenüber welchem Patienten in welcher Situation zu welchem Thema bei welchem Diskursstand in welcher Form ausdrückt.

4. Spiegelungen

Insgesamt sind die Studierenden im Sinne des forschenden Lernens an unseren gegenwärtigen Beobachtungen an empirischen Gesprächen zu beteiligen, nach denen das letzte Wort zur Suggestivität von Arzt-Fragen noch nicht gesprochen zu sein scheint. Mit der verbreiteten Ächtung der Suggestivfrage in der normativ-pädagogischen Literatur kontrastiert jedenfalls ihre empirische Häufigkeit, und zwar in den von Freud (1895/1977) nachgestellten Gesprächen etwa im Fall der "Katharina" bis zu den aufgezeichneten Modellgesprächen in Adler/Hemmeler (1989) sowie eben auch in unserem Kölner Korpus (vgl. unten und Obliers et. al., in diesem Band). So lassen sich für bestimmte enge Frage-Typen, wenn sie denn situationsangemessen plaziert werden, durchaus *gesprächsförderne* Funktionen belegen, wie sie im allgemeinen in der normativ-pädagogischen Literatur mit einer strikten Maxime wie "Vermeide Entscheidungs-/Suggestivfragen" gerade bestritten werden. Dies gilt etwa für spezifisch gesprächstherapeutische Handlungen wie die sogenannten *Spiegelungen* (reflections), mit denen häufig in der Form von Entscheidungsfragen und eben auch speziell Suggestivfragen jeweils bestimmte *propositionale Einstellungen* nahegelegt und damit eben zugleich häufig entsprechende patientenseitige Diskursfortsetzungen erfolgreich angeregt werden, wofür sämtliche nachfolgenden Sequenzen (4)-(8) beredte Beispiele geben.

(4) A seit 'n paar Jahren läuft das, immer mal wieder, ne? .
  ooooooooooooooooooooooo"""""""""""""""""""""""""""""
  P das hat angefangen schon mehr oder weniger in den z/wie ich so ab Mitte
  ----
     ┌ der Zwanziger war, da hab ich vom Doktor X in Y behandeln lassen ..
  A └
  A   hm.
  P ┌ aber das war auch kein Internist ..   dann ging dat net weg, da hat/der
  A └
  A   hm.
  P schrieb immer Beschwerden Oberbauch und sonst so was ... und dann hab
  --oooooooooooo-------------
     ┌ ich gedacht, na du hast doch'n Schulfreund, der Hans Lehmann ...
  A └
  A   hm .
  P ┌ und dann bin ich mal zu dem hin .   dann hat der geröntgt, und ich
  A └
  A   hm .
  P hab' Zeug geschluckt .. und ich hab mir auch immer gut helfen können
  ----
     ┌ mit diesen Sachen .   muß ich schon sagen .
  ----------------------------------oooooooooooooooooo
  A └   hm .
  A hm . hm . gibts denn irgendwelche Auslöser für so was?

(5) A hm . und was für'n Tätigkeitsbereich? .
  P ich sitz im Büro rum .
  A ja, das macht keinen Spaß? .
  ooooooooooooooooooooooooo
  P tja, sagen wir mal so .. [lächelt] äh ich bin eigentlich nicht der Typ des
  """
     Beamten .
     oooooooooo
  A ┌ hm ... hm ...   sondern eher was/was (1würden   1) [1 leiser] .
  P └   hhh*
  oooooooooo""""""""""oooooo"""
  P [lehnt sich zurück] ich hatte an für sich etwas ganz anderes vor, das ..
  ----
     hat mal .... [4] .... irgendwo hat's angefangen, ich hab darüber nach-
  ----

```
           gedacht, sehn Se, man denkt ja über sowat nach, wie kommt sowat [...]
           -----------------------------------------------------------------------------

(6)  P     und mach dat dann jetzt auch mehr oder weniger so, weil's mir auch net
           -----------------------ooooooooooooooooooooooooooooooooooooooooooooooo
           Spaß macht, leider.
           ooooooooooooooooooo
     A     ja, so daß Sie auch immer das Gefühl haben, sich eigentlich unter Wert
           oo------------------------------ooooooooooooooooooooooooooooooooooooo
           zu verkaufen, ne? .
           ooooooooooooooooooo
     P     das sowieso ich würde am liebsten, würde ich sagen ... ich würde/sagen
           ooooooooooo-----------------------------------------------------------
           wir mal so:, ich kanns mir finanziell leisten, sagen wir mal nicht zu
           ----------------------------------------------------------------------
           arbeiten [...]
           -------------
```

Angesichts der Reichhaltigkeit dieser Sequenzen können hier für die Unterrichtsarbeit nur einige charakteristische Aspekte hervorgehoben werden, die die möglichen Reflexions- und Stimulationsfunktionen von ärztlichen Äußerungen insbesondere in der Form von Suggestivfragen betreffen. Im Unterschied zu direkten Erzähl-*Aufforderungen* vom Typ "Erzählen/Sagen/Schildern Sie mal ...", mit denen gegenüber den Patienten allein wegen der imperativen Form eine starke Handlungsobligation eingeführt wird, werden von den Ärzten häufig indirekte Erzähl-*Angebote* oder Erzähl-*Einladungen* gemacht (vgl. ten Have 1993), die von Patienten ebenso leicht angenommen wie ausgeschlagen werden können, so daß hier lediglich eine relativ schwache Handlungsobligation hinsichtlich einer expandierenden Diskursfortsetzung eingeführt wird. Wenn überhaupt eine Obligation zur Redeübernahme besteht, dann kann diese häufig mit Minimal-Reaktionen vom Typ etwa einer Ja/Nein-Antwort erfüllt werden, ohne daß eine solche Reaktion gegen Normalerwartungen der Diskursfortsetzung verstoßen würde. Dies gilt etwa auch im Fall (4), in dem der propositionale Gehalt der Frage des Arztes ("seit 'n paar Jahren läuft das, immer mal wieder, ne?") gegenüber dem bis dato erreichten Diskursstand derart trivial ist, daß sich der Patient mit einer bloßen Zustimmung in verbaler Form mit einem affirmativen "ja" oder nonverbal mit einem Kopfnicken begnügen könnte, womit das Rederecht automatisch an den Arzt zurückfiele, der vorausgehend "noch 'n paar Fragen" angekündigt hatte.

Im Unterschied zu den *Informations*-Fragen des Arztes etwa in Sequenz (2) handelt es sich hier in Sequenz (4) angesichts des erreichten Diskurstandes funktional um eine *Verständnis*- oder *Vergewisserungs*-Frage (checking), die zwar gerade aufgrund des nachgeschalteten *Sprechhandlungsaugments* ("ne") eine Bestätigung erheischt, aber eben auch nicht unbedingt mehr verlangt. Gleichwohl plaziert der Patient hier einen längeren Redebeitrag (von immerhin 97 Wörtern), in dem er zusammenhängend einen Teil seiner Krankheitsgeschichte nach Stationen und Stadien gegliedert erzählt, ohne daß der Arzt, der den Fortgang der Erzählung lediglich als aufmerksamer Zuhörer durch eine Reihe von Hörersignalen unterstützt, die Geschichte mit weiteren Fragen elizitieren müßte. Auch in den nachfolgenden Sequenzen (5)-(7) gibt der Patient im Anschluß an die Arzt-Fragen jeweils weitergehende Informationen, die als *ungefragte* Informationen eben nicht mehr den Handlungscharakter von *Antworten* auf Fragen haben, sondern relativ selbständige *Mitteilungen* darstellen, die nur noch als durch die vorangegangenen Arzt-Äußerungen schwach konditioniert gelten können. Die jeweiligen Patientenbeiträge, die sich durch komplexe *Sprechhandlungsverkettungen* auszeichnen (vgl. z. B. Ehlich 1979), sind in dieser Form nicht obligatorisch, sondern fakultativ, d.h. der Patient hätte mit guten Gründen auch eine ganze andere Art von Diskursfortsetzung als die faktische wählen können, für die mit der jeweiligen Arzt-Intervention allerdings eine günstige Plazierungsbedingung geschaffen ist.

Im Unterricht ist die Spezifik dieser Sequenzen am besten über die besonders auffällige Länge der Patientenäußerungen zu erarbeiten, wodurch sich gerade retrospektiv die Fragen nach der Form und Funktion der vorausgehenden Arzt-Interventionen stellen, die eine derartige Patientenrede am Stück begünstigen. Wie schon am Beispiel der Sequenz (4) ist auch an den nachfolgenden Sequenzen (5)-(8) zu verdeutlichen, daß den Patientenäußerungen eben keine besonders "inhaltsschweren" Arzt-Interventionen vorausgehen, sondern der Arzt vergleichsweise "triviale" Frage-Inhalte formuliert - was gerade als ein besonderes Kennzeichen der *Spiegelungen* (reflections) zu bestimmen ist, die sich im Verhältnis zu vorausgehenden Patienten-Äußerungen spezifischer Paraphraseformen und Folgerungsprozeduren bedienen.[6] Im Vergleich der vorangegangenen Sequenzen können exemplarische Paraphrase- bzw. Folgerungsbeziehungen herausgearbeitet werden, die die Arzt-Interventionen mit den vorausgehenden Patienten-Äußerungen eingehen, wobei sich direkte, lineare Verknüpfungen wie in Sequenz (5) (P: "ich sitz im Büro rum" ⇨ A: "das macht keinen Spaß?") und in Sequenz (6) (P: "...net Spaß macht, leider" ⇨ A: "so daß ..., ne?") von indirekten, nicht-linearen Verknüpfungen wie in der nachfolgenden Sequenz (7) unterscheiden lassen. Die Differenz manifestiert sich bereits in den besonderen sprachlichen Formen der Wiederaufnahme in Fall (5) ("*das* ...") und der Redeübernahme mittels einer syntaktischen Konstruktionsfortsetzung im Fall (6) ("*so daß* ..."), mit denen der Arzt jeweils direkt an die vorangegangenen Patientenäußerungen anschließt, im Unterschied eben zu folgendem Beispiel:

---

[6] Das Spektrum der mit dem Begriff der *Spiegelung* (reflection) erfaßten Arzt-Interventionen streut in der Literatur relativ weit: Es reicht von wörtlichen Wiederholungen von (Teilen von) Patienten-Äußerungen (z. B. bei Echo-Fragen) bis zu (mehr oder weniger frei) paraphrasierenden und schlußfolgernden Interventionen, mit denen der Arzt/Therapeut mehr oder weniger über das hinaus geht, was der Patient "gesagt" hat; vgl. z. B. Bird & Cohen-Cole 1990, Dahmer/Dahmer 1989, Dickson et al. 1991, Putnam et al. 1988; vgl. speziell zu Formen und Funktionen des ärztlichen Paraphrasierens Löning (1993) und Rehbein (1993).

(7) A hm . ist sie auch berufstätig? .
    P meine Frau ist berufstätig .
       [...]
    A hm aber nich ... im selben- ...
    P nee, nee, die is bei 'ner anderen Behörde .
    A hm . hm .. [2] .. tja, aber die Arbeit scheint Ihnen ja tatsächlich auf den Magen zu schlagen, wa? .
    P [atmet hörbar ein] ja . irgendwo dieses . sss Gefühl net richtig gebraucht zu werden, find ich . das stört mich so etwas . nicht ausgelastet zu sein .
    A hm . hm .
    A hab'n auch nicht das Gefühl, daß die Arbeit, die Sie leisten, uhm äh wertvoll ist für irgendeinen Zeck? .
    P nein . ich halt die Arbeit für unnötig ... ich halte ... objektiv gesehen die Hälfte der Leute ... fffüü/die bei den Verwaltungen arbeiten, für ... nicht erforderlich . ich finde, die machen Arbeit, die braucht man nicht zu machen.
       (...)

Hier folgt die Intervention des Arztes ("tja, aber die Arbeit scheint Ihnen ja tatsächlich auf'n Magen zu schlagen, wa?") nicht unmittelbar im Anschluß an die Thematik der zuvor als problematisch ausgewiesenen Berufstätigkeit des Patienten, sondern im Anschluß an die Thematik der unproblematischen Berufstätigkeit der Ehefrau, so daß hier trotz formaler Themenverwandtschaft ("Beruf") ein (Sub-)Themenwechsel vorliegt. Die Intervention des Arztes "tja, aber die Arbeit scheint Ihnen ja tatsächlich auf'n Magen zu schlagen, wa?" kann vom Patienten offenbar deswegen so gut integriert und expandiert werden, weil der Arzt hier an ein bereits hinreichend entwickeltes und bis zu einem gewissen Grad gesättigtes Thema in einer Weise wiederanknüpft, die dieses Thema für den Patienten als zentral ausweist: Das bisherige Gespräch, dessen Verlauf durch eine wechselseitige Initiierung, Ratifizierung und Integration von biologischen, psychischen und sozialen Themenkomplexen gekennzeichnet ist,[7] wird mit dieser Intervention gleichsam in einem Hohlspiegel kondensiert. Die Intervention des Arztes hat gegen Ende des Gesprächs zugleich die Funktion eines *Resümees*, in dem die Problematik des Patienten in einer idiomatischen Wendung ("auf den Magen schlagen") umgangssprachlich auf den Begriff gebracht und mit dem Sprechhandlungsaugment "wa" verstärkt Zustimmung erheischt wird. Auch hier würde eine knappe Affirmation des Patienten die eingeführte Handlungsobligation formal erfüllen, aber der Patient schöpft das funktionale Potential der Arzt-Intervention im Sinne einer Themen-*Offerte* wiederum maximal aus, indem er die suggerierte Übernahme der propositionalen Einstellung nicht nur ratifiziert ("ja"), sondern das offerierte Thema soweit expandiert, bis der Sättigungsgrad für die nächste Interventionsschleife erreicht ist.

---

[7] Auch zu diesem Gespräch wird den Studenten eine Themenprogressionsanalyse demonstriert, die sich mit dem in dieser Hinsicht ganz andersartigen "Verhör"-Gespräch (vgl. oben) kontrastieren läßt.

5. Explanationsfragen: Subjektive Krankheitstheorien

Während die zirkuläre Struktur von relativ bündigen Arzt-Interventionen in der Funktion von erzähleinladenden Spiegelungen und längeren Patienten-Redebeiträgen für das gesamte Gespräch, dem die vorausgehenden Sequenzen (4)-(7) entnommen sind, vorherrschend ist, ist der folgende Ausschnitt einem Gespräch mit stärker gemischten Strukturen entnommen, bei dem sich insgesamt längere und kürzere Patienten-Antworten abwechseln. Dieser Ausschnitt (8) wird im Unterricht vor allem wegen der arztseitigen Frage nach einer Krankheits-Erklärung der Patientin gewählt, die sich für den weiteren Gesprächsverlauf als folgenreich erweist.

(8) A mit niedrigem Blutdruck haben Sie schon länger zu tun? .
 P [nickt] ja, schon als junges Mädchen, so mit fünfzehn, sechzehn immer ...
 A hm .
 P hab ich auch gestern mir messen lassen, da hat ich ... hundertzehn zu neunzig. is auch nicht berauschend ..... [3] ......
 A haben Sie eine Erklä:rung, warum das jetzt so ist? ..
 P ich weiß nicht, manchmal bilde ich mir ein, daß ich irgendwo/daß das so mehr vom .... [2] .... vom Seelischen herkommt als vom Körperlichen . weil also dies Jahr ... [stößt Luft aus] ziemlich hart war, weil so einiges, was zu verarbeiten war, vielleicht hab ich das doch noch nicht so richtig
  ⌈ verarbeitet ... daß ich-
 A ⌊ das heißt .. Sie haben das, was man so als Streß bezeichnet? .
 P ja, Ärger in der Familie und ... ähm im Februar hatt ich ne Fehlgeburt und das vielleicht irgendwo ... noch nicht so verarbeitet ist, daß ich sagen kann, gut ich bin darüber weg .
 A ja, diese Fehlgeburt hat Ihnen sehr zu schaffen gemacht? .
 P ⌈ ja das is-
 A ⌊ is das/hab'n Sie da Probleme mit der Vaterschaft? .
 P nee, überhaupt nicht, nee .
 A Sie sind verheiratet? .
 P nee, ich bin nicht verheiratet . ich hab allerdings schon 'ne Tochter, die is schon/acht wird die jetzt . ich bin nicht verheiratet .

Wiederum beginnt der Arzt in dieser Sequenz mit einer augenscheinlich trivialen Frage, deren bloß minimale, gleichwohl adäquate affirmative Beantwortung dem bis dahin erreichten Diskurs- und Wissensstand nichts Neues hinzufügen würde; denn die Patientin hatte ihre Beschwerdeschilderung bereits zu Gesprächsbeginn genau mit der Mitteilung begonnen, daß sie "schon seit ewigen Zeiten zu niedrigen Blutdruck" habe. Dennoch geht die faktische Diskursfortsetzung über diesen Informationsstand hinaus, indem die Patientin als Antwort eine zeitliche Spezifikation des Beginns ihres Leidens und als weiterführende Mitteilung eine Aktualisierung ihres Leidens vornimmt. Danach macht sie eine deutliche Pause, in die hinein der Arzt eine nun allerdings inhaltsschwere Intervention macht, die hier vom Typ her als *bedingte Explanationsfrage* gekennzeichnet werden soll. Für diesen Typ ist als charakteristisch herauszuarbeiten, daß die "eigentliche" Explanationsfrage in eine Entscheidungsfrage eingebettet ist, womit im Vergleich zu direkten Realisierungsformen (z. B. mit "Warum ist das Ihrer Meinung nach so?") offensichtlich ein geringerer Erklärungsdruck ausgeübt werden soll. Während mit einer Frage vom Typ "Welche Erklärung haben sie für ...?" oder "Warum ist das Ihrer Meinung nach so?" bereits präsupponiert wird, *daß* der Befragte eine Erklärung hat, wird ebendies mit der Entscheidungsfrage offengelassen. Die Entscheidungsfrage erleichert somit eine negative Antwort. Die Möglichkeit eines patientenseitiges Nicht-Wissens liegt noch im ausgedrückten Erwartungsbereich der Arztfrage, mit anderen Worten: Eine vom Arzt ausgedrückte Erwartung muß nicht eigens enttäuscht werden.

Dies wird eben auch in der vorausgehenden Beispielsequenz deutlich, bei der die Patientin auf die bedingte Explanationsfrage des Arztes ("haben Sie eine Erklärung, warum das jetzt so ist?") zunächst mit einer Unsicherheitsmarkierung reagiert ("ich weiß nicht"), bei der sie es ohne Not bewenden lassen könnte, bevor sie dann eben doch eine inhaltsschwere Erklärung anbietet. In dieser Sequenz ist zum Verhältnis von Form und Funktion insgesamt festzuhalten, daß sich eine Entscheidungsfrage - wie im vorliegenden Fall der Einbettung - aufgrund ihrer spezifischen Präsuppositionsstruktur als weniger restriktiv erweisen kann als die entsprechende Ergänzungsfrage. Analog sind Fragen vom Typ "Können Sie sich erinnern, wann Sie das letzte Mal beschwerdefrei waren?" durchaus als sinnvoll und zweckmäßig zu beurteilen und nicht etwa deswegen zu vermeiden, weil mit ihnen Ja/Nein-Antworten riskiert werden, die in der Interventions-Literatur zur Arzt-Patient-Kommunikation häufig pauschal denunziert werden (vgl. z. B. Putnam/Stiles et. al. 1988). Diese notwendigen Differenzierungen sind den Studierenden zumindest als konkretisierende Korrektur der allzu vage bzw. kategorisch formulierten Maximen vom Typ "Stelle offene Fragen" und "Vermeide Entscheidungsfragen" zu vermitteln, deren rigide Befolgung nicht nur zu Kommunikationsblockaden, sondern zu unerwünschten Effekten der Vermeidung von sprachlichen Formen ohne Ansehung ihrer möglichen Funktion im Diskurs führen kann.

An der vorausgehenden Sequenz kann insgesamt wiederum die zirkuläre Struktur aufeinander aufbauender Informationsschleifen illustriert werden, die sich in diesem Fall in verdichteter Form über verschiedene biologische, psychische und soziale Themenkomplexe hinweg erstrecken, nämlich vom "Blutdruck" über das "Seelische" bis hin zum "Familienstand". Die vom Arzt im Anschluß an die Blutdruck-Thematik gestellte Explanationsfrage wird patientenseitig zur Plazierung sogenannter *subjektiver Krankheitstheorien* genutzt, die die Patientin zwar reaktiv auf die Frage, aber themeninitiativ einführt, indem sie es ist, die explizit den Wechsel vom "Körperlichen" zum "Seelischen" vollzieht. Die gesamte nachfolgende Sequenz steht zugleich für verschiedenartige Suggestionen von seiten des Arztes, die von der Patientin teils interaktiv angenommen und thematisch ausgebaut werden, teils unvollständig beantwortet bleiben - der Arzt interveniert hier möglicherweise zu früh - und teils als unzutreffend zurückgewiesen werden. Hier kann mit den Studierenden diskutiert werden, inwieweit der Arzt mit seinen Spekulationen zum sozialen Familienstand und zur Vaterschaft unnötig Tempo und Thema verliert, jedenfalls hinter den erreichten Informationsstand zur subjektiven Krankheitstheorie zurückfällt, zu der er alternativ mit einer einfachen Nachfrage sowohl zur "Fehlgeburt" als auch zum bereits von der Patientin eingeführten "Ärger in der Familie" hätte weitere Informationen elizitieren können, z. B. mit "Worin besteht denn der Ärger in der Familie?", oder auch mit einer Spiegelung wie "(Sie sagten:) Sie hatten Ärger in der Familie?". In diesem Zusammenhang können weitere Maximen vom Typ "Frage dort weiter, wo der Patient aufhört!" und "Knüpfe an den Patientenformulierungen an!" induktiv eingeführt und exemplarisch erörtert werden.

6. Aktives Zuhören

Wie schon in den vorausgegangenen Sequenzen, so ist auch hier die Aufmerksamkeit der Studierenden auf Problemstellen der lokalen Gesprächsorganisation zu lenken, bei denen der Arzt die Alternative zwischen Schweigen und Reden aus guten Gründen auch anders hätte entscheiden können, wie oben in (8), wo er angesichts des Gewichts seiner Frage bei der Antwort der Patientin ("ja das is-") nicht hinreichend zuwartet. Neben solchen offensichtlichen Problemstellen, wie sie schon in Beispiel (1) mit der vorzeitigen Unterbrechung des Arztes thematisiert wurden, ist der strukturelle Konflikt herauszuarbeiten, vor dem der Arzt grundsätzlich steht, wenn er die Fortsetzungsalternativen zu entscheiden hat. Einerseits gilt mit Rehbein: "Die ärztliche Frage ist der Schlüssel zum Wissen des Patienten" (1993: 321). Andererseits ist Balints bekanntes Diktum zu berücksichtigen: "Wer Fragen stellt, bekommt Antworten - aber weiter auch nichts" (1970/75: 35). Zweifellos können die mit der Erschließungsfunktion von Fragen verbundenen Erkenntnischancen nicht einfach verschenkt werden. Der Konflikt läßt sich nicht auf die Alternative zwischen Fragen überhaupt und Schweigen reduzieren. Mit der von Balint an anderer Stelle (1957/91) beschriebenen *Kunst des Zuhörens*, die eine "innere Umstellung des Arztes" voraussetzt, wird für den Arzt lediglich darauf erkannt, "daß es keine direkten, unumwundenen Fragen gibt, die das ans Licht bringen könnten, was er wissen will" (171). Balints Diktum richtet sich vor allem gegen das Fragen "im Stile der üblichen Anamnese" (ebd.). Ins Extrem gewendet, manifestierte sich dieser Stil im obigen Verhör-Gespräch. Dessen Negation erschöpft sich aber nicht im Zuhören als bloßem "Nichts-Tun". Die Kunst der ärztlichen Gesprächsführung bewegt sich *zwischen* Verhören und reinem Zuhören. Das Spektrum zwischen diesen Extremen ist phasenspezifisch zu nutzen. Fragen im Stile der üblichen Anamnese sind zu vermeiden oder doch zumindest in der Anfangsphase zurückzustellen. Zu Beginn hat vor allem der Patient das Wort, der in seiner freien Beschwerdeschilderung zu fördern ist. Dies wird dem bloß schweigenden Zuhörer eben nicht gelingen. Vielmehr hat der Arzt die Hörer-Rolle in einer Weise wahrzunehmen, für die sich die Bezeichnung des *aktiven Zuhörens* eingebürgert hat (vgl. z. B. Dahmer & Dahmer 1989, Dickson & Hargie & Morrow 1991). Hier reicht die Bandbreite von reinen Zuhöraktivitäten ("hm" oder Kopfnicken) über Verständnis- oder Vergewisserungsfragen (checking) bis hin zu den spezifischen Spiegelungen (reflections), mit denen die Redefortsetzungen der Patienten in den aufgezeigten Weisen perspektiviert werden können.

Ohne den Bogen in Richtung auf eine wissenschaftliche Gesprächsanalyse zu überspannen, ist in diesem Zusammenhang der Blick der Studierenden für Details zu schärfen. Dies gilt etwa für die Formen und Funktionen von "hm" oder "ja" (vgl. z. B. Ehlich 1979, Koerfer 1979, Flader & Koerfer 1983, Jefferson 1983), mit denen u.a. das Rederecht sowohl überlassen wie auch übernommen werden kann, ebenso wie für non-verbale Phänomene der Sprecherwechselorganisation, die eben auch über das Blickverhalten gesteuert wird (vgl. z. B. Kendon 1967, Ellsworth & Ludwig 1979). Hierzu können mit den Studierenden am Videomaterial mikrostrukturelle Beobachtungen zur visuellen Sprecherwechselorganisation angestellt werden, die keiner weiteren Vorbereitung bedürfen. Gegenstand der Beobachtung sind etwa die obigen Beispiele (4)-(6), die im Kontrast zu den Beispielen (1)-(3) bereits unter dem Aspekt der verbalen Intervention als positives Modell dienten. Die Beispiele wurden hier mit einer non-verbalen Transkriptzeile versehen, in der Wegblicken ("----" bzw. """") und Anblicken ("oooo") notiert wurden (vgl. zur Notation genauer oben Anm. 4); für die Unterrichtsarbeit genügt die bloße In-Augen-schein-Nahme am Video-Film, möglicherweise durch Stand-Bild und Zeitlupe ergänzt. An diesen Beispielen sollen die Studierenden lediglich beobachten lernen, wovon sich auch der routinierte Arzt in seiner Alltagspraxis bei der Beobachtung seines Gegenübers leiten läßt: Sowohl in der Beobachtung mit wissenschaftlicher Einstellung wie auch in der Alltagsbeobachung eines aufmerksamen Arztes ist nämlich "unübersehbar", daß der Patient direkt im Anschluß an die Arzt-Interventionen ganze Geschichten erzählt und während dieser Erzählungen den Blickkontakt mit der Ausnahme von wenigen kurzen Augen-Blicken so lange meidet, bis er ihn zum Schluß seiner Erzählung jeweils "deutlich erkennbar" wiederherstellt. Bei allen Vorbehalten angesichts von inter- und intraindividuellen sowie situationsspezifischen Differenzen stimmt dieses Blick-Verhalten mit den Beobachtungen etwa von Kendon (1967) überein, wonach Sprecher in dyadischen Situationen jeweils Anfang und Ende ihres Redebeitrags, d.h. die turn-Übernahme bzw. -Übergabe eben auch durch Weg- bzw. Anblicken markieren. Wie auch an den Beispielen weiterhin spezifisch zu beobachten ist, geschieht diese Art der "visuellen" turn-Übernahme bereits häufig während der Rede des Partners, was etwa im obigen Beipiel (5) offenbar auch vom Arzt bemerkt wird, der sich sofort gekonnt zurücknimmt, indem er leiser werdend schließlich einen Selbstabbruch macht (vgl. oben: "sondern ..."), um an einer sensiblen Diskursstelle das Rede-Feld ganz dem Patienten zu überlassen. Der Patient, der sich seinerseits weiterhin wegblickend zurücklehnt, nutzt das deutlich überlassene Rederecht zur Plazierung einer längeren Erzählung seiner Lebensgeschichte.

In der hier gekürzt wiedergegebenen Erzählung, in der der Patient am Stück mit insgesamt 170 Wörtern (ca. 25 Zeilen) seine Lebensproblematik offenbart, werden die ersten beiden Drittel ohne jeden Blickkontakt realisiert: Die Konzentration des

Patienten auf seine "innere" Geschichte ist unübersehbar. Hier kommt ein Stück weit die Selbstverständigungsfunktion von Geschichten zum Tragen, wie sie für unser aller Leben und besonders im krisenhaften Krankheitsfall bedeutsam ist (vgl. z. B. Ritschel 1991). Unter dem interaktiven Aspekt der Erzählung einer Geschichte ist zu bemerken, daß beide Partner der Geschichte ihren Lauf lassen. Der Patient, der die Geschichte aus gegebenem Anlaß vielleicht das erste Mal in dieser Form erzählt, findet im Arzt einen aufmerksamen Zuhörer, der an allen Sinnabschnitten, die der Patient zugleich mit Pausen markiert, sein Interesse durch insgesamt fünf Interjektionen ("hm") bekundet, bevor er dann nach der deutlich verbal und visuell markierten Redeüberlassung des Patienten am Ende der Erzählung (= Anfang von Sequenz 6) den turn mit seiner schlußfolgernden Intervention ("so daß ...") übernimmt, die der Patient wiederum zur Plazierung einer längeren Zukunftsvision (von 116 Wörtern) nutzt.

Während es sich in diesen Beispielen um jeweils längere Erzähl-Episoden des Patienten handelt, die der Arzt mit seinen Interventionen jeweils gekonnt hervorlockt und dann mit minimalen Höreraktivitäten kooperativ in Gang hält, steht das abschließende Beispiel (9) für eine Kooperationsform auf "mittlerem", gleichwohl ökonomischen Aufwandsniveau. Die Patientin hat bereits vorausgehend eine Reihe von somatischen Beschwerden geschildert, bevor sie jetzt ein weiteres "Angebot" macht:

(9) P (...) hier [zeigt auf rechtes Auge] hab' ich immer so 'n Druck drin . und
    genau:, ich hatte voriges Jahr im Februar ne Gesichtslähmung [1] ..
    ---------------------oooooooooooooooooooooooooooooooooooooo
                    [1] [legt Finger an Mund]
   A   eine Gesichtslähmung? .
       oooooooooo------------------
   P ja, durch ne Grippe sagte der Doktor Meyer war das gekommen . hat sich
       hier [zeigt an Hals] 'n Nerv entzündet .
   A hm [IR] eine Fazialisparese .
   P nehm' ich mal an, wenn 's (so heißt) .
   A ⌈ hm [IR] wie war das denn . wie . machte sich bemerkbar? .
   P ⌊   also die linke Seite-   die
     linke Seite war gelähmt . (...)

An diesem Beipiel läßt sich sehr gut aufzeigen, wie eben auch in der ärztlichen Sprechstunde Themen in der laufenden Interaktion eine *Relevanzhochstufung* oder *-rückstufung* erfahren. Darin unterscheidet sich die Sprechstunde im Prinzip nicht von der Alltagskommunikation. Es muß an jedem Punkt des Diskurses und insbesondere bei Sprecherwechseln über den Fokus der Aufmerksamkeit neu entschieden werden (vgl. z. B. Kallmeyer 1978). Dabei müssen die Aktanten für eine erfolgreiche Kooperation jeweils wechselseitig Hypothesen über die Fortsetzungserwartungen ausbilden, die nicht zuletzt vom *Relevanzsystem* des Interaktionspartners abhängen. Wie in der Alltagskommunikation müssen Patienten ihre Themenangebote in der Interaktion mit dem Arzt fortlaufend einem Relevanztest unterziehen, der aber im Unterschied zur Alltagskommunikation deswegen ungleich schwieriger ist, weil hier Laien die Relevanz ihrer Informationen für einen Experten abschätzen müssen. Im vorliegenden Fall testet die Patientin die Relevanz ihres Themenangebots "augenblicklich" im Vollzug. Sie macht ihr weiteres Angebot, das ihr offenbar spontan einfällt ("und genau ...") und hält dann "erwartungsvoll" inne: Sie gibt zunächst prospektiv durch Herstellung von Blickkontakt den turn an die Ärztin ab, deren Reaktion sie zugleich im Blickfeld kontrollieren kann, und beendet den turn, indem sie den Finger an den Mund legt, den sie mit dieser Geste gleichsam demonstrativ verschließt, so daß die Pause als überlassene Pause auch deutlich "sichtbar" wird. In der weiteren Interaktion erfährt das patientenseitige Angebot dann eine dreifach gestaffelte *Relevanzhochstufung* von seiten der Ärztin: zunächst durch die elliptische Frage ("eine Gesichtslähmung?"), mit der der propositionale Kern der Beschwerdeschilderung gleichsam wie ein Echo zurückgespiegelt wird, dann durch die fachsprachliche Übersetzung ("eine Fazialisparese"), durch die der Beschwerde eine besondere medizinische Anerkennung verliehen wird, und schließlich durch die relativ offene Ergänzungsfrage ("wie war das denn?"), die die Patientin sofort bereitwillig aufgreift, um das numehr "ordentlich" eingeführte Thema weiter auszuführen - allerdings um den Preis, daß das Gespräch weiterhin auf der "somatischen" Themenebene verharrt.

Ob es sich nun im einzelnen um verbale (Kurz-)Interventionen oder bloß Interjektionen ("hm", "oh", "ach" etc.) oder bloßes Nicken oder noch "weniger" handelt: An den vorangegangenen Beispielen ist den Studierenden die Geltung eines altgedienten Axioms vor Augen zu führen: "Man kann nicht nicht kommunizieren". Bereits kleinste Aktivitäten wie ihre "Unterlassungen" haben Wirkungen im Sinne einer *selektiven Verstärkung* (vgl. z. B. Dickson et al. 1991). In welcher Theoriesprache auch immer: Die Studierenden sind als zukünftige Ärzte und Ärztinnen dafür zu sensibilisieren, daß ihre zukünftigen Patienten die Relevanz ihrer Patienten-Angebote an ihren verbalen und nonverbalen Reaktionen "ablesen" werden und sich aufgrund dieser Relevanzabschätzung das Gespräch in die eine oder andere Richtung entwickeln kann, wofür in einem kontrasttypologischen Lern-Ansatz Beispiele aus mehr oder weniger gelungenen Gesprächen vergleichend betrachtet wurden. Als Quintessenz sollte dabei erkannt werden, daß es für Verständigungsprobleme zwischen Arzt und Patient keine Lösungsgarantien geben kann. Die Kommunikation in der ärztlichen Sprechstunde bleibt riskant. Die Gefahr von Fehlschlägen der Kommunikation zwischen Arzt und Patient kann nicht gebannt, wohl aber durch professionelles Wissen und Training vermindert werden.

7. Rollenspiele: Lernen am positiven Modell

Die Auswahl der vorangegangenen Sequenzen, die zum Anlaß und Gegenstand für Gesprächsreflexionen im medizinpsychologischen Studium genommen wurden, ist ebensowenig zufällig wie die Auswahl der Gespräche insgesamt. Die Gespräche sollen Exemplare von Typen sein, die zunächst mit Vorbehalt und "nur" für Unterrichtszwecke unter evaluativer Perspektive als *gelungen, befriedigend* und *mißlungen* charakterisiert wurden. Dieser Selektion liegen bisher zwei Verfahren zugrunde: Zum einen wurden alle Gespräche aus unserem Kölner Korpus einem Laien-Rating unterzogen (vgl. Obliers et. al., in diesem Band), das zudem späterhin um ein Experten-Rating ergänzt werden soll. Zum anderen handelt es sich um ein von Rogers vorgeschlagenes Prüfverfahren für den Grad der *Non-Direktivität* von Gesprächen, das hier kurz vorgestellt werden soll, weil es unmittelbar in die Unterrichtsgestaltung einging.

Als charakteristisch für die patientenzentrierte Medizin wird die *non-direktive* Gesprächsmethode angesehen, wie sie von Rogers eingeführt und in vielfältigen Praxisformen erprobt wurde. Die non-direktive Gesprächsmethode ist hinsichtlich ihrer Gesprächsformen keineswegs schon zureichend beschrieben.[8] Gleichwohl hat Rogers bereits früh (1942/1985) eine elegantes Testverfahren vorgeschlagen, um direktive von non-direktiven Gesprächen zu unterscheiden. Das Verfahren ist dem Deletionstest in der Linguistik verwandt, der dort benutzt wird, um etwa obligatorische von fakultativen Satzgliedern zu unterscheiden. Rogers wendet ein solches Verfahren auf aufgezeichnete (sic) Gespräche an, indem er die professionellen Äußerungen einfach tilgt und die verbleibenden Klienten-Äußerungen auf ihre eigenständige Sinnkohärenz überprüft. Non-direktive Gespräche erweisen sich nun dadurch, daß die Weglaßprobe sinnhafte Gesprächsreste ergibt, für die die professionellen Interventionen des Therapeuten/Beraters augenscheinlich nicht konstitutiv sind. Gelungene Interventionen zeichnen sich also dadurch aus, daß sie im Prinzip entbehrlich scheinen. Dagegen ergibt die entsprechende Weglaßprobe für direktive Gespräche sinnentleerte Gesprächsreste ohne Zusammenhang. Darüber hinaus sind auch Mischformen direktiver und non-direktiver Gesprächsführungen denkbar, bei denen sich sinnhafte und sinnlose patientenseitige Gesprächsfragmente abwechseln. Der von Rogers vorgeschlagene Test ist sicherlich geignet, in einem ersten Schritt Typen von Gesprächen nach dem Grad ihrer Non-Direktivität zu unterscheiden, wozu wir entlang unserer im Laien-Rating ermittelten Rangordnung, die eine Vorauswahl begründen half, exemplarische Arzt-Patienten-Gespräche überprüft haben. So sind etwa die vorangegangen Sequenzen (1)-(2) und (4)-(7) und (8) jeweils Gesprächen entnommen, die sich vorläufig als entsprechend *direktiv, non-direktiv* und *gemischt* erwiesen.

---

[8] Wie vorausgehend deutlich wurde, läßt sich eine Supermaxime wie "Sei non-direktiv" nicht schon allein über bestimmte formspezifische Maximen des obigen Typs operationalisieren, so daß man mit Hilfe von indem-Relationen formulieren könnte: "Sei non-direktiv, indem Du offene Fragen stellst und Suggestivfragen vermeidest". Zur Formulierung eines solchen hierarchisch geordneten Maximenkatalogs bedarf es weiterer empirischer Forschung.

Unabhängig von dieser Forschungsperspektive haben wir den von Rogers vorgeschlagenen Test für den medizinpsychologischen Unterricht in zweifacher Hinsicht zu nutzen versucht: Zum einen, indem wir den Test im Unterricht mit den Studierenden direkt in der Arbeit am Transkript angewandt haben, eben mit dem Aha-Effekt, den der Test in der ersten Anwendung auslöst, wenn man die Arzt-Äußerungen tilgt und im einen Fall die patientenseitigen Gesprächsreste sinnvoll bleiben und im anderen Fall sinnlos werden. Zum anderen wurde der Test vorausgehend dazu benutzt, gleichsam realistische Drehbücher für Rollenspiele zu gewinnen. Dies gelingt allerdings nur in Gesprächsfällen mit einer gewissen Non-Direktivität, die von daher auch prospektiv eine gewisse Vorbildfunktion übernehmen können, die aber erst retrospektiv erkannt werden soll; denn die rollenspielenden Studenten werden zunächst in das Verfahren nicht weiter eingeweiht. Der rollenspielende Arzt wird also unvorbereitet und spontan, d.h. "blind" einem rollenspielenden Patienten begegnen, der sich anhand seines "Rollenskripts" lediglich mental auf seine Rolle vorbereitet hat. Das durch den Weglaßtest gewonnene reine patientenseitige Rollenskript wurde dem Studenten mit der Patientenrolle lediglich mit der "losen" Instruktion gegeben, er möge sich anhand der (teils vertauschten) Redeausschnitte ein "Bild" vom Patienten, seiner Krankheit und ihrer Geschichte machen, damit er sozusagen ein kognitives Konzept für das Rollenspiel habe.

Ohne die Möglichkeiten des freien Rollenspiels schmälern zu wollen, liegen die Vorteile des konzeptgebundenen Rollenspiels auf der Hand. Der rollenspielende Patient verfügt mit seinem konkreten (Rollenskript-)Wissen zu Krankheit und Biographie des gespielten Patienten über ein handlungsleitendes Konzept, mit dem er dem rollenspielenden Arzt mehr oder weniger spontan interagierend begegnen kann, ohne sich ad hoc erst "alles aus den Fingern saugen zu müssen". Der Rollenspieler spielt sozusagen einen "wirklichen" Patienten mit einer "wirklichen" Krankheit. Zudem kann der Realitätsgewinn derart (tran-)skriptgestützer Rollenspiele noch in anderer, nämlich vergleichender Hinsicht genutzt werden. Da die Rollenspiele videographiert werden, bietet sich ein Vergleich der (nach)gespielten Wirklichkeit mit dem Original an, und dies durchaus unter der kritischen Fragestellung: Was habe ich als rollenspielender Arzt schlechter, besser oder auch nur einfach anders gemacht als der "wirkliche" Arzt?

Die videographierten Rollenspiele wurden also im Unterricht mit den videographierten Arzt-Patient-Gesprächen verglichen, weniger untereinander, um einen direkten kompetitiven Vergleich der rollenspielenden Ärzte zu vermeiden. Das feed back zu den Rollenspielen folgte zunächst demselben Muster wie die vorausgehenden Reflexionen zu den realen Arzt-Patient-Gesprächen, d.h. die gemeinsame Unterrichtsarbeit schritt von der spontanen, ganzheitlichen Einschätzung zur kommunikationsreflexiven Begründung fort, was die mögliche Revision oder Korrektur des spontanen Gesamturteils einschließt. Eine besonders ergiebige Variante besteht darin, daß man die videographierten (Rollen-)Gespräche insgesamt zunächst nicht am Stück, sondern portioniert vorführt, daß heißt an beliebigen oder ausgewählten

Problemstellen das Video-Band anhält und hypothetisch mögliche Fortsetzungsalternativen kritisch-vergleichend diskutiert, die dann wiederum mit den faktischen Gesprächsfortsetzungen abgeglichen werden. Schließlich lassen sich die Rollenspiele derselben Weglaßprobe im Sinne von Rogers unterziehen wie die "authentischen" Arzt-Patient-Gespräche. Da diese realen Arzt-Patient-Gespräche schon qua Auswahlverfahren über ein hohes Ausmaß an Non-Direktivität verfügten, wurden sie als Vorlagen für Rollenspiele alsbald in der vergleichenden Reflexion zum Vor-Bild, das in mancher Hinsicht von den Studierenden noch *spielerisch* übertroffen worden war.[9]

Literatur

Adler R, Hemmeler, W: Praxis und Theorie der Anamnese. 2. Aufl. Fischer, Stuttgart etc. 1989

Antos G: Kommunikationstraining und Empirie. In: Fiehler R, Sucharowski W (Hrsg.): Kommunikationsberatung und Kommunikationstraining. Westdeutscher Verlag, Opladen 1992; 266-275

Balint M: Forschung in der Psychotherapie. In: Balint E, Norell JS (Hrsg.): Fünf Minuten pro Patient. Frankfurt/Main 1975; 35-57. [Orig. 1970]

Balint M: Der Arzt, sein Patient und die Krankheit. Klett-Cotta, Stuttgart 1991 [1957]

Bird J, Cohen-Cole ST: The three-function model of the medical interview. An educational device. Advances in Psychosomatic Medicine 1990; 20:65-88

Branch W et al.: Teaching medicine as a human experience: A patient-doctor relationship course for faculty and first-year medical students. In: Annals of Internal Medicine. 1991; 114:482-489

Dahmer H, Dahmer J: Gesprächsführung. Eine praktische Anleitung. Thieme, Stuttgart 1989

Dickson DA, Hargie O, Morrow NC: Communication skills training for health professionals. Chapman & Hall, London etc. 1991

Ehlich K: Formen und Funktionen von HM - eine phonologisch-pragmatische Analyse. In: Weydt H (Hrsg.): Die Partikeln der deutschen Sprache. de Gruyter, Berlin; 503-517

---

[9] Dies nicht nur unter dem Aspekt der Non-Direktivität, sondern etwa auch hinsichtlich der biopsychosozialen Themenvarianz sowie des therapeutischen Gehalts der Rollenspiele, was aber insgesamt noch einer systematischen Auswertung bedarf.

Ehlich K: Verwendungen der Deixis beim sprachlichen Handeln. Lang, Frankfurt/Main 1979

Ehlich K, Rehbein J: Wissen, kommunikatives Handeln und die Schule. In: Goeppert HC (Hrsg.): Sprachverhalten im Unterricht. Fink, München 1977; 36-114

Ellsworth PC, Ludwig LM: (1979) Visuelles Verhalten in der sozialen Interaktion. In: Scherer KL; Wallbott HG (Hrsg.): Nonverbale Kommunikation. Beltz, Weinheim Basel 1979; 64-86

Flader D, Koerfer A: Die diskurslinguistische Erforschung von Therapiegesprächen. In: Osnabrücker Beiträge zur Sprachtheorie. 1983; 24:57-90

Freud S: Studien über Hysterie. In: Freud S: Gesammelte Werke. Bd. 1. 5. Aufl. Fischer, Frankfurt/Main 1977; 73-312

Froelich RE, Bishop FM: Die Gesprächsführung des Arztes. Ein programmierter Leitfaden. Springer, Berlin etc 1973

Geisler L: Arzt und Patient - Begegnung im Gespräch. 3. erw. Aufl. Pharma, Frankfurt 1992

Geyer M: Das ärztliche Gespräch. Allgemein-psychotherapeutische Strategien und Techniken. 2. Aufl. Verlag Gesundheit, Berlin 1990

Jefferson G: Notes on a systematic deployment of the acknowledgement tokens 'yeah' and 'mm hm'. Tilburg: Tilburg Papers in Language and Literature 1983; 30

Kallmeyer W: Fokuswechsel und Fokussierungen als Aktivitäten der Gesprächskonstitution. In: Meyer-Hermann R (Hrsg.): Sprechen, Handeln, Interaktion. Niemeyer, Tübingen 1978; 191-241

Kendon A: Some functions of gaze-direction in social interaction. In: Acta Psychologica. 1967; 26:22-63

Koerfer A: Zur konversationellen Funktion von 'ja aber'. In: Weydt H (Hrsg.): Die Partikeln der deutschen Sprache. de Gruyter, Berlin New York 1979; 14-29

Koerfer A: Probleme und Verfahren der Notation von Face-to-Face Interaktion. In: Lange-Seidel A (Hrsg.): Zeichenkonstitution. de Gruyter, Berlin New York 1981; 187-197

Koerfer A: Zum Beobachter-Paradoxon in der Sprachwissenschaft. In: Kürschner W, Vogt R (Hrsg.): Sprachtheorie, Pragmatik, Interdisziplinäres. Narr, Tübingen 1985; 187-200

Koerfer A: Handlungsanalyse institutioneller Kommunikation. Westdeutscher Verlag, Opladen 1994

Koerfer A, Köhle K, Obliers R: Zur Evaluation von Arzt-Patient-Kommunikation. Perspektiven einer angewandten Diskursethik in der Medizin. In: Redder A, Wiese I (Hrsg.): Medizinischen Kommunikation. Westdeutscher Verlag, Opladen 1994; 53 - 94

Löning P: Psychische Betreuung als kommunikatives Problem: Elizitierte Schilderung des Befindens und 'ärztliches Zuhören' in der onkologischen Facharztpraxis. In: Löning P, Rehbein J (Hrsg.): Arzt-Patienten-Kommunikation. de Gruyter, Berlin New York 1993; 191-227

Obliers R, Heindrichs G, Köhle K: Zusätzliche Kompetenzen für den Arzt. Problemorientiertes Tutorium der Medizinischen Psychologie. In: Kölner Universitätsjournal 2/23, 1993; 46-48.

Pendleton D, Schofield T, Tate P, Havelock P: The consultation. An approach to learning and teaching. University Press, Oxford etc. 1984

Putnam S, Stiles W, Jacob M, James S: Teaching the medical interview: An intervention study. In: Internal Medicine. 1988; 3:38-47

Rehbein J: Sprechhandlungsaugmente. Zur Organisation der Hörersteuerung. In: Weydt, H. (Hrsg.) Partikeln der deutschen Sprache. de Gruyter, Berlin New York 1979; 58-79

Rehbein J: Institutioneller Ablauf und interkulturelle Mißverständnisse in der Allgemeinpraxis. Diskursanalytische Aspekte der Arzt-Patient-Kommunikation. In: Curare, 1986; 9:297-328

Rehbein J: Ärztliches Fragen. In: Löning P, Rehbein J (Hrsg.): Arzt-Patienten-Kommunikation. de Gruyter, Berlin New York 1993; 311-364

Ritschel D: Das "Storykonzept" in der medizinischen Ethik. In: Sass HM (Hrsg.): Güterabwägung in der Medizin. Springer, Berlin etc.1991; 156-167

Rogers CR: Die nicht-direktive Beratung. Fischer Frankfurt/Main 1985 (Orig. 1942)

Scherer KR: Beobachtungsverfahren zur Mikroanalyse non-verbaler Verhaltensweisen. In: v. Koolwijk J, Wieken-Mayser M (Hrsg.): Techniken der empirischen Sozialforschung. München 1974; 3:66-109

Spranz-Fogasy T: Alternativen der Gesprächseröffnung im ärztlichen Gespräch. In: Zeitschrift für germanistische Linguistik. 1987; 15.3:293-302.

ten Have P: Fragen von Ärzten. Erste Bemerkungen. In: Löning P, Rehbein, J (Hrsg.): Arzt-Patienten-Kommunikation. de Gruyter, Berlin New York 1993; 373-383

von Uexküll T: Gedanken über die Wirkungsweise eines Gesprächs. In: Rhetorik. 1987; 6:115-127

Videodokumentation und -analyse sowie neue Formen interkollegialen Lernens in der hausärztlichen Fort- und Weiterbildung

Ferdinand M. Gerlach, Wolfgang Stehle

Rezepte schreiben ist leicht, aber im übrigen sich mit den Leuten verständigen, ist schwer. (Franz Kafka in "Der Landarzt")

Die traditionelle ärztliche Fort- und Weiterbildung steckt in einer Krise. Dies ist all jenen, die sich mit dieser Thematik beschäftigt haben, seit langem bekannt. In jüngster Zeit wird dieser Umstand, der für den hausärztlichen Versorgungsbereich aufgrund seiner komplexen Aufgabenstellungen besondere Gültigkeit hat, jedoch auch zunehmend eingestanden und thematisiert (vgl. auch Sachverständigenrat für die Konzertierte Aktion im Gesundheitswesen, [SVR] 1988, 1989 und 1990).

"Es konnte noch nicht nachgewiesen werden, daß die Anwesenheit bei traditionellen Fortbildungsvorträgen eine Verbesserung in der Praxis bewirkt." (Renschler 1992, 1574)

Welche Rolle könnte die Videodokumentation und -analyse im Rahmen hausärztlicher Fort- und Weiterbildung spielen? Inwieweit könnten Videoaufzeichnungen in der Praxis und neue Formen interkollegialen Lernens zu einer Verbesserung der Situation beitragen? Im Folgenden sollen Chancen und Probleme ärztlichen Lernens sowohl mit Blick auf herkömmliche Vorgehensweisen als auch bezüglich neuerer interaktiver und problemorientierter Methoden auf der Basis von Videoaufzeichnungen aufgezeigt werden.

Zunächst (Teil I) werden dabei Erfahrungen mit der herkömmlichen ärztlichen Fortbildung und die durch den Einsatz der Videodokumentation in der Praxis eröffneten Perspektiven aus der Sicht eines in Ostfriesland hausärztlich tätigen Land-

---

[1] Nach § 73 des Sozialgesetzbuches V werden als „Hausärzte" alle Fachärzte für Allgemeinmedizin und alle Praktischen Ärzte bezeichnet. Ab dem 01.01.1994 werden auch alle hausärztlich tätigen Internisten und Kinderärzte, die sich selbst diesem Versorgungsbereich zuordnen, als Hausärzte bezeichnet. In einer Anlage des Bundesmantelvertrag-Ärzte (BMV-Ä) werden die besonderen Aufgaben und Strukturen in Abgrenzung zur fachärztlichen Versorgung geregelt. Trotz vorhandener Unterschiede im Detail werden im Rahmen dieses Beitrages die Begriffe „Allgemeinarzt" und „Hausarzt" weitgehend synonym verwendet. Die Ausführungen zur Weiterbildung beziehen sich exemplarisch auf die Weiterbildung zum Facharzt für Allgemeinmedizin

arztes (W. S.) skizziert. Unter "Fort"bildung[2] wird das berufsbezogene Weiterlernen nach Abschluß der Weiterbildung zum Facharzt verstanden.

Im Anschluß daran (Teil II) wird die allgemeinärztliche **Weiter**bildung vor dem Hintergrund der besonderen Bedingungen hausärztlicher Versorgung, sich verändernder berufsrechtlicher Regelungen und erster Erfahrungen mit videogestützter Fallarbeit in Qualitätszirkeln aus der Sicht eines mit der Entwicklung von Konzepten für Weiterbildungsseminare und Qualitätszirkel befassten Allgemeinarztes (F. M. G.) thematisiert. **"Weiter"**bildung[3] wird die Phase nach Abschluß der **"Aus"**bildung (Studium) genannt, in der sich Ärztinnen und Ärzte einer durch die Weiterbildungsordnung für alle Fächer geregelten Qualifizierung zum Facharzt unterziehen.

1. Einblicke in die Praxisrealität - Ein Schock ?

Das Ansinnen, eine Videokamera im Sprechzimmer aufzustellen, um damit reale Patientenkontakte zu dokumentieren, stellt für den niedergelassenen Arzt in Deutschland häufig einen Schock dar, zu übertreffen allenfalls noch von der Idee, ein derartiges Teufelsding im eigenen Schlafzimmer zu installieren. Das Gespräch und die Untersuchung im eigenen Sprechzimmer stellt traditionell einen überaus intimen Vorgang dar, der durch Dritte hochgradig gefährdet erscheint. Darüber hinaus sind zunächst häufig erhebliche Ängste vorhanden, sich vor den Kollegen evtl. zu blamieren. Läßt man sich dennoch auf einen Versuch ein, so stellt sich heraus, daß die Kamera, obwohl keineswegs versteckt, doch rasch an Präsenz verliert, und das Verhalten des Arztes und derjenigen Patienten, die in eine Videoaufzeichnung eingewilligt haben, wenig zu stören scheint.

Bei einigen Patienten bestand die Befürchtung, mitunter aber auch Erwartung, daß es sich um einen öffentlichen Auftritt handeln könnte. Dies begann mit der scherzhaften Bemerkung "Da hätte ich ja wohl noch erst zum Friseur gehen müssen" und ging bis hin zur Verweigerung der Einwilligung zur Videoaufzeichnung durch Patienten, die erwarten konnten, sich ausziehen zu müssen. Ein Patient hielt offensichtlich seine große Stunde für gekommen, einmal öffentlich zu sagen, was er von unserem Gesundheitswesen hielt. Leider machte er sich die Mühe vergeblich, da ich (W. S.) vergessen hatte, das Mikrofon einzuschalten. Für mich war nach anfänglicher Unsicherheit wie gesagt, die Videodokumentation bald in den Hintergrund

---

[2] Fortbildung sollte prinzipiell berufsbegleitend, kontinuierlich und somit (berufs)lebenslang erfolgen.

[3] Die Weiterbildung wird mit einer Prüfung durch die Ärztekammer abgeschlossen, die dann zum Führen einer Gebietsbezeichnung berechtigt: z. B. Facharzt für Innere Medizin, Facharzt für Augenheilkunde oder Facharzt für Allgemeinmedizin.

getreten. Das Vorführen des Filmes im Hannoveraner Qualitätszirkel selbst jedoch kostete mich etwas Lampenfieber, da ich mich doch vor Kritik fürchtete. Ich hätte sicherlich nicht den Mut gehabt, in unserem Kreis den Anfang zu machen. Die Diskussion unter den Kolleginnen und Kollegen empfand ich jedoch als fair und behutsam. Mir brachte sie weniger durch vordergründig medizinisch-technische Vorschläge der Beteiligten Gewinn als vielmehr durch Aspekte des Gesprächs, die mir selbst völlig entgangen waren, sodaß meine Quintessenz in erster Linie darin bestand, in Zukunft subtiler zuzuhören. Abschließend betrachtet, ist unser Kreis sicherlich in keinem Fall über den jeweiligen Kollegen hergefallen, in erster Linie wohl deshalb, weil wir alle praktisch tätige Ärzte waren, die die Nutzlosigkeit überzogener Standards selbst erfahren hatten.

Trotz der Angst sich zu blamieren, die sicherlich kein deutsches Spezifikum ist, bezeichnen z. B. englische Ärzte die videogestützte Dokumentation mit anschließender gemeinsamer Auswertung regelmäßig als die hilfreichste Methode in ihrer Weiterbildung.

"However, trainees regularly report these sessions, in their summative assessment of the attachment, as the most helpful teaching method." (Turner und Edwards 1990, 93)

Auch hierzulande könnte es sich lohnen eigene Ängste zu überwinden und ärztlichen Kolleginnen und Kollegen z. B. mittels Videokamera Einblicke in die eigene Praxis zu gewähren.

2. Die herkömmliche ärztliche Fortbildung. Praxisferne als Charakteristikum ?

Nach der Berufsordnung ist jeder deutsche Arzt zur Fortbildung verpflichtet (Bundesärztekammer 1994). Der erlebte Status quo ärztlicher Fortbildung soll deshalb nachfolgend aus der Sicht eines niedergelassenen (Land-)Arztes, der gleichzeitig Teilnehmer in einem Hannoveraner Qualitätszirkel ist, dargestellt werden.

Nach Untersuchungen von Marktforschungsinstituten (z. B. IVE Research International 1993) informiert sich der niedergelassene Arzt außer aus der Fachliteratur insbesondere auf sogenannten Fortbildungsveranstaltungen, die je nachdem von Ärztevereinen (häufig in Zusammenarbeit mit der Pharmaindustrie), von Fachgesellschaften, von Krankenhäusern und/oder von Hochschulabteilungen organisiert werden. Schon allein die Themenwahl zeichnet sich in der Regel dadurch aus, daß sie dem tatsächlichen Bedarf des niedergelassenen Allgemeinmediziners wenig gerecht wird. Eklatantes, weil reales Beispiel einer für Allgemeinärzte angebotenen Fortbildungsveranstaltung: "Der Phäochromozytom-Notfall in der Praxis" - ein Ereignis, daß so selten ist, daß die wenigsten damit rechnen dürfen, es im Laufe ihres Berufslebens jemals zu Gesicht zu bekommen. Die meisten Fachgesellschaften sind von Klinikern dominiert, Krankenhäuser und Hochschulen befassen sich naturgemäß ebenfalls mit klinischen Problemen, und die Pharmaindustrie präsentiert in der Regel nur Experten, deren Themenstellung zumindest nicht dem Marketingziel des Unternehmens zuwiderläuft. Veranstaltungen zu Themen wie zum Beispiel "Was mache ich bei Wunschverordnungen" oder "Welche Medikamente sind überflüssig" wird man hier schwerlich finden, obwohl sie dringend nötig wären.

Das üblicherweise angewandte Verfahren der Wissensvermittlung stellt eine Fortsetzung der universitären Lehrveranstaltung dar. Oben sitzt der Experte auf der Lehrkanzel und unten folgt man dem bereits in Goethes Faust ironisierten Motto "Jedoch des Schreibens euch befleißt, als diktierte euch der heilige Geist". Die anschließend meist angebotene Diskussion - ganz typisch für Tagungen von Fachgesellschaften - ist häufig nur ein Geplänkel innerhalb eines "Old Boys Network": man nennt sich beim Vornamen und könnte das ganze ebensogut beim abendlichen Empfang austauschen. Der wißbegierige Niedergelassene traut sich häufig nicht zu fragen, da er nichts Dummes sagen will. Viele Kollegen treffen die durchaus nachvollziehbare Entscheidung, zu Hause zu bleiben. Insgesamt erscheint diese Form der Fortbildung, ebenso wie die heutige gegenstandskataloggeschädigte Kümmerform der großen Vorlesung an der Universität, wenig geeignet, für die alltägliche Praxis brauchbares Wissen zu vermitteln.

Die videogestützte Fortbildung. Prävention praxisferner Handlungsstandards und Möglichkeit zur Analyse kommunikativer Prozesse

Wo die herkömmliche Fortbildungsveranstaltung eine klar hierarchische ist, in der das Wissen von oben durch den Experten nach unten an die zu Belehrenden weitergegeben wird, zeichnet sich z. B. ein (videogestützter) Qualitätszirkel durch Egalität aus. Eine Grundvoraussetzung ist u. a. die, daß das Handeln eines beteiligten Kollegen zunächst, d. h. bis zum Beweis des Gegenteils, als im wesentlichen sinnvoll und gerechtfertigt aufgefaßt wird. Dadurch, daß jeder beteiligte Kollege dem anderen durch die Videodokumentation Einblick in sein reales ärztliches Handeln gewährt, wird dieses egalitäre Element noch verstärkt. Weiterhin ist durch die Videodokumentation realer Fälle gewährleistet, daß utopische Handlungsstandards gar nicht erst aufgestellt werden. Die herkömmliche Fortbildung zeichnet sich hingegen häufig dadurch aus, daß Maximen verkündet werden, deren konsequente Einhaltung dem kritischen Zuhörer mitunter mehr als zweifelhaft erscheint.

Auch im videogestützten Qualitätszirkel ist Platz für Experten. Allein die etablierte Gruppendynamik eines seit längerem eingespielten Zirkels verwehrt aber dessen Dominanz. Er erhält hier mehr eine dienende Funktion, indem er auf vom Qualitätszirkel formulierte Spezialfragen antwortet und in einem Dialog am runden Tisch seine eigenen Maximen an der Realität der niedergelassenen Praxis messen lassen muß. Der Qualitätszirkel wird somit zu einer Quelle gezielter Fragestellung an die Universitätsmedizin. Dies ist neu, denn bisher beantwortet diese meist Fragen, die sie sich selbst gestellt hat.

"Die Gestaltung und Durchführung der Fortbildung sollten vermehrt niedergelassenen Ärzten überlassen werden, die sich ihrerseits sachkundig gemacht haben. Es kommt nicht in erster Linie darauf an, über die letzten Entwicklungen der Hochleistungsmedizin zu orientieren, sondern Defizite in der täglichen Praxis aufzuzeigen und abzubauen und insgesamt eine problem- und bedürfnisorientierte Themenauswahl vorzunehmen." (Sachverständigenrat für die Konzertierte Aktion im Gesundheitswesen 1988, 117)

Die Besonderheit videogestützter Fortbildung liegt aber in der Benutzung des Mediums der Videoaufzeichnung. Diese ist nicht unbedingt hinsichtlich medizinisch fachlicher Inhalte anderen Methoden der Wissensverarbeitung und -vermittlung überlegen, sie ist jedoch das beste Mittel, die Arzt-Patienten-Interaktion zu erfassen. Hiermit wird eine Dimension des ärztlichen Berufes eingeführt, die in der Fort- und Weiterbildung noch weithin vernachlässigt erscheint. Viele mögen eine gute Qualität des Umgangs mit Patienten für eine Form des Praxismarketings halten, ähnlich einem angenehmen Wartezimmerambiente und einem funktionierenden Bestellsystem, das nachrangig ist, wenn man nur gute Medizin abliefert. Bei näherem Hinsehen erscheint es jedoch nahezu als Binsenweisheit, daß auch der Erfolg einer guten Medizin von der Qualität der Arzt-Patienten-Interaktion abhängt. Der beste Diagnostiker ist zunächst auf die Informationen angewiesen, die er von dem Patienten durch eine einfühlsame Gesprächsführung erhalten kann und die beste Therapie nützt wenig, wenn der Patient sie nicht befolgt, weil er zu dem Doktor keinen "Draht" hat (vgl. z. B. Arborelius und Timpka 1990).

Die Betonung kommunikativer Kompetenzen erscheint auch deshalb von größter Bedeutung, da die bisherige ambulante Medizin nach Meinung einer zunehmend größer werdenden Zahl von Ärzten durch einen massiven Fehleinsatz biomedizinisch orientierter Methoden (z. B. technikorientierter Überdiagnostik oder sinnloser Pharmakotherapie) gekennzeichnet ist. Da vielen Ärzten "biopsychosoziale" Methoden fehlen, den entsprechenden Problemen ihrer Patienten zu begegnen, werden "ut aliquid fiat" sowohl Diagnostik als auch Therapie aus dem biomedizinischen Bereich eingesetzt. Frustration und Resignation auf beiden Seiten ist häufig die Folge. Die Situation ähnelt oft dem Versuch, mit einem Federhalter eine Nuß knacken zu wollen. Der Arzt muß also im Rahmen der Fortbildung seine biomedizinischen Instrumente besser kennenlernen und psychosozial orientierte hinzuerwerben.

Es gibt Hinweise darauf, daß eine verbesserte Kommunikation zu besseren medizinischen Ergebnissen führt (Verby, Holden und Davis 1979). Die Nutzung der Videodokumentation in der Fortbildung bedeutet eine erstrangige Möglichkeit, den nicht meß- oder zählbaren Anteil ("the art of general practice") unserer Arbeit zu erfassen, zu vermitteln und einer wissenschaftlichen Auswertung zugänglich zu machen bzw. Methoden hierfür zu entwickeln (Royal College of General Practitioners 1985).

Da nicht alle Arzt-Patient-Kontakte während des jeweiligen Dokumentationszeitraumes aufgezeichnet werden können, kommt es selektionsbedingt zu einem methodischen Bias. Dieser ließe sich vermeiden, indem man auf die Methode der Videodokumentation ganz verzichtet: aufgrund der unbezweifelbaren Vorteile der Methode (s. o.) kein sinnvolles Vorgehen. Es kann also nur darum gehen, möglichst genau zu erfassen, wie sich dieser Bias auswirkt. Ein Weg hierzu ist z. B. die nachträgliche Charakterisierung der Patientenkontakte aus dem Gedächtnis, wodurch sich Typen von Patienten oder möglicherweise auch Erkrankungen erfassen lassen, die der Videodokumentation regelmäßig entgehen. Nach unseren bisherigen Beobachtungen könnten dies zum Beispiel Fälle sein, in denen es auch für den Patienten primär erkennbar um psychosoziale Probleme im engeren Sinne geht und in denen die Einwilligung in eine Dokumentation nicht gegeben wird.

Als Alternative zur Videodokumentation kommt u. a. eine Analyse von Krankenunterlagen in Frage. Karteikarten aber enthalten eine in weit höherem Maße vorgefilterte Information, in der Regel nur das, was dem Arzt besonders wichtig bzw. festhaltenswert erschien. Was er als unwichtig ignorierte oder erst gar nicht wahrnahm, ist unwiederbringlich verloren. Die Bewertung von Gesprächsstrategien ist praktisch nicht möglich. So verwendete ein Kollege im Hannoveraner Qualitätszirkel eine standardisierte Checkliste im Patientengespräch. Nur anhand der Aufzeichnungen in der Karteikarte wäre es hier, da sauber strukturierte Informationen gewonnen und dokumentiert wurden, sicherlich zu einer überwiegend positiven Beurteilung durch die Gruppe gekommen. Die beobachtete Einengung des Gesprächsverlaufs und die damit verbundenen Gefahren wurden erst durch die Videodokumentation deutlich. Andererseits neigte der parallel durchgeführte karteikartengestützte Qualitätszirkel stärker zu Längsschnittbetrachtungen von Patienten und stellte somit einen anderen durchaus wichtigen Aspekt des allgemeinärztlichen Arzt-Patienten-Verhältnisses in den Vordergrund.

Auch die Bundesärztekammer hat sich inzwischen zu "Empfehlungen für eine 'gute' ärztliche Fortbildung" veranlaßt gesehen und ein "Fortbildungskonzept 1993" beschlossen. Noch etwas unbestimmt wird zur "Qualitätssicherung der ärztlichen Fortbildung (...) die Entwicklung neuer Fortbildungsmethoden und des Trainings von Multiplikatoren" gefordert (Bundesärztekammer 1993, B-969). Weiter heißt es dort u. a.:

"Erfahrungen, Probleme und Fälle der Lernenden sollten bei Vortrag und Diskussion berücksichtigt werden." (Bundesärztekammer 1993, B-969)

Die interkollegiale Arbeit mit fallbezogenen Videodokumenten aus der Praxis würde diesen Vorstellungen entsprechen.

3. Weiterbildung. Vom Arzt zum Hausarzt.

Vieles, was hinsichtlich der Fortbildungssituation ausgeführt wurde, gilt sinngemäß auch für den Bereich ärztlicher Weiterbildung. Aber es gibt auch eine Reihe von Besonderheiten. Die Weiterbildung ist die für die spätere Berufstätigkeit wahrscheinlich prägendste Phase im ärztlichen Berufsleben, die nach Meinung vieler Ärztinnen und Ärzte für die konkrete Art und Weise der Tätigkeit in eigener Praxis von größerer Bedeutung ist als die vorausgehende universitäre Ausbildung (vgl. auch SVR 1989). Für den hausärztlichen Versorgungsbereich soll im Folgenden insbesondere die Weiterbildung zum "Facharzt für Allgemeinmedizin" betrachtet werden. Einer Beschreibung der erforderlichen Weiterbildungsinhalte sowie aktueller Veränderungen der Weiterbildungsordnung folgt ein Ausblick auf neue Formen interkollegialen Lernens und die damit einhergehenden Möglichkeiten einer Videodokumentation in der Praxis.

4. Allgemeinarzt - Der Spezialist für das Allgemeine

Die Mehrzahl aller medizinischen Fächer widmet sich ihrem fachspezifischen Krankheitsspektrum, d. h. der Spezialist sieht in der Regel sehr unterschiedliche Patienten mit stets gleichen Krankheiten. In der Allgemeinpraxis dagegen werden unterschiedlichste Krankheitsbilder in allen Ausprägungsformen und Schweregraden, jedoch bei häufig gleichen, nicht selten über Jahrzehnte hin betreuten Patienten, behandelt. Der Allgemeinarzt benötigt somit allgemeine, d. h. querschnittliche Basiskenntnisse in allen klinischen Disziplinen.

Bei medizinisch ähnlich kategorisierter Sachlage (z. B. "chronisches Asthma bronchiale") können sich durch den Einfluß biographischer, sozialer, psychischer und durch die jeweilige Lebenssituation gegebener Einflüsse durchaus unterschiedliche Prioritäten der Hilfe ergeben. Der Allgemeinarzt sollte also während seiner Weiterbildung lernen, zu einem umfassenden Krankheitsverständnis zu gelangen, bei dem die klinisch-wissenschaftliche Diagnose zwar unabdingbar, aber dennoch nur als ein Bestandteil in die patientenbezogene Problemanalyse integriert wird.

Am Beispiel jedes Krankheitsschicksals werden Zusammenhänge deutlich und es vollzieht sich die Integration der erlernten Spezial- und Detailkenntnisse. (...)

Unterschiedliche Patientenschicksale demonstrieren, daß bei gleicher Krankheit gleichartige spezielle Leistungen keinesfalls ausreichen. Jeder Patient benötigt trotz gleicher Krankheit - seiner unterschiedlichen Lebenssituation entsprechend - ganz unterschiedliche allgemeine Leistungen. Nur Individualmedizin ist effektiv! (Hesse und Sturm 1993b, 16)

In diesem Sinne kommt es nicht nur darauf an, medizinische Möglichkeiten auszuschöpfen, sondern jeweils zu prüfen, ob und wie diese für jeden einzelnen Patienten mit seinen spezifischen Erwartungen und Bedürfnissen in seiner jeweiligen Situation sinnvoll eingesetzt werden können.

Die Gesundheitsprobleme in der Allgemeinpraxis sind zumeist nicht durch eine akute Bedrohlichkeit gekennzeichnet. Sie lassen vor allem bei chronisch degenerativen Erkrankungen einen relativ weiten Spielraum für ärztliche Entscheidungen. Vielfach stehen unterschiedliche Heilweisen von dennoch gleichrangiger Bedeutung, z. B. pharmakologische und physikalische Maßnahmen, zur Verfügung und selbst die Unterlassung einer Therapie bedeutet in der hausärztlichen Praxis keineswegs zwangsläufig eine schlechtere medizinische Versorgung. Den hier gegebenen Spielraum sollte der angehende Allgemeinarzt erkennen und im Rahmen seiner Weiterbildung lernen, diesen für eigenständige am jeweiligen Gesundheitsproblem des jeweiligen Patienten orientierte Entscheidungen auszuschöpfen. Der Facharzt für Allgemeinmedizin sollte am Ende seiner Weiterbildung somit gleichsam zum "Spezialisten für das Allgemeine" geworden sein.

Die Weiterbildung zum Allgemeinarzt in der Bundesrepublik Deutschland

Nach Abschluß des theorielastigen Studiums ergibt sich für den frisch approbierten Arzt während der Weiterbildung erstmals Gelegenheit zur eigenverantwortlichen ärztlichen Tätigkeit. Selbständige Diagnostik und Therapie von Erkrankungen oder das Gespräch mit Patienten und Angehörigen werden im Rahmen der Weiterbildung zur täglichen Anforderung. Während der größte Teil der Weiterbildung jedoch in Kliniken absolviert wird und dort unter den speziellen Bedingungen des Krankenhauses erfolgt, findet ein Kompetenzerwerb im eigenen Fachgebiet mit entsprechender Vorbereitung auf die spezifischen Probleme der hausärztlichen Praxis nur in ungenügender Weise statt (vgl. Heimstädt 1991).

"Die eigentliche Einarbeitung in die verantwortungsvolle Tätigkeit des Haus- und Familienarztes erfolgt erst in der Allgemeinpraxis; brauchbare praktische Erfahrungen kann ein Assistent nirgendwo anders sammeln als in seinem künftigen Berufsfeld." (Eitmann et al. 1985, 9)

Die Weiterbildung zum Facharzt für Allgemeinmedizin wird durch die Weiterbildungsordnung geregelt. Nach jahrelangen Auseinandersetzungen ist 1992 deren grundlegende Neufassung beschlossen worden (Bundesärztekammer 1992). Für das Gebiet Allgemeinmedizin wurde neben einer insgesamt dreijährigen strukturierten

Weiterbildung in Krankenhäusern und Praxen eine Seminarweiterbildung von 240 Stunden Dauer zum obligatorischen Bestandteil der Weiterbildung gemacht. Ab 1994 wurde somit die bundesweite Etablierung eines 240stündigen Seminarprogramms erforderlich. Eine abgeschlossene Weiterbildung wird schließlich, anders als bisher, auch eine Voraussetzung für die Genehmigung zur Niederlassung in eigener Praxis sein.

Die obligatorische Einführung einer zusätzlichen Seminarweiterbildung ist in dieser Form ein Novum. Die Verantwortlichen sehen sich einer Verpflichtung zur bundesweiten Organisation eines völlig neuen Seminarprogramms für jährlich viele Tausende von Weiterbildungsassistenten gegenüber. Auch wenn inzwischen ein "Kursbuch Allgemeinmedizin" mit einem Katalog von Lernzielen vorliegt (Bundesärztekammer und Deutsche Gesellschaft für Allgemeinmedizin 1993), sind noch viele curriculare und vor allem auch didaktische Fragen offen. Die sich daraus ergebenden Aufgaben, Probleme und Chancen lassen sich nur schwer absehen.

Wie können derartig komplexe Anforderungen, die sich darüber hinaus in vielen Punkten von den im Krankenhaus erfahrenen Problemen und Lösungsstrategien unterscheiden, auf systematische Weise zum Gegenstand der Weiterbildung werden? Welche Möglichkeiten und Chancen bieten neue Formen interkollegialer Zusammenarbeit und die Videoaufzeichnung von Arzt-Patient-Kontakten in der Praxis? Wie lassen sich die Chancen, die in einer Neugestaltung der allgemeinärztlichen Weiterbildung liegen, nutzen?

Interaktive und problemorientierte Weiterbildung durch "peer review"

In der aktuellen Umbruchsituation ergeben sich neue Möglichkeiten zur Gestaltung eines Seminarprogramms, daß sich in vielen Punkten sehr grundsätzlich von den herkömmlichen Methoden der Fort- und Weiterbildung unterscheidet. Eine komprimierte Wiederholung des klinischen Studiums reicht dabei keineswegs aus und würde den spezifischen Anforderungen an hausärztliche Tätigkeit auch in keiner Weise gerecht.

Als zentraler didaktischer Bestandteil bietet sich insbesondere ein interaktives und problemorientiertes Weiterbildungskonzept an, welches sich methodisch an die im Ausland gerade im Fach Allgemeinmedizin bereits seit langem bewährten Formen der interkollegialen Supervision ("peer review") anlehnt (vgl. z. B. Grol, Mesker und Schellevis 1988, Heyrman und Spreeuwenbergh 1987, Gerlach 1992, Goßmann 1992). Die gegenseitige Beurteilung ("review") des ärztlichen Handelns in der Praxis innerhalb einer konstanten Gruppe von Gleichrangigen ("peers") könnte hier neue Akzente setzen.

Übertragen auf die Bedingungen ambulanter Versorgung in der Bundesrepublik Deutschland und unter Berücksichtigung der durch die Weiterbildungsordnung gegebenen Rahmenbedingungen, könnte eine solche Arbeit von Weiterbildungsgruppen nach dem "peer review"-Prinzip sich an das bereits bewährte Konzept für ärztliche Qualitätszirkel anlehnen (vgl. Bahrs, Gerlach Szecsenyi 1994) und zum Beispiel wie folgt aussehen:

Eine Gruppe von etwa 8 bis 15 Weiterbildungsassistenten trifft sich unter Anleitung eines erfahrenen Seminarleiters in einem Zeitraum von insgesamt drei Jahren etwa alle 14 Tage für ca. 3 bis 4 Stunden. Die Zusammensetzung der Gruppenteilnehmer bleibt für den gesamten Weiterbildungszeitraum konstant. Während der Weiterbildungszeiten, welche die Teilnehmer in allgemeinärztlichen Praxen verbringen, wird das eigene Handeln für ausgewählte Zeiträume fallbezogen dokumentiert. Dies ist z. B. durch die Nutzung der Karteikartendokumentation oder unter Heranziehung von Audio- und Videoaufzeichnungen möglich. Auch spezielle Dokumentationsbögen, gegenseitige teilnehmende Beobachtung oder eine Nutzung vorhandener Praxis-EDV kommen in Frage. Die so dokumentierten Informationen über das konkrete Handeln werden in der Gruppe zur Diskussion gestellt. Auf diese Weise besteht die Möglichkeit, in einer Gruppe gleichrangiger Teilnehmer unterschiedlichste Patientenprobleme und Situationen zum Thema werden zu lassen. Eindrücke aus verschiedensten Praxen, die eigene Sichtweise ergänzende Informationen durch andere Gruppenmitglieder und den Seminarleiter sowie die Auseinandersetzung mit realen Praxisproblemen eröffnen neue Möglichkeiten des Lernens am (eigenen) konkreten Handeln. Spezialisten unterschiedlichster Disziplinen werden im Verlauf der Weiterbildungsveranstaltungen immer wieder themen- bzw. fallbezogen eingebunden. Der Seminarleiter hat u. a. die Aufgabe, darauf zu achten, daß die in der Weiterbildungsordnung angesprochenen Inhalte abgedeckt werden. Lediglich klar umrissene Teilbereiche der Weiterbildung werden auf diese Weise im herkömmlichen Frontalvortragsstil und in weiterbildungsgruppenübergreifenden Veranstaltungen mit größerer Zuhörerzahl vermittelt.

Unmittelbar vor der Niederlassung, d. h. zu einem Zeitpunkt, zu dem eine wichtige persönliche und berufliche Weichenstellung erfolgt, würde hier ein Angebot gemacht, das sich als eine Vorbereitung auf den tatsächlichen Berufsalltag als Hausarzt versteht. Ein das berufliche Selbstverständnis prägender Prozeß in einer konstanten, sich regelmäßig treffenden Seminargruppe, würde dieses Weiterbildungsprogramm von üblichen diskontinuierlichen Fort- und Weiterbildungsangeboten, die von Ärztinnen und Ärzten nur in ständig wechselnder Zusammensetzung wahrgenommen werden können, grundlegend unterscheiden.

Offenheit und interkollegialer Austausch in einer festen Gruppe von Gleichrangigen ermöglichen neue Erfahrungen, die in Qualitätszirkeln fortgesetzt werden können und auch prägenden Einfluß auf die Bereitschaft zu kontinuierlicher Fortbildung nach Abschluß der Weiterbildung haben könnten (vgl. u. a. Lorenz 1993).

Langfristig sollte auch an ein Angebot zum strukturierten kollegialen Erfahrungsaustausch für die zur Weiterbildung ermächtigten Praxisinhaber gedacht werden, daß vor allem auf die pädagogischen Aufgaben des zur Weiterbildung ermächtigten Praxisinhabers zielt. Es darf erwartet werden, daß eine spezielle Fortbildung von Allgemeinärzten zu Seminarleitern sowohl zur Sicherung bzw. Verbesserung der Qualität der Weiterbildung selbst als auch zu einer Verbesserung der Versorgungsqualität beitragen könnte (vgl. auch SVR 1989). Solche und ähnliche Ansätze sind im benachbarten Ausland als sogenannte "teach the teachers"-Programme z. T. bereits fester und obligatorischer Bestandteil nationaler Weiterbildungskonzepte (Heyrman und Spreeuwenbergh 1987).

Warum Videoanalyse in der Weiterbildung ?

"Wissen" ist nicht gleichbedeutend mit "Können" und einer damit verbundenen Handlungskompetenz. Diese Lücke zwischen theoretisch vorhandenem Wissen eines Arztes und dessen konkreter Umsetzung im Einzelfall wird im angloamerikanischen Sprachraum als sogenanntes "performance gap" bezeichnet.

"Trotz der Vielfalt genutzter Fortbildungsmöglichkeiten wird über eine Diskrepanz zwischen meßbar durch Fortbildung aufgenommenem Wissen und der Umsetzung in die alltägliche Berufstätigkeit berichtet." (Odenbach 1984, 159)

Es handelt sich hier keineswegs immer um ein falsches "Handeln wider besseres Wissen", sondern in vielen Fällen um ein durch die besonderen Bedingungen des Einzelfalles begründetes und oft gut nachvollziehbares Abweichen von den theoretisch bekannten Maximen (Abholz, Dreykluft und Meyer 1992). Infolge dieser Beobachtung setzt sich zunehmend die Erkenntnis durch, daß die theoretische Vermittlung fachwissenschaftlicher Inhalte allein nicht ausreicht.

"Lernen im modernen Sinne ist also erkennbare und beabsichtigte Änderung des Verhaltens." (Härter et al. 1988, I-1418)

Eine selbstkritische am konkreten Fall orientierte Weiterbildung, die eine Reflexion des eigenen Handelns sowie einen fallbezogenen interkollegialen Diskurs ermöglicht, könnte hier eine Lösung des Problems bedeuten.

Die Weiterbildungsordnung enthält für das Gebiet Allgemeinmedizin eine Reihe von Inhalten und Zielen, die andere Formen der Weiterbildung notwendig macht. Im Abschnitt I der (Muster-)Weiterbildungsordnung werden vom zukünftigen Allgemeinarzt "eingehende Kenntnisse, Erfahrungen und Fertigkeiten" u. a. in folgenden Bereichen erwartet

"(...)

- *der primärärztlichen Diagnostik, Therapie und Beratung bei allen auftretenden Gesundheitsstörungen*
- *den Besonderheiten ärztlicher Behandlung von Patienten in ihrem häuslichen Milieu und ihrem weiteren sozialen Umfeld in Kenntnis der erlebten Langzeitanamnese*

(...)
- *Aufbau und Erhaltung eines persönlichen Patienten-Arzt-Verhältnisses*
- *dem Erwerb von Fähigkeiten zur Kontaktaufnahme und zum dauernden Umgang mit dem Patienten und seinen Bezugspersonen, verbale und nonverbale Kommunikation*
- *Fähigkeiten zur Führung eines ärztlichen Gespräches*
- *der Erkennung der Lebensweise von Patienten und deren Verhalten bei Beeinträchtigung der Gesundheit*
- *der Gesundheitsberatung und Prävention*

(...)
- *der Motivierung des Patienten zur therapeutischen Mitarbeit, auch durch die Bildung von therapeutischen Patientengruppen*
- *langfristiger Behandlung und ärztlicher Betreuung chronisch kranker, multimorbider sowie bettlägeriger und sterbender Patienten*

(...)
- *Krisenintervention*
- *der psychosomatischen Grundversorgung*
- *den Grundsätzen der Qualitätssicherung in der Allgemeinmedizin*

(...)" (Bundesärztekammer 1992, 23-24)

Die auszugsweise genannten Kenntnisse, Erfahrungen und Fertigkeiten setzen persönliche bzw. psychosoziale Kompetenzen des Arztes voraus. Insbesondere kommunikative Fähigkeiten inklusive der Wahrnehmung nonverbaler Phänomene sind auf seiten des Arztes wesentliche Voraussetzungen, um die genannten Ziele erreichen zu können (vgl. auch Bensing 1992). Es gibt viele Hinweise darauf, daß Ärzte gerade im kommunikativen Bereich Defizite haben und dieses Problem auch selbst als Mangelsituation erleben (vgl. z. B. Maguire, Fairbairn und Fletcher 1986, Arbeitskreis Medizinerausbildung der Robert-Bosch-Stiftung 1989). Über die grundsätzliche Vermittelbarkeit kommunikativer Kompetenzen besteht keine einheitliche Meinung. Allgemein anerkannt ist jedoch, daß es Methoden gibt, die sich mehr oder weniger gut für die diesbezügliche Dokumentation des ärztlichen Handelns eignen (Bahrs und Köhle 1989, Bahrs, Gerlach und Szecsenyi 1994).

Aus der Psychiatrie liegen bereits seit längerem positive Erfahrungen mit fallbezogener videogestützter Weiterbildung vor. Auch Ängste der beteiligten Ärzte sowie deren zeitliche Beanspruchung stehen dem offenbar nicht entgegen:

Probleme aufgrund von Hemmungen auf Seiten des Auszubildenden oder wegen der zeitlichen Anforderungen können überwunden werden und sollten nicht davon ab-

halten, die Möglichkeiten, die Video in der Weiterbildung bietet, extensiv zu nutzen. (Ahrens und Linden 1989, 155)

Wie auch Erfahrungen im Ausland nahelegen, bietet sich als Methode für die Dokumentation von Arzt-Patient-Kontakten hinsichtlich der zuvorgenannten Weiterbildungsziele insbesondere die Videodokumentation an. In Großbritannien, den Niederlanden, Skandinavien und den USA gehören Videoaufzeichnungen bereits seit längerem zum Standardrepertoire bei der Beurteilung allgemeinärztlichen Handelns in der Praxis (vgl. z. B. Arborelius und Timpka 1990, Jackson und Pinkerton 1983, Royal College of General Practitioners 1985, Turner und Edwards 1990, Verby, Holden und Davis 1979).

"Audiovisual technology is becoming a standard tool for facilitating behavioral medicine learning by primary care residents. (...) Residents' response to the use of the audiovisual review (AVR) as a teaching strategy has been generally positive." (Skinner, Slatt und Baker 1990, 157-158)

Selbst in der Weiterbildung von Praxismitarbeitern liegen bereits positive Erfahrungen mit Videoaufzeichnungen in der Praxis vor (Sharp, Platts, Turner und Drucquer 1989). Die Videodokumentation ist zwar notwendigerweise selektiv hinsichtlich des Zeitpunktes und der getroffenen Auswahl, ermöglicht aber eine außerordentlich umfängliche Nachvollziehbarkeit und unübertroffene Anschaulichkeit des Arzt-Patient-Kontaktes (Bahrs, Köhle und Szecsenyi 1992).

Das Training ärztlicher Wahrnehmung und ärztlicher Gesprächsführung sowie die Reflexion der eigenen beruflichen Tätigkeit werden durch die anhand der Bild- und Tonaufzeichnung beliebig oft rekonstruierbare Beratungssituation, gefördert.

Wie das Beispiel von Qualitätszirkeln zeigt, in denen die Videodokumentation Verwendung findet, können so z. B. Aufbau und Gestaltung der Patient-Arzt-Beziehung, die Ermittlung des individuellen Hilfsbedarfs unter Rückgriff auf patientenorientierte Entscheidungsstrategien oder der Umgang mit "alltagsethischen" Problemstellungen z. B. im Umgang mit Schwerkranken bzw. Sterbenden in einzigartiger Weise zum Thema einer Gruppendiskussion werden.

Nicht nur Teilnehmer eines Weiterbildungsseminars oder eines Qualitätszirkels dürften von der gemeinsamen Gruppenarbeit profitieren. Auch als Moderator eines Qualitätszirkels hatte der Autor (F. M. G.) Gelegenheit, Veränderungen seines praktischen Handelns in der allgemeinärztlichen Praxis wahrzunehmen. Viele eigene Arzt-Patient-Begegnungen gehen inzwischen mit der imaginären Frage, "Was hätten die Kolleginnen und Kollegen (im Qualitätszirkel) jetzt wohl gemacht?" einher. Wesentlich ausgeprägter als zuvor wurde auch das Bemühen herauszufinden, mit welchem Anliegen der Patient "tatsächlich" in die Praxis gekommen ist. Bezogen auf das aktuell behandelte Qualitätszirkelthema "Kreuzschmerz" blieben die gemeinsam formulierten Handlungsleitlinien nicht ohne Folgen. So ging die Verordnung von Massagen zugunsten einer Patientenaktivierung durch krankengymnastische Übungsbehandlung zurück. Das Gespräch konnte vielen "Kreuzschmerzpatienten" die zuvor obligatorische "Diclo i. m." ersetzen und weniger invasive Therapiewege ebnen.

Aber auch Grenzen einer Arbeit in kleineren Gruppen wurden erfahrbar. So eröffnete erst die eigene Niederlassung in einer allgemeinärztlichen Gemeinschaftspraxis mit sportmedizinischem bzw. chirotherapeutischem Schwerpunkt den Blick für die Möglichkeiten manueller Medizin. Aufgrund einer entsprechenden Zusammensetzung der Teilnehmer und Auswahl der hinzugezogenen Experten anderer Fachdisziplinen, hatten diese im Qualitätszirkel bis dahin keine Berücksichtigung finden können.

Die größere Bewußtheit eigenen Handelns durch Selbst- und Fremdreflexion führte gelegentlich aber auch zu Problemen, die zuvor nicht als solche erlebt wurden. Immer dann, wenn ein Patient mit "Kreuzschmerzen" doch mal wieder eine, vom Qualitätszirkel als weitgehend überflüssig und gefährlich eingestufte, i. m.-Injektion erhielt, meldete sich nunmehr das eigene "schlechte Gewissen" und erzeugte einen zuvor nicht gekannten Rechtfertigungsdruck.

Vor- und Nachteile resümierend, stellt die interkollegiale Zusammenarbeit auf der Basis von Videoaufzeichnungen nach Aussagen von Teilnehmern und Moderatoren entsprechender Qualitätszirkel jedoch eine eindeutige persönliche und fachliche Bereicherung dar (vgl. u. a. Bahrs, Köhle Szecsenyi 1992, Gerlach 1994, Habbach 1995).

Videoaufzeichnungen in der hausärztlichen Praxis sind sicherlich kein Universalinstrument zur Überwindung von Defiziten in der herkömmlichen Fort und Weiterbildung. Sie ermöglichen jedoch einen einzigartigen, immer wieder reproduzierbaren Zugang zur Arzt-Patienten-Interaktion, zu Aspekten wie Bewegungen, Körperhaltungen und Mimik, zur ärztlichen Gesprächsstrategie und in geringerem Maße auch zur Untersuchungstechnik. Andere handelnde Personen, wie z. B. das Praxispersonal, kommen ebenfalls "ins Bild". Weiterhin erzwingen Videodokumentationen einen engen Realitätsbezug der Arbeit in Qualitätszirkeln. "Einblicke" in verschiedene Praxen, mit jeweils unterschiedlichen Ärzten und verschiedensten Patienten, eröffnen die Möglichkeit einer eingehenden Analyse zum Teil stark voneinander abweichender Interaktions- und Handlungsstile. In diesem Sinne sprechen erste Erfahrungen mit videogestützter Arbeit im Rahmen von bundesdeutschen Qualitätszirkeln (Bahrs, Köhle und Szecsenyi 1992, Bahrs, Gerlach und Szecsenyi 1994, Gerlach 1994) sowie ermutigende Berichte aus dem benachbarten Ausland, wo man bereits auf längere Erfahrungen zurückblicken kann, für eine verstärkte Nutzung der Videodokumentation. Es liegt nahe, daß viele praktisch tätige Kolleginnen und Kollegen, ebenso wie deren Fort- und Weiterbilder selbst, von den mit "peer review" und Videodokumentation verbundenen Möglichkeiten profitieren könnten.

5. Literaturverzeichnis

Abholz HH, Dreykluft HR, Meyer B: Bericht über einen Qualitätszirkel. Zeitschrift für Allgemeinmedizin, 1992; 68:468-472

Ahrens B, Linden M: Videofeedback zur Schulung der ärztlichen Gesprächsführung in der psychiatrischen Weiterbildung. In: Kügelgen, B. (Hrsg.) Video in Psychiatrie und Psychotherapie. Springer, Berlin Heidelberg New York 1989

Arbeitskreis Medizinerausbildung der Robert-Bosch-Stiftung: Das Arztbild der Zukunft: Analysen künftiger Anforderungen an den Arzt; Konsequenzen für die Ausbildung und Wege zu ihrer Reform. Abschlußbericht des Murrhardter Kreises. Bleicher, Gerlingen 1989

Arborelius E, Timpka T: General practitioners' comments on video recorded consultations as an aid to understanding the doctor-patient relationship. Family Practice, 1990; 7:84-90

Bahrs O, Gerlach FM, Szecsenyi J: (1994) Ärztliche Qualitätszirkel. Leitfaden für den niedergelassenen Arzt. Deutscher Ärzte-Verlag, Köln 1994

Bahrs O, Köhle M: Qualitative und quantitative Methoden in Sozialforschung und Allgemeinmedizin. Internationale Allgemeinmedizin und Hochschule, Beilage zur Zeitschrift für Allgemeinmedizin, 1989; 216:I-1477-1482

Bahrs O, Köhle M, Szecsenyi J: Das Videoseminar. Ein symptomübergreifender Supervisionsansatz. Qualitätszirkel von Allgemeinärzten und Sozialwissenschaftlern. Psychologie in der Medizin, 1992; 3:23-29

Bensing J: Doctor-patient communication and the quality of care: an observation study into affective and instrumental behavior in general practice. Deutscher Ärzte-Verlag, Utrecht 1992

Bundesärztekammer: (Muster-)Weiterbildungsordnung. Beschlüsse des 95. Deutschen Ärztetages. Köln 1992

Bundesärztekammer: 'Fortbildungskonzept 1993' der Bundesärztekammer. Empfehlungen für 'gute' ärztliche Fortbildung. Deutsches Ärzteblatt, 1993; 90, 18:B-969-970

Bundesärztekammer/Deutsche Gesellschaft für Allgemeinmedizin (Hrsg.): Kursbuch Allgemeinmedizin: Lehr- und Lernziele für die theoretischen Weiterbildungskurse im Fach Allgemeinmedizin. Band 2: Texte und Materialien der Bundesärztekammer zur Fort- und Weiterbildung. Köln 1993

Bundesärztekammer (Hrsg.): Berufsordnung für die deutschen Ärzte. Deutsches Ärzteblatt, 1994; 91:A-53-58

Eitman H, Forstmeyer O, Kalinski S, Mader FH, Mayer K, Sturm E: Weiterbildung durch den Arzt für Allgemeinmedizin. Grundlagen und Anleitungen für Weiterbilder. Rheindruck, Düsseldorf 1985

Gerlach FM: Peer review - Trainingsprogramm und Qualitätssicherung für den Hausarzt. Zeitschrift für Allgemeinmedizin, 1992; 68:461-467

Gerlach FM, Bahrs O: Qualitätssicherung durch hausärztliche Qualitätszirkel. Strategien zur Etablierung. Ulstein Mosby, Berlin Wiesbaden 1994

Goßmann HH: (1992) Allgemeinmedizin. Das Besondere am Allgemeinen. Neue Konzepte für die Weiterbildung können auf eine Fülle von Material zurückgreifen. Deutsches Ärzteblatt, 1992; 9:B-454-455

Grol R, Mesker P, Schellevis F: Peer review in general practice. Methods, standards, protocols. Nijmegen University, Department of General Practice, Nijmegen 1988

Habbach S: Med. Diss. Hannover (Interviews mit Teilnehmern des Hannoveraner "Mittwochszirkels). 1995, in Vorbereitung

Härter G, Dieckhoff D, Faust G, Hamm H, Klimm HD, Pillau H, Riese W, Sturm E, Heller G: Lehrstoffkatalog Allgemeinmedizin und Familienmedizin. Internationale Allgemeinmedizin und Hochschule, Beilage zur Zeitschrift für Allgemeinmedizin, 1988; 206:I-141l426

Heimstädt M (Hrsg.): Betrifft: Weiterbildung Allgemeinmedizin. Biermann, Zülpich 1991

Hesse E, Sturm E: Kostensteigerung und Konsumdenken durch Fehlprogrammierung (Teil 1). Vier Anmerkungen zu den Leitlinien des Wissenschaftsrates für die Neuordnung der ärztlichen Berufsbildung. Niedersächsisches Ärzteblatt, 1993; 16:14-17

Hesse E, Sturm E: Kostensteigerung und Konsumdenken durch Fehlprogrammierung (Teil 2). Vier Anmerkungen zu den Leitlinien des Wissenschaftsrates für die Neuordnung der ärztlichen Berufsbildung. Niedersächsisches Ärzteblatt, 1993; 17:15-17

Heyrman J, Spreeuwenbergh C (eds.): Vocational training in general practice. Proceedings of a workshop on 15th - 18th October 1987. The New Leeuwenhorst Group, London 1987

IVE Research International: Was Hausärzte lesen. Zitiert nach: Der Praktische Arzt, 1993; 17:3-4

Jackson MG, Pinkerton RE: Videotape teaching in family practice residencies. Journal of Medical Education, 1983; 58:434-435

Lorenz G: Kursweiterbildung als Maßstab für effiziente Qualitätssicherung. Multiplikatorenfortbildung zum "Kursbuch Allgemeinmedizin". Der Praktische Arzt, 1993; 20:44-51

Maguire P, Fairbairn S, Fletcher C: Consultation skills of young doctors: I - Benefits of feedback training in interviewing as students persist. II - Most young doctors are bad at giving information. British Medical Journal, 1986; 292:1573-1578

Odenbach PE: Fortbildung als Instrument der Qualitätssicherung ärztlichen Handelns. In: Selbmann H.K: (Hrsg.) Qualitätssicherung ärztlichen Handelns. Beiträge zur Gesundheitsökonomie Band 16, Bleicher, Gerlingen 1984; 151-160

Renschler HE: Methoden für professionelles Weiterlernen. Ergebnis orientierender Umfragen bei Ärzten. Schweiz. Rundschau Med. (PRAXIS) 1992; 81, 52:1574-1585

Royal College of General Practitioners: (1985) What sort of doctor? Assessing quality of care in general practice. Report from general practice 23. Exeter Publications Office of the College, Exeter 1985

Sachverständigenrat für die Konzertierte Aktion im Gesundheitswesen: Medizinische und ökonomische Orientierung: Vorschläge für die Konzertierte Aktion im Gesundheitswesen, Jahresgutachten 1988.

Sachverständigenrat für die Konzertierte Aktion im Gesundheitswesen: Qualität, Wirtschaftlichkeit und Perspektiven der Gesundheitsversorgung: Vorschläge für die Konzertierte Aktion im Gesundheitswesen, Jahresgutachten 1989. Nomos, Baden-Baden 1989

Sachverständigenrat für die Konzertierte Aktion im Gesundheitswesen: (1990) Herausforderungen und Perspektiven der Gesundheitsversorgung: Vorschläge für die Konzertierte Aktion im Gesundheitswesen, Jahresgutachten 1990. Nomos, Baden-Baden 1990

Sharp AJH, Platts P, Turner JH, Drucquer MH: An assessment of the value of video recordings of receptionists. Journal of the Royal College of General Practitioners, 1989; 39:421-422

Skinner B, Slatt L, Baker R: Validating audiovisual reviews as a strategy for teaching behavioral medicine to primary care residents. Family Practice Research Journal, 1990; 9:157-165

Sturm E: Qualitätssicherung in der Weiterbildung im Gebiet Allgemeinmedizin. Niedersächsisches Ärzteblatt, 1993; 23:16

Turner J, Edwards A: Video consultation analysis - a review of three years of weekly meetings. Postgraduate Education for General Practice, 1990; 1:89-94

Verby JE, Holden P, Davis RH: Peer review of consultations in primary care: the use of audiovisual recordings. British Medical Journal, 1979; 1:1686-1688

Das Videoseminar - Erfahrungen mit einem Hausärztlichen Qualitätszirkel

Ottomar Bahrs

Hausärztliche Qualitätszirkel sind Foren für einen kontinuierlichen, problembezogenen und systematischen interkollegialen Erfahrungsaustausch. In wechselseitiger Supervision - oder besser: Intervision - soll ein Weg zur Sicherung der Qualität in der ambulanten Versorgung aufgezeigt und ein Instrument hausärztlicher Professionalisierung entwickelt werden. Diese Arbeitsform knüpft an ausländische *genuin* hausärztliche Erfahrungen an - etwa die in Holland verbreiteten 'peer review'- Gruppen -, greift Arbeitsformen auf, die in Psychotherapie und Pädagogik - etwa unter dem Titel 'Supervisionsgruppen' - in In- und Ausland bewährt sind und steht schließlich indirekt auch in der Tradition der in der Industrie entwickelten 'quality circles'.

Hausärztliche Qualitätszirkel lassen sich definieren (Tabelle 1) als **Gruppenarbeit** (10 bis 15 Teilnehmer) im **Expertenkreis**, die von **Moderatoren unterstützt** wird und

---
- **erfahrungsbezogen** (z. B. Videodokumentation in den Zirkelpraxen)
- **kontinuierlich** (z. B. 3 stündig, monatlich)
- **problemzentriert**
- **systematisch**
- **rekonstruktiv** (fallbezogen) und
- **zielgerichtet** ist.

Über die Reichweite der in Qualitätszirkeln erarbeiteten Ergebnisse herrscht im deutschen Sprachraum bislang noch keine Übereinstimmung. So können hausärztliche Qualitätszirkel im Sinne praxisbezogener Fortbildung als *normdurchsetzende* Instanz begriffen werden; Voraussetzung ist, daß grundsätzlich applizierbare Standards zur Verfügung stehen. Hausärztliche Qualitätszirkel können aber auch im Sinne der Entwicklung von Leitorientierungen als *normsetzende* Instanz begriffen werden und sind dann als Einheit von Forschung und Fortbildung zu verstehen. Die Erfahrungen mit einer solchen Gruppe möchte ich hier vorstellen. Das *Göttinger Videoseminar* ist der 'älteste' der derzeit in Niedersachsen arbeitenden Qualitätszirkel (Tabelle 2) und zugleich der erste, in dem die Gruppenarbeit ansatzweise durch Befragung von Patienten und Seminarteilnehmern evaluiert wurde und in der Patienten in den Diskussionsprozeß direkt einbezogen werden.

Tabelle 2   In Niedersachsen arbeitende Qualitätszirkel (Stand: 01.07.1995)[1]

	Göttinger Videoseminar	Hannover (Mittwoch)	Hannover (Dienstag)	Verden
Träger	*GeMeKo e.V.*	*Medizinische Hochschule*	*Medizinische Hochschule*	*BPA*
Finanzierung	Spenden, Unkostenbeteiligung	ZI, KBV, Bund u. Land	ZI, KBV, Bund und Land	BPA
Moderation	Bahrs & Szecsenyi	Bahrs & Gerlach	Bahrs & Weiß-Plumeyer	Ertel & Fischer-Rosenthal
Ziel	kollegiale Supervision	kollegiale Supervision	kollegiale Supervision	kollegiale Supervision
	Wahrnehmungsschulung	Entwicklung 'Zirkelmodell' Leitlinien 'Kreuzschmerz'	Entwicklung 'Zirkelmodell' 'Ärzte-Selbsthilfegruppe'	
Mittel	Videodokumentation Fallbericht des Arztes	Videodokumentation Fallbericht des Arztes	Aufbereitung von Fallakten Fallbericht des Arztes	Videodokumentation Fallbericht des Arztes
	Gruppendiskussion	Gruppendiskussion fallbezogen mit Experten (Arzt- u. Patientenbefragung, Praxisdokumentation)	Gruppendiskussion fallbezogen mit Experten	Gruppendiskussion
	(Patientenbefragung)			
Beginn:	Januar 89	April 92	April 92	Mai 92
Turnus	monatlich	monatlich	monatlich	8 wöchig
Ort	Uni/Praxen	MHH	MHH	Ärztehaus Verden
Zeitpunkt	Sa vormittag oder Di abend	Mittwoch nachmittag	Dienstag abend	Mittwoch abend
Dauer	3 - 4 Stunden	3 Stunden	2-3 Stunden	2 Stunden

[1]   Gruppenauswahl gemäß Stand 15.10.1993. Aktualisierte Daten, modifiziert nach Bahrs und Gerlach 1995

	Göttinger Videoseminar	Hannover (Mittwoch)	Hannover (Dienstag)	Verden
Teilnehmer	interdisziplinär	Hausärzte + Gast	Hausärzte + Gast	Hausärzte
Zahl d. Treffen	36[2]	17	30	18
Teilnehmer (Alle)	65	54	36	18
Teiln. (Schnitt)	9	15	9	9
Begleitforschung	ja	ja	ja	(zus. m. MHH)
Evaluation	fallbezogen	fallbezogen	fallbezogen	geplant
	zirkelbezogen (Befragung)	zirkelbezogen (Befragung)	geplant	zirkelbezogen
	sitzungsbezogen	sitzungsbezogen	sitzungsbezogen	

[2] Ein weiteres Treffen wurde als Schnupperseminar im Rahmen des 1. 'Trainings für Moderatoren von ärztlichen Qualitätszirkeln' im Juni 1993 durchgeführt

1. Beschreibung des Göttinger Videoseminars

Das Göttinger Videoseminar ist ein hausärztlicher Qualitätszirkel, der auf der Grundlage von Videoprotokollen von Sprechstundengesprächen die Problemaushandlung zwischen Patient und Arzt systematisch zum Thema macht. Der interdisziplinäre und symptomübergreifend arbeitende Zirkel hat sich 1989 aus einem Forschungsprojekt über den Erstkontakt in der Allgemeinmedizins entwickelt, das, von Dr. Michael Köhle initiiert, an der Abteilung Allgemeinmedizin in Göttingen durchgeführt wurde. Um Hausärzte als Experten ihrer eigenen Praxis am Forschungsprozeß zu beteiligen und diesen praktisch werden zu lassen, wurde - zunächst über persönliche Anschreiben, später über Mitteilungen in Fach- und regionaler Presse - zur Mitarbeit aufgerufen (Bahrs u. Köhle 1989c). Eine Zeit lang wurde öffentlich zu jedem einzelnen Treffen eingeladen. Seit dem Sommer 1990 hat sich eine relativ geschlossene Gruppe gebildet, in der eine Mitarbeit nur noch vermittels persönlicher Kontakte - dann aber problemlos - möglich war. Seit dem Herbst 1990 wird das Videoseminar in Trägerschaft der Gesellschaft zur Förderung Medizinischer Kommunikation e.V. (*GeMeKo*) durchgeführt, gemeinschaftlich organisiert und moderiert von Dr. Joachim Szecsenyi, Arzt und Sozialwissenschaftler, mir - ich bin Medizinsoziologe - sowie (von 1992 bis 1993) dem Sprachwissenschaftler Carsten Schultze.

Das Videoseminar entstand zu einem Zeitpunkt, da in Deutschland von hausärztlichen Qualitätszirkeln noch nicht die Rede war. Als ich 1988 in die Qualitätssicherung in die Abteilung Allgemeinmedizin der Universität Göttingen eintrat, gab es zwei Forschungsschwerpunkte: von klinischen Parametern ausgehende Studien zur Qualitätssicherung in der Allgemeinmedizin (Hypertonie, Diabetes) und in der Tradition Michael Balints stehende Überlegungen zur Psychosomatischen Grundversorgung. Beide Arbeitsbereiche waren vom damaligen Lehrbeauftragten Dr. Michael Köhle initiiert worden, standen aber noch unverbunden nebeneinander. Ich selbst brachte neben meinem besonderen Interesse für kommunikative Prozesse vor allem Erfahrungen mit der Auswertungsmethode der strukturalen Hermeneutik mit. Damit sich die uns heute geläufigen Arbeitsprinzipien des hausärztlichen Qualitätszirkels ausbilden konnten, mußten die unterschiedlichen Denkansätze synthetisiert werden.

Zunächst handelte es sich um klassische, wenngleich durchaus bemühte universitäre Forschung. Ärzte waren die Datenlieferanten, die allenfalls eine Auswertung erhielten. Das Expertenwissen der praktizierenden Ärzte war noch nicht anerkannt. Ein Beispiel aus dem Arbeitsbereich Qualitätssicherung mag dies verdeutlichen: unter der Regie von Joachim Szecsenyi entstand ein Rückmeldesystem, das die 'Qualität der Einstellung der Diabetiker' für jede beteiligte Praxis im Vergleich zu den anderen Praxen zeigte. Die rein deskriptive Klassifikation 'guter' bzw. 'schlechter' Behandlungsqualität war nicht normativ gemeint und wurde doch schon deshalb, weil die Grenzwerte sich am Erkenntnisstand der Diabetologie orientierten, tendenziell als Handlungsanweisung verstanden. Ein Kollege bestellte als "schlecht eingestellt" etikettierte Patienten systematisch ein und mußte die Grenzen ihrer diesbezüglichen Behandlungsbereitschaft feststellen. Einige dieser Patienten blieben der Praxis fern, und er zog sich - gleichsam seinen Patienten folgend - nach einjähriger engagierter Beteiligung aus dem Projekt zurück. Die fachwissenschaftlichen Behandlungsmaximen waren offenbar in seiner Hausarztpraxis nicht anwendbar, seine praktizierten eigenen Qualitätskriterien hingegen waren im Projekt nicht darstellbar (Bahrs u. Köhle u. Szecsenyi 1991).

Im Arbeitsbereich Psychosomatische Grundversorgung zeigte sich das Problem analog. Bei Kongressen und Fortbildungsveranstaltungen stellten wir Analysen von videodokumentierten Praxisgesprächen vor und führten Seminare zur 'Wahrnehmungsschulung' durch (Bahrs u. Köhle 1989a; Bahrs u. Köhle 1990 a, b; Bahrs u. Köhle u. Wüstenfeld 1990). Der jeweilige Kollege, dessen Handeln protokolliert worden war, konnte schon aus räumlichen Gründen bei diesen Seminaren zumeist nicht teilnehmen. Seine Deutungen und sein Kontextwissen konnten nicht berücksichtigt werden - wohl aber im Rahmen der Falldiskussionen von anderen Seminarteilnehmern aufgrund ihrer eigenen Vertrautheit mit der hausärztlichen Situation stellvertretend hypothetisiert werden. Insofern wurden die Gruppendiskussionen regelmäßig zu Formen der Exploration und Auswertung.

Unsere episodischen Kongreßerfahrungen wurden durch die methodologischen Überlegungen der strukturalen Hermeneutik unterstützt. *Oevermann* empfiehlt, Protokolle sozialen Handelns möglichst in der Gruppe zu analysieren, wobei sich keiner vorschnell mit einer Interpretation zufrieden geben, sondern so lange wie möglich seine Interpretion argumentativ vertreten sollte, um eine Vielzahl gedankenexperimentell vorstellbarer - im Laufe der Diskussion eventuell falsifizierbarer - Deutungen zu ermöglichen (Oevermann 1979: 393).

Da Interdisziplinarität erfahrungsgemäß die Vielfalt der Perspektiven fördert und die Gruppenteilnehmer andererseits mit der zu diskutierenden Lebenswelt vertraut sein sollten, war die Teilnehmerzusammensetzung vorgezeichnet. Damit das Seminar zu einem Ort systematischer Selbsterfahrung und Selbstkonfrontation werden konnte, bedurfte es kontinuierlicher Treffen und der Auseinandersetzung mit Dokumenten eigenen Handelns. Damit lag auch die Arbeitsweise des Videoseminars fest (Bahrs u. Köhle 1989b, c). Ungesichert waren hingegen Finanzierung und Institutionalisierung. So wurde das Videoseminar zu einem selbstorganisierten und von den Teilnehmern mitfinanzierten Projekt, das seit 1990 in Trägerschaft der neu gegründeten Gesellschaft zur Förderung Medizinischer Kommunikation e.V. durchgeführt wird.[3]

---

3 Zum Projektverlauf vgl. auch Bahrs u. Köhle u. Szecsenyi 1992, Bahrs u. Szecsenyi 1996

An den 36 Seminaren, die in den vergangenen 6 Jahren durchgeführt wurden, haben insgesamt 68 Personen teilgenommen (33 Frauen, 35 Männer). Jeder zweite nutzte die Veranstaltung im Sinne eines Schnupperseminars. Neben 24 Hausärzten beteiligten sich 4 Gebietsärzte (Chirurg, Gynäkologe, Hautarzt, Radiologe), 4 Weiterbildungsassistenten, 7 in der allgemeinmedizinischen Forschung und Lehre tätige Ärzte, 8 Medizinstudenten bzw. Doktoranden, 5 ärztliche wissenschaftliche Mitarbeiter, 8 Kulturwissenschaftler, 3 Medienvertreter (Journalisten, Filmemacherin) 4 Berater, 2 MTA/Arzthelferinnen und 6 Vertreter aus Patienten-Selbsthilfegruppen. Die Altersspanne reicht von Mitte 20 bis Mitte 50. Die jeweilige Gruppengröße schwankte zwischen 4 und 19 Teinehmern. Insgesamt hat sich die 'Video'-Gruppe bei durchschnittlich 8 Teilnehmern etabliert und kommt in etwa monatlichen Abständen zu den jeweils drei- bis vierstündigen Seminaren zusammen.

Daß aus dem *gedachten* ein *praktizierbares* Konzept werden konnte, wäre ohne die aktive Mitarbeit der Seminarteilnehmer nicht möglich gewesen. Ihnen allen sei an dieser Stelle herzlich gedankt. Besonders hervorheben möchte ich die Hausärzte Heinrich Adam, Helge Gerke, Hans-Hermann Goliberzuch, Eberhard Hesse, Sattar Kadoori, Christiane Kessel, Matthias Lindstedt, Thomas Ripke, Georg Roesler, Friederike Thomsen und Georg B. Wüstenfeld; den Doktoranden Friedrich Bartholomäus; die Medizinstudentin Judith Buttler; die Soziologen Ralf in der Beek, Wolfram Fischer-Rosenthal und Jutta Helmerichs; den Sprachwissenschaftler Carsten Schultze; die Biologin Anja Klingenberg; die Sozialpädagogin Barbara Meskemper; den Arzt und Sozialwissenschaftler Joachim Szecsenyi; und nicht zuletzt Michael Köhle, ohne dessen Initiative das Projekt nicht begonnen worden wäre.

2. Das Konzept

Vom Anlaß zum Problem - oder: was wollen Arzt und Patient?

Die Seminarteilnehmer stellen abwechselnd authentische Videoprotokolle von eigenen Arzt-Patient-Gesprächen in der allgemeinärztlichen Sprechstunde zur Diskussion. Das zur Behandlung stehende Problem und die Art, in der Arzt und Patient dieses angehen, wird fallbezogen herausgearbeitet, Handlungsalternativen entworfen und in Bezug zur je eigenen Behandlungserfahrung gesetzt. Unsere Fragen lauten also: bei welchem Problem erhofft sich *der Patient* Hilfe? Welches Problem will *der Arzt* lösen? Welches ist das *gemeinsame Behandlungsproblem*, auf das sich Arzt und Patient faktisch einigen?

Die Fallanalyse erfolgt in zwei Etappen: zunächst wird das aufgezeichnete Gespräch wie eine Einbringung in einer Balint-Gruppe behandelt, Wahrnehmungen und Phantasien der Teilnehmer stehen im Vordergrund und verdichten sich zu einer

Gesamtbeurteilung des aufgezeichneten Gesprächs. Im zweiten Block geht es auf der Basis des Wortprotokolls (Transkript) um die Feinanalyse der Interaktionseröffnung. Die Eingangssequenz ist für uns von besonderem Interesse, nachdem sich in den Diskussionen immer aufs neue die Annahme bestätigte, daß wesentliche Strukturen der Behandlungs- und Beziehungsprobleme bereits zu einem sehr frühen Zeitpunkt des Gesprächs dargestellt sind (Bahrs/Köhle 1989b; Bahrs/Köhle/ Wüstenfeld 1990). Die Diskussionen werden ihrerseits auf Tonband mitgeschnitten. Sie können damit zum Zwecke der Evaluation der Gruppenarbeit ausgewertet (Schultze 1996, in diesem Band) bzw. zu Protokollen für die Teilnehmer zusammengefaßt werden. In einigen Fällen wurden ergänzend biographische Interviews mit den Patienten durchgeführt und abschließend systematische Fallanalysen erstellt (Bahrs u. Köhle u. Wüstenfeld 1990; Bahrs u. Szecsenyi 1993; Bahrs u. Hesse 1996, in diesem Band).

Die formale Struktur der Seminarsitzung ist in dem folgenden Ablaufschema dargestellt:

Tabelle 3: Ablaufschema des Videoseminars[3]

Vorstellungsrunde	(10.00 - 10.15)
Bemerkungen zum letzten Seminar (Protokoll, weitere Entwicklung im vorgestellten Fall)	(10.15 - 10.30)
Fallvorstellung auf der Basis eines videodokumentierten Sprechstundengesprächs	(10.30 - 11.45)
a) Skizzierung der Bedingungen der Dokumentation	
b) Vorführung des Videobandes	
c) 'Blitzlicht': Freie Assoziation jedes Seminarteilnehmers zum Gesehenen	
d) Stellungnahme des präsentierenden Arztes	
e) Gruppendiskussion mit zunehmendem Rekurs auf das Kontextwissen des Arztes	
Pause	(11.45 - 12.00)
Sprachanalyse der Gesprächseröffnung auf der Basis des Transkripts;	(12.00 - 13.00)
Musterbildung: Rekonstruktion der Problemaushandlung	
Kurze Pause	(13.00 - 13.10)
Résumé. Positive Bekräftigung und Darlegung von Handlungsalternativen für den vorstellenden Arzt	(13.10 - 13.25)
Festlegung von Termin und nächstem Thema/vorstellenden Arzt	(13.25 - 13.30)

[4] Seit dem Herbst 1994 werden die Veranstaltungen dienstags abends zwischen 19.00 Uhr und 21.30 Uhr durchgeführt. Die zeitliche Verlagerung hatte eine Kürzung der Seminardauer insgesamt zur Folge, die sich im wesentlichen auf die detaillierte Textanalyse bezieht.

3. Phasen im Diskussionsprozeß

Die Diskussion durchläuft typischerweise 5 Phasen (Tabelle 4). Zunächst wird im allgemeinen der Einfluß der Aufzeichnung auf das Gespräch abgeklärt. Daß die Dokumentation eine Verfremdung der Alltagspraxis zur Folge habe und insofern ein Zerrbild der Realität zeichne, ist ein Vorurteil, mit dem nahezu jeder Neuling in die Debatte einsteigt. Es konnte jedoch bislang noch in keiner Diskussion aufrechterhalten werden und ist inzwischen auch durch eine englische Studie widerlegt worden (Pringle u. Stewart-Evans 1990). In der zweiten Phase wenden sich die Teilnehmer kritisch dem Arztverhalten zu. Die Schärfe, mit der Ärzte sich wechselseitig ihre großen und kleinen Kunstfehler vorhalten, ist für mich als Nichtmediziner immer wieder erstaunlich (vgl. auch Schultze 1996, in diesem Band). Indem eigene Praxiserfahrungen beispielhaft zur Stützung der Argumentation eingebracht werden, wendet sich die Aufmerksamkeit langsam dem Patienten zu. Auch in dieser dritten Phase ist die aggressive Tönung gegenüber bestimmten Patienten'kategorien' oder der Banalität der Alltagspraxis beachtlich. Indem diese Affekte rückbezogen werden auf den konkreten Patienten, bildet sich in der vierten Phase fallspezifisch ein versöhnlicheres und realistischeres Bild der Arzt-Patient-Beziehung. Das schützt freilich nicht davor, daß beim nächsten Seminar, vielleicht in abgeschwächter Form, derselbe Prozeß durchlaufen wird. In der - nicht immer erreichten - abschließenden fünften Phase werden generalisierend spezifische Merkmale des Arztverhaltens und ihrer möglichen persönlichen und praxisstrukturellen Gründe thematisiert sowie fallübergreifende professionelle Handlungsleitlinien erarbeitet.

Tabelle 4: Phasen im Diskussionsprozeß

1. Kritik an der Aufzeichnung ('unecht', 'belastend')
2. Kritik am Arzt (im Vergleich zum (beruflichen) Idealselbst)
3. Kritik am Patienten (exemplarisch für typisierte eigene Patienten)
4. Anerkennung der Situation, fallspezifische Suche nach Problemlösungen
5. Generalisierung: a) Vergleich mit anderen Fällen desselben Arztes, Suche nach arzt und praxisspezifischem Handlungsmuster und ihrer strukturellen Gründe *(-> Selbsterfahrung und Reflexion der Praxisorganisation)*   b) Vergleich mit vergleichbaren Fällen anderer Ärzte. Suche nach professionstypischen Handlungsmustern und ihrer strukturellen Gründe. *(-> Entwicklung von Handlungsleitlinien)*

Dokumentation und Auswahl der Fälle

Die Videodokumentation in den Praxen wurde mit einer fest installierten Kamera durchgeführt. Manches Lehrgeld war zu zahlen, bis wir begriffen, daß externe Mikrophone und Weitwinkelobjektive erforderlich, zusätzliche Beleuchtung nützlich und Gegenlichtaufnahmen unbedingt zu vermeiden sind. Die Patienten wurden vor der Aufnahme informiert und um Einverständnis gebeten (vgl. Szecsnyi u. Bahrs 1996, in diesem Band). Anfänglich ging es uns, dem Projektthema entsprechend, vor allem um Erstgespräche mit für den Hausarzt 'neuen' Patienten. Später wurde der ärztliche Arbeitsalltag ohne Vorauswahl protokolliert. Insgesamt haben bislang 13 Hausärzte im Rahmen des Projekts 'Patientensignale - Arztreaktionen' 206 Konsultationen (zwischen 1 und 46) aufgezeichnet. In 38 Fällen handelt es sich um Erstkontakte.

In den bislang durchgeführten Seminaren wurden 38 Konsultationen von insgesamt 13 niedergelassenen Ärzten vorgestellt (Tabelle 5). Erstgespräche waren - entsprechend der Ausgangsfragestellung des Projekts - leicht überrepräsentiert (15 Fälle). Die diskutierten Konsultationen waren mit durchschnittlich 14 Minuten etwa 2 Minuten länger als die anderen aufgezeichneten Gespräche. Die Auswahl erfolgte in Absprache zwischen dem vorstellendem Arzt und mir, wobei Hilfestellung bei problematischen Behandlungsverläufen oder der Wunsch, das eigene Konzept zur Diskussion zu stellen, auf Seiten der Ärzte eine Rolle spielten, während für mich auch Überschneidungen zu anderen wissenschaftlichen Projekten (Diabetes-Qualitätssicherungsstudie, Selbsthilfeförderung, Kreuzschmerzbehandlung) von Bedeutung waren.

Tabelle 5: Vorgestellte Gespräche im Videoseminar

Seminar	Arzt Geschl./Alter	Praxis Ortsgröße	Patient Geschl./Alter	Thema	Kontaktart	Dauer	Publikation
1a	m 45	K	w 18	Dicke Lippe; Angst	E	7:25	Bahrs u. a. 1990
1b	m 45	D	Paar 65/45	Leben nach Herzinfarkt	L	25:50	
2	m 50	K	m 60	Durchblutungsstörungen	L	4:30	
3	m 45	D	m 45	Rippenprell., Hypertonie	E	8:30	
4	m 45	K	m 40	Kreuzschmer	L	7:40	
5	m 45	K	w 45	Herzneurose, Schilddrüse	E	19:50	Bahrs u. Szecsenyi 1993
6	m 45	K	w 65	Diabetes	L	12:50	
7	m 45	D	m 45	Schwindel,Hypertonie, Adipositas	L	12:00	Bahrs 1994
8	m 35	D	m 50	Ohrenschmerz	E	15:00	
9	w 40	G	m 20	Erkältung	E	12:10	
10	m 45	D	w 60	Krankenhauseinweisung	L	2:50	
11	w 40	K	w 50	Schmerz, Magen	L	11:00	
12	m 45	K	m 10	Rückenschmerz	E	13:10	
13	m 45	D	w 35	SHG-Motivation	L	26:00	Bahrs u. Hesse 1996
14	m 45	G	w 25	Depression, AU	L	11:00	Schultze 1996
15	w 40	K	m 20	Durchfall, Heuschnupfen	E	12:00	
16	w 40	G	w 20	Kreuzschm., Pfeiffer, Ischias, Gürtelrose	E	11:00	
17	m 35	D	m 35	Erkältung, Schmerz	E	18:20	
18a	m 35	G	w 55	Erkältung, Schmerz	L	12:00	Fischer-Rosenthal 1996
18b	m 35	G	m 55	Überweisung, Fußschmerz	L	8:00	Fischer-Rosenthal 1996
19	m 35	D	m 50	Luftnot, Psychopharma	L	16:40	
20	w 40	K	w 35	Schmerzen, Virusinfekt	L	5:40	

Seminar	Arzt Geschl./Alter		Praxis Ortsgröße	Patient Geschl./Alter		Thema	Kontaktart	Dauer	Publikation
21	m	45	D	w	65	Schwindel	L	6:00	
22	m	35	D	w	25	Schwangerschaft, Herzangst	L	10:40	
23	m	45	G	w	30	Kreuzschmerz, Depression,	E	15:45	
24	m	45	D	w	50	Ko-Abhängigkeit	L	10:50	
25	m	35	D	w	45	Diabetes, Adipositas	E	13:00	
26	m	35	D	m	20	Halsschmerz, Kreuzband	L	23:00	
27	w	40	G	m	50	Depression, Suizidalität Sozialamt	L	24:30	
28	m	35	D	w	25	Hautausschlag, Adipositas	E	29:30	
29	w	40	G	m	40	Schwäche, Überlastung	L	29:00	
30	m	35	D	m	20	Durchfall, Gerstenkorn	E	10:00	
31a	m	35	D	w	5	Husten, Halsschmerz	E	5:00	
31b	m	35	D	w	30	Nasennebenhöhlenentzündung	E	5:10	
32	w	40	G	w	60	Alkoholrückfall, SHG	L	25:50	
33	m	35	D	m	25	Diabetes, Gewichtsreduktion	L	8:50	
34	w	40	G	m	50	hoher Blutdruck, Kreislaufkollaps, Kooperation Klinik/Hausarzt	L	10:40	
35	m	40	D	m	55	Rückenschmerzen, AU	L	13:30	
36	w	45	G	w	40	Migräne, SHG	L	15:20	

4. Das Seminar in der Sicht der Teilnehmer - Befragungsergebnisse

Nach 20 Seminaren wurde eine Befragung der bis zu diesem Zeitpunkt 47 Seminarteilnehmern durchgeführt. Sie erhielten einen Fragebogen zugesandt, zusätzlich wurde telefonischer Kontakt aufgenommen. 5 Personen sind unbekannt verzogen. Von den übrigen 42 Seminarteilnehmern beteiligten sich 36 (85.7 % aller erreichbaren bzw. 76.6 % aller Seminarteilnehmer überhaupt) an der Befragung. Von diesen hatten 47 % das Angebot im Sinne eines 'Schnupperseminars' genutzt, gut 30 % hatten an mindestens 6 Seminaren teilgenommen (Tabelle 6).

Tabelle 6: Zahl besuchter Videoseminare

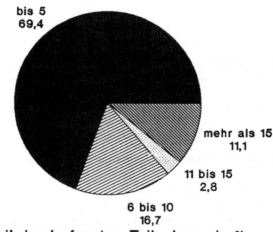

GeMeKo e.V., 1992

Jeder vierte gab an, sich 'nach Möglichkeit immer' an den Treffen zu beteiligen, jeder dritte kam sporadisch (Tabelle 7). Ein Arzt, der sich bei der Diskussion des von ihm vorgestellten Falles gleichsam vor einem Tribunal gefühlt hatte (Schultze 1996, in diesem Band) und 'nie wieder kommen' wollte, hat, nachdem sich die Wogen geglättet haben, erneut ein Gespräch vorgestellt.

Tabelle 7: Künftige Teilnahme am Videoseminar

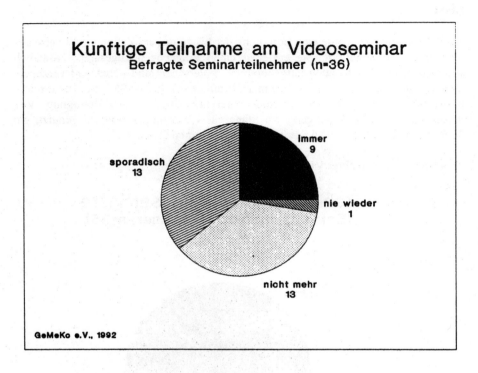

Raum-zeitliche Aspekte der Teilnahme

Die Teilnahmefrequenz hing der Selbsteinschätzung nach vor allem von den zeitlichen Möglichkeiten ab. Für jeden vierten Seminarteilnehmer waren monatliche Treffen zu häufig oder aus anderen Gründen nicht günstig (Tabelle 8), jeder Dritte empfand die Seminare als zu lang (Tabelle 9) und jeder Zweite hielt den Samstagsvormittag eigentlich für Treffen ungeeignet. Ein konsensfähiger günstigerer Termin ließ sich in der Gruppe jedoch zunächst nicht finden.

Tabelle 8: Häufigkeit der Treffen

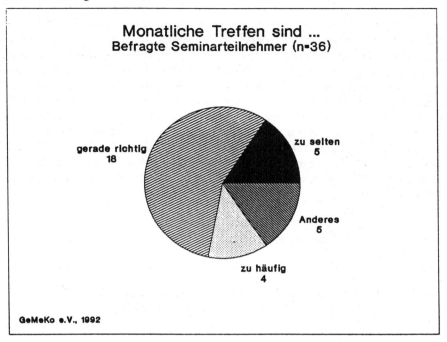

Tabelle 9: Seminardauer

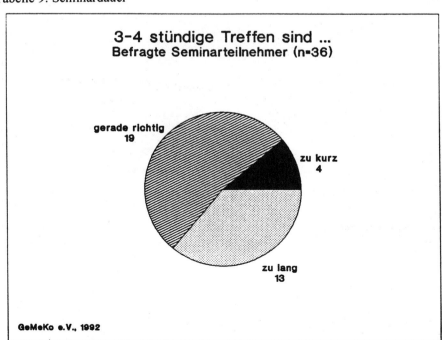

Demographische Daten

Das Göttinger Videoseminar ist ein interdisziplinärer Arbeitskreis, bis 1992 waren 75 % aller Teilnehmer Ärzte (Tabelle 10). Insgesamt wurde vor allem die **Altersgruppe zwischen 35 und 50** (Durchschnitt: 41 Jahre) erreicht (Tabelle 11). Knapp 40 % der Teilnehmer waren Frauen (Tabelle 12). Die niedergelassenen Ärzte führten überwiegend kleinere und mittlere Praxen (bis 1000 bzw. bis 2000 Kassenscheine pro Quartal) und hatten bei einer mittleren Niederlassungsdauer von 8 1/2 Jahren durchschnittlich 4 Mitarbeiter. In 70 % handelte es sich um Einzelpraxen. Mehr als 60 % der Teilnehmer kamen aus Großstädten, zumeist aus Göttingen - was im Doppelsinn nahe lag -, aber auch aus Bremen, Hamburg, Hannover und Kassel (Tabelle 13). 44 % der Teilnehmer gaben an, häufig an Weiterbildungsmaßnahmen teilzunehmen, 63 % hatten auch schon Erfahrungen in Balint-Gruppen gesammelt (Tabellen 14 und 15).

Tabelle 10: Videoseminar und Ausbildungsstand

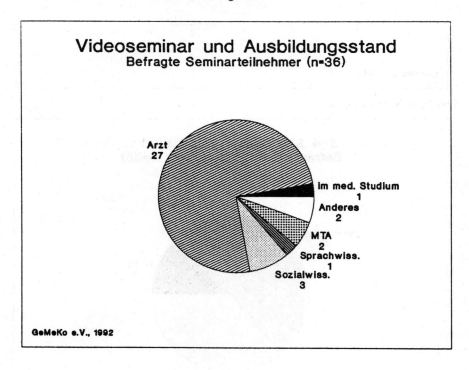

Tabelle 11: Altersstruktur im Videoseminar

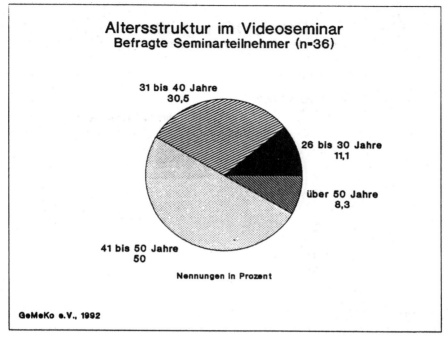

Tabelle 12: Geschlechtsverteilung im Videoseminar

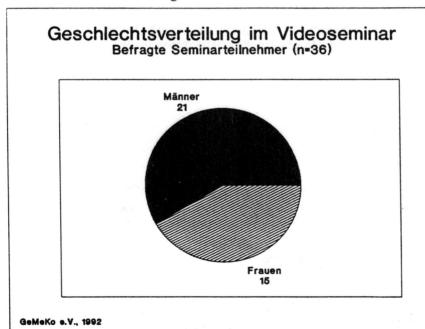

Tabelle 13: (Praxis-)Ortsgröße

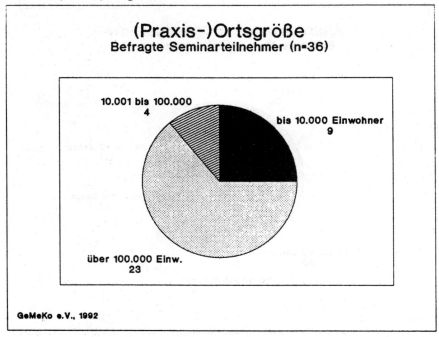

Tabelle 14: Teilnahme an anderen Fortbildungen

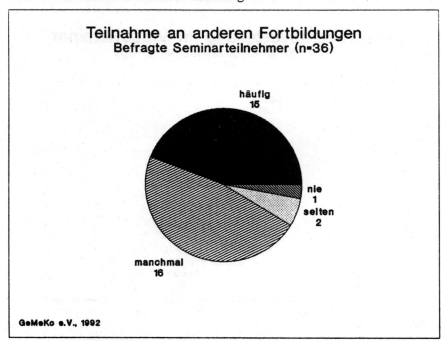

Tabelle 15: Balintgruppenerfahrung

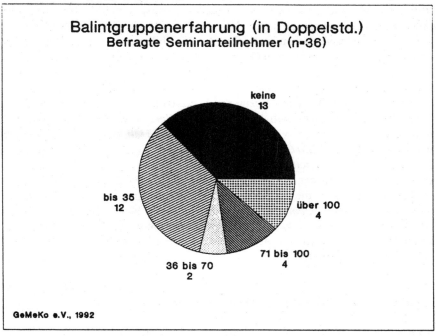

Teilnahmemotive

Neugier (72 %) und der Wunsch nach Erfahrungsaustausch in der Gruppe (50 %) waren die meist genannten Motive für die Teilnahme. In der Mitarbeit wurde eine Chance gesehen, eine **Brücke zwischen praktizierter und wissenschaftlicher Medizin zu schlagen.** Fortbildung zum Anfassen sollte einhergehen mit der Entwicklung eines den spezifischen Bedingungen hausärztlichen Handelns angemessenen Konzepts und letztlich auch die **Aufwertung hausärztlichen Handelns** unterstützen. In dieser Perspektive nahmen einige Kollegen mitunter enorme Anfahrtswege (z. B. aus Braunschweig, Bremen, Gießen, Hannover, Heidelberg, Helmstedt) in Kauf. 64 % der Seminarteilnehmer sahen in der berufsbezogenen Selbsterfahrung die wichtigste Funktion des Seminars.

Auswirkungen auf die ärztliche Tätigkeit

Über 80 % der Befragten gaben an, daß die Teilnahme am Videoseminar Auswirkungen auf ihre ärztliche Tätigkeit gehabt hat. Die Teilnehmer betonten, Vorschläge aus der Falldiskussion bei der weiteren Behandlung des von ihnen vorgestellten Patienten aufgegriffen zu haben, sich selbst in die Rolle des Patienten zu versetzen, kritische Situationen noch einmal zu überdenken und so die Folgekontakte bei problematischen Interaktionen besser zu gestalten, strukturierter vorzugehen und die Arzt-Patient-Beziehung klarer zu gestalten sowie mehr Flexibilität und Selbstsicherheit gewonnen zu haben. Insgesamt wurde vor allem die Schärfung der Wahrnehmung hervorgehoben und dabei die Sensibilisierung für die Patientenperspektive und für den strukturellen Gegensatz von Arzt- und Patientensicht betont.

Die Erweiterung der Wahrnehmung wurde aber nicht nur als Segen erfahren. So formulierte ein Teilnehmer mit Bezug auf Nietzsche: 'Unsere Erleichterungen sind die, für die wir am schwersten büßen müssen.' *Verunsicherung und Ohnmachtsgefühle können ausgelöst werden, wenn keine neuen Handlungsoptionen erschlossen werden oder gar erkennbar ist, daß dies unter den gegebenen Praxisbedingungen auch nicht zu erwarten ist.* Einzelne Teilnehmer zogen grundsätzliche Konsequenzen: Veränderung der Einstellung zur Praxissituation durch psychotherapeutische Zusatzausbildung, die längerfristig zur Umgestaltung der Praxis bis hin zur grundsätzlichen Neukonzeptualisierung im Sinne des biopsychosozialen Modells führen kann oder schon geführt hat. Ein Teilnehmer hat kontrastierend zu einem von ihm selbst als unproduktiv empfundenen Seminartreffen eigene Leitlinien für die Supervisionsarbeit gebildet.

Auswirkungen auf das außerberufliche Handeln

Etwa die Hälfte der Teilnehmer war der Meinung, daß das Videoseminar Auswirkungen auch auf ihr außerberufliche Handeln hatte. **Die Schärfung der Wahrnehmung beschränkt sich also nicht auf die Interaktion zwischen Arzt und Patient, sondern wirkt generalisierend im Feld sozialen Handelns überhaupt.** Dementsprechend überschreitet auch der vermutete Zuwachs an kommunikativer Kompetenz das ärztliche Handeln und wirkt im gesamten Alltagsleben. Dies kann destabilisierend wirken, weil die Orientierung an bislang nicht als fragwürdig empfundenen überlieferten Sicherheiten nicht mehr fraglos gelingt.

Um die Wirkung des Videoseminars besser einschätzen zu können, haben wir den Seminarteilnehmern unter anderem 10 Statements (Tabelle 16) zur Bewertung auf einer 5 stufigen Skala vorgelegt (1 = volle Zustimmung, 5 = überhaupt keine Zustimmung).

Tabelle 16: Wirkung des Videoseminars

Das Videoseminar ...	Durch-schnitt	höchster Wert	unterster Wert
... regt an zur Selbstreflexion	1.4	1	3
... macht Kontexte ärztl. Handelns bewußter	1.5	1	4
... schult Wahrnehmung der Verschränkung körperl., psych. und soz. Aspekte des Krankseins	1.5	1	3
... gibt Einblick in konkrete ärztl. Tätigkeit	1.7	1	3
... macht Spaß	1.8	1	5
... dient Erfahrungsaustausch niedergel. Ärzte	1.9	1	4
... fördert Fähigkeit zu kompetenter Gesprächsführung	2.2	1	4
... wirkt entlastend bei problematischen Arzt-Patient-Interaktionen	2.3	1	5
... hilft fallbezogen bei der diagnostischen Abklärung	3.1	1	5
... ist hilfreich bei der Festlegung des Behandlungsplans	3.2	1	5

Tabelle 17: Am Videoseminar gefällt ...

"Exzellente Möglichkeit, das, was gut - oder auch nicht so gut - ist, aufzuzeigen." (Allgemeinarzt, 46 Jahre)

"Kritisches Überdenken von ärztlichen Verhaltensweisen, Einblick in das Arbeitsverhalten anderer Kollegen." (Allgemeinärztin, 41 Jahre)

"Zusammenarbeit" (Allgemeinarzt, 52 Jahre)

"Ich erkenne immer mehr die Vielschichtigkeit menschlichen kommunikativen Verhaltens (Sprache, Gestik, Nonverbalität), Mehrdeutigkeit vieler Begriffe, Einfluß charakterlicher Prägung der Gesprächsführenden (Arzt/Patient) auf den Verlauf des ärztlichen Gesprächs, im Verborgenen mitschwingende Dimension des Sexuellen. Wir werden sensibilisiert für gelingende/scheiternde Interaktion und differenzierte sprachliche Mitteilung." (Doktorand, 41 Jahre)

"Das balintgruppenähnliche Zusammentragen von Phantasien, Assoziationen; daß die genaue Textanalyse spannender war als ich je gedacht hätte." (Studentin, 26 Jahre)

"Patientensignale bewußter wahrnehmen zu lernen." (Allgemeinärztin, 53 Jahre)

"Detaillierte Analyse, gute Gesprächsatmosphäre, gesteigerte Wahrnehmungsfähigkeit und Austausch darüber." (Hochschullehrer, 46 Jahre)

"Die Möglichkeit, ein Thema quer zu allen Rollenhierarchien gleichberechtigt zu diskutieren." (Weiterbildungsassistent, 33 Jahre)

"Möglichkeit, über den Fachhorizont hinaus Aspekte des ganzheitlichen Krankheitsverständnisses zu thematisieren." (Oberarzt, 42 Jahre)

"1. Die Arbeit am konkreten Gesprächsmaterial; 2. Der Austausch erfahrener Kollegen; 3. Die Teilnahme *anderer* Berufsgruppen (Soziologie, Linguistik)" (Allgemeinarzt, 49 Jahre)

"Unmittelbarer Einblick in die alltägliche Praxis, anderen 'über die Schulter zu schauen', Einzelanalyse von Patient-Arzt-Gesprächen und darin von einzelnen Gesprächssequenzen; sehen und hören, an welchem Punkt man sich (oder ich mich) verennt." (Hochschulassistent, 33 Jahre)

"Lebendigkeit des Geschehens" (Arzthelferin, 45 Jahre)

Demnach förderte die Seminarteilnahme vor allem die Selbstreflexion, verdeutlichte Kontexte ärztlichen Handelns - Praxisorganisation, Patientenkarrieren, individuelle Handlungsstile etc. - und schärfte die Wahrnehmung für die Mehrdimensionalität des Krankseins. Der interkollegiale Erfahrungsaustausch mit der - schon durch das Medium vermittelten - Möglichkeit, sich selbst und anderen über die Schulter zu gucken, wurde ebenfalls recht positiv bewertet und machte Spaß. Weniger ausgeprägt erschien der direkte Effekt auf Behandlung, Diagnostik und Gesprächsführung. Der Schwerpunkt der Seminararbeit lag also bis zu diesem Zeitpunkt nicht in der Vermittlung unmittelbar umsetzbarer Handlungskompetenzen, was einige Teilnehmer mit Bedauern anmerkten.

Die Gruppendiskussion hatte nicht notwendigerweise emotionale Entlastung zur Folge. Viel eher war, insgesamt gesehen, mit der Schärfung der Wahrnehmung zunächst eine Phase der Verunsicherung verknüpft. Frau Dr. Wedekind fühlte sich beispielsweise in der Spannung zwischen dem gewünschten und dem tagtäglich praktizierten Handeln geradezu gelähmt.

"Wenn ich bedenke, wie ich da vor 3 Jahren gesessen habe und locker links die Sprechstunde gemacht habe, dann bin ich heute am Rande eines Nervenzusammenbruchs, weil ich viel mehr *wahrnehme*, es ist alles wichtiger, intensiver (...). Also ich bin zunehmend *überfordert*, gerade je *genauer* wir auch analysieren und je mehr einem das *bewußt* wird. Also, mir wird gerade bewußt: *Das alles weißt Du nicht!*"

Aus Angst, es ja selbst nicht besser zu machen, hielt sie sich als Kandidatin für die nächste Videoaufzeichnung beim 7. Seminar sehr zurück. Dr. Abraham irrte sich gar in der Adresse und versäumte dadurch das Videoseminar, nachdem er beim voraufgehenden Treffen dem darstellenden Arzt vorgehalten hatte, Patienten zur Aggressionsabfuhr zu mißbrauchen. Er war nur schwer von dem Glauben abzubringen, von der Gruppe wegen seiner Kritik ausgeschlossen worden zu sein.

So scheint es, als setze der Gruppenprozeß die Abwehr *aller* Teilnehmer ein Stück weit außer Kraft. Besonders kritisch ist die Situation für den präsentierenden Arzt. Das entlastende und immer wieder wechselseitig vermittelte Wissen, daß Kritik ein *gemeinsamer* Lernprozeß ist, läßt nicht vergessen, daß die Infragestellung vom beruflichen Handeln ausstrahlend die Selbstdefinition insgesamt betrifft. Das Gewahrwerden eigener Grenzen gefährdet das Gleichgewicht, auch wenn die Diskutanden eigene Defizite ahnen. Der Gruppenprozeß vermag aber zugleich stabilisierend zu wirken, weil in der Analyse immer auch die Widerständigkeit von Patienten und die hemmende Wirkung des Gesprächskontextes deutlich werden und nachvollziehbar wird, welche produktive Kraft *trotz allem* vom ärztlichen Gespräch ausgeht.

Teilnahmevoraussetzungen

Die Teilnahme am Videoseminar hat nach Meinung der Befragten keine auf spezifischer Berufspraxis oder Weiterbildung beruhenden *obligatorischen* qualifikatorischen Voraussetzungen. 60 % der Befragten betonten explizit die Voraussetzungslosigkeit. Die Teilnehmer sollten aber eigene Erfahrungen in Klient-Patient-Interaktionen oder deren Analyse besitzen - eine Bedingung, die durch die jedermann verfügbare Patientenerfahrung zumindest dann auch erfüllt ist, wenn sie mit der für die Diskussion erforderlichen Rollendistanz mitgeteilt werden kann. Nicht spezifisches Wissen, sondern eine spezifische *Haltung* - Offenheit, Kritikfähigkeit und -bereitschaft, Sensibilität, Fairness, Toleranz, Kooperativität usw. -, die auch als *Gruppenfähigkeit* zu umschreiben ist, galt als unabdingbare Voraussetzung. Vorerfahrungen in Arbeitsgruppen der psychologischen Medizin, die thematisch dem Videoseminar verwandt sind (Balint-, Anamnesegruppe), und medizinische Grundkenntnisse wurden als förderlich angesehen.

Die als erforderlich angesehenen beruflichen und extrafunktionalen Qualifikationen entsprachen der interdisziplinären Zusammensetzung der Gruppe. Implizit wurde allerdings *mehr Disziplin* - vor allem hinsichtlich der Regelmäßigkeit der Teilnahme - gewünscht.

Finanzierung und Institutionalisierung

Das Videoseminar ist ein selbstorganisiertes Projekt, das nicht über Drittmittel finanziert wird. Die durch Herstellung der Materialien und Organisation entstehenden direkten Kosten werden durch Spenden, Unkostenbeteiligung der Seminarteilnehmer und Einnahmen aus anderen Projekten des Vereins gedeckt. Die Befragung ergab, daß durchschnittlich etwa 50 DM als angemessener Seminarbeitrag angesehen werden (Tabelle 17).

Tabelle 17: Für die Teilnahme am Video-Seminar sind .... DM angemessen (N=36)

Beitragssumme	Nennungen (absolut)	Nennungen in %
keine Zahlenangabe	11	30.6
20	3	8.3
30	7	19.4
40	3	8.3
50	5	13.9
60	2	5.6
70	1	2.8
80	1	2.8
100	1	2.8
150	1	2.8
350	1	2.8

Die Mehrheit der Teilnehmer wünschte *keine Institutionalisierung* des Videoseminars, fast ebenso viele suchten eine - die Unabhängigkeit des Zirkels wahrende - Anbindung an universitäre Abteilungen, während im Sommer 1992 nicht einmal jeder zehnte Seminarteilnehmer in Kassenärztlichen Vereinigungen bzw. Ärztekammern geeignete Träger sah (Tabelle 18).

Tabelle 18: Gewünschte Träger von Videoseminaren

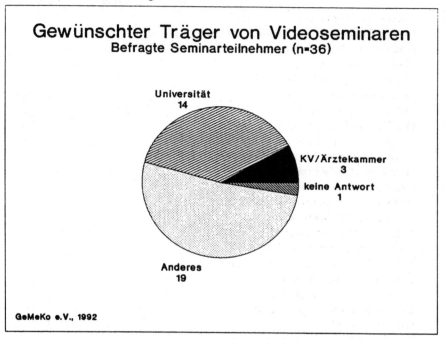

Bewertung der einzelnen Seminarbausteine

Um das Seminarkonzept en détail weiterentwickeln zu können, haben wir die Seminarteilnehmer um eine Bewertung der einzelnen Seminarbausteine gebeten (Tabelle 19). Es zeigte sich, daß die **Videodokumentation** als ausgezeichnete Diskussionsgrundlage für Aus-, Fort- und Weiterbildung angesehen wurde. Die Videoaufzeichnung stellt die hausärztliche Praxis vergleichsweise angemessen dar, beeinflußt den Praxisablauf in noch vertretbarem Umfang und beeinträchtigt nicht das ärztliche Handeln. Die **interdisziplinäre Diskussion** wurde hoch geschätzt und die **Textanalyse** ausgesprochen positiv bewertet. Letzteres war umso bemerkenswerter, als Sprachanalysen für die meisten Seminarteilnehmer anfänglich gänzlich ungewohnt waren und als eher mühselig empfunden wurden. Die hausärztliche Perspektive wurde zwar begrüßt, nicht jedoch als zwingend erforderlich angesehen. Protokolle wurden als tendenziell entbehrlich angesehen - was der schlechten Realität der damaligen Praxis entspricht: mangels Zeit konnten schon über eine längere Zeit keine Protokolle erstellt werden. Teilnehmerkreis und Gesprächsleitung erfuhren eine verhalten zustimmende Bewertung.

Tabelle 19: Bausteine des Videoseminars ...

	Durchschnitt	höchster Wert	unterster Wert
- Videoaufzeichnungen aus der laufenden Praxis sind als Diskussionsmaterialien für Aus-, Fort- und Weiterbildung geeignet	1.3	1	3
- Der intersiziplinäre Diskussionszusammenhang im Videoseminar gefällt mir	1.5	1	3
- Die Textanalyse von Arzt-Patient-Gesprächen erleichtert die Identifikation typischer Muster in der Arzt-Patienten-Interaktion	1.7	1	3
- Die Bedeutung der hausärztlichen Perspektive im Videoseminar gefällt mir ...	1.8	1	3
- Der Teilnehmerkreis gefällt mir ...	2.1	1	3
- Videoaufzeichnungen aus der laufenden Praxis stellen die hausärztliche Alltagspraxis angemessen dar	2.3	1	4
- Die Diskussionsprotokolle vom Videoseminar gefallen mir ...	2.3	1	5
- Die Gesprächsleitung im Videoseminar gefällt mir ...	2.3	1	5
- Die Herstellung der Videoaufzeichnung stört den Praxisablauf	3.1	1	5
- Die Videodokumentation behindert das ärztliche Handeln	3.8	1	5

Vergleich zu anderen Fortbildungsveranstaltungen

Das Videoseminar wurde im Vergleich zu anderen Fortbildungen sehr positiv beurteilt (Tabelle 20). Hervorgehoben wurden Mitgestaltungschance, Intensität und Problemfokussierung, der konkrete Bezug zur Alltagspraxis, die durch das Medium ermöglichte Anschaulichkeit sowie die angenehme Gruppenatmosphäre, in der die Möglichkeit sozialen Lernens gegeben war.

Tabelle 20: Vergleich zu anderen Fortbildungen

"Sehr gut, konkreter Bezug usw., keine abstrakte 'Rederei'." (Allgemeinärztin, 43 Jahre)

"Intensiv und gezielt" (Allgemeinarzt, 51 Jahre)

"Durch Möglichkeit der audiovisuellen Rekapitulation sehr 'fokussiert'" (Allgemeinärztin, 53 Jahre)

"Hierbei handelt es sich nicht um 'präsentierte' Informationen wie bei Vorträgen, sondern um selbsterarbeitete und selbsterfahrene Diskussionsergebnisse mit einer größeren Chance der tatsächlichen Umsetzung in der Praxis." (Hochschulassistentin, 33 Jahre)

"Mühseliger, weil nicht so sehr (scheinbares?!) Faktenwissen angeboten wird, sondern Erkenntnisse sich erst durch eine (Mit-)Arbeit erschließen" (Weiterbildungsassistent, 33 Jahre)

"Interessante Möglichkeit, neue Aspekte auszuloten. Kann aber sachbezogene Vorträge u.ä. nicht ersetzen." (Allgemeinärztin, 41 Jahre)

"Fortbildung ex cathedra und diese Fortbildungsart verhalten sich im Lerneffekt zueinander wie Sandkorn und Sandstrand." (Allgemeinarzt, 48 Jahre)

"War ergiebig, obwohl auch ich damals streggenommen ein 'voyeuristischer, schmarotzender' Teilnehmer war (da keine eigenen Patientenkontakte hätten aufgezeichnet werden können)" (Hochschullehrerin, 50 Jahre)

"Besticht durch seine Andersartigkeit" (Allgemeinarzt, 35 Jahre)

"Atmosphäre ist lockerer und familiärer" (Weiterbildungsassistent, 40 Jahre)

"Angenehm durch kleine Gruppe mit der Möglichkeit zu persönlichen Kontakten." (Oberarzt, 42 Jahre)

"Lebendiges Gruppengespräch. Besonders gefällt mir, daß Gruppenteilnehmerinnen und Gruppenteilnehmer sich auf Schwächen ihres ärztlichen Verhaltens ansprechen lassen oder von sich aus von diesem reden." (Doktorand, 41 Jahre)

"Für mich die bisher kontinuierlichste Ärzte-Gruppe, nicht so ein einmaliges Erlebnis wie auf einer Tagung. Ziemlich intensiv." (Studentin, 26 Jahre)

"Im Anfang sehr abwechslungsreich und informativ; später zu viele Wiederholungen." (Medizinisch-Technische Assistentin, 41 Jahre)

Die Videodokumentation war - abgesehen von einer Äußerung, in der die Beobachtungssituation des Patienten kritisiert wurde - unumstritten. Zu verbessern blieb allein die Technik. Die Textanalyse stieß gelegentlich auf Vorbehalte, weil sie als zeitraubend erschien und 'das Grundgefühl zum Video eigentlich schon da ist'. Ein ernst zu nehmendes Problem war die wechselnde Zusammensetzung der Teilnehmer, die von Teilnehmenden und - erzwungenermaßen - Abwesenden gleichermaßen beklagt wurde. Über die optimale Gruppengröße gab es offenkundig keine Einigkeit, galt doch dem einen eine kleine Gruppe als Vorzug, dem anderen hingegen als Nachteil.

Insgesamt fiel auf, daß die Aufgabenteilung in der Gruppe und die Zielsetzung des Seminars nicht ausreichend geklärt waren. Einige Teilnehmer erwarteten, daß die Gruppeninitiatoren stärker strukturgebend wirkten, die Zeitabläufe strafften und mehr Verhaltensorientierungen gaben: klare Regeln für das Feed-back wurden vermißt, der vorstellende Arzt werde nicht immer ausreichend gestützt, und es wurde mehr Entlastung und Anleitungen für den Umgang mit den eigenen Grenzen gewünscht.

Die Diskussionsleitung wurde durchgängig als zurückhaltend eingestuft. Viele Teilnehmer sahen den Stil als der Gruppe und ihrer Arbeit angemessen an. Dies entsprachen dem formulierten Seminarkonzept und dem Selbstverständnis der Gruppeninitiatoren. Andere Teilnehmer aber - und dies war tendenziell die Mehrzahl - wünschten eine stärker strukturierende Gesprächsleitung, die den Gruppenprozeß steuerte und auf zu erreichende Ziele zentrierte. Daß wir als Gruppeninitiatoren als **Moderatoren** gefordert wurden, dementsprechend umdenken und umlernen mußten, war die vielleicht wichtigste Botschaft der 'Befragung der Teilnehmer des Videoseminars': Moderatoren waren im ursprünglichen Konzept nicht vorgesehen (vgl. auch Szecsenyi u. a. 1996 in diesem Band).

Diese Erwartungen an die Gruppeninitiatoren standen allerdings im Gegensatz zu der als positiv vermerkten nicht-hierarchischen Organisation des Seminars und der Möglichkeit zu ausführlicher Diskussion. Vermutlich vermochte das Seminar zwar Selbsterfahrungsprozesse zu initiieren und die Notwendigkeit ihrer Vertiefung zu verdeutlichen, ohne aber doch kontinuierliche Supervision oder gar therapeutische Funktion übernehmen zu können. Es wies insofern über sich hinaus.

Die Kritik war zumeist konstruktiv: das Seminarkonzept wurde insgesamt befürwortet und Mängel in der Durchführung benannt. Immerhin jeder vierte Seminarteilnehmer gab explizit an, daß ihn *nichts* am Seminar gestört habe. Die meisten Veränderungsvorschläge bezogen sich auf die Gruppenzusammensetzung. Gewünscht wurde ein höherer Anteil von Ärzten und von Frauen. Bedenkt man, daß 75

% der Seminarteilnehmer Ärzte waren und der Frauenanteil insgesamt 40 %[5] betrug, so wird deutlich, daß das Problem vor allem darin bestand, gerade diese als unterrepräsentiert *empfundenen* Gruppen zu größerer Teilnahmekontinituität zu bewegen. Die Chancen schienen jedoch eher gering. Gerade diese Gruppen gaben nämlich mit berufsbedingtem Zeitmangel bzw. biographisch bedingten Änderungen in der Prioritätensetzung strukturelle Hinderungsgründe an, die nur begrenzt durch Organisatoren von Qualitätszirkeln beeinflußbar waren.

5. Das Videoseminar als Modell

"Hausärzte haben Scheuklappen, Sozialwissenschaftler haben Luftschlösser, die Scheuklappen machen aus Luftschlössern Häuser, die Luftschlösser machen aus Scheuklappen Weitwinkel-Brillen." (Allgemeinarzt, 48 Jahre)

Unabhängig von der Fachzugehörigkeit wurde die interdisziplinäre Zusammenarbeit sehr positiv und als dem Gegenstand angemessen beurteilt. Dabei sahen Ärzte das Seminar vornehmlich unter dem Aspekt beruflicher Selbstreflexion und stellten ihr berufliches und personales Selbst immer wieder unmittelbar zur Diskussion, während die teilnehmenden Sozialwissenschaftler und Hochschulassistenten eher die Moderation einübten. Erfahrungsgemäß vermochten Sozialwissenschaftler (oder allgemeiner: 'Nicht-Ärzte') eher die Patientenperspektive zu übernehmen, so daß sich für hausärztliche Qualitätszirkel die interdisziplinäre Moderation anbietet.

Das Videoseminar hat sich inzwischen gleichsam als **Durchlauferhitzer für Moderatoren** erwiesen. Jeder dritte Seminarteilnehmer nutzt die Erfahrungen im Videoseminar in der eigenverantwortlichen Organisation von Qualitätszirkeln, Supervision bzw. Unterricht. Das Videoseminar hat diese Aufgabe gleichsam ungeplant übernommen und erfüllt damit insgesamt die folgenden Funktionen (Tabelle 21):

Tabelle 21: Funktionen des Videoseminars

- Erfahrungsaustausch von und für Kollegen;
- interdisziplinäre Forschung, in der die niedergelassenen Ärzte zugleich als Datenproduzenten und Ko-Interpreten fungieren
- interkollegiale Supervision;
- Entwicklung eines Modells kooperativer und fachübergreifender Diskussion;
- Erfahrungsraum für Moderatoren

---

[5] Im Videoseminar sind Frauen demnach weitaus häufiger vertreten als in den meisten uns bekannten derzeit arbeitenden Qualitätszirkeln, in denen der Frauenanteil etwa 20% beträgt.

1992 sind ähnliche Qualitätszirkel in Hannover, Heiligenstadt, Kassel und Verden entstanden, weitere Gruppen haben seit 1993 ihre Arbeit aufgenommen oder sind in Vorbereitung. Auch diese Zirkel basieren auf der Expertenschaft der teilnehmenden (Haus)Ärzte, auch diese Zirkel entwickeln eine 'balintoide' Diskussionsatmosphäre - und auch diese Zirkel müssen mit dem Problem diskontinuierlicher Teilnahme der durchaus motivierten Ärzte leben. Darüber hinaus weisen diese Gruppen hinsichtlich demographischer Merkmale und Teilnahmemotivation andere Strukturen auf und setzen ihre eigenen Schwerpunkte. Dies zu beschreiben überschreitet den Rahmen dieser Arbeit.

6. Literatur

Bahrs O: Vom Schwindel zum Schwindeln. Analyse eines Beratungsgesprächs im Rahmen eines ärztlichen Qualitätszirkels. In: Redder A, Wiese I: Medizinische Kommunikation. Westdeutscher Verlag, Oplden 1994; 241-276

Bahrs O, Gerlach FM: Zur Etablierung Hausärztlicher Qualitätszirkel. In: Kassenärztliche Bundesvereinigung, Kassenärztliche Vereinigung Nord-Württemberg: Symposium Qualität in der ambulanten Gesundheitsversorgung. Bestandsaufnahme und neue Perspektiven. 1995; 151-171

Bahrs O, Hesse E: Das Motivationsgespräch. Chancen der Selbsthilfeförderung im Rahmen der ärztlichen Sprechstunde; In: Bahrs O, Fischer-Rosenthal W, Szecsenyi J: Vom Ablichten zum Im-Bilde-Sein. Königshausen & Neumann, Würzburg 1996 (in diesem Band)

Bahrs O, Köhle M: Die Strukturierung der Arzt-Patient-Beziehung im Erstgespräch - Analyse auf der Basis von Videoaufzeichnungen in Hausarztpraxen. In: Bergmann G: Psychosomatische Grundversorgung. Springer, Berlin Heidelberg New York London Paris Tokyo 1989; 42-58

Bahrs O, Köhle M: Das doppelte Verstehensproblem - Arzt-Patient-Interaktion in der Hausarztpraxis. In: Neubig H: Die Balint-Gruppe in Klinik und Praxis. Band 4, Springer, Berlin Heidelberg New York London Paris Tokyo Hong Kong, 1989; 103-130

Bahrs O, Köhle M: Hausarzt und Patient im Gespräch. In: Niedersächsisches Ärzteblatt. 1989; 18:34-35

Bahrs O, Köhle M: Die Strukturierung der Arzt-Patienten-Beziehung im Erstgespräch - Analyse auf der Basis von Videoaufzeichnungen in Hausarztpraxen. In: Medicina Generalis Helvetica. 1990; 3,10:19-27

Bahrs O, Köhle M: Die Strukturierung der Arzt-Patienten-Beziehung im Erstgespräch - Analyse auf der Basis von Videoaufzeichnungen in Hausarztpraxen. In: Medicina Generalis Helvetica, 1990; 4,10:34-40

Bahrs O, Köhle M, Wüstenfeld GB: Der Erstkontakt in der Allgemeinmedizin. Die Beziehung zwischen Hausarzt und Patient als psychosoziale Interaktion. In: Neubig H: Die Balint-Gruppe in Klinik und Praxis. Springer, Berlin Heidelberg New York London Paris Tokyo Hong Kong 1990; 5:181-202

Bahrs O, Köhle M, Szecsenyi J: Zählen oder Deuten? Die Rolle quantitativer und qualitativer Forschungsansätze in der Allgemeinmedizin. In: Psychologie in der Medizin. 1991; 3/4,2:4-6

Bahrs O, Köhle M, Szecsenyi J: Das Videoseminar: Ein symptomübergreifender Supervisionsansatz. Qualitätszirkel von Allgemeinärzten und Sozialwissenschaftlern. In: Psychologie in der Medizin. 1992; 4,3:23-29

Bahrs O, Szecsenyi J: Patientensignale - Arztreaktionen. Analyse von Beratungsgesprächen in Allgemeinarztpraxen. In: Lönig P, Rehbein J: Arzt-Patienten-Kommunikation. Analysen zu interdisziplinären Problemen des medizinischen Diskurses. de Gryter, Berlin New York 1993; 1-26

Bahrs O, Szecsenyi J: 'I can now face a patient! The development of a concept t analyse video recorded encounters from general practice in a multidisciplinary quality circle', Scandinavian Journal of Primary Health Care, Supplement, 1995

Fischer-Rosenthal W: Der diagnostische Prozeß als offene praktische Beschreibung; In: Bahrs O, Fischer-Rosenthal W, Szecsenyi J: Vom Ablichten zum Im-Bilde-Sein. Königshausen & Neumann, Würzburg 1996 (in diesem Band)

Oevermann U, Allert T, Konau E, Krambeck J: Die Methodologie einer 'objektiven Hermeneutik' und ihre allgemeine forschungslogische Bedeutung in den Sozialwissenschaften. In: Soeffner HG: Interpretative Verfahren in den Sozial- und Textwissenschaften. Metzler, Stuttgart 1979

Pringle M, Stewart-Evans C: Does awareness of being video-recorded affect doctors' consultation behaviour? Br J Gen Pract, 1990; 40:455-458

Schultze C: Sie haben jetzt auch ganz schön viel auf die Mütze gekriegt. Aspekte der Konfliktentfaltung in einem ärztlichen Qualitätszirkel. In: Bahrs O, Fischer-Rosenthal W, Szecsenyi J: Vom Ablichten zum Im-Bilde-Sein. Königshausen & Neumann, Würzburg 1996 (in diesem Band)

Szeceni J, Bahrs O: Leitfaden für die Anfertigung von Videos für die Qualitätszirkelarbeit. In: Bahrs O, Fischer-Rosenthal W, Szecsenyi J: Vom Ablichten zum Im-Bilde-Sein. Königshausen & Neumann, Würzburg 1996 (in diesem Band)

Szecsenyi J, Andres E, Bahrs O, Gerlach FM, Weiß-Plumeyer M: Ein Konzept zur Etablierung von Qualitätszirkeln in der ambulanten Versorgung. In: Bahrs O, Fischer-Rosenthal W, Szecsenyi J: Vom Ablichten zum Im-Bilde-Sein. Königshausen & Neumann, Würzburg 1996 (in diesem Band)

Die Geschichte von der Rasse mit den Schlappohren
Ein subjektiver Bericht über eigene Erfahrungen mit Videodokumentationen in der Patient-Arzt-Beziehung

Heinrich Adam

1. Das Angebot

1989 wurde unter dem Dach der Allgemeinmedizinischen Abteilung der Universität Göttingen ein Arbeitszirkel eingerichtet, der regelmäßige Treffen zum Thema Arzt-Patient anbot. Als Material sollten Videoaufzeichnungen aus der Sprechstunde dienen. Ich war von dieser Möglichkeit sehr angetan und meldete mich rasch an. Neben meiner anfänglichen Euphorie, einen neuen Weg gehen zu können, trat ein Unwohlsein. Es verstärkte sich in dem Maße, wie die Termine der Dokumentation und vor allem der Präsentation des Materials näher kamen.

2. Die Ausgangssituation

Ich führte als praktischer Arzt seit 1976 in einer Kleinstadt eine mittelgroße Einzelpraxis. Die Klientel setzte sich aus Stadt- und Landbevölkerung zusammen. Mir war deutlich, daß mir die Arbeit unterschiedlich Freude/Verdruß bereitete und mir nicht immer gleich von der Hand ging. Und dann war da noch die Sache mit der Rasse mit den Schlappohren.

Mein Großvater hatte von dieser Spezies mit Grauen berichtet, die gelegentlich tageweise zuhauf auftraten, sein Ladengeschäft bevölkerten und die Arbeit zur Qual werden ließen. Ich hatte den sicheren Eindruck, daß es diese Wesen noch gab und auch meine Praxis heimsuchten - schicksalhaft. Das Studium hatte mir akribisch alle möglichen Zusammenhänge und Details über Organaufbau und Organfunktionen vermittelt. Die Krankenhausausbildung zementierte mein Bild eines biomechanisch-technisch-chemisch beschreibbaren Menschen. Ein Wort wie Kommunikationspsychologie war mir inhaltlich unbekannt. Meine Vorstellung von einem Arzt-Patienten-Kontakt beinhaltete als wesentliches Moment nur die Sachinhaltsebene (Schulz von Thun 1993). Ich erwartete, Daten erheben zu können, die mich in die Lage setzten, Analysen (Diagnosen) und Lösungsvorschläge (Therapien) anzubieten. Mit der Schlappohrrasse mißlang dieses gründlich. Die Lösungsstrategie dieses Problems war keine: sie als Tage abzutun, die man am besten schnell ad Acta legt. In der Einzelpraxis steht keine Kollegin/kein Kollege zur Besprechung bereit. Im größeren Rahmen, z. B. eines Ärztevereins, ereignet sich ein Thema mit dem Beigeschmack "ich komme nicht zurecht" nicht. Dieses Phänomen scheint mir weit über meine Zunft hinaus verbreitet.

3. Das Medium

Einem Kammerjäger nicht unähnlich, hatte ich die Idee, mit Hilfe moderner Technik diesen unlustvollen Dingen im Praxisalltag auf die Spur zu kommen. Auf den Schreibtisch setzte ich zwei Mikrofone, in der Ecke eines Behandlungsraumes wurde eine Videokamera postiert. Tonqualität und Kamerablickwinkel erlaubten vom Öffnen der Tür an eine sehr umfassende technische Dokumentation des Geschehens (Adam, Bahrs, Gerke, Szecsenyi 1991). Die Informationskanäle waren auditiv und visuell. Nicht erfaßt wurden Geruch und taktile Reize, z. B. beim Reichen der Hand übermittelte Empfindungen.

4. Der Ernstfall

Die technischen Vorkehrungen waren getroffen. Ich schaltete die Kamera ein, ehe ein Patient den Raum betrat. In Frage kommende Patienten waren bei ihrer Anmeldung in der Praxis mündlich und schriftlich informiert und um ihr Einverständnis gebeten worden. Ich wiederholte vor laufender Kamera meine Bitte um Erlaubnis, das Gespräch aufzeichnen zu dürfen. In einem Fall widerrief ein Patient daraufhin sein zuvor erklärtes Ja. Ich schaltete die Kamera ab und löschte den aufgezeichneten Spann.

Ich bemerkte zu Beginn der Aufzeichnung Lampenfieber. Es nahm mit dem Grad der Gewöhnung ab; d. h. sowohl innerhalb eines Kontaktes sank die videoinduzierte Anspannung sehr rasch ab und sie wurde insgesamt von Aufzeichnung zu Aufzeichnung geringer. Mitgeschnitten wurden Erstkontakte und ein Patienten-Arzt-Gespräch einer lange bekannten Patientin mit dem formalen Inhalt Diabetes. Verallgemeinernd hatte ich den Eindruck, daß Patient und Arzt die Aufzeichnungssituation nicht wahrnahmen und der Kontakt hiervon scheinbar unbeeinflußt ablief. Die späteren Untersuchungen (Bahrs, Köhle, Wüstefeld 1990) sollten bestätigen, daß die Spezifität der Sprechstundensituation hierdurch nicht verloren geht.

Eine Konsultation durch einen 13jährigen Jungen mit Rückenschmerzen ist mir besonders haften geblieben. Das besondere Setting (Kamera) bewirkte ein Zutagetreten einer latenten Problematik. Mir ging die Differentialdiagnose eines Rückenschmerzes durch den Kopf und ich verlor dabei den Bezug zum Patienten. Plötzlich stand im Mittelpunkt meines Interesses die Differentialdiagnostik und mein hierauf bezogener Wunsch, sie möglichst umfassend zu bedenken. Der Patient war in diesem Augenblick vom gleichwertigen Gegenüber zum Objekt meines Bedürfnisses geworden.

5. Bearbeitung

In 4wöchigen Abständen traf sich eine Gruppe von durchschnittlich 10 Personen. Der größere Anteil bestand aus Allgemeinärzten, daneben waren Weiterbildungsassistenten, Doktoranden und nichtärztliche Teilnehmer (Soziologe, MTA) wechselnd anwesend. Meine Erwartungshaltung hieß auf mich bezogen: etwas balintartiges (Heigl-Evers, Heigl 1988) zu erleben. Diese Erwartungen erfüllten sich. Es herrschte für mich eine angenehme, wenn auch kritische, Atmosphäre. Als mein Video gezeigt und diskutiert werden sollte, stiegen Unruhe und Angst in mir auf. Der Mitschnitt enthält grundsätzlich verschiedene Nachrichtenebenen, die in Abhängigkeit von der jeweiligen betroffenen Person/Persönlichkeit Angst induzieren können. Der Selbstoffenbarungsaspekt und in Verbindung dazu der Beziehungsaspekt berührten mich besonders. In dem Video habe ich etwas von mir, ich öffnete mich und machte mich sichtbar. Erkennbar wurde auch, wie ich meinen Patienten/Mitmenschen behandelte, in welcher Art von Beziehung ich mich zu ihm befand. Entsprechendes galt auch aus der Patientensicht betrachtet. Der in der Arzt-Patienten-Kommunikation wichtige Sachaspekt trat in der Diskussionsrunde zurück. Der neueste Sachstand einer Therapie war nicht zentrales Thema, wohl aber wurde der damit gekoppelte Appellaspekt sichtbar. In Bezug auf den Patienten könnte ich vermitteln:"Ich zerbreche mir sachbezogen den Kopf und zeige Dir dadurch appellativ, wie wichtig Du mir bist." Entsprechendes fand auch in der Gruppensituation statt, wo Art und Weise des Umgangs mit meinem Video mir Auskunft über meine Stellung in der Gruppe und zu den einzelnen Mitgliedern gab. Es entstand das Gefühl der Gleichheit und Sicherheit. Die ängstigenden Momente waren geschwunden. In diesem ungefährdeten Raum war es möglich, Kritik zu akzeptieren und zu bearbeiten. Das Video berührte alle Teilnehmer unmittelbar ohne die Zwischenstation des Erzählers bei Balintarbeit. Die Teilaspekte eines zwischenmenschlichen Kontaktes spiegelten sich in der Gruppenarbeit wieder und lösten, je nach dem Grad des Gelingens der Beziehung in einem Aspekt, unterschiedliche Gefühle und Reaktionen aus. Das zusätzlich zum Video zur Verfügung gestellte Transkript bot überdies die Möglichkeit einer textorientierten analytischen Nacharbeit einzelner Sequenzen.

6. Resümee

Lasse ich das Erlebte und Gesagte noch einmal Revue passieren, stellt sich mir die Frage nach der Rasse mit den Schlappohren neu. Es gibt sie wirklich und sie ist auch schwer erträglich. Allerdings nur zu oft war ich selbst ihr Schöpfer. Dieses geschah genau dann, wenn ich - wie meine Kinder treffend sagen würden - schlecht drauf war. Das Videoseminar hat dazu beigetragen, mir das Beziehungs- und Botschaftsgeflecht in einem Arzt-Patienten-Kontakt zu verdeutlichen und in seinen Anteilen Konsequenzen nachvollziehbar zu machen. Mein gut/schlecht drauf sein bestimmt maßgeblich das Geschehen im Sprechzimmer. Bin ich offen für Botschaften zwischen den Zeilen, bereit, mich auf die Wirklichkeit des anderen einzulassen, ist die Rasse mit den Schlappohren zum Aussterben verurteilt? Gesund/krank sein ist mehr als ein in Normen faßbarer Zustand. Er ist Prozeß innig verwoben mit der inneren und äußeren Realität eines jeden Individuums. Das Videoseminar ist eine gute Schulungs- und Nachschulungsmöglichkeit für auf Sachinhalte getrimmte Ärzte. Die Wahrnehmung des Arztes/der Ärztin wird geschärft: Welches Anliegen äußert der Patient; was hört der Arzt? Kommt es zwischen Arzt und Patient zu einem Konsens oder reden sie aneinander vorbei? Was ist die tragende Ebene einer Konsultation; welche Funktion erfüllt in dem jeweiligen Fall die Krankheit für den Patienten? Die Reihe der Beobachtungsmöglichkeiten ließe sich noch weiterführen. Statt dessen möchte ich aufmunternd an den Schluß die Ermutigung setzen, sich selbst einzulassen.

7. Nachsatz

Allen Tierfreunden zum Trost sei gesagt: diese Sonderlinge werden trotzdem weiterleben, solange es Menschen, und damit menschliche Schwäche, gibt. Ich persönlich möchte sie nicht völlig ausrotten, nur ein paar Schlappohren weniger wären mir schon recht.

8. Literatur

Schulz von Thun F: Psychologische Vorgänge in der zwischenmenschlichen Kommunikation. In: Fittkau B, Müller-Wolf H M, Schulz von Thun F (Hrsg.): Kommunizieren lernen (und umlernen). Hahner Verlagsgesellschaft, Aachen 1994:9-100

Adam H, Bahrs O, Gerke H, Szecsenyi J: Das Videoseminar - Qualitätszirkel als Fortbildungs- und Forschungsinstrument in der Allgemeinmedizin. In: Nds Ärztebl 1991; 8:24-26

Bahrs O, Köhle M, Wüstenfeld GB: Der Erstkontakt in der Allgemeinmedizin. Die Beziehung zwischen Hausarzt und Patient als psychosoziale Interaktion. In: Neubig H: Die Balint-Gruppe in Klinik und Praxis. Springer, Berlin Heidelberg New York London Paris Tokyo Hong Kong 1990; 5:181-202

"Sie haben jetzt auch ganz schön viel auf die Mütze gekriegt!"
Aspekte der Konfliktentfaltung zu Seminarbeginn eines ärztlichen Qualitätszirkels

Carsten Schultze

Im folgenden möchte ich auf konflikthafte Passagen einer Seminarveranstaltung eingehen, in der Ärzte und Nicht-Ärzte authentische Arzt-Patient Gespräche diskutieren.[1] Ziel ist es, damit einmal den Blick auf "schwierige" Situationen in Zusammenkünften zu werfen, in denen Teilnehmer sich gegenseitig engagiert ihre mitunter konträren Sichtweisen demonstrieren. Eine Analyse aus gesprächsanalytischer Sicht soll die dabei verwendeten Prozeduren und Verfahren auf der phänomenologischen Ebene der dialogischen Interaktion darstellen.[2] Welche Handlungsmuster vollziehen die TN, wenn sie sich ihre konflikthafte Interaktion verdeutlichen? Zu Zwecken der Bearbeitung wird das von Kallmeyer entwickelte konversationsanalytische Schema für "kritische Momente" zugrundegelegt.[3] Mit ihm sollen Züge und Variationen der Konfliktentwicklung nachgezeichnet werden.

1. Ein übergeordnetes Konfliktschema: Wie sich Beteiligte eine Störung verdeutlichen

Kallmeyer legt für Interaktionsvorgänge die Basisregel des Reziprozitätsprinzips zugrunde. Man kann es als "stillschweigende Übereinkunft" bezeichnen, mit der die Beteiligten idealerweise davon ausgehen, daß für ihre Zusammenkunft die grundsätzliche Austauschbarkeit von Standpunkten ebenso gilt wie eine potentielle Kongruenz ihrer Relevanzsysteme. Dieses Reziprozitätsprinzip "ermöglicht den interaktiven Aushandlungsprozeß, der seinerseits Träger für Interessenverwirklichungen ist." (Kallmeyer 1979, 64) Nun führen Beteiligte Prozeduren durch, die dieses Prinzip in Frage stellen. In speziellen Aktivitäten vergegenwärtigen sich die

---

[1] Der "Hausärztliche Qualitätszirkel" ist ausführlich in Bahrs (1995, in diesem Band) dargestellt.

[2] Interessierten, denen "Gesprächsanalyse" unbekannt ist, empfehle ich zur schnellen Orientierung den Abschnitt "Diskurs und Text" in: Crystal, D. (1993) Die Cambridge Enzyklopädie der Sprache, Frankfurt/New York (Campus), 116-119.

[3] Vgl. Kallmeyer (1979) Kritische Momente. Zur Konversationsanalyse von Interaktionsstörungen.

Beteiligten, daß der Interaktionsfluß stockt und sie sich in einer Störung befinden. Modellhaft kann man folgende Stufen idealtypisch formulieren:[4]

Regelverstoß

Die Aktivität des Interaktionspartners führt zu einer Verletzung des Reziprozitätsprinzips.

Demonstration der Verweigerung

Daraufhin zeigt der Betroffene, daß er mit dem Handeln des Partners nicht übereinstimmt. Die Weiterentwicklung des gemeinsamen Handlungszusammenhangs wird unterbrochen, die Sperrung erhält Vorrang. Die Art der Beteiligung äußert sich in Manifestationen der Betroffenheit - besonderes Engagement wird in Emotionalisierungen und verstärkten Selbstdefinitionen deutlich. Durch Hervorlockungen und Provokationen wird versucht, die Sperre zu überwinden. Das kann zu Diskriminierungen führen, die dann Schleifen in der Konfliktbearbeitung verursachen.

Offenlegung der Störung

Mithilfe von Erklärungs- und Bewertungsschemata nehmen die Beteiligten zum Ereignis Stellung.

Interaktive Bearbeitung der Störung

Das wechselseitige Bearbeiten kann den Konflikt verhärten, z. B. "Kontern". Abbruch oder Stagnation sind weitere Alternativen zur Renormalisierung. An der Auflösung des Konflikts sind folgende Aktivitäten beteiligt: die eigene Position zur Dispositon stellen, dem Partner die Bereitschaft zur Problemlösung unterstellen, die eigene Betroffenheit und Verstrickung aufdecken, Reziprozitätsdemonstrationen, Re-Interpretationen des Vorfalls sowie eine Neubegründung der Sozialbeziehung.

Da es sich in diesem Fall um eine Gruppendiskussion handelt, werden ebenso Wechsel der Dialogkonfiguration berücksichtigt.

---

[4] Die Darstellung schließt u. a. die Bearbeitung von Schank mit ein (vgl. Schank 1987, 40-42)

2. Der "Hausärztliche Qualitätszirkel"

In diesen Fortbildungsveranstaltungen kommen praktizierende Ärzte und Vertreter anderer Disziplinen unter dem Rahmenthema "Patientensignale - Arztreaktionen" zusammen, um Probleme der Arzt-Patient Interaktion in persönlichkeitsspezifischen und berufsspezifischen Aspekten zu reflektieren. Die weitestgehend kollegiale Zusammensetzung der ärztlichen Teilnehmerschaft sichert formal ein eher symmetrisches Verhältnis zueinander. Brisant ist jedoch die unterschiedliche Rollenverteilung in der Fortbildungssituation. Nach einer Einstiegsphase steht ein Arzt im Zentrum der Fortbildungssituation, sein vorab gedrehtes Video eines authentischen Patientenkontaktes wird nach der Präsentation kritisch diskutiert. Damit läßt der Teilnehmer eine fachlich versierte und kritikfähige Gruppe in den noch oft tabuisierten Bereich der eigenen Sprechstundentätigkeit Einblick nehmen. Die Kontinuität der Teilnahme egalisiert diese Rollenunterschiede natürlich, für die situative Betrachtungsweise hat diese Konstellation jedoch weitreichende Bedeutung. Nach der Videobetrachtung, der sich in einer ersten Reflexionsphase ein Feedback der Teilnehmer anschließt, wird in einer zweiten Reflexionsphase der "erste Eindruck" vertieft. Die textanalytische Arbeit am Transkript des Videos liefert in einer dritten Reflexionsphase die Basis für eine hermeneutische Betrachtungsweise des Kontakts. Besondere Berücksichtigung findet hier die Passage des Gesprächsanfangs in seinem strukturbildenden Einfluß auf die Arzt-Patient Interaktion des gesamten Kontakts. Das Aufdecken der Interaktionsschichten ist sensibel an die Gesprächsdynamik im Qualitätszirkel gebunden. Eine zurückhaltende Strukturierung des Gesprächsverlaufs intendiert, teilnehmerorientierte Bedürfnisse, z. B. hinsichtlich der Themenentwicklungen, zuzulassen. So können sich auch über zyklische Themenverläufe und Explorationsprozesse vielfältige Positionen entwickeln. Der Einfluß der Teilnehmer zeigt sich auch darin, daß der Seminarverlauf durch den prozeßorientierten Arbeitsstil der Gruppe geprägt wird. Ein Merkmal ist die wechselseitige Weiterentwicklung von abweichenden und übereinstimmenden Positionen der Teilnehmer. Die Variante, die in diesem Fall zu zu Seminarbeginn zu einem problematischen Sitzungsverlauf führte, soll hier nun näher untersucht werden.

3. Gesprächsanalytische Aspekte prozeßhafter Konfliktentwicklung am Beispiel einer besonderen Seminarsitzung

Welche sprachlichen, insbesondere dialoggestaltenden Mittel eine Rolle spielen, wenn sich die Teilnehmer im Konflikt über fremdes ärztliches Handeln befinden, soll nun in den Etappen von der Exposition des Konflikts bis zu Wiederholungshandlungen entlang der ersten Veranstaltungsphasen besprochen werden.[5] Die Materialgrundlage besteht aus einem Transkript der Fortbildungsveranstaltung.[6]

Die Konstituierung von Rollen in der Einstiegsphase

In dieser Sitzung[7] war der vorstellende Arzt, Herr Geiger, den Teilnehmern (zukünftig: TN), außer Herrn Bahrs und Herrn Szecsenyi, unbekannt. Aus einer weit entfernten Stadt war er zum Fortbildungstermin angereist. Die Tonbanddokumentation beginnt während der Einstiegsphase. Wie üblich, stellen sich die TN mit Beruf und Namen vor. Im "Rundgespräch"[8] werden die Beiträge sowohl an das vorhandene Mikrophon adressiert, das den TN als Dokumentationsmedium bestens vertraut ist, wie auch an den Neuankömmling, dem diese Phase als offizielle Kennenlernphase dient und an die übrigen TN, die mit einzelnen Beiträgen in eine humorige Grundstimmung versetzt werden. Hier versichern sich die TN ihrer vertrauten Beziehung, aber auch ihrer unterschiedlichen Rollen. Es gibt nicht nur den präsentierenden Arzt und zur Reflexion präsente Ärzte, ebenso stellen sich die nichtärztlichen TN mit ihren Interessen vor (Soziologen, Sprachwissenschaftler). Außerdem kristallisieren sich die Gruppenleiter heraus. Herr Bahrs, einer der Gründer des Qualitätszirkels, der sich mit den Worten vorstellt: (26)"Ja, ich glaub' mich brauch ich auch nich mehr vorzustellen, (...)" und initiativ einleitende Vorinformationen zum "Drehvorgang" bei Herrn Geiger gibt. In diese Einführung (29)"ich glaub wir(...)" schließt er seinen Vorredner Herrn Szecsenyi, den Mitbegründer des Qualitätszirkels, mit ein. Eine veranstaltungsleitende Funktion übernimmt Herr Szecsenyi mit der anschließenden Aufforderung: (30)"Schaun' wir uns jetzt das (undeutl.) alle an.", die eine phasengliedernde Funktion erfüllt. Auch nach gemeinsamer technischer Einrichtung der erforderlichen Geräte ist es Sz, der das verbindliche Startsignal zum Präsentieren und Betrachten des Videos gibt: (46)"So (.) Kann losgehen."

---

[5] Die Phaseneinteilung von Gesprächen ist in der Gesprächsanalyse ein riskantes Unternehmen. Auch ich muß den strapazierten "good will" der Leser beanspruchen (vgl. Henne/Rehbock 1982, 266).

[6] Das Transkript fertigte Anja Klingenberg, Gesellschaft zur Förderung Medizinische Kommunikation (GeMeKo), an. Die Namen der Teilnehmer wurden anonymisiert. Es umfaßt 1207 Sprecherwechsel. Meine Analyse beschränkt sich deshalb auf einer Auswahl von Sequenzen.

[7] Dieses Seminar wurde von 11 Teilnehmern bestritten, sechs ärztlichen, vier nicht-ärztlichen - darunter ich - und einem TN, der Arzt und Sozialwissenschaftler ist.

[8] Bei sequenzieller Festlegung agieren die Sprecher ohne Replikenaustausch der Reihe nach (vgl. die plastischen aber nicht distinkten Begriffe zu Dialogkonfigurationen bei Hundsnurscher 1990, 149-161).

Der Regelverstoß in der Präsentationsphase

Das Video zeigt Herrn Geiger im Gespräch mit einer Patientin, Anfang 30, die wegen einer letzten Krankmeldung zu ihm kommt. Im Verlauf des Gesprächs, in dem sich die beiden duzen, werden ausgewählte Aspekte der psychosozialen Lage der Patientin und Phänomene ihrer depressiven Grundstimmung in Wahrnehmungen des Arztes und in Schilderungen der Patientin angesprochen. Zur Fortsetzung der Therapie rät der Arzt, die Arbeitsaufnahme nicht zu übereilen. Die Einschätzung der Patientin, daß die emotionale Trübung auch organisch bedingt sein könnte, teilt er nicht. Statt dessen werden weitere psychodynamische und psychosoziale Umstände ihres Zustandes entfaltet. Der Kontakt endet mit der Bescheinigung über die Arbeitsunfähigkeit und dem ärztlichen Angebot, zu einem längeren Gespräch, gegebenenfalls mit Partner, zu erscheinen. Den Erfolg solch eines Unternehmens bezweifelt die Patientin jedoch, da sie um die ablehnende Haltung ihres Mannes weiß.

Die Exposition des Konflikts in der ersten Reflexionsphase

Im unmittelbaren Anschluß an die Präsentation beginnt die erste Reflexionsphase. Sie besteht aus einem "Rundgespräch" der Teilnehmer, zu dem Herr Szecsenyi auffordert: (49)"(...)Daß jeder kurz mal seinen Eindruck (.) schildert." Die Länge der erwarteten Äußerungen, der angestrebte lineare Verlauf der Redeorganisation - unter Ausschluß responsiver Handlungen - und auch die Verteilung des Rederechts sind bündig vorstrukturiert. Restriktionen werden nicht formuliert. Angesprochen ist die subjektive Verknüpfung mit dem soeben vermittelten Geschehen im Video. Als thematische Klammer fungiert der Titel der Veranstaltung, die thematische Offenheit ermöglicht eine Vielzahl der Reaktionen aus ärztlicher und nicht-ärztlicher Sicht. Die Adressierung bleibt jedoch mehrdeutig. Die Beiträge können sich an Herrn Geiger richten oder an die übrigen TN. Die Wahl der expliziten Adressierung bleibt so den TN selbst überlassen. Somit wird formal die Entwicklung eines "Parteiengesprächs"[9] ermöglicht.

- Merkmale von Demonstrationen der Verweigerung und Manifestationen der Betroffenheit

Der Aufforderung kommen die TN in unterschiedlichen subjektiven Kommentierungen nach, so daß eine breitgefächerte Resonanz entsteht. Beobachtungen zur verbalen Interaktion des Arzt-Patient Kontakts (70)S: "Ja, ich hab 'n bißchen auf den Interaktionsstil geachtet, äh, bin ja auch kein Mediziner, und ähm (.) was mir eigenartig

---

[9] So bezeichnet Hundsnurscher die Organisationsform, in der ein Sprecher/Hörer einem Kollektiv gegenübersteht, das einen gemeinsamen Gruppenstandpunkt vertritt (vgl. Hundsnurscher 1990, 149-161). Spezielle Feedback-Regeln würden solch eine Entwicklung ausschließen.

vorkam äh war diese irre Tempo was die Patientin (undeutl.)" und psychologische Interpretationen der Patientinäußerung werden als Angebote zur weiteren Diskussion eingebracht, die von Herrn Geiger auch kurz aufgegriffen werden. Andere TN setzen eine andere Präferenz. Sie konfrontieren Herrn Geiger direkt mit ihrer "Konsensverweigerung". Dabei verlangt die Aufforderung zur Kürze und zu einmaligen Äußerung eine recht komplexe Organisation des Beitrags. Diese Gruppe der TN reagiert wie auf einen "Regelverstoß". In das Zentrum und oft an den Beginn ihrer Äußerungen stellen die TN ihre emotionale Betroffenheit. Die Palette der Bekundungen geht von Verwunderung (51)A: "Äh, was mich gewundert hat is einmal, daß die Frage, ob die - ob auf Hypertheorose untersucht wird, im Gespräch mit der Patientin geklärt wird" und Irritation (57)W: "(.) ja, es hat mich irritiert, daß Sie das Gespräch so wenig strukturieren!(...)" über Widerstreben (52)R: "Ja, also (undeutl. bei mir) eben so'n bischen deutlich geworden, daß sich da Widerspruch regt, bei mir hat sich auch Widerspruch geregt. (...)" bis hin zur provozierenden Bekundung des Gelangweilt-seins (57)W: "(...) - da hab ich mich gefragt, warum mich das Gespräch eigentlich so langweilt.(...)". Es sind "Manifestationen der Betroffenheit", die Distanz zum beobachteten Tun des Herrn Geiger ausdrücken und in ihren Extremen die eigene Position emotional heftig oder aus der Perspektive vorsichtiger Selbstbeobachtung vermitteln. Die Expansion des jeweiligen Einzelbeitrags umfaßt weitere Stufen im Konfliktschema.

- **Merkmale der Offenlegung der Störung**

Die TN beschreiben die Störung mit Erklärungs- und Bewertungsschemata. Spezielle "inkriminierte" Ereignisse werden aus dem Video ausgewählt. Die Kritik gilt der Anredeform, der Sitzgestaltung und besonders dem Behandlungskonzept, hiermit ist das Abklärungsprocedere weiterer Ursachen der depressiven Erkrankung sowie die Art der Therapieentscheidung gemeint. Kritisiert wird ebenso die mangelhafte Aufarbeitung der depressiven Situation der Patientin, die versäumte Chance zur positiven Veränderung und die oberflächliche Gesprächsführung von Herrn Geiger. So kommt es zu Gegenentwürfen (56)R: "Also wenn ich die Patientin das erste Mal gesehen hätte, hätte ich mich natürlich nach der Regelanamnese erkundigt.", zum Aufbau von normativen Handlungsanweisungen (69)Ü: "Also man sollte äh diese organische äh also Symptomatik in Vordergrund nehmen und äh gleichzeitig auch die Person behandeln, aber man muß ihr Hoffnung geben,(...)". zu Vorwürfen (57)W: "(...) Also Ihre Begründung, sie soll nich arbeiten und so weiter, also 'Ich fühle das so' (...), nich weil ich meine, daß man das gar nich sagen kann, (...) also ich fands n bischen schwach als Begründung. und Verurteilungen (51)A: "Den Un - in der Untätigkeit, also ohne Arbeit - also ich würde das (.) geradezu als den falschen Weg bezeichnen." Je nach Temperament schließen die TN ihre Beiträge mit bekräftigenden, wiederholenden, selbstreflexiven Betroffenheitsbekundungen, mit Bewertungen, thematisch zugespitzten Beurteilungen oder zurücknehmenden, entschärfenden Floskeln, in denen auf die unvollständige Vorinformation verwiesen wird.

Die Beiträge vermitteln die Identifizierung mit dem Thema des Videos - die Behandlung eines Patienten in der Sprechstunde. Die TN haben jedoch - in unterschiedlichen Strategien - einen Dissens aufgebaut, der bearbeitet werden muß. Einige errichteten relativ früh eine Haltung, mit der sie sich in eine nahezu aggressive Distanz zu dem Kollegen begeben. Es ist fraglich, ob die offen provokative Haltung dem Gast gegenüber zu diesem Zeitpunkt für die weitere Diskussion förderlich ist. Wie der Dissens bearbeitet wird, darüber entscheidet allerdings auch der Gast mit seinem Repertoire an Reaktionsmöglichkeiten.

Die Konfliktverlagerung in Resümee und Überleitung

Herr Szecsenyi wechselt, als er wieder an der Reihe ist, von der Rolle des TN in die Rolle des Gesprächsleiters. Sein Resümee trennt die erste Reflexionsphase von der zweiten Reflexionsphase. Als Drehpunkt beendet es die erste Phase und strukturiert die zweite vor. Dementsprechend ist das Resümee in einen zurückverweisenden und vorausweisenden Teil gegliedert:

(103) Sz: Ich war ja schon. Also mir is jetzt so aufgefallen in der Runde, daß alle unheimlich viel erzählt haben. Das - erscheint irgendwie ziemlich
(104) ?:   Kontrastiert (undeutlich)
(105) Sz: (Gleichzeitig) sich was -
aufgestaut zu haben. Denn also hier hat ja jeder mindestens fünf Minuten geredet oder fast. Das ist eigentlich äh - sonst im Vergleich zu sonst relativ lange gewesen. Sie ham jetzt auch ganz schön viel auf die Mütze gekriegt!
(Lachen)
(106) Sz: Vielleicht sagen <u>Sie</u> jetzt erstmal was so. Aber ich meine, Sie können jetzt natürlich nich auf alle diese äh Einzelheiten eingehen,
(107) A: (undeutlich)
(108) Sz: vielleicht sagen Sie mal was zur Patientin, oder...
(109) G?: Mmh!
(110) Sz: oder dazu, wie <u>Sie</u> das Gespräch fanden.
(111) G: Äh, zu der - ja
(112) B: Zur Praxis-<u>Organisation</u> vielleicht zunächst mal kurz.
(113) G: Äh, zur Pra
(114) B: Ja, Kurzzeit, Langzeit, und Duzen, Siezen und sowas.

- Wechsel des Konfliktschemas

Herr Szecsenyi erwähnt als erstes die Länge der Beiträge und rückt sie in den Kontext einer historischen Perspektive. Damit wird die eine außergewöhnliche Aktivität der Teilnehmer beschrieben. Die andere wird aus dem Blickwinkel von Herrn Geiger geschildert: "Sie ham jetzt auch ganz schön viel auf die Mütze gekriegt!" Damit nimmt der Moderator eine von vielen möglichen Sichtweisen auf das Geschehen ein. Unberücksichtigt bleibt die Darstellung aus der Sicht des TN, der mit dem Video konfrontiert wurde. Der Gesprächsleiter unterscheidet auch nicht zwischen den Haltungen, die die TN zum Video einnahmen. Die konfliktfreien Beiträge der Nicht-

Ärzte bedeuteten ja eine problemlose Identifizierung des Videos als Arbeitsbeitrag. Die anderen Beiträge stammten markanterweise überwiegend von den Ärzten. Dieser Aspekt wird nicht erwähnt. Eine differenzierte Darstellung der unterschiedlichen konflikthaften Beiträge erfolgt nicht. Stattdessen summiert Herr Szecsenyi differenzierte Stationen der Entfaltung unter einen Eindruck und stellt diese Bilanz als bemerkenswertes Moment vor. Da die Struktur des Spannungsverhältnisses zwischen den TN und Herrn Geiger nur punktuell und einseitig in ihrer Wirkung, nämlich in Richtung Herrn Geigers, berücksichtigt wird, wird der Schwerpunkt des kritischen Moments verlagert. Der Dissens wird eher noch umgedeutet.

Dem Konfliktschema der Teilnehmer, die auf das Video wie auf einen "Regelverstoß" reagierten, wird ein neues entgegengesetzt, in dem die "betroffenen" TN zu "Diskriminierenden" werden und ihre Konfliktstrategie zum Teil zu einer Selbstdiskriminierung werden läßt.

- **Mehrdeutige Bildsprache und unentschiedene Überleitung**

Mit einem Resümee wird insofern ein Eingriff vorgenommen, als daß es bisherige Entwicklungen nachzeichnet, sichert und Ausgangspunkt für weitere Entwicklungen ist. Welche Optionen eröffnet nun das Bild des "auf die Mütze kriegens" für die Konfliktentwicklung zwischen Herrn Geiger und den TN? Die Funktion des verwendeten Bildes bleibt mehrdeutig. Die bildhafte Phrase für das "Schmerzen zufügen" ist auch ein strukturierender Akt im Umgang mit der Konfliktentwicklung. Die umgangssprachliche Stilebene entschärft gekonnt die Brisanz - die TN lachen. Der Konflikt wird benannt und verhüllt. So entsteht hier eine Gabelung zwischen Fortsetzen und Verlagern, obwohl die TN den Dissens explizit gemacht hatten. Dem Muster von "Ansprechen" und "Vermeiden" der Bildkonstruktion entspricht die weitere Strategie Herrn Szecsenyis. So fordert er Herrn Geiger auf: "Vielleicht sagen Sie jetzt erstmal was so." In der eigenen Fortführung schränkt Herr Szecsenyi diese Aufforderung jedoch gleich wieder ein: "Aber ich meine, Sie können jetzt natürlich nich auf alle diese äh Einzelheiten eingehen". Eine gleichrangige Auseinandersetzung zwischen den TN und Herrn Geiger wird zweifach verhindert. So wird es ihm erschwert, seinen Antwortverpflichtungen gegenüber den TN nachkommen. Die an ihn adressierten Beiträge der TN können nicht interaktiv bearbeitet werden. Das von den TN entwickelte Konfliktschema wird übergangen, da Herr Geiger nun den Fragen der Gesprächsleitung verpflichtet ist.

- **Wechsel der Konfliktbearbeitungsstrategie**

Dem Abschluß des Resümees folgt die Vorstrukturierung des weiteren Geschehens: "Vielleicht sagen Sie mal was zur Patientin, oder". Die freundliche Aufforderung verlagert den Themenfokus in die Zeit vor der Präsentation des Videos und ermöglicht es Herrn Geiger, den entstandenen Konflikt als "Mißverständnis aus Mangel an Vorinformationen" zu lösen. Trotz seiner bereitwilligen Haltung: "mhm!" wird er in der Fortsetzung zur Darstellung seiner Wahrnehmung des Videos aufgefordert: "oder dazu, wie Sie das Gespräch fanden". Herr Geiger versucht, auf die erste Aufforderung einzugehen, wird dabei jedoch nun von Herrn Bahrs unterbrochen, der andere Stellungnahmen dringlicher macht: "Zur Praxis-Organisation vielleicht zunächst mal kurz". Einen Paraphraseversuch von Herrn Geiger unterbricht Herr Bahrs abermals und gibt eine Fülle differenzierter Themengebiete vor: "Ja, Kurzzeit, Langzeit, und Duzen, Siezen und sowas." Die Darstellung seines eigenen Eindrucks vom Video, die vermutlich auch wieder an die konträre Beziehung zwischen ihm und den TN anknüpfen würde, wird dem Gast erschwert. Dadurch werden jedoch auch bereits etablierte Interaktionsrollen verändert. Dennoch fördert Herr Bahrs hier das Aufrechterhalten des Konflikts. Er positioniert Herrn Geiger in der Rolle des Interviewten ähnlich exklusiv, wie die TN ihn als Attackierten in Distanz brachten. Der Charakter der entwickelten Sozialbeziehung zwischen den TN und Herrn Geiger wird durch den Wechsel der Dialogform nicht verändert, z. B. aus der Sicht der TN steht man immer noch im Dissens und ist Kontrahent. Herr Geiger wird mit zwei konkurrierenden Konfliktstrategien konfrontiert, als Interviewter wird er der expliziten Konfliktstrategie der TN und der versachlichenden der Gesprächsleiter gegenüberstehen.

Implizite und explizite Wiederholung des Konflikts in der zweiten Reflexionsphase

Herr Bahrs konstituiert mit der Überleitung den Beginn der zweiten Reflexionsphase als Interviewsequenz. Herr Geiger informiert über die Praxisorganisation, die Krankheitsgeschichte der Patientin, den mit ihr gemeinsam erarbeiteten Therapieplan und vermittelt Daten ihrer psychosozialen Situation. Das "Interview" besteht aus Zügen themenbezogener "Wechselgespräche"[10], in denen Herr Geiger trotz interviewspezifischer, responsiver Einschränkungen die Beziehungen zu den TN gestalten muß.[11] Die TN, die sich am Interview beteiligen, vollziehen anfangs den Wechsel der Gesprächsform mit, der initiierte Konflikt kann jedoch mit dialogi-

---

[10] Hier ein Gesprächswechsel zwischen zweien im Rahmen eines Gruppengesprächs, der an die besonderen Regeln des spezifischen Gesprächtyps gebunden ist (vgl. Hundsnurscher 1990, 149-161).

[11] Zu den besonderen Restriktionen des Gesprächtyps "Interview" vgl. Schwitalla 1979, 167.

schen Mitteln auch implizit fortgesetzt bzw. wiederholt werden. Die teilnehmerorientierte Konzeption des Seminars ermöglicht aber ebenso die Kehrtwendung zu expliziten Konfliktstrategien. Es ist mehr eine Frage der internen Rollenverteilung, wer dies übernimmt.

- **Merkmale impliziter Verweigerung: "Nachhaken" und "Herabsetzen der Relevanz"**

• **Nachhaken**

(161) G: (...)sie kauft für viel Geld, was sich die Familie wenig leisten kann- Familie mit zwei Kindern, die jetzt ungefähr sechs und neun irgendsowas sind, oder acht, weiß ich nich genau. kenn ich nich, die Kinder - und (.) äh sie (.) (undeutl.) kauft in dem Zeitpunkt CDs in <u>Massen</u>. Und äh das is das Einzige, was sie - wohl was sie noch äh produktiv macht, ansonsten liegt sie auf'm Sofa und starrt an die Decke.
(162) R?: Und hört se die auch, oder
(163) G: Hmm?
(164) R: kauft se die nur? - Hört se die CDs auch, oder kauft se die nur?
(165) G: Weiß ich nich. (...)

Zahlreiche solcher Rückfragen sichern die etwas starre Rolle von Herrn Geiger als Interviewten. Damit befördern die TN im Groben die Aufrechterhaltung des "Parteiengesprächs", wenn auch das Interview im Detail aus "Wechselgesprächen" zwischen unterschiedlichen TN und dem Gast besteht. Die Themenangebote von Herrn Geiger werden jedoch mit einem anderen Rückmeldungsverhalten beantwortet. Weder begleitend noch in Pausen stellen sich Hörersignale, wie in dialogischer Konversation als "back channel behavior"[12] üblich, ein. Hier ergibt sich für Herrn Rudolph die Berechtigung des Nachfragens daraus, daß die Information von Herrn Geiger nicht genügte. Prüfungscharakter erhalten solche Entscheidungsfragen durch die regelmäßige Einschränkung des Interviewten zugunsten der zunehmenden Steuerungsmacht des Interviewers. Begründungen, z. B. Bekundungen des speziellen Eigeninteresses an diesem Fall, werden nicht gegeben (vgl. Schwitalla 1979, 150-152). In enger thematischer Anknüpfung, ohne Paraphrasen, Interjektionen, Hörersignale, verständnissichernder Partikel werden die Sachverhalte geprüft. Herr Szecsenyi bezeichnet diese Aktivität später auch als "Abfragen". Daß komplexen Beiträgen des Gastes keine Verständnisrückversicherungen folgen, bzw. zur Seite stehen, gibt dem Nachhaken eine besondere Funktion. Es taugt auch zum Disqualifizieren, die Zuspitzung des Abfragens endet für den Interviewer, wenn

---

[12] Hörerrückmeldungen dienen der Stabilisierung der Dialogsituation und sind dem Sprecher zugeordnet. Man sichert ihm damit z. B. seine Aufmerksamkeit zu (vgl. Henne/Rehbock 1982, 26-27, 176-177). Sie sind eine Variante der Einstellungsbekundung.

Herr Geiger zugestehen muß: "Weiß ich nich". Eine krassere responsive Handlung ist das "Herabsetzen der Relevanz".

- **Herabsetzen der Relevanz**

(167) G: (...)-diese äh diese zwei Paargespräche waren das waren beide in dem Sinn für mich sehr gut, sehr erfolgreich, weil es gelang, daß die Patientin sich angenommen fühlte, - von mir! - und äh daß zugleich der Ehemann äh sich nicht abgelehnt fühlte. Ich hab nich die Fronten gewechselt, äh sondern hab mich sozusagen zwischen beiden Fronten (.) oder auf der Position beider(.) Der Therapieplan im zweiten äh äh Paargespräch war dann äh äh Abbruch zunächstmal des m Arbeitens, also Arbeitsunfähigkeit als Langzeit, und innerhalb dieser Langz in d innerhalb dieses äh dieser Langzeit, die wir als Monate damals definiert haben, zunächstmal (etwas lachend) Wiederaufbau der Beziehung zum Ehemann, ersten Punkt, z äh zweite Punkt Wiederaufbau der Beziehung zu den Freunden, als dritter Punkt Wiederaufbau der Beziehung zur Arbeit. Zu in der Arbeitsathmosphär. In der Arbeitsphäre.(...)
(168) W: Was arbeitet sie denn? Oder hat?

Herr Geiger nutzt die Antwortverpflichtung für ausgedehnte Beiträge, in denen er seine Darstellung im Video nachträglich legitimiert. Er reagiert wie auf eine "Imageverletzung"[13]. Dieses Reaktionsmuster tritt in Kraft, wenn Verletzungen des Selbstbildes durch andere registriert werden und Korrekturen oder Begründungen nötig werden. In diesem Fall stellt Herr Geiger z. B. seine Erfolgskriterien dar und belegt gleichzeitig ihre Umsetzung. Seine positiven Selbstbeschreibungen verstärken den Kontrast zwischen Selbstbeurteilung und Fremdeinschätzung. In der Darstellung seines Therapiekonzeptes setzt er die Berechtigung eines eigenen Relevanzsystems gegen die Kritik der Teilnehmer und konfrontiert sie gewissermaßen mit einem Pluralismus der Konzepte. Herr Geiger kann so beiden Konfliktstrategien gerecht werden. Er gibt die geforderten Sachinformationen und nimmt gleichzeitig eine Art Gegendarstellung vor. Diesem mehrminütigen komplexen Beitrag folgt jedoch eine Frage, die die konzeptionellen Erläuterungen irrelevant machen. Funktion und Verlauf des speziellen Konzepts werden als Themenangebot verweigert - auch wenn dies zentrale Punkte der Kritik gewesen sind. Frau Wedekind nimmt einen erheblichen Perspektivenwechsel in ihrer Frage vor. Herrn Geigers Darstellung seines Konzept wird durch die Frage nach speziellen Sozialdaten der Patientin in der Bedeutung herabgesetzt. Der Vorgang, nachträglich die fallspezifische Anamnese zu erheben, wird dem arztspezifischen Behandlungsmanagement übergeordnet.

---

[13] Unter "Image" versteht man in der Gesprächsanalyse das Selbstbild eines Sprechers, dessen sozialer Wert in Gesprächshandlungen z. B. angegriffen oder bestätigt werden kann. Vgl. Holly 1979, 35-48.

- **Merkmale expliziter Störungsoffenlegung und ihrer Bearbeitungsformen: "Ausweichen" und "Tit for Tat"**[14]

- **Ausweichen**

(170) W: "Bin natürlich ziemlich geschockt, daß bei 'ner zweifachen Mutter die Beziehung zu den Kindern nich vorkommt. Weiß gar nich, wie ich das einordnen soll."

(171) G: "Ja, kann ich gleich dazu sagen: Er, er versorgt die Kinder, er is Hausmann, hat also seinen - äh macht nur sehr eingeschränkt geht er seinem Krankenpflegerberuf nach. (...)"

Initiativ holt Fau Wedekind hier den Dissens aus der Versachlichung und der impliziten Bearbeitungsform zurück. Einschließlich leicht dramatischer Steigerung ("geschockt") verdeutlicht sie, daß sie erneut betroffen sein muß ("natürlich"). Auch der Grund des weiterhin andauernden Dissens wird angegeben: sie hat einen Verstoß gegen für sie grundsätzliche und verbindliche Regeln bei der Erhebung von Anamnesen ausgemacht (in etwa: bei einer zweifachen Mutter muß die Beziehung zu den Kindern vorkommen). An die affektiven Auswirkungen der konträren Positionen wird erinnert, das "Geschockt-Sein" präsentiert sie als inzwischen erwartbare Reaktion ("natürlich"). Die Äußerung, möglicherweise an alle TN adressiert, lenkt durch die unmißverständliche Beschreibung des eigenen Zustandes wieder mehr den Blick auf die persönliche Betroffenheit und trotzt einer impliziten Konfliktbereinigung. Die Formulierung der persönlichen Ratlosigkeit bekräftigt am Ende die konträre Position und schafft ein persönliches Gegengewicht zum Versachlichungsbemühen anderer TN. Sie enthält jedoch auch eine implizite Aufforderung, das Paradigma zu beschreiben, in dem Herrn Geigers Behandlungsstil eine produktive Funktion einnimmt. In ihrem kann sie sein Verhalten aus dem Video nämlich nicht zuordnen.

Der nun wiedereröffnete Konflikt kann in diesem Abschnitt, in dem nicht so massive Restriktionen im Rückmeldungsverhalten herrschen, direkt verhandelt werden. Herr Geiger nimmt eine Auswahl aus den Sachverhalten vor, die Emotionen der Kollegin "überhört" er. Er entschärft den Gesprächswechsel, indem er eilfertig ("gleich dazu") Informationen zurückgibt. Auf die grundsätzlichen Maximen, die in dem Beitrag enthalten waren, geht er ebensowenig ein, wie auf die geforderte fallspezifische Präzisierung (die Beziehung der Mutter zu den Kindern). Er bezieht sich nur in einem Teil seiner Antwort auf die Vorrede, nämlich indem er den Begriff "Kinder" wiederholt. Dieses Wort wird aus dem Kontext der Vorrednerin isoliert und in einen neuen Kontext überführt, der dann zum Schwerpunkt avanciert (die

---

[14] Man kann es mit "Wie-Du-mir, so-ich Dir" übersetzen. Konfliktmuster können im Sinne einer "Spieltheorie" als typische wiederkehrende Verlaufsformen interaktiver Verhaltensweisen betrachtet werden. Weitere "Spielarten" sprachlicher Konfliktstrategien nennt Schank (1987).

Versorgung der Kinder durch den Vater und dessen Berufstätigkeit). Seine prompte Bereitwilligkeit suggeriert ein Zugeständnis an die Kritik, partielle thematische Inkongruenz verhindert jedoch die weitere Auseinandersetzung mit dem Beitrag der Kollegin. Die Eingangsformel ist eher Kennzeichen einer Beschwichtigung. Der impliziten Aufforderung, die Mängel in der Darstellung doch durch ein Ordnungssystem zu begründen, kommt Herr Geiger in dieser Stufe des wieder direkt eröffneten Konflikts nicht nach.

- **Tit for Tat**

(185) W: Ich find das nich gut, weil ich finde, hier fehlt'n Behandlungsplan! Also ich äh - (lacht kurz) finde das nich gut, sich da nichts bei zu denken, oder nur was Formales, weil ich finde es in diesem Falle also extrem <u>wichtig</u>! Also (.) na gut, aber man kann ja vielleicht andere <u>Konzepte</u> haben, die ich noch nich kenne, ich wollt nur sagen, daß also...

(186) G.: Ja gut, ich hab das Konzept vorhin genannt, ne? Also das is so, daß sie (undeutl., vermutl. ja) selber das Konzept hatte, Rekonstruktion von (undeutl.) zunächst mal Zweierbeziehung, (.) und dann Freunden (undeutl.) berufliche (undeutl.)

(187) W: Und das macht sie dann mit Dr. Bojens, inhaltlich, oder wie?

(188) G.: Nein, das macht se inhaltlich zunächst mal mit <u>sich</u>. Also (undeutl. vermutl.: das is) ihr Selbstkonzept. Was ich begleite. Dr. Bojens kommt dann noch dazu. Das is richtig. Aber zunächst mal is das 'n Selbstkonzept. 'N Selbst (undeutl.)

(189) R: Das is mir nich so deutlich geworden, daß das die Patientin auch so sieht.

In dieser Passage vertritt Frau Wedekind temperamentvoll erneut ihr Bewertungsschema. Herrn Geigers Behandlungskonzept erfordert demnach eine dringende Klärung. Die Explikation ihres Verständnisproblems ("ich weiß nich warum") verläuft jedoch nach Bekräftigung des Werturteils in Form von Vorwurf und Unterstellung ("sich dabei nichts zu denken"). Konträr zum verurteilten Verhalten wird die eigene persönliche Maxime und ihre Relevanz für den vorliegenden Fall vermittelt. Die Präferenz der eigenen Sichtweise wird im Ausbalancieren ("na gut") etwas zurückgenommen. Damit entstehen wieder annähernd reziproke Ausgangsbedingungen für eine Fortführung des Gesprächs.

Herr Geiger nimmt zu dem Vorwurf Stellung. Seine Gegenreaktion nimmt jedoch wieder nur zum Teil Bezug auf die Vorrednerin. Den grundsätzlichen Vorwurf räumt er aus, indem er sich auf diesen konkreten Fall bezieht. Herr Geiger weist darauf hin, daß das Konzept dieses Falls bereits von ihm erläutert wurde. Den konkreten Teil des Vorwurfs stellt er als haltlos dar und begründet ihn mit der ungenügenden Aufmerksamkeit von Frau Wedekind. Seine Wiederholung fällt dementsprechend lustlos aus. Daß dieser Fall exemplarisch darüber hinaus auf eine womöglich grundsätzlich unterschiedliche Herangehensweise verweist, wird nicht thematisiert, obwohl der Vorwurf von Frau Wedekind grundsätzliche Überlegungen zur Disposition gestellt hatte. Anschließend (187) gibt die Kollegin Wedekind erneut Anlaß zur Kritik. Ihre Frage präzisiert zwar ein Verständnisproblem, verweist jedoch wiederum auf bereits erläuterte Sachverhalte. Die Simplifizierung ("das macht sie dann (...) inhaltlich (...)") des Sachverhalts - für Herrn Geiger handelt es sich um ein komplexes Behandlungskonzept, in das noch ein zweiter Arzt eingebunden wurde - muß dagegen die Darstellungsqualität und das Bewertungsschema von Herrn Geiger angreifen. Das betont vereinfachende Nachfragen kann der Darstellung des Kollegen den Anschein konzeptioneller Unlogik geben und ist als erneuter Gegenangriff verstehbar. Herr Geiger kontert, indem er die Simplifizierung der Äußerung von Frau Wedekind formal beibehält, über die Kernaussage jedoch eine Belehrung erteilt. In konzentrierter Form gibt er noch einmal die Aufgabenverteilung in seinem Fall bekannt. Er betont die selbstbestimmte Aktivität der Patientin und äußert damit Grundsätze seines Konzepts von "Patientenführung". Die fortgeschrittene Imageverletzung seines Gegenangriffs blockiert jedoch erwartbare Verständnissicherungen der Gesprächspartnerin. Obwohl jetzt ein Aspekt der Vorannahmen geklärt sein könnte, bricht das Wechselgespräch hier zwischen Fau Wedekind und Herrn Geiger ab. Nicht nur der status quo ihrer Überzeugungen und ihrer Interaktionsrollen bleibt unklar, ebenso besteht Unklarheit über die Bezugsebenen. Frau Wedekind könnte sich auch auf den Widerspruch zwischen konzeptioneller Darstellung und praktischer Umsetzung beziehen. In diesem Stadium des Konflikts findet jedoch zwischen den Gesprächspartnern eine wechselseitige Vergewisserung über den Bezugspunkt der Äußerung des anderen nicht mehr statt. Der Dissens zwischen diesen Dialogpartnern wird in der Schwebe gehalten. Stattdessen räumt Herr Rudolph ein, bisher von einer anderen Vorannahme ausgegangen zu sein. Der Disput zwischen Herrn Geiger und Frau Wedekind diente also auch dem Klärungsprozeß anderer Kollegen. Herr Rudolph entschärft den Konflikt, da durch ihn das Problem unterschiedlicher Vorannahmen und wechselnder Bezugsebenen als auch gesprächstechnisches Dilemma deutlich wird. Gleichzeitig reorganisiert er in seinem Beitrag ein Mißverständnis. Während Herr Geiger die selbstbestimmte und mitverantwortliche Initiative der Patientin ausdrücklich betont hatte, verwandelt Herr Rudolph in seinem Kommentar die Arzt-Patient Rollen dahingehend, daß die Aufgabe für die Patientin von Herrn Geiger bestimmt worden wäre und die Patientin lediglich eine Zustimmende gewesen wäre. Für Herrn Geiger bedeutet dies erneuten Korrekturzwang.

„Sie haben jetzt auch ganz schön viel auf die Mütze gekriegt" 201

- **Der Eklat des Konflikts und seine Bearbeitungsform**

- **Kollektives Konfliktmanöver**

(264) Sz: Ich finde wir sollten jetzt auch mal wieder 'n bißchen zu dem Kontakt zurückkommen.
(265) G: Ja gut.
(266) Sz: (Glztg) Und uns nich so viel über Fakten und über (undeutl.) Fakten abfragen, weil w wir könn' ja selber ganz gut spekulieren, was da (undeutl.) viel interessanter (undeutl.).
(267) ?: Also
(268) W: Ich find das richtig aufregend, was da alles <u>nicht</u> vorkommt. Also deswegen wahrscheinlich dieses Zusatzbedürfnis, also
(269) Sz: (undeutl.) daß die <u>Kinder</u>, daß sie die Kinder auch nur in 'nem Nebensatz erwähnt haben. Das fand ich also auch ganz äh beachtlich.
(270) W: das is <u>irre</u>, was da fehlt! Das regt mich total auf! Also was in dem Kontakt also alles <u>nicht</u> erwähnt wird. Nich jetzt so Informationen für <u>uns</u>, sondern jetzt also (.) ja - irgendwas, ich weiß nich was...
(271) A: Ich finde - ich finde, der Therapieplan müßte doch am ehesten an den <u>Strukturen</u> anfangen! <u>Warum</u> (.) wird sie depressiv.
(272) ?: Hmm
(273) A: Wenn's keine endogene Depresssion is. Wenn die Depression durch äußere <u>Umstände</u> ausgelöst <u>is</u>, dann müßten <u>ganz</u> im Vordergrund doch die äußeren <u>Umstände</u> stehen! Und <u>die</u> analysiert werden, und gefragt werden: <u>Warum</u> wird sie depressiv? An den <u>Umständen</u> müßte man arbeiten.
(274) R: Also ich fand
(275) A: Nicht - nich einfach'n Therapieplan: Zuerst mit'm Ehemann zurechtkommen und dann mit sonstwas (undeutl.) schließlich mit der Arbeit is doch (.)
(276) R: Wenn der Ehemann sowieso in der Lage is
(277) A: wischi (.) wischi waschi!
(278) R: sie immer in die Pfanne zu hauen, dann äh war das <u>möglicherweise</u> das größte Problem, was überhaupt womöglich vielleicht ja <u>gar</u> nich mal lösbar is, an'n Anfang gestellt, und daran is der ganze Erfolg gekoppelt. Das wär (.) wär womöglich ja auch nun gerade äh <u>Unsinn</u>, so zu machen.
(279) B: Also ich könnte mir auch'n
(280) G: Wie zu machen? Wie jetzt zu machen?

Herr Szecsenyi schlägt vor, die "Interviewsequenz" zu beenden, speziell die gegenseitige "Abfragerei" einzustellen. Auffällig ist, daß hier zum ersten Mal Asymmetrien in der Gruppe egalisiert werden ("uns"). Die Zielrichtung ist offen formuliert ("zu dem Kontakt"). Herr Geiger stimmt dieser Kurskorrektur explizit zu.

Die weitestgehend uneingeschränkte Gesprächsplanung ermutigt Frau Wedekind, sich zuerst mit "ihrem" Rekurs durchzusetzen. In der Folge entsteht ein Gesprächsknoten, der erst in (280) von Herrn Geiger durch direktes Nachfragen in eine Sequenz des Wechselgesprächs mit Herrn Rudolph überführt wird.

Imposant ist das emphatische Engagement in Betonungen, Abbrüchen und expressiver Wortwahl. Ebenso auffällig ist die turbulente Gesprächsorganisation. Überlappungen, gegenseitige Unterbrechungsversuche bei Gesprächsschrittbeanspruchungen (269/274/276/279) unterbinden auch die Reaktion des Gastes auf einzelne Beiträge. So werden die Beiträge zu einer Kette, die an das "Parteiengespräch" der ersten Reflexionsphase erinnert. Aneinandergereiht, bzw. verknotet werden noch einmal individuelle "Störungsdefinitionen" anscheinend ungeklärter Eindrücke aus den vorangegangenen Sequenzen. Sie drängen jetzt massiv zur Klärung. Insofern entsteht unter den TN ein gegenseitiges Durchsetzungsinteresse, das zur Dynamisierung der Beiträge führt, die Basisregeln der Gesprächsorganisation gelten auch untereinander nicht mehr.

Die Steigerung der Ausdrucksform ist ein wesentliches Kennzeichen dafür, daß für die TN wesentliche "Störungsanlässe" noch nicht bearbeitet wurden und der Konflikt auch nicht über einen Themenwechsel beigelegt werden kann. Herr Geiger wird wieder mit einer ganzen Reihe von individuellen Positionen konfrontiert, die in ihrer Darstellungsform zudem unterschiedliche Optionen der Reaktionsmöglichkeiten bieten. Frau Wedekind positioniert sich im "Turnzwist" mit umfangreicher, stark emotionalisierter Betroffenheitsbekundung: (270)"Das regt mich total auf!" Die Suche nach Gründen für das, was ihr im Videokontakt fehlt, "das is irre, was da fehlt", endet eigentümlich unbegründbar: "irgendwas, ich weiß auch nich was" Die verhandelbare Grundlage des Konflikts wird einer möglichen Bearbeitung weiter entrückt und endet im Unbestimmbaren. Herr Szecsenyi wechselt wieder in die Rolle des TN und rekurriert auf ein konkretes Detail in der Patientinanamnese. Er pflichtet anderen TN zwar bei, bleibt in seiner Einschätzung jedoch wertfrei, was seiner konfliktneutralen Beziehung zu Herrn Geiger entspricht. Herr Abraham dagegen bringt grundsätzliche Kritik an der Therapieplanung ins Spiel. Er nimmt die Diagnose, die das Krankheitsbild als exogen bestimmt, auf und gibt normative Handlungsanweisungen für die Therapie solcher Krankheitsbilder. Diese Vorgehensweise kontrastiert er mit der Vorgehensweise Herrn Geigers, die er abwertet ("sonstwas"). Die Kontrastierung endet affektiv mit einem provozierenden Urteil, was er von der Therapie des Kollegen hält: "wischi" - und in Vollendung: "wischi waschi!". Herr Abraham disqualifiziert den Kontrahenten und verschärft den Dissens. Herr Rudolph dagegen bleibt in seiner Kritik fallspezifisch und "spekuliert" über die Dynamik der Partnerschaft der Patientin und den Zusammenhang mit der Therapieentscheidung. Die Herrn Geiger zugeschriebene Therapieentscheidung wird im Gewand einer Hypothesenbildung kritisiert ("wär womöglich ja auch nun gerade äh Unsinn, so zu machen"). So wird Herrn Geigers Verhalten indirekt in den abstrakteren Kontext eines "Problemlösungsmodells" gestellt Auf dieser Ebene scheinen die Eindrücke diskutierbar zu werden. Dazu will Herr Bahrs noch eine weitere Variante offerieren, wird jedoch vom Gast unterbrochen. Da die TN Herrn Geiger keine Chance zur Reaktion gegeben haben, müßte er jetzt eigentlich die Konfliktanhäufung initiativ strukturieren. Konfrontiert mit den Strategien "Verrätselung", "Disqualifizierung" und

"Reinterpretation", wählt er die mit der größten Option für eine Annäherung und fordert Herrn Rudolph zur Präzisierung auf ("Wie zu machen?").

- **Tangentiales Reaktionsmanöver: Metareflexion**

(281) R: Also - wenn man einen Therapieplan macht, daß äh die Patientin als erstes die Beziehung zu ihrem Mann klären soll. Und nehmen wir mal an, wir spekulieren jetzt einfach mal, daß äh der Ehemann in der Familie die stärkere Rolle ausfüllt, daß die Patientin gar keine Chance hat sich äh gegenüber dem Ehemann durchzusetzen, der Ehemann äh dirigiert das alles, und sie hat als einzige Möglichkeit nur aus der Beziehung herauszukommen, in dem sie eine Krankheit flüchtet, wann man ihr die <u>Aufgabe</u> dann stellt, in solch einer Situation, die Beziehung mit ihrem Mann zu krie äh zu klären, wozu sie gar nich die Kraft hat, und dann erst alle anderen Sachen zu klären, die womöglich leichter zu klären wären, äh, daß man ihr damit eine Aufgabe stellt, die überhaupt nich lösbar is!

(282) B?: Also die Idee hab ich a

(283) G: Ich muß - ich muß - muß <u>ganz</u> direkt sagen, <u>ich</u> hab diese Aufgabe nich gestellt! Sondern nochmal: Die Patientin <u>hat</u> <u>sich</u> diese Aufgabe gestellt.

(284) R: Ja gut, aber vielleicht

(285) G: Nur zur Korrektur!

(286) R: das muß ja nich eine Aufgabe sein, die lösbar is. Es gibt ja äh

(287) G: Gut

(288) R: gerade wenn Aggressionen im Spiel sind, oder Auto-Aggressionen äh im Spiel sind, dann m kann das ja durchaus sein, daß man sich was vornimmt, was weiß ich, ich nehme mir vor, Millonär zu werden oder so äh (lacht)

(289) G: Gut, ich will hier nur was klären.

(290) ?: Mmm

(291) R: verzweifle da dran, daß ich's nun eben nich werde.

(.)

Herr Geiger fordert Herrn Rudolph zur Weiterentwicklung des Modells auf. Zentral ist für Herrn Rudolph das inadäquate Aufgaben stellen, das er als überfordernd und krankheitsstützend charakterisiert. Auch Herr Bahrs will dieser Argumentation etwas hinzufügen, wird jedoch von Herrn Geiger unterbrochen. Herr Geiger muß dem Kollegen Rudolph widersprechen und rückt die Ausgangssituation des Denkmodells zurecht, indem er Herrn Rudolph korrigiert: nicht er, sondern die Patientin selbst hat sich diese Aufgabe gestellt. Dies ist ein wesentlicher Pfeiler im patientenorientierten Konzept von Herrn Geiger. Seine massive Intervention, hier als Ausruf, bezieht auch die wiederholte Erfahrung ein, daß, neben anderen, auch Herr Rudoplh diese wichtige Informationen nicht registriert hatte. Herr Rudolph gibt zwar zu verstehen, daß er den Einwand verstanden hat ("ja gut, aber"), der nahe

Anschluß vermittelt jedoch auch, daß diese Intervention sein Denkmodell nicht gefährdet. Herr Geiger unterbricht die potentiell kritische Weiterentwicklung, indem er auf eine metareflexive Gesprächsebene wechselt und die Härte seines Widerspruchs relativiert: "Nur zur Korrektur!" Von jetzt an isolieren sich die Bezugsebenen der Gesprächspartner und entfernen sich von der Äußerung des anderen. Herr Rudolph setzt sein Denkmodell fort, in dem die veränderten Voraussetzungen integriert werden. Er begründet, weshalb die Qualität einer Aufgabe Vorrang vor ihrem formal direktiven oder nondirektiven Charakter hat. Hierin wird er von Herrn Geiger mit einem teils dialogsicherndem, teils Übernahme signalisierendem "Gut" begleitet. Nach dem Lachen reformuliert Herr Geiger seine bereits vorab vermittelte Klärungsabsicht (289) zum zweiten Mal, Herr Rudolph dagegen bringt sein Beispiel, mit dem er die Begründung veranschaulicht, zuende. Der wesentliche Kern von Herrn Rudolphs Aussage, in dem die Grundlage des Konzepts akzeptiert und lediglich ein Aspekt problematisiert wird, wird von Herrn Geiger im Zuge seiner mehrmaligen Klärungsabsicht nicht berücksichtigt. Einem zwar kritischen, aber thematisch kongruentem Annäherungsversuch von Herrn Rudolph steht hier paradoxerweise das Durchsetzen einer verständnissichernden metareflexiven Klärung von Herrn Geiger im Wege.

Der schwere Stein der Konfliktbearbeitung ist den Teilnehmern kurz vor dem Gipfel der Übereinkunft wieder einmal zu Tale gerollt.

4. Die Sisyphosarbeit der Konfliktbearbeitung

Es dürfte deutlich geworden sein, daß dieses Streitgespräch für alle Beteiligten anstrengend und mühselig zu führen war. Der Eindruck der Bemühung entsteht in diesem Gespräch wohl durch die Perpetuierung des Konflikts. In verschiedenen Facetten, temperamentvoll, provokativ, defensiv oder auch reflektierend versuchen sich die Gruppenmitglieder immer wieder ihre Positionen zu vermitteln. Dieses Strukturmerkmal der Wiederholung und Zuspitzung soll kurz in seinen Faktoren, die hier zusammenwirken, benannt werden.

Die Problematik asymmetrischer Rollenverteilung wurde durch die Tatsache, daß Herr Geiger den übrigen TN fremd war, noch verstärkt. Das gemeinsame Handlungsziel für diesen Vormittag konnte also nicht aus gemeinsamen Vorerfahrungen geschlossen werden - es wurde auch nicht explizit gemacht bzw. ausgehandelt. Daß der Gast eine "Würdigung" seines Behandlungskonzepts erwartet hat, ist vorstellbar, daß die TN das Handlungsschema "zur Diskussion stellen" eines Behandlungskonzepts realisiert haben, ist belegbar. Insofern mögen diskrepante Erwartungshaltungen zusätzlich für erste Unvereinbarkeiten gesorgt haben.

Die Gruppe teilt sich schnell in drei recht stabile Fraktionen auf. Die eine ist schweigsam, die andere übt die Rolle des Kontrahenten im Wechselspiel mit Herrn Geiger aus, der die dritte Fraktion alleine bildet. Unter den ersten beiden Fraktionen scheint eine Art "Nicht-Angriffspakt" zu herrschen, zumindest finden unter den schweigsamen und aktiven TN keine Wechselgespräche über konträre Positionen statt, obwohl sie faktisch vorhanden sind. Wenn es auch unter ihnen unterschiedliche Vorgehensweisen in Behandlungsfragen gibt - die Phase des "ersten Eindrucks" zeigt dies - wird doch nur die Distanz gegenüber Herrn Geigers Vorgehen vermittelt. Die aktiven Angreifer rekrutieren sich in erster Linie aus den Ärzten, der affektive Disput kann z. B. in thematischer Hinsicht vornehmlich als Konflikt über Selbstkonzepte ärztlichen Handelns gedeutet werden.

Zwischen Herrn Geiger und den aktiven TN gibt es den typischen "Aktion-Reaktion-Teufelskreis" von Konfliktgesprächen. Beide "Parteien" verlagern das Provozierende jeweils in den anderen, das eigene Konfliktverhalten erscheint legitimiert und exogen motiviert. Für die "Dissenzaktivisten" sind es die Szenen des Videos - für Herrn Geiger die kritischen, auf ihn gemünzten Äußerungen. Teil des Konflikts wird der Streit um die Rollenzuweisung des "Angreifers" und der "Angegriffenen". Da die Anerkennung vom anderen über die legitime Rolle des lediglich "Reagierenden" nicht erfolgt, muß die Forderung nach adäquater Rollenidentifizierung über dynamisierende Prozesse verstärkt werden. Das führt meist zu Diskriminierungen des anderen, die dann als "Selbstdiskriminierungen", z. B. wie im "Tit for Tat" Spiel, den Akteur wieder angreifbar macht. Das Muster wird in einer Dynamisierungsspirale oder chamäleonartig in unterschiedlichen Formen, wie hier in der Interviewvariation, fortgesetzt, damit der Konflikt seinem Beginn oder Verlauf gegenüber angemessen beendet werden kann. Das könnte in Form von Zugeständnissen, Einschränkungen, Unterwerfungshandlungen oder ähnlichem geschehen (vgl. Schwitalla 1987, 162-163), die Umsetzung setzte jedoch voraus, daß die eine Fraktion die Forderungen der anderen akzeptierte.

Möglich und nötig wird diese Spirale durch die Etablierung eines gemeinsamen Themas der Kontrahenten, das brisant genug ist, um Überzeugungen zu mobilisieren, die einen hohen Grad an Selbstidentifizierungen und einen geringen Grad an Toleranzbreite aufweisen. Das Video mobilisiert Überzeugungen der TN, wie die verantwortungsvolle Behandlung eines Patienten zu gewährleisten ist. Trotz gruppeninterner Abweichungen fungiert der externe Herr Geiger als Schematräger für das Abweichende. An der bedrohten Selbstdefinition mißt man nun "richtiges" und "falsches" Handeln und nicht etwa die Selbstdefinition selbst. Eine Überzeugungshandlung erfordert jedoch das Zugeständnis des Gegenübers. Diese interaktive Anforderung verweigern jedoch beide Parteien, deshalb müssen sie beide in dem Maße ihre Anstrengungen verstärken, wie sich der andere der Zustimmung entzieht.

Wenn nun in einer Gruppe "Überzeugungsarbeit" geleistet werden muß, führt der geteilte Dissens bezüglich des Kontrahenten zum Kohäsionseffekt in der eigenen

Partei - die Aufgabe, sich mit der eigenen Überzeugung oder Kritik durchzusetzen, bleibt jedoch auch innerhalb der eigenen Partei bestehen. So herrscht Konkurrenz in der eigenen Partei bei grundsätzlicher Divergenz mit dem "Kontrahenten" (die "Also" - Auftakte im "Eklat" sind dafür ein Beleg). Gegenseitige Gesprächsschrittbeanspruchungen zerstören hier auch die Möglichkeit, mit dem Gast überhaupt noch in Kontakt zu kommen. An anderer Stelle sind es die jederzeit möglichen Wechselgespräche der anderen TN mit Herrn Geiger, die die eigene Behauptungsarbeit unterbrechen oder relativieren. Auch dafür sind Expressivitätsschübe für die eigene Konfliktstrategie nötig - gewissermaßen eine Art "Originalitätszwang".

Für Herrn Geiger entstehen ebenso Quantitätsprobleme. Die TN wenden sich mit einer Vielzahl von unterschiedlichen Konfliktstrategien an ihn, die von einem Einzelnen nur schwer zu strukturieren sind. Ein weiteres Problem besteht darin, daß die TN anscheinend "arbeitsteilig" vorgehen und Herrn Geiger mit einem Spektrum von stärker intellektualisierenden bis hin zu emotionalisierenden Strategien konfrontieren. Herr Geiger kann sich der Gruppe gegenüber nur individuell behaupten, z. B. durch die Strategie "Image aufbauen" oder sich im Einzelfall dem Konflikt entziehen, z. B. durch "Ausweichen". Das befriedigt natürlich nicht den aktuellen Kontrahenten, krassere Handlungsgefüge sind die Folge.

Die Konfliktbearbeitung wird erschwert, stattdessen strebt die Konfliktentwicklung stufenhaft einem Höhepunkt entgegen. Dazu trägt bei, daß auch von der Seite der Gesprächsleitung zu Beginn ein Wechsel der Gesprächsstrategie gefordert wird, wo eine Thematisierung der Interaktionsrollen wahrscheinlich bereits hilfreich gewesen wäre. Auf den Wechsel zur Interviewstrategie reagieren die TN mithilfe impliziter Verschärfungen (z. B. "Nachhaken", "Herabsetzen der Relevanz").

Beeindruckend finde ich ein paradoxes Phänomen, das im Zuge der wechselseitigen Verdeutlichung des Dissens wiederholt auftauchte: Je krasser die Ablehnung des Vorredners wurde, um so mehr inhaltliche Fragen wurden im Zuge der Ablehnung geklärt. Das blieb allerdings ohne Konsequenzen für die Beziehungsänderung. Die gegenseitige Demonstration situativ unvereinbarer Rollenidentitäten scheint besonders dem eigenen Imagebedarf zu dienen, denn die sie vertretenden Gesprächshandlungen gehen in dissoziierende "Gebärdungen" über. Das perpetuiert wiederum den Grundkonflikt, da Interaktionsaporien gemeinsam bewältigt werden müssen (vgl. Kallmeyer 1979, 62). Insofern herrscht wieder Konkurrenz zwischen dem assoziierenden Prinzip der Kooperation und dem dissoziierenden des Konfliktgebarens. Das Kooperationsprinzip besteht u. a. aus der Selbstverpflichtung auf kommunikative Basisregeln, die im "Eklat" aufgelöst sind. In dieser Szene entbinden sich die TN insbesondere der Sprecher/Hörerverpflichtung, sich gegenseitig der Verständigung zu versichern, "d.h. des eigenen Verstehens von Partneräußerungen und der Verständlichkeit eigener Äußerungen für den Partner." (Kallmeyer 1979, 61) Dieses Merkmal tragen die meisten konflikthaften Passagen. Die geringe Anzahl der durchgeführten Hörverstehensakte scheint konstitutiv für die Konfliktentfaltung zu sein. Lediglich Herr Rudolph setzt in seiner "Ja, aber" Taktik einen Baustein dieses Gesprächakts ein. Er dient, wie beschrieben, der Rückkopplung zwischen Sprecher und Hörer und steuert demnach die Interaktion ebenso, wie die Sprechakte des Gegenübers. Sei es nun Zustimmung, eine Bitte um Klärung oder eine Verständnissicherung - Hörverstehensakte signalisieren die Bereitschaft zum Aufrechterhalten des Kontakts. Ablehnungen werden so frühzeitig als partielle identifizierbar und in einer Art Schadensbegrenzung verhandelbar. Es sind Gesprächselemente, die die notwendige kleinteilige Vermittlungsarbeit zwischen den Relevanzsystemen der Gesprächspartner leisten. Es ist interessant, wie das Medium "Transkript" im weiteren Verlauf des Seminars zu dieser Aufgabe herausfordert. Eine Diskussion anhand der verschrifteten Gesprächsanfangspassagen aus dem Video lenkt die Aktivität der TN in andere Bahnen. Die starren Fraktionen lösen sich auf, freie Wechselgespräche entstehen. Die TN nehmen gegenseitig zahlreiche "Überprüfungshandlungen" vor, die zu einem Pluralismus der Überzeugungen führen. Begleitet werden sie von den konfliktauflösenden Handlungen, wie sie eingangs im Konfliktschema beschrieben sind. Der Gast, Herr Geiger, hat den unterschiedlichen Charakter in den zwei Abschnitten der Seminardiskussion in einem abschließenden Statement folgendermaßen beschrieben:

(1127)(1129) G: (...) Und zum Verlauf will ich gern noch dazu sagen, äh, für mich sind das zwei verschiedene Sitzungen gewesen, die erste Sitzung äh hab ich mich äh außerordentlich stark angegriffen gefühlt, und mich selber in 'ne starke Rechtfertigungssituation begeben, auch äh auf äh emotional sehr stark zugemacht, dort wo ich mich geschlagen gefühlt habe - also, daß man auf mich draufgeschlagen hat - hab ich zurückgeschlagen (...). Ganz anders ist es mir heut Nachmittag gegeangen. Jetzt also in der zweiten Sitzung (gemeint ist der zweite Teil nach der Pause, d. A.), wo wir angefangen haben von dieser Unterschiedlichkeitssituation ausgehend hier zusammen nachzudenken. (...)

Im Verlauf der "kritischen Momente" wurde diese "Vermittlungsarbeit" von den TN nicht geleistet, auch nicht von der Fraktion der "Schweigsamen".

Vielleicht ist es Zufall, daß in der späteren Diskussion dieses Strukturmerkmal auch im Arzt-Patient Gespräch von Herrn Geiger aufgefunden wurde. Oder ist es ein konstitutives Merkmal "schwieriger" Arzt-Patient Interaktion, das hier zu Beginn unter den Ärzten erneut zirkulieren durfte?[15]

---

[15] Abschließend möchte ich mich bei den engagierten Teilnehmern bedanken, daß sie diese Arbeit ermöglicht haben und mich als Nicht-Arzt seit 1991 in ihren Reihen akzeptierten. Unser Bemühen, immer wieder hinter die Probleme von Arzt-Patient Interaktion zu gucken, erinnert mich an "Die Bäume":

"Denn wir sind wie Baumstämme im Schnee. Scheinbar liegen sie glatt auf, und mit kleinem Anstoß sollte man sie wegschieben können. Nein, das kann man nicht, denn sie sind fest mit dem Boden verbunden. Aber sieh, sogar das ist nur scheinbar." Kafka

5. Konsequenzen: Mögliche Handlungsalternativen

In der vorangegangenen Gesprächsanalyse interpretierte ich die Streitpassagen als wechselseitige sprachliche Handlungsgefüge. Eine Konfliktanalyse, die die Veränderung kommunikativen Handelns anstrebt, würde weitere Merkmale einbeziehen müssen, als die, die sich am Gesprächsverhalten zeigen lassen. So kann die gesprächsanalytische Rekonstruktion lediglich darauf aufmerksam machen, daß sprachliche Aktivitäten Bedingungen für Folgehandlungen schaffen und dann als Muster zum Teil variantenreich fortgesetzt werden. Würde man die Bedingungen für kooperatives kommunikatives Handeln ermitteln wollen, wäre die Berücksichtigung weiterer individualpsychologischer und sozialpsychologischer Einflüsse unabdingbar. Das Unternehmen, kommunikationsdidaktische Konzepte planen und umsetzen zu wollen, kann den Einfluß eines präskriptiven sozialtechnischen Verständnisses von Kommunikation begünstigen. Dem wäre zum einen ein dialogisches Prinzip, das Rückkopplungen zwischen Planern, Leitern und Teilnehmern vorsieht, entgegenzusetzen. Zum anderen müßte das zyklische Prinzip einer immer wieder sich selbst befragenden Bestandsaufnahme eben auch auf die Durchführung solcher Konzepte angewendet werden.[16]

Am Schluß sollen deshalb als Konsequenzen aus der Gesprächsanalyse lediglich Entwürfe stehen, die auf das weitere Spektrum von Handlungsalternativen verweisen.[17] Das "Netz" kooperativen sprachlichen Handelns könnte z. B. aus Phänomenen bestehen, die auf folgenden gesprächsanalytisch relevanten Ebenen anzusiedeln wären: auf der Ebene der Gesprächsphasen (z. B. ein spezieller Exkurs, der angemessen auf besondere biographische oder arbeitsplatzspezifische Zusammenhänge reagiert), auf der Ebene der Gesprächsakte der TN und Moderatoren (z. B. Hörverstehensakte, metakommunikative Sprechakte) die diese Phasen konstituieren und auf der Ebene der sprachlichen Mittel, die zur Gestaltung der Gesprächsakte eingesetzt werden (z. B. Verwendung von bildhafter Sprache bei Vergleichen). Exemplarisch soll hier das "Resümieren" der Moderatoren und das Rückmeldungsverhalten der TN angesprochen werden.

Eine spezielle Aktivität der Gesprächsleitung: Resümieren

Bereits die Einstiegsphase zeigte, daß in dieser Gruppe die Gesprächsleitung nicht beansprucht, im Gespräch zu dominieren. Im Seminar kommt es auch mehrfach zu Rollenwechseln - die Gesprächsleiter wechseln zwischen moderierenden, z. B. me-

---

[16] So sollte meiner Ansicht nach genauso diskutiert werden, wie weit die Beiträge zur Rationalisierung von menschlicher Kommunikation betrieben werden sollen und welchen erwünschten - und unerwünschten - Zwecken sie dienen.

[17] Eine Richtschnur könnte z. B. das Ideal der immer wieder zu errichtenden gleichen Ausgangsbedingungen im Gespräch sein.

takommunikativen Aktivitäten und typischen Teilnehmeräußerungen, die sich z. B. stärker mit Einstellungsbekundungen im Feld der Gruppenmeinungen positionieren.

Das Gesprächsmuster des Streitens wurde von mir auch in seinem zunehmend unkooperativen Verlauf beschrieben. Während die TN sich bis zum "Eklat" versuchten, ihre Positionen zu verdeutlichen, spitzten sich die Gesprächsbedingungen so zu, daß ein wechselseitiges Sich-aufeinander-Beziehen nicht mehr möglich war. An diesen Stellen wurde von gesprächsleitender Seite darauf verzichtet, die bestehende Auseinandersetzung zu moderieren. Nun können Moderationsaktivitäten und ihr Verzicht unterschiedlich motiviert sein - solch ein heftiger Zusammenstoß der TN belegt jedoch auch ihre engagierten Überzeugungen, mit denen sie in das Seminar gekommen waren. Hieran hätte eine Moderation anknüpfen und intervenieren können. Interventionen des Moderators können zeitlich durch den Seminarplan oder durch die aktuelle Gesprächssituation bestimmt werden - mit einem behutsamen Eingriff hätte man als Moderator zwischen den widerstreitenden Teilnehmern zum Gewinn der Gruppe vermitteln können. Es ist fraglich, ob das in der Doppelrolle als Teilnehmer und Moderator gelingen kann. Eine Aufgabe fordert meiner Ansicht nach den "ungeteilten" Moderator: das Einnehmen einer analytisch-empathischen Sichtweise, die - nach außen gewendet - das Geschehen beobachtet und - nach innen gewendet - mögliche Steuerungsaufgaben abwägt. Eine weitere Aufgabe besteht darin, Zeitpunkt und Art einer Intervention zu bestimmen und sie dann noch angemessen in das Gespräch zu bringen.

In dem Repertoire, das ein Moderator nutzt, spielt das Resümieren als eine Art der Intervention eine nicht unerhebliche Rolle. An einem kurzen Beispiel, dem ersten regulären Resümee in der Seminarsitzung, sollen die Bestandteile eines Resümees vorgestellt werden. Sie werden teilweise ergänzt durch Alternativen, die als Beispiel für andere Schwerpunktsetzungen gelten sollen.[18]

In unserem Beispiel endet die Runde der Spontanphase, in der die TN ihren subjektiven ersten Eindruck des Videos wiedergeben bei dem Moderator Szecsenyi:

(103)(105) Sz: Ich war ja schon. Also mir ist jetzt so aufgefallen in der Runde, daß alle unheimlich viel erzählt haben. Das - erscheint irgendwie ziemlich sich was - aufgestaut zu haben. Denn also hier hat ja jeder mindestens fünf Minuten geredet oder fast. Das ist eigentlich äh - sonst im Vergleich zu sonst relativ lange gewesen. Sie ham jetzt auch ganz schön viel auf die Mütze gekriegt! (Lachen)

---

[18] Im Gegensatz zu anderen Sprechberufen, z. B. dem des Therapeuten oder Lehrers, werden die sprachlichen "Handwerkszeuge" des Moderators kaum systematisch reflektiert. In einem ähnlichen Betätigungsfeld verweist auch Bliesener darauf, daß Persönlichkeitsmerkmale um Kenntnisse von . z. B. gesprächsrelevantem Musterwissen erweitert werden müssen, damit man sich im "Spannungsfeld zwischen Satzbau und Selbsterfahrung" bewegen kann (vgl. Bliesener 1992, 136).

- **Allgemeine Eigenschaften**

Das Resümee ist eine Sprechhandlung, die eine Sequenz von unterschiedlichen Äußerungen beendet - hier z. B. die spontane Rückmeldungsphase der TN an den Gast. Ihr besonderer Stellenwert für den Gesprächsverlauf ist die stark phasengliedernde Funktion. In einer Retrospektive werden Bezüge, gewissermaßen in Form von "Rekonstruktionen" zum vorangegangenen Gesprächsgeschehen hergestellt. Solche vom Moderator selektiv gewonnene "Feststellungen", die um "Einschätzungen" erweitert werden, münden meist in eine "Überleitung"[19] zur nächsten Gesprächssequenz. Welche Bezüge wieder aufgenommen werden und welche Sinnbezirke in den Einschätzungen angesprochen werden, sollte durch den Kontext der Seminardidaktik und der spezifischen Funktion des Moderators in diesem Zusammenhang motiviert sein. Eine Schwerpunktbildung beeinflußt den Fortgang des Gesprächs in jedem Fall, da im Resümee für die Gruppe der neue gemeinsame Bezugspunkt für zukünftige Initiativen angelegt wird.

In unserem Seminargespräch könnte das Resümee z. B. der vorangegangenen Aktivität der TN geschuldet sein. Waren sie in der Rückmeldungsphase vornehmlich mit ihren eigenen Beiträgen beschäftigt, könnte jetzt eine Information über den Stand der aktuellen, vielseitigen "Gruppenmeinung" nützlich sein. Das Resümee könnte eine integrative Funktion erfüllen, indem die umfangreichen vorangegangenen Äußerungen bilanzierend gebündelt werden. Der Moderator hätte dann zu entscheiden, wie die Gewichtung der einzelnen Aspekte ausfallen soll.

Auch in diesem Beispiel werden zahlreiche Informationen der TN aus der Perspektive des Moderators verdichtet und in neue Zusammenhänge gestellt.

- **Bestandteile des Resümees**

• **Perspektive**

- Einnehmen einer subjektiven Perspektive
  hier: "Ich war ja schon. Also mir is jetzt aufgefallen..."

Hier ist noch die Doppelrolle des Moderators erkennbar. Als TN hat er schon seinen Beitrag geliefert, jetzt wechselt er in die Rolle des Beobachters. Gerade für externe TN können sich Zuordnungsprobleme ergeben, wenn sie nicht wissen, ob der Beitrag des Moderators ein gleichwertiger oder metakommunikativer Akt ist. Der

---

[19] Die Problematik des umfangreichen Fragenkatalogs in der "Überleitung" diskutierte ich bereits weiter oben. Sie führten u. a. zu einem Wechsel des Konfliktbearbeitungsschemas

Moderator setzt sich in der Doppelrolle der Gefahr aus, das Geschehen so aktiv mitzugestalten, daß ihm der rote Faden des Gruppengeschehens verlorengeht.

Als Beobachter mit einer retrospektiven Sichtweise hält der Moderator das Geschehen eine Zeit lang an. Die Funktion des weiteren Handlungsflusses ändert sich, jetzt findet die Reflexion über das soeben Geschehene statt. Als spezielle Form der Betrachtungsweise wählt der Moderator die sinnliche Wahrnehmung. Sie räumt dem Geschehen einen Stellenwert im Hinblick auf seine subjektive Erfahrbarkeit ein.

- **Rekonstruktionen**

An die Eröffnung schließen sich Rekonstruktionen an, in denen Bezüge verschiedener Art zum kommunikativen Verhalten der TN hergestellt werden.

Bezugnahmen auf die Menge der TN

- die gesamte Gruppe
  hier: "(...) daß alle unheimlich viel geredet (...)"

alternativ:

- der einzelne TN
  z. B. "Herr Abraham war der Ansicht (...)"

- die Untergruppe
  z. B. "Die Ärzte haben viel Kritisches gebracht, während die Nicht-Ärzte (...)"

Nun gibt es "empirische" Rekonstruktionen, die den tatsächlichen Sachverhalt abbilden und "subjektiv wahrgenommene" Rekonstruktionsanteile, wie in unserem Fall (hier redeten nämlich nicht "alle" "mindestens fünf Minuten"). Je nach Funktion des Resümees kann das Einhalten des "Echtheitsgebots" unterschiedlich gehandhabt werden. Berücksichtigt werden sollte es meiner Meinung nach immer dann, wenn die Inhalte des Resümees das vorangegangene Gruppenbild differenziert zum Zwecke der weiteren Bearbeitung wiederspiegeln sollen. Dann böte es z. B. eine Art Ergebnissicherung für die TN, mit der die Kontraste, Abweichungen etc. aus der vorangegangenen Runde einnert werden. Damit könnte auch der TN seinen Einzelbeitrag als eine Variante im Gruppenspektrum erfassen, der Moderator kann im Anschluß daran einen z. B. uneinheitlichen status quo der Gruppenmeinung subjektiv interpretieren. Die Interpretationsrichtung sollte im Einklang mit den angestrebten Seminarzielen stehen.

Bezugnahmen auf die Sprechhandlungen der TN

- quantitative Aspekte
  hier: " (...) unheimlich viel geredet"

alternativ:

- thematische Aspekte
  z. B. "angesprochen wurden das Behandlungskonzept des Arztes, seine Diagnose und die Psychodynamik der Patientin"

- funktionale Aspekte
  z. B. "Von Frau Wedekind kam Kritik, sie bemängelte, daß ein Konzept fehlt"

In unserem Beispiel verzichtet der Moderator auf thematische und funktionale Aspekte, das Gruppenbild wird nur unvollständig gespiegelt. Die Kategorie des Themas könnte jedoch auch als Klammer fungieren. Die seltene interdisziplinäre Zusammensetzung wirft eine thematischen Vielfalt auf, die über den Blickwinkel des einzelnen hinausgeht. Dieser Effekt kann aber nur beibehalten werden, wenn die Themen nicht "verlorengehen". Die Berücksichtigung funktionaler Aspekte im Resümee ermöglicht ebenso, das Spektrum verschiedener Teilnehmerhaltungen zu verdeutlichen. So können z. B. massive subjektive Positionen in einer Gesamtschau nicht nur berücksichtigt, sondern eben auch relativiert werden. Dann steht z. B. Kritik steht neben Beobachtung, Angriff neben Interpretation. Ist der Gast den Positionen ungeschützt ausgesetzt, könnte seine selektive Wahrnehmung genauso eine einseitige Reaktionswelle auslösen.

Eine Erwähnung beider Aspekte kann die Akzeptanz des Resümees bei den TN erhöhen. Auch wenn die Einzelmeinungen zu Teilen einer Gruppenmeinung zusammengeführt werden, kann sich der einzelne TN immer noch in der Positionsbestimmung der Gruppe wiedererkennen.[20] Auch dem Gast wird ein Angebotsfächer von Reaktionen präsentiert, auf den er sich beziehen kann.

- **Einschätzungen**

  - Themenbereich: psychische Prozesse
    hier: "(...) - erscheint irgendwie ziemlich sich was aufgestaut zu haben. (...)"

  - Themenbereich: interaktionelle Prozesse
    hier: "(...) Sie ham jetzt auch ganz schön viel auf die Mütze gekriegt (...)"

---

[20] Unter Umständen führt ein zu spezielles Resümee dazu, daß sich ein TN in die Lage gedrängt sieht, immer wieder aufs Neue auf eine Berücksichtigung seiner Position zu beharren. Dementsprechend stockt der Fluß des Gesprächs.

- Themenbereich: Seminarvergleich
  hier: "(...) - sonst im Vergleich zu sonst relativ lange gewesen (...)"

alternativ:

- Themenbereich: Hier und Jetzt
  z. B.:"Wir haben es jetzt mit einer ganzen Reihe von unterschiedlichen Kommentaren zu tun."
- Themenbereich: berufliches Selbstverständnis
  z. B.: "Viel Kritik an Konzept, Diagnose schien eben am meisten die eigenen Auffassung der Arztrolle zu mobilisieren."
- Themenbereich: Einflußfaktoren auf das ärztliche Gespräch
  z. B.: "Andere Kommentare lenkten den Blick auf Bereiche im Arzt-Patient Gespräch, die relevant, aber nicht typisch ärztlich zu sein scheinen."

Einschätzungen können als Aktivitäten bezeichnet werden, in denen der "Befund" aus rekonstruierten Einzelaspekten in einen übergeordneten Zusammenhang gestellt wird. Mithilfe neu hinzugezogener thematischer Bereiche werden übergeordnete Verweisräume installiert, mit denen die "Daten" des Befunds erklärt, interpretiert oder auch kontrastiert werden. Eine Problematik von Einschätzungen liegt meiner Ansicht nach in der Relevanz ihrer Interpretationsrahmen.

Mit der psychologischen Interpretation kann der Moderator als "Tabubrecher" die beteiligten Emotionen der TN als diskutierbare Einflußgröße des Geschehens anerkennen. Bezieht er sich jedoch dabei nur auf einen Teil der TN und läßt die psychische Dynamik der übrigen außer Acht, ergibt sich auch aus der psychologischen Perspektive ein einseitiges Resultat. Dieses "Vollständigkeitskriterium" sollte auch bei der Einschätzung der interaktionellen Prozesse berücksichtigt werden. Hier ergeben sich weitaus mehr Konstellationen als die, die der Moderator hier anspricht. Interessant fände ich z. B. ebenso das implizite Verhalten der TN untereinander. Trotz gewisser Restriktionen - u. a. Wechselgespräche in dieser Phase nicht zu führen - bildeten die TN nämlich Koalitionen. Daß nur ein Teil der Gruppe dem Gast "etwas auf die Mütze gegeben hat" und deshalb andere TN wohl auch in einem speziell anderen Verhältnis zum Gast stehen, wäre für die Gruppe - und den Gast - eine wichtige Rückmeldung gewesen und hätte das weitere Gespräch auch in diese Richtung anlegen können. Fraglich ist, wie weit die Interaktionsprozesse zurückverfolgt werden sollten. Ich halte es für plausibel, bis zum ersten Aktionspunkt zurückzugehen, der die Reaktion der TN beeinflußte (hier: die vorangegangene Videopräsentation).

Da der Moderator weitere Inhalte aus den Äußerungen der TN unberücksichtigt läßt, können auch Beiträge in ihrer thematischen Brisanz (z. B. der Vorwurf der Konzeptionslosigkeit) nicht zu Einschätzungen weiterentwickelt werden (z. B. die des ärztlichen Selbstverständnisses). Ähnlich verhält es sich mit den übrigen "verlorengegangenen" Haltungen, die die TN in ihren Äußerungen einnahmen. In der Gruppe zeigten die TN unterschiedliche Haltungen zum Beobachteten. Gerade der Kontrast zwischen dem affektiven Gehalt in den Äußerungen der ärztlichen TN und den nichtärztlichen TN könnte eine gute Grundlage für weitere übergeordnete Einschätzungen bieten (z. B. inwieweit Behandlungsstrategien die persönliche Rolle des Arztes schützen können oder sollen).

Eine Vergleichskonstruktion zu bisherigen Seminaren stützt zwar die Beobachtung des Moderators, führt jedoch einen neuen Zeitbezug ein, der für die weitere Seminargestaltung konsequenzenlos ist. Die Rückführung auf die gemeinsame Hier-und-Jetzt Situation könnte den Blickwinkel der TN eindeutiger auf die besonderen Ergebnisse der Gruppensituation lenken.

- **Zentrierung**

  - direkte Anrede
    hier: "(...) Sie ham jetzt auch ganz schön viel auf die Mütze gekriegt(...)"

  - indirekte Anrede
    hier: "(...) daß alle unheimlich viel erzählt haben (...)"

  - individuelle / kollektive Benennung

    alternativ:

  - "wir"-Bezeichnung
    z. B.: "Wir haben es aus meiner Sicht mit ganz unterschiedlichen Rückmeldungen zu tun"

  - Koalitionen
    z. B.: "Einige in der Gruppe waren ganz schön affektgeladen, andere vermittelten eher Beobachtungen"

Mit dem Resümee richtet sich der Moderator als teilnehmender Beobachter an die Gruppe. In unserem Beispiel wählt er zwei unterschiedliche Formen, um die Gruppe anzusprechen. Meiner Ansicht nach fördert es die Spaltung der gesamten Gruppe, wenn die Gruppe in ihrem Verhalten indirekt angesprochen wird, der Gast dagegen direkt. Das unterstützt die Idee, daß sich die gesamte Gruppe und der Gast als Kontrahenten gegenüberstehen würden. Eine Differenzierung der Gruppe nach funktionalen Untergruppen (z. B. Koalitionenbildung) oder die direkte Nennung einzelner TN hätte den Charakter der "Blockbildung" vermieden. Besteht in einer Gruppe die deutliche Haltung zur Parteienbildung, können an dieser Stelle "wir"-Bezeichnungen den Gruppenaspekt wieder ins Spiel bringen.

- **Feedback der Teilnehmer**

Die exponierte Rolle des Gastes wurde bereits mehrfach erwähnt. Der Bekanntheitsgrad der TN untereinander wirkt sich auch auf ihr Rückmeldungsverhalten aus. Einer stufenhaften Entwicklung des Vertrauens der TN entspricht in regelmäßig zusammentreffenden Gruppen durchaus die Veränderung wechselseitiger Bezugnahme. Auch hier können moderierende Aktivitäten ansetzen, um ein bestehendes Vertrauensgefälle auszugleichen. So ist es z. B. durchaus vorstellbar, mit den TN und dem Gast besondere Gesprächsregeln zu vereinbaren.

Art, Umfang und Geltungsbereich der Regeln könnten in einer metakommunikativen Planungssequenz gemeinsam ausgehandelt werden. Der Sonderstatus des Gastes könnte dabei ebenso für die übrigen TN genutzt werden - als Gelegenheit, auch bisherige "störende" Konventionen einer Revision zu unterziehen.

Da eine Phase des Seminarablaufs aus den bereits angesprochenen ersten subjektiven Rückmeldungen besteht, könnten für diese Sequenz z. B. spezielle "Feedback"-Regeln vereinbart werden. Dabei könnte dem Gast gewährt werden, daß seine Ansprüche an eine konstruktive Form des Feedbacks besonders berücksichtigt werden.

Denkbar sind folgende Leitlinien, an denen sich ein Feedback orientieren kann:
- es soll das Geschehen im Video und die Reaktion des TN darauf beschreiben und nicht den Akteur in seinen Charakterzügen
- es soll Beobachtungen enthalten, keine Bewertungen, keine Kritik, keine Forderungen
- es soll sich auf konkrete Geschehnisse im Video beziehen und Verallgemeinerungen vermeiden
- es soll sich nur auf dieses Video beziehen
- es soll kurz sein.[21]

Die Konstruktion solch einer Verständigungsgrundlage sichert im Vorfeld zwar die gegenseitige Akzeptanz, bewirkt allerdings auch einen Verlust an Authentizität. Bedeuten für den TN diese Regeln auch eine Restriktion, wird der Gast dagegen z. B. vor Angriffen, die heftige affektive Züge tragen, geschützt. Feedbackregeln dienen meiner Ansicht nach vorwiegend der kooperativ ausgerichteten Beziehungs-

---

[21] Vgl. auch Bliesener (1992, 142).

aufnahme. Ausgegrenzt werden Erkenntnisprozesse, die sich in mehreren Schritten vollziehen. Die unvermittelt affektive Bezugnahme auf den Gast kann ebenso als nötiger erster Schritt gesehen werden, mit dem ein TN seine Maßstäbe transportiert, an denen er den Gast mißt. Genauso, wie es zu einer Diskussion mit dem Gast über die Rückmeldungen kommt, können auch die TN mit ihren Maßstäben konfrontiert werden. Dann würde man allerdings mithilfe des Feedbacks sowohl die Wirkung des Videos als auch die Bedingungen der Wirkungsweise in den Blick nehmen.

6. Transkriptionszeichen

B/W/Ü etc. sind Sprechersiglen
G: Herr Geiger, der Gast; B: Herr Bahrs, einer der Gesprächsleiter; Sz: Herr Szecsenyi, der andere Gesprächsleiter; W: Frau Wedekind; A: Herr Abraham; R: Herr Rudolph; Ü: Herr Ürküz; S: Herr Schultze
(123) : Nummerierung des Gesprächschritts
(.) : kurze Pause
(..): mittlere Pause
(...) : Auslassungszeichen für transkribierten, hier aber nicht wiedergegebenen Text
schön : Betonung, hervorgehobene Redeäußerung
(undeutl.) : Kommentar der Transkripteurin
Gesprächsunterbrechungen sind durch Einrücken kenntlich gemacht.
(?) : Siglezuordnung ist unsicher

7. Literatur

Bliesener T: Ausbildung und Supervision von Aidsberatern. Weiterentwicklung eines Modells zur Anwendung von Telefonsimulation und Gesprächsanalyse. In: Fiehler R, Sucharowski W (Hrsg.): Kommunikationsberatung und Kommunikationstraining. Anwendungsfelder der Diskursforschung. Westdeutscher Verlag, Opladen 1992; 126-142

Henne H, Rehbock H: Einführung in die Gesprächsanalyse. de Gruyter, Berlin New York 1982; 2. verb u. erw. Aufl.

Holly W: Imagearbeit in Gesprächen. Max Niemeyer, Tübingen 1979

Hundsnurscher F: Zur dialogischen Grundstruktur von Mehr-Personen Gesprächen. In: Stati S, Weigand E, Hundsnurscher F (Hrsg.): Dialoganalyse III. Referate der 3. Arbeitstagung Bologna 1990. Max Niemeyer, Tübingen Max Niemeyer, 1991; 149-161

Kallmeyer W: Kritische Momente. Zur Konversationsanalyse von Interaktionsstörungen. In: Frier W, Labroisse G (Hrsg.): Grundfragen der Textwissenschaft. Editions Rodopi N.V., Amsterdam 1979; 59-111

Schank G: Linguistische Konfliktanalyse. In: Schank G, Schwitalla J (Hrsg.): 1987; 18-98.

Schank G, Schwitalla J (Hrsg.): Konflikte in Gesprächen. Gunter Narr, Tübingen 1987

Schwitalla J: Dialogsteuerung in Interviews. Max Hueber, München 1979

Schwitalla J: Sprachliche Mittel der Konfliktreduzierung in Streitgesprächen. In: Schank G, Schwitalla J (Hrsg.): 1987; 99-175

Das Motivationsgespräch. Chancen der Selbsthilfeförderung im Rahmen der ärztlichen Sprechstunde[1]

Ottomar Bahrs, Eberhard Hesse

1. Einleitung

"Die chronische Krankheit ist für fast jeden von uns eine sichere Zukunftsaussicht."
(Herzlich, Pierret 1991, 284)

Medizinischer Fortschritt einerseits und Veränderungen des Belastungsprofils andererseits haben in den westlichen Industriegesellschaften eine Verschiebung des Krankheitsspektrums zur Folge gehabt. Chronisch-degenerative Erkrankungen, die eine kontinuierliche ärztliche Versorgung ohne Aussicht auf Heilung erfordern, psychosomatische Leiden und Ohnmacht in kritischen Lebenssituationen (z. B.: Partnerverlust, Arbeitslosigkeit, soziale Isolation) gewinnen weiterhin an Bedeutung. Wo normative Orientierungen an Geltungskraft verlieren, reichen die erlernten Mechanismen der Identitätssicherung nicht mehr aus. Die tradierten Formen familialer und nachbarschaftlicher Unterstützung sind überfordert, funktionieren aufgrund der tiefgreifenden Veränderungen der Sozialbeziehungen überdies auch keineswegs mehr selbstverständlich. Dieser psycho-sozialen Problemkonstellation können auch professionelle Helfer trotz quantitativer Zunahme und wachsender Spezialisierung nicht gerecht werden. Die Betroffenen bleiben in ihrer Not allein. In dieser Situation haben sich Selbsthilfeorganisationen und -gruppen als neuartiges Unterstützungssystem ausdifferenziert, das sich durch die folgenden Merkmale beschreiben läßt:

- Betroffenheit der Mitglieder durch ein gemeinsames Problem
- keine oder geringe Mitwirkung professioneller Helfer
- keine Gewinnorientierung
- gemeinsames Ziel: Selbst- und/oder soziale Veränderung
- Arbeitsweise: Betonung gleichberechtigter Zusammenarbeit und gegenseitiger Hilfe.

Hinsichtlich Struktur und Zielsetzung lassen sich 'Hilfen für Behinderte' und psychologisch-therapeutisch orientierte Selbsthilfegruppen unterscheiden (Hesse 1990). Im Laufe der jeweiligen Gruppenarbeit können sich auch Mischformen herausbilden (Moos-Hofius 1991, 44). Im Mittelpunkt der 'Hilfen für Behinderte' steht die Orga-

---

[1] Für ihre kritischen und konstruktiven Anmerkungen danken wir Anja Klingenberg und Carsten Schultze.

nisierung von Lösungen für Probleme infolge chronisch-degenerativer Erkrankungen (Information über die jeweilige Krankheit und praktische Hilfen zur Bewältigung des Alltagslebens). Selbsthilfegruppen dieses Typs sind zumeist überregional (Rheuma-Liga, Diabetikerbund usw.) und formaler organisiert als die psychologisch-therapeutischen Selbsthilfegruppen, die sich überwiegend ohne Mitwirkung von Professionellen als kontinuierliche Gesprächsgruppe mit dem Ziel von Selbsterfahrung und Entwicklung sozialer Kompetenz zusammenfinden (Bahrs u. Hesse 1993). Sich selbst zum Problem geworden zu sein ist die gruppenstiftende gemeinsame Betroffenheit der psychologisch-therapeutischen Gesprächsgruppen. Oft handelt es sich spezifischer um Suchtabhängigkeit (AA, Alanon, Guttempler usw.), es gibt aber auch indikationsunspezifische Gruppen (Hesse 1991, 157ff; Helmich u. a. 1991, 318).

Die Wirkung der Selbsthilfegruppe läßt sich nicht unabhängig vom Gruppentyp beschreiben (Bahrs u. Hesse 1993; Ernst u. a. 1993; Köhler u. Thorbecke 1986). Gemeinsam ist freilich die Erschließung eines neuen Freundes- und Bekanntenkreises, der den Schritt aus der sozialen Isolation darstellt und ermöglicht, die Stärkung von Selbstbewußtsein und die Entwicklung psychosozialer Kompetenzen (Bahrs u. Hesse 1993). Körperliche und seelische Beschwerden nehmen ab, insbesondere läßt sich ein Rückgang der Depressivität beobachten (Helmich u. a. 1991, 317). Mitglieder aus Selbsthilfegruppen sind besser über relevante Merkmale des Krankheitsgeschehens informiert und nehmen medizinische Dienstleistungen kritischer und selbständiger in Anspruch (nach Röhrig 1989, 14).

Die Zahl der Selbsthilfegruppen läßt sich schwer schätzen, nimmt insgesamt aber rasch zu. Manche Gruppen zerfallen schnell wieder, andere sind aufgrund ihres semi-privaten Charakters - gerade bei stigmatisierenden Problemlagen - wenig bekannt. Ende der 80er Jahre sollen in der BRD etwa 10.000 - 40.000 Selbsthilfegruppen existiert haben (Röhrig 1989, 13), einer Schätzung des Kölner ISAB-Instituts zufolge gab es 1989 gar 45.000 sozial- und gesundheitsbezogene Selbsthilfegruppen (Braun/Greiwe 1989, 16). Die Mitglieder einzelner Krankheitsgruppen werden unterschiedlich erreicht (Alkoholiker: 2 %; von Krebs betroffene Frauen und Zöliakie-Patienten jeweils 3 - 4 %; Behinderte: 3 %; Anfallskranke knapp 1 % [Röhrig 1989, 13]). Insgesamt gehören in der BRD ca 1 % der Über-18-Jährigen Selbsthilfegruppen an (Flatten 1990, 17).

Schon wird die Selbsthilfegruppe zur notwendigen Ergänzung ärztlichen Handelns (vgl. den Beschluß des 89. Deutschen Ärztetages in Hannover 1986) proklamiert.

Dann muß es freilich problematisch erscheinen, daß die übergroße Mehrheit der Patienten sich *nicht* an Selbsthilfegruppen beteiligt. Unter anderem scheinen soziale Determinanten von wesentlicher Bedeutung für den Zugang zu und die Integration in eine Selbsthilfegruppe zu sein. In einer Berliner Studie wurde am Beispiel von Selbsthilfegruppen von Anfallskranken gezeigt, daß

"ein bestimmtes Gruppenklima durch Bevorzugung von Personen mittleren Lebensalters und von Personen, die Zeit haben, beibehalten"

wird. Ältere Personen werden mithin besonders schlecht, Arbeitslose besonders gut integriert (Köhler und Thorbecke 1986, 41). Mit höherem Bildungsgrad wächst die Chance, befriedigende Gruppenerfahrungen zu machen und sich zu integrieren.

"Diese Ergebnisse zeigen u.E., daß eine Selbsthilfegruppe, die von ihren Mitgliedern ein hohes Maß an gestalterischem Handeln verlangt, bei einer von der sozialen Herkunft und dem Grad der Behinderung sehr heterogenen Gruppe für manche zu Überforderungen führen kann." (Köhler und Thorbecke 1986, 44)

Ärzte sind daher aufgefordert, ihre Patienten bei der Hilfe zur Selbsthilfe gezielt zu unterstützen.[2] Solange sich ärztliches Handeln an der Behandlung des *einzelnen* Patienten orientiert und die Kooperation mit dem 'Aggregat Selbsthilfegruppe' (Röhrig 1989) nur ausnahmsweise stattfinden kann, kommt vor allem dem **ärztlichen Motivationsgespräch** besondere Bedeutung zu.

2. Selbsthilfeförderung in der Sprechstunde: Das Motivationsgespräch

"Für den Arzt ist die Gruppe, speziell die indikationsunspezifische heterogene Gruppe, ein notwendiges Instrumentarium wie das Stethoskop ... die ideale Ergänzung zum ärztlichen Gespräch." (Hesse 1991, 162)

Das 'Motivationsgespräch' (Hesse 1991, 164-167) umschreibt abkürzend

- die Eruierung von Problemzonen, bei denen Selbsthilfegruppen angezeigt sind (z. B.: zur Ergänzung der ärztlichen Behandlung im Sinne psychosozialer Stützen; zur allgemeinen Stützung in Lebenskrisen; zur kontinuierlichen Unterstützung von Handicaps aufgrund chronischen Krankseins bzw. zur Stigmabewältigung; als Therapeutikum per se beispielsweise bei Suchtabhängigkeit).

- die Motivierung im engeren Sinne (Empfehlung konkreter Gruppen)

---

[2] In der gegenwärtigen Diskussion wird die Selbsthilfeförderung weniger auf den einzelnen Patienten als auf die Gruppe insgesamt bezogen. Dabei werden folgende Arbeitsbereiche genannt: Aufklärung von Patienten, fachliche Beratung von Selbsthilfegruppen, Vermittlung von Kontakten einzelner Patienten zu Selbsthilfegruppen, Öffentlichkeitsarbeit sowie organisatorische Hilfen (Röhrig 1991, 121).

- die ärztliche Begleitung und Wirksamkeitskontrolle von Hilfe zur Selbsthilfe beispielsweise in Form regelmäßiger Gespräche.

Um seinem Patienten die Mitarbeit in einer Selbsthilfegruppe empfehlen zu können, muß der Arzt über die regional erreichbaren Selbsthilfegruppen informiert sein, deren Konzept tragen - oder dieses doch zumindest nicht abwegig finden - oder die Initiierung einer neuen Gruppe selbst zu unterstützen bereit sein. *Insoweit geht im Motivationsgespräch die Motivierung des Arztes der Motivierung des Patienten voraus.* Noch immer herrscht in der Ärzteschaft jedoch deutliche Skepsis gegenüber Selbsthilfegruppen. Berührungsängste, Informationsdefizite und Widerstandsverhalten von Ärzten sind gut dokumentiert (ZI 1990; Röhrig 1989, Röhrig 1991, Bahrs u. Beek u. Hesse 1995).

Meinungsbefragungen zeigen auf, daß Ärzte Selbsthilfegruppen *verbal* zunehmend wertschätzen. Fast alle im Rahmen des Projekts Brinkum befragten niedergelassenen Ärzte im Nordkreis Diepholz (n=101, Teilnahmequote 84,9 %) betonten die wichtige Funktion der Gruppen bei der Bewältigung chronischer Krankheit bzw. Behinderung, über 90 % beabsichtigten die Zusammenarbeit (Bahrs u. Hesse 1993). De facto hat sich die Einsicht aber noch nicht durchgesetzt, daß Selbsthilfe keineswegs gleichbedeutend mit der Abkehr vom System der medizinischen Versorgung ist. Obgleich gut belegt ist, daß Patienten aus Selbsthilfegruppen auch weiterhin professionelle Unterstützung durch den Experten 'Arzt' suchen und dessen Hilfe kompetenter und kritischer in Anspruch nehmen (Röhrig 1989), befürchten nach wie vor viele Ärzte, daß die Selbsthilfegruppe bei den Patienten vor allem eine Steigerung der Ansprüche bewirkt, die Ärzte einer Art Qualitätskontrolle unterwirft oder gar das Abwandern von Patienten zur Folge hat.

Ein strukturelles Problem liegt darin, daß durch das Fehlen finanzieller Anreize die Bereitschaft der Ärzte zur Kooperation mit Selbsthilfegruppen nicht gefördert wird.

"Mit einem Beispiel aus unserer Praxis soll die 'Schädlichkeit' der Selbsthilfe für den Arzt dargestellt werden: Gebe ich 100 Hypertonikern in meiner Praxis ein Blutdruckselbstmeßgerät, schule sie im Umgang mit der Meßtechnik und vermittele ein Basiswissen zur Hypertonie und deren Therapie, wird der Patient mit Bluthochdruck weitgehend autonom im Umgang mit dieser Krankheit. Hat der Hypertoniker dazu noch die Möglichkeit zum Besuch einer von mir initiierten Selbsthilfegruppe 'gesund und länger leben trotz Bluthochdruck', werden regelmäßige monatliche Praxisbesuche überflüssig; kommt jeder dieser 100 autonomen Patienten nur 3mal jährlich weniger in die Praxis als vor der Selbsthilfe, habe ich wenigstens DM 3000,- Einnahme weniger, DM 3000,-, nur durch meine Hilfe zur Selbsthilfe bei meinen Hochdruckpatienten! (...) Wie lange noch soll ärztlich initiierte und geförderte Selbsthilfe ein seltenes, zufälliges Ereignis bleiben?" (Helmich 1991, 148f)

Bisweilen werden Selbsthilfegruppen von Ärzten gar als direkte Konkurrenz empfunden. Das Konzept 'Hilfe durch Selbsthilfe', das den Patienten und seine Gruppe als nicht austauschbare Experten der eigenen Krankheit sieht ("doppelte Expertenschaft", Petzold 1991, 18) steht quer zur traditionellen Rollenverteilung zwischen Arzt und Patienten und ist damit ständige Quelle der Beunruhigung.

3. Der Qualitätszirkel - oder: Wie sich Ärzte für die Selbsthilfeförderung motivieren und qualifizieren können

Hilfe durch Selbsthilfe kann und will das gegebene soziale Netz nicht ersetzen sondern ergänzen. Ärzte (und andere professionelle Helfer) und Patienten (als Experten in eigener Sache) stehen daher vor der Frage, wie sie kooperieren können. Ärzte sind durch ihre Ausbildung kaum vorbereitet auf professionelles Handeln im psychosozialen Feld. Sie müssen auch ihr Verhältnis zu Selbsthilfegruppen konkret aus der Praxis heraus konzeptualisieren.

Da es für das beschriebene ärztliche Widerstandsverhalten zugleich strukturelle Gründe und individuell zurechenbare - bewußte oder unbewußte - Motive gibt, muß die Motivierung der Ärzte auf beiden Ebenen erfolgen. Aufklärung durch Information wird zwar einiges ausrichten, die Affektebene - und damit den Bereich der ebenfalls handlungssteuernden unbewußten Motivationen - aber nicht erreichen. Die Grenzen der eigenen Kompetenz eingestehen zu müssen, ist auch für den Arzt immer kränkend. Kann er sich aber durch einen anderen Professionellen gleichsam verstärken, so bleibt die Expertenrolle, die durch die Selbsthilfegruppe potentiell in Frage gestellt ist, grundsätzlich aufrechterhalten.

"Anregung: Fortbildung zum Anfassen. Beteiligen Sie sich am Auf- und Ausbau der gemeinsamen Fortbildung der Ärzte und anderen professionellen Helfern mit Teilnahme erfahrener Mitglieder aus Selbsthilfegruppen. Nutzen Sie die hieraus bereits erarbeiteten Erfahrungen in Schrift und Film in der Fort- und Weiterbildung." (Weiss 1991, 137)

Erste Versuche, Ärzte und Vertreter von Selbsthilfegruppen in 'Foren' miteinander ins Gespräch zu bringen, waren recht erfolgreich (Röhrig 1989, ZI 1990). Gleichwohl scheint es, daß Ärzte das zunehmende Angebot institutioneller Hilfen in Koordinations- und Beratungszentren nur begrenzt in Anspruch nehmen (Braun/Greiwe 1989, 68). Die Bereitschaft zum Umdenken dürfte dann am größten sein, wenn der Expertenstatus der Ärzte konstitutives Merkmal der Fortbildung ist: in problemzentrierten Fallkonferenzen, in denen Ärzte sich wechselseitig ihre eigene Arbeit vorstellen, um aus der Diskussion der peers rationale Handlungskriterien zu erarbeiten (Adam u. a. 1991, Bahrs 1996, Bahrs und Szecsenyi 1993; Bahrs, Gerlach, Szecsenyi 1993; analog: Moos-Hofius 1991, 57).[3] Wie dies aussehen kann, soll im folgenden am Beispiel einer Diskussion im Göttinger Videoseminar aufgezeigt werden.

---

[3] Videoaufzeichnungen des alltäglichen Praxisgeschehens haben sich hierfür als Arbeitsgrundlage bewährt (Bahrs 1996; Gerlach u. Bahrs u. Weiß-Plumeyer 1993).

4. Exemplarische Darstellung: Fallbesprechung im Videoseminar[4]

Teilnehmer: Herr Bahrs, Herr Bartholomäus, Herr in der Beek, Frau Buttler, Herr Dörges, Herr Frebel, Frau Gerke, Herr Kadoori, Herr Rösler, Herr Steiner, Herr Szecsenyi.

Zur Philosophie des Seminars

Das Videoseminar ist ein von Ärzten und Sozialwissenschaftlern gemeinschaftlich organisierter Qualitätszirkel. Authentische Protokolle von Arzt-Patient-Gesprächen in der (allgemein-)ärztlichen Sprechstunde werden wechselseitig zur Diskussion zu gestellt, das zur Behandlung stehende Problem und die Art, in der Arzt und Patient dieses angehen, fallbezogen herausgearbeitet, Handlungsalternativen entworfen und in Bezug zur je eigenen Behandlungserfahrung gesetzt.[5] Die Gruppendiskussion von prinzipiell Gleichrangigen ermöglicht gegenseitige Supervision (besser: 'Intervision'). Die Analyse läßt typische Behandlungssituationen und deren typische Probleme verallgemeinernd identifizieren und kann damit auch als Forschungsinstrument wirksam werden. Die Gruppendiskussionen werden selbst protokolliert und sollen zu einem späteren Zeitpunkt zum Zwecke der Evaluation ausgewertet werden (erste Ansätze in Bahrs u. Gerlach u. Szecsenyi 1994). Die Gruppenseminare finden kontinuierlich in etwa vierwöchigem Abstand statt.

Zur Diskussion stand die Aufzeichnung eines etwa 25minütigen Gesprächs zwischen Herrn Dr. Steiner und einer 33 jährigen Frau mit einem Schmerzsyndrom. Dr. Steiner verfolgt darin das Ziel, die Patientin zur Teilnahme an einer indikationsunspezifischen psychologisch-therapeutischen Selbsthilfegruppe zu motivieren. Die Zusammenarbeit mit Selbsthilfegruppen (auch im Suchtbereich) gehört zu den Besonderheiten seiner Praxis, aus der heraus sich bereits seit Jahren viele Gruppen in Kooperation mit Sozialarbeitern gebildet hatten. Dr. Steiner ist seit 20 Jahren in einer Landpraxis im Randgebiet einer Universitätsstadt niedergelassen und Lehrbeauftragter für Allgemeinmedizin. Der zur Diskussion gestellte Film stammt aus dem Material, das 1988 mit dem Ziel erstellt wurde, Patientengespräche im Praxisalltag zugleich für Forschungs- und Lehrzwecke durchsichtig zu machen (Bahrs/Köhle 1989; Bahrs/Köhle/Wüstenfeld 1990). Zusammen mit Dr. Ackerknecht gehört Dr. Steiner zu den Pionieren des Videoprojekts.

---

[4] Überarbeitete Fassung des Protokolls des Videoseminars am 3.6.1991, 10.00-13.30 (Leitung: Dr. O. Bahrs, Dr. J. Szecsenyi)

[5] Die Fragen lauten: bei welchem Problem erhofft sich der Patient Hilfe? Welches Problem will der Arzt lösen? Welches ist das gemeinsame Behandlungsproblem, auf das sich Arzt und Patient faktisch einigen?

Die Diskussion verlief verabredungsgemäß in 2 Phasen: zunächst wurde das aufgezeichnete Gespräch analog zu einer Fallvorstellung in einer Balint-Gruppe behandelt, Wahrnehmungen und Phantasien der Teilnehmer standen im Vordergrund und verdichteten sich zu einer Gesamtbeurteilung des aufgezeichneten Gesprächs. In der zweiten Phase ging es auf der Basis des Wortprotokolls (Transkript) um die Feinanalyse der Interaktionseröffnung.

Transkript des Gesprächs zwischen Dr. Steiner, Dr. Leopold und Frau Werner[6]

A: Dr. Steiner; K: Dr. Leopold (Assistent); P: Frau Werner (Patientin)

(.) = kurze Pause; (..) mittlere Pause; (...) quälend lange Pause.

Ein Unterbrechen des Vorredners wird dadurch zum Ausdruck gebracht, daß die transkribierte Äußerung nicht am Anfang der Zeile beginnt.

A1: So, jetzt geht's los. *(Dr. Steiner setzt sich)* Also, bitte, Sie *(Dr. Steiner übergibt per Handzeichen das Wort an Dr. Leopold)*

K1: Ja, wie gesagt, ähm, wir hatten uns schon drüber unterhalten, der Verlauf ist reichlich langwierig

P1: Ja,

K2: und wir haben ja ne ganze Menge sowohl an diagnostischen wie auch an therapeutischen Versuchen gemacht, ohne daß das auch nach Ihrer Einschätzung ne wesentliche Änderung des Ganzen gebracht hat, und ich hatte mit Herrn Heilbronn telefoniert, ich hatte mit Frau Fuhrmann telefoniert, und wir alle äh haben gewisse Schwierigkeiten, das Ganze einzuschätzen beziehungsweise wir haben verhältnismäßig wenig aus den Untersuchungsbefunden herausholen können, was Ihre Beschwerden in dieser Intensität erklärt und ähm da liegt jetzt für uns das Problem, weil Sie ja immer noch sagen, Mensch, das haut nicht hin

P2: Richtig

K3: wenn ich so starke Schmerzen habe, ne.

P3: Ja.

K4: Und deshalb hatte ich den Chef (gemeint ist Dr. Steiner, OB) gebeten, daß wir das noch mal zusammen besprechen, wie wir das Ganze jetzt weiter machen, da das ja jetzt

A2: Hm

K5: schon lange geht, äh kann's ja nicht ewig so weiter gehen

P4: Hm

K6: und wir dieselben Sachen weiter machen und dann noch mal acht

---

[6] Personenbezogene Daten sind anonymisiert; Transkription durch O. Bahrs, GeMeKo e.V., Mai/Juni 1991

P5: Ich hab auch das Gefühl, daß es seit Dienstag wieder stärker geworden ist.

K7: Hm, hm. Das war Freitag.

A3: Freitag.

K7a: Ja.

P6: Nee, Sonnabend.

A4: Sind Sie denn am Arbeiten oder jetzt nicht?

P7: Nein.

K8: Nee, wir haben sie jetzt

P8: Ich verhalt mich derart passiv, das ist schon nicht mehr normal.

A5: Nee, das ist bei Ihnen sicherlich nicht normal.

P9: Nee. Das ist auch kein Dauerzustand, absolut nicht.

A6: Hm. Ähm, können wir noch mal eben so auflisten, was jetzt gesch an Diagnostik geschehen ist. Das letzte war jetzt das Computertomogramm

K9: Hm

P10: Ja. Kernspintomographie

A7: Hm

P11: Computertomographie. Ist auch an *(unverständlich, durch Knistern der Blätter übertönt)* nichts dabei rausgekommen

A8: Hm

P12: Dafür hätte ich da ja nicht hin müssen, irgendeine eine Verengung der Halswirbelsäule, die sicherlich dazu geführt hat, daß also auch der Arm, äh, das Kribbeln und auch teilweise Taubheit und diese Finger waren nicht zu bewegen

A9: Hm

P13: Aber das kann ja nicht also in der Art in derartiger Intensität so lange Zeit andauern. Wir hatten allerhand probiert, es ist hier mit Reizstrom gearbeitet worden, ich bin zur Massage gegangen

A10: Hm

P14: Ich hab die physiotherapeutischen Anwendungen bei Frau Bauer

A11: Hm

P15: durchgeführt, auch zu Hause weiterhin drei oder viermal täglich, genau wie sie das gesagt hat

A12: Hm

P16: mit Sicherheit auch korrekt durchgeführt

A13: Hm

P17: Um das Ganze zu beschleunigen.

A14: So wie die ganze Frau ist, schön korrekt oder wie?

P18: Ja *(allgemeines verhaltenes Lachen)*, also ich hab ja den festen Willen, daß das wieder in Ordnung kommt.

A15: Hm.

P19: Nur es ist bisher absolut kein Erfolg.

K10: Zurück noch mal zu der ganzen Kon*(verschluckt, unverständlich)*. Das fing, fing das über Nacht an, sind Sie morgens aufgewacht und

P20: Nein, das fing nicht über Nacht an. Ich bin berufsbedingt ähm, ja, durch meinen Beruf dazu gezwungen, also kräftig anzufassen. Das ist ja auch kein Problem, da ich ja nun alle Voraussetzungen dafür habe *(lacht, Dr. Steiner lacht auch)*. Muß man ja nun auch mal sagen. Ich bin ja weder klein noch zierlich, nur, es häufte sich dann, daß immer weniger Personal da war und ich immer mehr selbst angefaßt hab, um um das Pensum zu schaffen, so 'ne Abteilung, die muß eben stehen. Nun hab ich also weitaus mehr angefaßt, als mir an und für sich zuträglich war. Das weiß ich. Da ich den rechten Arm schone wegen des Tennisarms, den ich mir da irgendwann mal angelacht hab, bin ich also weitgehend auf links umgestiegen. Und wenn also irgendwas Schweres zu tun ist, dann mach ich das eben mit links. Und das hat wahrscheinlich da zu einer Über-Anstrengung auf der linken Seite geführt. Das hab ich anfangs nicht so ernst genommen, außerdem war Weihnachtsgeschäft, da hab ich gedacht, 'Naja, geht schon wieder weg'. War aber 'n Irrtum.

A16: Und nach Weihnachten ist sie dann zu Ihnen *(gemeint ist Dr. Leopold, OB)* gekommen, oder wie war das?

K11: Erst

P21: Ich war kurz vor Weihnachten ja bei Ihnen

A17: *(unverständlich, hustet gleichzeitig)* sind Sie nicht, ja?

P22: da dachte ich, wenn man das Ding mal ne Zeit lang ruhig stellt, dann gibt sich das wieder, das haben wir ja rechts nun schon erfolgreich praktiziert.

A18: Hm

P23: Aber das war ein Irrtum.

A19: Hm

P24: Dann spürte ich auch immer mehr, daß der gesamte Kopf, das linke Auge, daß die ganze linke Seite mir eigentlich weh tat und es nicht nur der Arm war. Sondern es ging wirklich bis untern linken Fuß.

A20: Jetzt bleiben wir doch noch mal beim Geschäft, Petra. Sie haben, erzählen Sie mal was von Ihrer Karriere, was haben Sie gemacht so als

P25: Ich habe im Einzelhandel gelernt

A21: Was ham Sie für ne Schulbildung?

P26: Mittlere Reife.

A22: Hm.

P27: Kaufmännisch.

A23: Hm

P28: Dann - aus finanziellen bin ich dabei geblieben. Ich hatte also 'n sehr guten Lehrherrn damals, der bezahlte also flott, und es ging mir wie immer ums Geld.

A24: Hm

P29: Und dann hab ich gedacht

A25: Wie immer ums Geld?

P30: Ja, es ging ums Geld. Ich bin seit meinem dreizehnten Lebensjahr für mich selbst zuständig. Die diplomatischen Beziehungen zu meinem alten Herrn hab ich damals abgebrochen, und dann hab ich für mich selbst gesorgt. Auch die Schule selbst bezahlt. Denn wir sind ja nicht in Kassel, ich mußte ja hier in Niedersachsen Schulgeld (.), hab ich also fürs Geld gesorgt, für Kleidung gesorgt, für Schulbücher, und da ging es, mein Lehrherr hat bezahlt, damals. Und zwar weitaus mehr als damals ne Bank bezahlt hätte. Und dann hab ich also verschiedene Fortbildungsmaßnahmen (.) getroffen, und das hat alles sehr gut geklappt, ich hab das alles mit Auszeichnung geschafft, das war auch kein Problem, *(holt tief Luft)* dann gab es zwischendurch mal Streit in der Firma, dann bin ich für 3 Jahre zu Forsch & Feile in Außendienst gegangen, Forsch & Feile weltweit, das war damals Zentralbuchhaltung war in Kassel und wir sind gereist.

A26: Hm

P31: Das war ein herrliches Leben.

A27: Was war Ihre Aufgabe?

P32: Zentralbuchhaltung, wir sind, also uns ging immer Revision voraus, und wir haben dann die Sache wieder in Ordnung gebracht, also wenn jetzt in Südafrika meinetwegen das Mahnwesen dermaßen marode war, daß da die Einheimischen nicht mehr damit zurecht kamen, dann sind wir nach Südafrika geflogen und haben da aufgeräumt. Oder nach Mailand oder

A28: *(fällt lachend ein)* Das war für die Petra was

P33: Das war schön! War herrlich. Möcht ich auch nicht missen, diese 3 Jahre. War wunderbar.

A29: Okay, und warum sind Sie da jetzt nicht mehr?

P34: Die Abteilung gibt es nicht mehr, das war ne sehr teure Abteilung *(lacht, Dr. Steiner lacht auch)*, das können Sie sich ja vorstellen, das war ne sehr teure Abteilung.

A30: Gut. Das war

P35: Und dann bin ich zurück in meine alte Lehrfirma, weil sich da also die Verhältnisse geändert hatten

A31: Hm

P36: Bin da als Abteilungsleiterin tätig gewesen und dann wurde die der Laden verkauft, dann wurde ich Marktleiterin, und das bin ich jetzt seit, ja seit 8, 9 Jahren bin ich als Marktleiterin tätig.

A32: Aber wenn ich Sie richtig verstanden hab, waren Sie doch jetzt nur noch Abteilungsleiterin

P37: Ja

A33: bei Metro.

P38: Ja, das ist richtig. In der Zwischenzeit hab ich geheiratet, und mein Mann war also wenig begeistert davon, daß ich weiterhin so eine 70-Stunden-Woche habe, und das bringt es leider mit sich, wenn man einen Markt führt, dann hat man eine 70-Stunden-Woche. Und das war also mit Haushalt und und mit allem Drum und Dran nicht mehr zu vereinbaren. Und wenn ich hier so eine Abteilung führe, dann hab ich ein, eine relativ geregelte Arbeitszeit, das heißt, ich fang um 6 Uhr morgens an und hab um spätestens halb vier Uhr Feierabend.

A34: Hm

P39: Und das kann ich verbinden mit Familie.

A35: Das haben Sie jetzt so ein bißchen verborgen vor mir und, also, ich weiß es ja, aber irgendwie haben Sie es nicht gerne aussprechen mögen. Ist das jetzt so ne Degradierung oder durch die die durch die Ehe gekommen ist?

P40: Äh *(atmet hörbar aus) (zögernd:)* ja, wahrscheinlich ja. Ich muß das wohl in Kauf nehmen. Das ist richtig. Ja.

A36: Sind Sie auch bereit dazu?

P41: Eigentlich nicht, aber ich hab's meinem Mann zuliebe getan, man kann nicht beides haben, ich kann also nicht mit ihm verheiratet sein und 'n Haus haben und 'n Garten haben und 'n Hund haben und alles in Ordnung haben, und trotzdem 70 Stunden lang nicht zu Hause sein und jeden Abend erst um 1/4 vor 8, 8 kommen, also das sind Dinge, die nicht zusammen passen.

A37: Warum haben Sie geheiratet?

P42: Tja *(lacht auf)*

A38: Es ging Ihnen doch gut.

P43: Ja, ist richtig, es ging mir gut. Ja, ich hab ja auch 4 Jahre lang nicht geheiratet, wir haben also 4 Jahre lang das probiert, und das hat tadellos geklappt, nur irgendwann kam dann dieser Wunsch bei meinem Mann immer mehr und ich hab dann nachgegeben. (Lacht) Eigentlich hab ich noch gar nicht so oft nachgegeben, das ist richtig. Aber, ich hab also nicht geheiratet, um versorgt zu sein. Denn ich möchte also niemals

A39: abhängig sein.

P44: Nein!
Mit Sicherheit nicht. Ich will auch niemals nach Haushaltsgeld fragen müssen. Das hab ich also wie gesagt über 30 Jahre selbst verdient, also bis zu meinem 30. *(oder 13.?)* Jahre selbst verdient, 20 Jahre lang selbst verdient, und das werd ich auch weiterhin tun. Das ist kein Grund für mich.

A40: Diese Unabhängigkeitsstreben, das ist ja einesteils sehr schön, wenn ich so 'ne Frau hätte, die so, könnt ich prima mit zurecht kommen, ähm, andererseits ist es ein bißchen ungewöhnlich in unserer Zeit, auch in unserer Zeit noch ein bißchen ungewöhnlich, eine so extrem eigenständige Partnerin zu haben. Woher rührt dieser, diese Einstellung?

P45: Wahrscheinlich aus meinem Verhält, aus dem Verhältnis zu meinem Vater. Das nehm ich also ganz stark an.

A41: Ja,

P46: Deswegen

A42: *(gleichzeitig)* vielleicht auch noch einen Schritt weiter, ja, so aus dem beobachteten Verhältnis

P47: Der Ehe

A43: bei ihren Eltern

P48: Ja, ja. Meine Mutter ist und war also Zeit ihres Lebens sehr, sehr abhängig von meinem Vater. Da gab's also freitags Haushaltsgeld für die nächste Woche. Wie sie damit zurecht kam, war also ganz egal. Und das ist also etwas, was ich niemals erleben möchte. Daß ich freitags nach Haushaltsgeld für die nächste Woche fragen muß. Aber dann *(unverständlich)*. Und das möcht ich nie erleben, und deswegen hab ich also auch immer gesagt: "Heiraten? Nie! Kommt nicht in Frage. Du sorgst immer für Dich selbst! Dann weißt Du genau, was Du hast, und hast keine Sorgen und keine Probleme." Aber wenn man so eine Partnerschaft eingeht, dann muß man eben also zu Zugeständnissen bereit sein, und *(holt tief Luft)* das größte Zugeständnis, das ich also machen mußte, war eben, daß ich auf diese 70-Stunden-Woche verzichtet hab und wie gesagt eben einen Rang niedriger nun tätig bin. Es ist sicherlich nicht die Erfüllung meiner Wünsche, das ist ganz klar, aber man kann nicht alles haben.

A44: Das sagt jetzt der Kopf.

P49: Ja.

A45: Und was sagt die ganze Frau?

P50: *(lacht leicht verlegen)* Kein sehr glücklicher Zustand im Moment, das ist richtig.

A46: Hm, hm.

P51: Ich hab mich also auch um etwas äh beworben, was körperlich nicht so sehr anstrengend ist

A47:   Hm

P52:   das heißt also um eine Lehrtätigkeit an der Handelsakademie, die würden mich auch sofort nehmen

A48: Hm

P53: Als freie Mitarbeiterin

A49: Hm

P54: Und das will ich nicht.

A50: Das ist Ihnen zu unsicher.

P55: Ja.

A51: Na gut, Petra, daß da noch viel Bewegung sein kann und viel beruflich, daß Sie das eigentlich immer gemacht haben, was

P56:   Ja

A52:   was Sie für richtig gehalten haben

P57:   Richtig

A53:   Das brauchen wir jetzt nicht weiter zu erörtern die Perspektive

P58:   Es hat ja auch geklappt!

A54:   haben Sie. Ja genau.

P59: Es hat geklappt.

A55:   Ich trau Ihnen da auch alles zu eigentlich. Ich trau Ihnen aber fast nichts zu im persönlichen Bereich.

P60: Meinen Sie? Weshalb?

A56: Weil Sie da alles übern Kopf machen.

P61: Ähä *(verlegen)*. Ja, das ist richtig.

A57:   *(einfallend und gleichzeitig)* Und das scheint nicht zu gehen.

P62: Mein Mann hat mal zu mir gesagt, ich gehöre zu den wenigen Frauen, die logisch denken können. *(lacht)* Da hat er wahrscheinlich Recht.

A58: Ja *(beide lachen)*, bloß ob man das jetzt so verallgemeinern muß, aber auf jeden Fall denke ich, daß Sie ganz klar sehen: das ist mein Job, das möchte ich gerne und so, und jetzt sind Sie eben in diesem, das haben wir ja ganz gut jetzt auf dem Tisch liegen

P63: Hm

A59: diesen Kompromiß, mit dem Sie da rum machen.

P64: Ja.

A60: Wir haben noch nicht darüber geredet, was mit Kinderkriegen ist

P65: *(leise)* Ich möchte keine Kinder. Mein Mann hat aus erster Ehe zwei Kinder, 7 und 9 Jahre, und ich bin also ich hatte keine so extrem glückliche Kindheit, daß ich das jetzt also auch unbedingt wiedergeben könnte meinen Kindern. Und ich glaub nicht, daß ich, wenn ich eigene Kinder hätte, denen eine besonders glückliche Kindheit bescheren könnte. Erstmal bin ich weder zimperlich noch äh also ich bin wahrscheinlich kein Mensch, der unbedingt viel Liebe abgeben kann, jedenfalls nicht Kindern. Ich bin wahrscheinlich liebevoller zu meinem Hund als zu einem kleinen Kind, so wie ich mich selbst einschätze.

A61: Hm

P66: Bei uns zu Hause war es also nicht üblich, daß da viel geschmust wurde oder sonst irgendetwas

A62: Hm

P67: Das gab es einfach nicht.

A63: Hm

P68: Ich kann mich also nicht erinnern, daß meine Eltern mal geschmust haben, so wie das bei uns jetzt der Fall ist.

A64: Hm

P69: Das gab's nicht.

A65: Schön! Also, da haben Sie dazu gelernt

P70: Richtig.

A66: um das und die Kinder sind jetzt bei Ihnen oder sind die bei der

P71: Ja, sicher. Nein, neinnein, die Kinder sind also alle 14 Tage bei uns, ansonsten leben sie bei der geschiedenen

A67: Ja

P72: Frau meines Mannes

A68: Ja. Das heißt, Sie sind relativ unabhängig

P73: Richtig.

A69: und wollen aber so'n so'n richtiges Nest nicht bauen.

P74: Nein, ich möchte keine eigenen Kinder. Ich bin auch inzwischen zu alt, denk' ich.

A70: Wie alt sind Sie?

P75: 33. Mein Mann ist 40.

A71: Bis 36 ist das ganze angeblich problemlos

P76: Ja, ich bin, glaub ich, geeigneter, Hunde zu erziehen. Glaub ich jedenfalls.

A72: Ja, gut, Petra, wenn Sie sich das so ganz klar einig sind, dann ist das Problem ja auch abzuhaken.

P77: *(einfallend)* Mein Mann hat 2 Kinder.

A73: Hm. Und Sie

P78: Ich akzeptier sie.

A74: Hm

P79: Kein

A75: Hm. Wie kommt Ihr sonst körperlich zurecht?

P80: Gut.

A76: Ja?

P81: Ja.

A77: Sind Sie als Frau vollwertig.

P82: Denk ich schon.

A78: Oder wie fühlen Sie sich? Sie haben ja

P83: Ohne Probleme, denk ich

A79: Entschuldigung. Sie haben sich ja eben bisher eigentlich eher männlich gegeben.

P84: Richtig. Nicht besonders gefühlsbetont.

A80: Nicht besonders gefühlsbetont, die Berufs

P85: Ja *(leicht aufseufzend)*

A81: äh wahl war immer im männlichen Bereich, Tennis mußte mit Brachialgewalt

P86: Ja

A82: sein, äh

P87: Das ist vorbei, das hab ich erkannt.

A83: Ja. Also, sind Sie insgesamt weicher geworden?

P88: Ja. Denk ich schon.

A84: Hm

P89: Die Jahre haben das wohl so mit sich gebracht.

A85: Hm. Dennoch müssen wir einfach im Raum auch stehen lassen, daß da noch sicherlich Identitätsprobleme sind.

P90: Richtig.

A86: Gar keine Frage, der Beruf zwingt Sie immer dazu

P91: Ja

A87: knallhart zu sein

P92: Ja

A88: auf der anderen Seite möchten Sie nicht hart sein, das haben Sie genug gehabt zu Hause

P93: Richtig

A89: Jetzt möchten Sie eigentlich das viel weicher haben

P94: Ja

A90: Da ist durchaus noch Problem drin, ne

P95: Ja

A91: Hm

P96: Das kommt noch immer wieder durch, wir sind also sehr sehr konträrer Auffassung, was Erziehung angeht. Ich einmal *(lacht)* durch meine Erfahrung zu Hause natürlich, und mein Mann hat nun ein ganz anderes Elternhaus gehabt, da ist die Mutter dominierend in der Familie, die haben 3 Söhne

A92: Hm

P97: Und die Mutter hat dennoch immer den Ton angegeben.

A93: Hm

P98: Es ist also für mich, sie ist eine herzensgute Schwiegermutter.

A94: Hm

P99: Aber sie ist dennoch diejenige in der Familie gewesen, die immer gesagt hat, wo's lang geht.

A95: Hm

P100: Und ich meine, das hat sich also auch bei den Söhnen so 'n bißchen wiedergespiegelt, die haben also alle solche Frauen *(lacht)*, die auch genau sagen, wo's lang geht, das muß ich zu meiner eigenen Schande gestehen.

A96: Wieso, das ist doch keine Schande

P101: Das ist so, ne

A97: Wenn das, wenn das, wenn man sich so arrangieren kann

P102: Ja

A98: Dann ist das ja in Ordnung.

P103: Ja. Naja, fällt, ich hab die andern beiden Brüder mal als abschreckendes Beispiel, weil die also wirklich von einem Extrem ins andere fallen, und das möchte ich also nicht.

A99: Hm

P104: Also, es ist für einen Mann sicherlich nicht schön, ständig, ständig bevormundet zu werden

A100: Hm, hm, versteh schon

P105: Überhaupt bevormundet zu werden, das ist nichts, das kann sich also kein Mann, der außerdem noch in einer Position ist, wo er das nun absolut nicht gebrauchen kann, sondern wo er nun wirklich den Ton anzugeben hat

A101: Hm

P106: Wenn er zu Hause unterm Pantoffel steht, das ist auch nicht richtig, das ist ganz klar.

A102: Und finden Sie da immer wieder mal so'n Konflikt für sich?

P107: Ja.

A103: Hm

P108: Hab ich ständig. Ich muß also immer sehen, daß ich den (.) wirklich unterdrücke

A104: Den tragen Sie also mit sich aus, nicht

P109: Ja

A105: offen

P110: Nein!

A106: Hm

P111: Auf keinen Fall.

A107: Hm

P112: *(unverständlich)* Hinzu kommt noch, mein Mann ist in leitender Position tätig

A108: Hm

P113: Und hat jetzt wieder einen großen Sprung gemacht, nun kommt dazu, daß er also eine große Gruppe Leute führen muß

A109: Hm

P114: Und Rhetorik ist nicht seine Stärke.

A110: Hm

P115: Während ich die wahrscheinlich wesentlich besser beherr

A111: Hm

P116: Besser beherrsche.

A112: Hm. Aber Ihr redet darüber, über sowas

P117: Natürlich reden darüber.

A113: Schön! Toll.

P118: Selbstverständlich.

A114: Gut.

P119: Nur dann kommt immer dazu, daß ich ihm sage, oder sagen möchte, wie er es eigentlich machen könnte. *(Lacht, Dr. Steiner fällt ins Lachen ein)* Und das will ich eigentlich gar nicht, aber es kommt immer wieder dazu.

A115: Ja okay. Gut, jetzt haben wir also ne ganze Reihe Problemfelder so aufm Tisch liegen: einmal das Problem Ihrer eigenen Identität - männliche Ausrichtung mit dem Kopf, aber eigentlich weiblich sein wollen -, dieses barsche Ablehnen "Ich will keine Kinder, ich kann besser Hunde erziehen"

P120: Ja

A116: Das ist ja ein Ausdruck dessen, ne dieses *(wird überlagert)*

P121: Das ist richtig, ja, ich will das nicht.

A117: Dann haben wir eben zuletzt noch gehört so, Sie müssen sich stark zurücknehmen, damit Sie zu Hause nicht etwas falsch machen

P122: Ja

A118: Äh, dieses Gekränkt-Sein, eigentlich "Ich bin gekränkt dadurch, daß ich jetzt Kompromisse eingegangen bin"

P123: Jaja, das ist richtig.

A119: Also, es sind ne Menge Dinge, die zu lernen sind, das heißt, es müßte eine Menge äh akzeptiert werden

P124: Ja *(aufseufzend)*

A120: von Ihnen, so richtig mit dem Herzen akzeptiert werden, was Sie mit dem Verstand scheinbar akzeptiert haben.

P125: Hm

A121: Und ich weiß gar nicht so richtig, wo man sowas lernt, es sei denn in der Gruppe.

P126: Vielleicht

A122: Und da kommt jetzt so die Schwierigkeit für die Macherin auf, sich in eine Gruppe zu begeben, wo es keine Macher gibt.

P127: Hm, *(schwer verständlich, wohl: das ist schwierig, ja.)*

A123: Hm.

P128: Dagegen hab ich mich auch immer gewert. Ich bin auch nicht der Typ, der etwas spielt, das muß ich auch wieder feststellen, das ist richtig.

A124: Hm, aber, wenn wir eben dies, diese 2 Problemfelder, Identität und Mann/Frau und die Schnauze-halten-Können zum rechten Zeitpunkt, das sind aber Dinge, die man just da

P129: Ja

A125: nur üben kann.

P130: Ist richtig. Ich hab mich da mit Literatur eingedeckt und ich hab das auch immer wieder in Gedanken durchgespielt

A126: Hm

P131: Es klappt also immer besser.

A127: Hm

P132: Zu Anfang unserer Beziehung war das also mitunter

A128: Hm

P133: Daß ich immer gedacht hab, "mein Gott noch mal, und dahin hast Du Dich jetzt freiwillig begeben"

A129: Hm

P134: "Mensch, das kann doch nicht wahr sein!" *(Beide lachen)* Das hab ich wirklich gedacht. Und deswegen hab ich mich also auch 4 Jahre lang erfolgreich gegen dieses Fangeisen hier *(zeigt auf den Ehering)* gesträubt.

A130: Hm

P135: (?) gesagt, "Verdammt noch mal, die letzte Konsequenz, die behältst Du Dir ja eigentlich vor."

A131: Hm

P136: "Irgendwann, wenn Du die Faxen dicke hast, dann packst Du

A132: Hm

P137: alles wieder in die Koffer

A133: Hm

P138: Dann ist fini."

A134: Hm. Ein bißchen hatt' ich so, wenn ich Sie so verfolgt hab die letzten 20 Jahre, ein bißchen hat ich so das Gefühl, das hätten Sie auch so gemacht.

P139: Ja

A135: *(unverständlich)* im einzelnen so

P140: Ja, mit Sicherheit.

A136: Gut. Und jetzt können Sie's nicht mehr, jetzt fühlen Sie sich so angekettet.

P141: Ja, also ich weiß nicht, wenn irgendwann mal dieser *(unverständlich)* blackout kommen würde, wären mir wahrscheinlich die Konsequenzen gleichgültig.

A137: Hm, gut. Ja, okay, aber das ist natürlich, steht eigentlich jetzt gar nicht zu Diskussion

P142: Nee, steht nicht zur Diskussion

A138: *(gleichzeitig)* sondern es steht zur Diskussion, daß Sie eigentlich eine gute Ehefrau sein wollen.

P143: Ja.

A139: Und auch eine Frau sein wollen.

P144: Ja

A140: Und ich könnt mir vorstellen, daß Sie ein bißchen weicher ruhig noch werden sollten, ne

P145: Jaha

A141: Daß Sie sich da auch am End wohler fühlen würden

P146: Ja, vielleicht *(unverständlich)* Aber mein Mann ist wirklich sehr, sehr liebevoll, sehr

A142: Schön. Darf ich jetzt mal den Bogen zurückschlagen, entschuldigen Sie, daß ich da abwürge, aber *(sehr schneller Anschluß, wohl: ich weiß nicht, wir wollten)* das ja zurückschlagen zu dem Symptom, von dem wir ausgegangen sind. Wenn ich jetzt so diese Spannungsfelder auf dem Tisch liegen habe, die

P147: Hm

A143: immer mal wieder im Alltag auf Sie wirken, unbewußt, die wirken ja aufs Unbewußte, im wesentlichen

P148: Ja

A144: Dann, dann kommt eben das zustande, was was Sie eben angedeutet haben, daß im Grunde genommen Spannung hier oben herrscht.

P149: Hm

A145: Und da wir im Computertomogramm gesehen haben, wie eng das da oben ist

P150: Ja

A146: bedarf es also nicht einer allzu großen Spannung, einer Tonuserhöhung, um hier die Nervenwurzeln dann doch einklemmen zu lassen, und dann haben Sie Ihr Symptom. Das macht Kribbeln und Einschlafen und was wir alles so am Anfang gehört haben. Das heißt, es muß also ganz wichtig sein, daß Sie, äh es ist ganz wichtig, daß Sie entspannen, daß Sie wirklich lernen äh locker zu lassen.

P151: Hm

A147: Und da kann man das aktuell lernen durch autogenes Training

P152: Hm

A148: Ich denke, von der Methode haben Sie gehört, das kennen Sie

P153: Ja, kenn ich

A149: Das könnten wir noch mal üben, und aber was ich eben n mir schon immer wünschte für Sie, schon ganz lange für Sie wünsche, ist, daß Sie mal in die Gruppe gehen.

P154: Hm

A150: Und ich kann das jetzt einfach mal Ihnen da nur so mit diesem Bogen, den wir jetzt geschlagen haben und auf dem *(klopft auf den Tisch)* Tisch liegenden Problemen, kann ich einfach nur mal sagen: Geh doch mal montags da und da hin

P155: Was passiert da?

A151: Naja, da sitzen 10, 15 Leute im Kreis, und da gibt's einen gewählten Sprecher, der ist für 3 Monate oder was gewählt, jede Gruppe macht das anders, und dann gibt's einen Anfangsblitz, alle, jeder sagt: 'Ich bin die Petra und äh hab Schmerzen im linken Arm und der Dr. Steiner hat mich hierher kommandiert.' Und dann fragt der Sprecher: 'Wie geht's Dir denn, sag mal, wie's Dir geht.' Und dann sagen Sie: 'Weiß ich nicht, mir, ich bin unsicher hier.' Und dann kommt der nächste, 'Ich bin der und der, hab das und das Problem, mir geht's soundso', 'Ich bin der und der, hab das und das', in 5 Minuten haben Sie 15 Leute relativ gut kennengelernt. 'Ich hab das und das Problem' sagt im Alltag niemand.

P156: Hm

A152: Der sagt: 'Ich hab 'n wehen Arm.'

P157: Hm

A153: Der nächste sagt: 'Ich hab 'n Partnerproblem' oder *(unverständlich)* also dieses Kennenlernen, plötzlich dieses Ehrliche, diese ehrliche Atmosphäre, die im Raum ist, ist was ungewöhnliches in der Gruppe

P158: Hm

A154: Und das zweite ist: Sie können Ihrerseits was sagen oder nicht sagen. Dieses Sich-selbst-Entscheiden-Können oder selbst Spüren: 'Mensch, jetzt will ich aber was sagen' oder 'Ach nee, das ist ja doch wieder nur ne Meinung' und im Grunde soll jeder nur von sich reden. Also Sie sagen: 'Ich hab das Problem mit der Kränkung' und wenn das irgendwann mal hinkommt, sagen: 'Ich ich hab fühl mich einfach nicht gut, daß ich da meine Karriere abgebrochen hab

P159: Hm

A155: und kann mit diesem Zwiespalt Familie und Kompromiß kann ich noch so schlecht leben.' Da wird der nächste sagen: 'Mensch, das ist mir ganz genauso gegangen, und dann hab ich das und das gemacht und dann ist mir das und das widerfahren und dann hab ich ein Kind gekriegt, und dann war das plötzlich

P160: Hm

A156: Oder *(unverständlich)*.

P161: Entsetzlich. *(Beide lachen)* Ja, das ist alles sehr schön, nur: bleibt all dieses innerhalb dieser Gruppe?

A157: Ja. Absolut. Ich hab jetzt diese 16. Jahr äh Social Work und 17. Jahr Social Work und habe das 11. Jahr Gruppen und hab nicht ein einziges Mal irgendeiner Indiskretion hinterhergehen müssen.

P162: Denn ich kann nicht montags abends in diese Gruppe gehen, dienstags bin ich bei Metro, treff da 4 oder 5 von denen und da kommt mir ja, daran denk ich ja in dem Moment, was wir da an dem Abend vorher

A158: Sehr schön! Genau das ist aber wichtig. Wenn Sie die treffen und Sie haben ein ganz ehrliches, offenes Verhältnis zu denen, Ihnen fallen auch in dem Augenblick alle Probleme von denen ein, dann ist das doch gut!

P163: Ja *(unverständlich, weil überlagert)*

A159: Dann ist das doch genau, wie's eigentlich sein sollte in unserem Leben, nur eben durch unsere Mauern, die wir um uns bauen, nicht ist.

P164: Denen fällt natürlich auch ein, was ich dann erzählt habe.

A160: Gut. Warum? Das macht doch nichts.

P165: Ich weiß es nicht, ob ich bereit bin, da so wie in der Bild-Zeitung über meine Gefühle zu schreiben. *(lacht)*

A161: Sehen Sie, da ist aber doch das Problem: daß Sie mit Ihren Gefühlen einfach noch nicht so richtig wissen umzugehen. Und ich denke, da ist das Lernfeld. Aber Sie können davon ausgehen, die Frage finde ich vollkommen an der Stelle richtig, ähm, Sie können davon ausgehen, daß daß es in den Gruppen

P166: bleibt

A162: daß das, was gesagt wird, in den Gruppen bleibt. Und Sie können auch davon ausgehen, daß dort eine ganz herzliche äh menschliche Beziehung entsteht. Im Laufe der Zeit.

P167: Hm

A163: Die eben das trägt

P168: Ja

A164: Dieses Schweigen, ne.

P169: Gut, wenn das gewährleistet ist

A165: Hm, kann ich so sagen, 11 Jahre lang nichts gehabt, wo ich hinterhergehen mußte.

P170: Wenn ich nun so sehr anonym leben würde, wäre mir das egal. Da ich ja also

A166: Richtig.

P171: relativ öffentlich tätig bin

A167: Richtig

P172: ist mir das an und für sich nicht egal

A168: Kann ich verstehen.

P173: wohin das jetzt getragen wird.

A169: Kann ich verstehen. Aber bisher hab ich keine Probleme damit folgen müssen.

Das Motivationsgespräch

P174: Gut *(unverständlich, wird überlagert)*

A170: Für Sie wird die größte Kränkung sein, daß Sie dahin gehen müssen mit dem und sagen: 'Scheiße, ich komm mit meinem Arm nicht zurecht und der schickt mich jetzt zu andern Leuten, die überhaupt von Tuten und Blasen keine Ahnung haben.' Diese Kränkung, das ist, glaub ich, das Schwierigste für Sie.

P175: Ja.

A171: Aber darüber können wir ja noch mal reden.

P176: Ja, das will ich ja auch gerne alles tun, nur glauben Sie wirklich, daß das die Wurzel allen Übels ist?

A172: Ja. Die Spannung, die in Ihnen ist, die sich aufbaut im Laufe eines Tages mehr oder weniger wieder kommt, dies hier, dies ist die Wurzel Ihres Übels. Und, Petra, wenn ich Sie mir so anschaue, ich hab Sie eigentlich immer sehr gern gemocht

P177: Hm

A173: Aber immer hätten Sie ein bißchen für mich weiblicher sein können.

P178: Ja, das glaub ich.

A174: Und ich glaube, da ist so so'n ein Problem

P179: Ja, das glaub ich, ja, das ist richtig.

A175: Und ich bin ganz sicher, daß, wenn Sie ein bißchen mehr Weibliches akzeptieren lernen

P180: Hm

A176: Da sind ja relativ viele Frauen in den Gruppen

P181: Hm

A177: und das Thema Weiblichkeit - Männlichkeit und so

P182: Hm

A178: spielt da oft genug ne Rolle

P183: Ja

A179: Äh, ich bin ganz sicher, daß Ihnen das gut tut.

P184: Ja. Und ich hab also mein Leben lang immer nach Stärke gestrebt. Immer.

A180: Ja, ja. Das ist ja auch in Ordnung. Da ist überhaupt nichts gegen einzuwenden, ich will Sie wirklich nicht mies machen deswegen

P185: Hm

A181: Sondern ich möchte Ihnen ein bißchen noch dazu geben.

P186: Jaja, das ist vollkommen richtig. Aber schwer lernbar für mich. *(Lacht)* Ich hab also, wie gesagt, immer in die andere Richtung gearbeitet.

A182: Jaja. Naja, gut.

P187: Auch von Berufs wegen, ne, es war also immer, es ist mehr so, es war immer Stärke erfordert.

A183: Okay, laß uns jetzt das mal beenden damit, und ich geb Dir mal die Termine von Hann. Münden zum Beispiel

P188: Hm

A184: montags und donnerstags abends, äh kann Mona Ihnen gleich die Termine raus geben.

P189: Hm, nur was machen wir jetzt weiter?

A185: Wir lassen Sie weiter krank geschrieben und Sie gehen dahin und machen überhaupt nichts. Nur Neurofenac nimmt se

P190: Ph. Und ich geh jetzt gleich zu Herrn Müller. Was sag ich dem denn?

A186: Wer ist Herr Müller?

P191: Herr Müller ist mein *(unverständlich)* mein großer Boß.

A187: 2 Wochen noch. Ich will einmal noch den Hals einrenken. *(Dr. Steiner geht zur Patientin und renkt den Hals ein. Der (junge) Kollege steht ebenfalls auf und schaut zu).*

P192: Ja.

A188: Hm?

P193: Okay

A189: Das müssen wir, ganz locker. Locker. Hm, sonst nichts. Jetzt bitte mal die oberen. *(Unverständlich)* Ja, sehr schön. *(Knacken)*

P194: Uff

A190: Ganz locker. Ja. Sehr schön. *(Knacken)*

P195: Uff

A191: *(Unverständlich) (Dr. Steiner massiert den Hals/Schulterbereich.)* Ja. Das muß reichen eigentlich.

P196: Ahh. Die linke ist fürchterlich.

A192: Okay, hm?

P197: Geht? Jaa.

A193: Gut. Also, laß uns dieses mal so verfolgen, und rechnen Sie jetzt noch mit 2 Wochen Arbeitsunfähigkeit. Und wenn Sie wirklich es fertig bringen, da in den 2 Wochen dreimal in die Gruppe zu gehen

P198: Ja

A194: Dann haben Sie Gespür: 'bringt mir das was oder bringt mir das nichts.' Und dann reden wir noch mal, ja?

P199: Gut

A195: Okay? *(Dr. Steiner streicht der Patientin übers Haar, sie schaut zu ihm hoch)*

P200: In Ordnung. Werd ich auch auf jeden Fall tun.

A196: Gut. Mona soll Ihnen das eben noch geben.

P201: Ja

Ende des Gesprächs; Gesprächsdauer: 26 Minuten.

Zusammenfassung der Diskussion

In dem vorgestellten Kontakt ging es darum, in einem gemeinsamen Gespräch von Praxisassistent Dr. Leopold - dem in der zur Diskussion stehenden Behandlungsepisode behandelnden Arzt -, der Patientin und Dr. Steiner ein gemeinsames Konzept zu finden, nachdem in den bisherigen Behandlungsversuchen ohne Erfolg das Spektrum der somatischen Medizin abgehandelt worden war. Anfangs fühlten sich die Zirkelteilnehmer dementsprechend an ein Visitengespräch erinnert: Dr. Steiner übergibt die Gesprächsführung zunächst an seinen Praxisassistenten (A1), der die Problemlage und die bisherigen Behandlungsversuche referiert. Diese Gesprächsstruktur stellt in der Allgemeinpraxis allerdings eine begründungsbedürftige Ausnahmesituation dar, die folgerichtig zuvor auch mit der Patientin abgesprochen worden war (K1-K4). Im vorliegenden Fall belegt das Hinzuziehen des 'Chefs', daß der Assistent, aller Bemühungen zum Trotz, mit seinem Latein am Ende ist. Der Assistent hat also vom Interaktionsszenario eine vergleichsweise schwache Position und wird überdies auch von der Patientin demontiert.[7] Dr. Steiner wird damit gleichzeitig aufgewertet: er soll jetzt gleichsam ein 'Behandlungswunder' vollbringen. Das Wunder kann nicht in einer besseren somatischen Behandlung bestehen - Dr. Leopold ist nämlich in dieser Beziehung 'ohne Fehl und Tadel' und genießt auch im Ort einen guten Ruf -, sondern in der nur dem Hausarzt möglichen *anderen* Behandlung. Insofern wird eine Lehrsituation exemplarisch abgehandelt und faktisch ein (allerdings unkommentierter) Lehrfilm über spezifisch hausärztliches Handeln abgedreht. So ist in die gesamte Interaktion gleichsam ein hausärztliches Gespräch eingelassen, das ausgesprochen strukturiert geführt wird mit biographischer Anamnese (A20-A55), Konfliktdimensionierung (A55-A120), therapeutischer Schlußfolgerung (A121-A183) und Behandlungsplan (A151-A184, P189-P201).

Die eröffnende Patientenvorstellung hat damit auch die Funktion, den Betrachter über den bisherigen Behandlungsverlauf aufzuklären. Daß diese auf mehreren Ebe-

---

[7] Ein Zirkelteilnehmer stellte fest: "Also, was mir auffällt, ist, daß von der Anfangssituation, mit ner Visite, äh Sie übergeben praktisch das Wort an den Assistenzarzt, und jetzt soll der mal los legen und soll mal kurz die Krankengeschichte erzählen. Und er hat gerade angefangen, da interveniert (die Patientin) schon und sagt `ja', also, sie interveniert also, sie sagt dauernd, das geht auch so weiter, hab ich grad mal (im Transkript) geguckt, sie sagt dauernd 'ja', 'richtig', 'hm' oder sagt 'neenee, das war an andern Tag' und 'die Schmer die Schmerzen sind auch stärker geworden' und sie bräuchte an dieser Stelle überhaupt nicht 'ja' zu sagen, der könnte jetzt auch erstmal alles erzählen, also sie interveniert gleich auch und läßt nicht zu, daß äh an ihr vorbei geredet wird, ne. Das finde ich auffällig. Dieses 'ja' ist nicht selbstverständlich an der Stelle. Denn sie wird eigentlich gar nicht gefragt." Die Patientin verhält sich damit faktisch wie eine gleichberechtigte medizinische Expertin, die die Autorität des Assistenten offen angreift - sie fällt ihm verschiedentlich ins Wort - und sogar über die besseren Argumente besitzt. Vgl. K7a/P6, K8/P8, P19/K10/P20: Dr. Steiner interveniert jeweils zum Schutze des Assistenten, wird dann aber seinerseits angegriffen - P21 - P24 - und kontert, indem er "zurück zum Geschäft" (A21) kehrt: damit ist die Patientin aus der Expertenrolle gedrängt, denn ihr Feld ist ein anderes Geschäft, mehr noch: sie verfügt 'nur' über die mittlere Reife.

nen situierte Inszenierung die Diskussionsteilnehmer anfänglich verunsicherte, wird daran deutlich, daß anfänglich nicht das 'Gespräch', sondern der 'Film' thematisiert wurde. Dies hat seinen Grund freilich auch - und wohl vor allem - in der Besonderheit der Gesprächsführung, die ihrerseits zugleich Ausdruck jener anderen Behandlung ist und diese ermöglicht.

Bemerkenswert war nämlich, wie Dr. Steiner durch eine klare direktive Schaltung im Gespräch - angedeutet bereits in A5 und A14, durchgesetzt in A21/A22 - die Patientin an einer weiteren Thematisierung von Symptomatik und Krankheitsverlauf hindert und zur strukturierten Selbstreflexion ihrer Lebensgeschichte bringt. Abschließend rückt er der Patientin mit einem chiropraktischen Eingriff mit solcher Selbstverständlichkeit gleichsam 'den Kopf zurecht', daß die Frage aufkam, ob dies die Normalform des Praxisgesprächs bei Dr. Steiner darstellt.

Insgesamt zeigte die durchaus selbstbewußt auftretende Patientin überraschend wenig Widerstand, obgleich sie direkt und massiv mit sicher schmerzenden Wahrheiten konfrontiert wurde. Barrieren wurden scheinbar mühelos übersprungen, so als ob all dies bereits vorbesprochen worden war. Tatsächlich handelte sich insofern auch um eine Neuauflage bereits stattgefundener Gespräche, als Dr. Steiner den Lebensweg der Patientin in 20 jähriger Behandlung verfolgt und begleitet hat.

Die zupackende Gesprächsführung kam bei den Seminarteilnehmern unterschiedlich an: einige hätten sich eine dezentere Vorgehensweise gewünscht oder empfanden den Arzt geradezu als brutal, andere waren von der Offenheit beeindruckt. Einigkeit bestand darüber, daß der konfrontative Stil getragen war von der gewachsenen Vertrauensbeziehung zwischen Patient und Arzt, prinzipiell aber einer sorgfältigen Abwägung des Belastbarkeitsrisikos des Patienten bedarf, wie sie wohl deshalb nur in einer Dauerbehandlung (zumeist durch den Hausarzt) möglich ist.

Wenngleich die offene ärztliche Gesprächsführung die Vertrauensbeziehung zur Patientin offenbar nicht in Frage stellte, blieb die Angemessenheit unter dem Gesichtspunkt des Gesprächsziels doch umstritten. Einerseits wurde vertreten, die Patientin zeige sich in ihrer spezifischen Strukturierung ('Koryphäenkiller') als der grobe Klotz, auf den ein grober Keil gehöre: ihr Widerstand müsse gebrochen werden, damit sie sich der den Krankheitsprozeß konstituierenden Lebensprobleme bewußt werde und nicht länger in forciertem Unabhängigkeitsstreben überfordere. Die Chiropraktik hätte insofern die Doppelfunktion, einerseits die Patientin gleichsam 'gehirnwäschemäßig' zu unterwerfen und andererseits im Körperkontakt zugleich Zuwendung zum Ausdruck zu bringen, die von der Patientin geradezu dankbar aufgenommen wurde. Der unmittelbar wirksame körperliche Eingriff habe überdies eine Befreiung zur Folge und mache - faktisch wie symbolisch - den Weg frei für die Auseinandersetzung mit den Lebensproblemen. Chiropraktik und Gespräch (resp. Selbsthilfegruppe, vgl. unten) bilden insofern eine Einheit in einem psychosomatischen Gesamtkonzept, das zwar nicht gerade Praxisroutine, aber doch charakteristisch für die Praxis und als solches auch den Patienten bekannt ist.[8]

Allerdings konnten sich einige Seminarteilnehmer auch sanftere Formen der Zuwendung vorstellen. Überdies scheint es, als sei der Patientin ihre Überanstrengung selbst schon problematisch geworden und suche sie gerade deswegen den Arzt auf.[9] Im Vertrauen auf dessen Stützung läßt sie sich auch unangenehme Wahrheiten sagen. Weil sie des emotionalen Rückhalts bedarf, ist aber zweifelhaft, daß der Arzt mit seiner direkten und schonungslosen Art sein Ziel erreicht, die Patientin für die Selbsthilfegruppe zu motivieren. Die Diskussionsteilnehmer kamen übereinstimmend zu dem Eindruck, daß die Patientin keineswegs von der Angemessenheit der Gruppe überzeugt war und allenfalls Dr. Steiner zuliebe die Gruppe aufsuchen würde.

Die im Gespräch vorgeführte Einigkeit wurde im Hinblick auf die Situation 'Lehrfilm über hausärztliches Handeln' als imponierend angesehen - unter dem Aspekt 'Motivierung für die Selbsthilfegruppe' erweise sie sich hingegen als Falle. "Sie haben sich sozusagen zu gut verstanden."

Einige Diskussionsteilnehmer waren der Ansicht, die Patientin habe möglicherweise an der Kompetenz der Gruppe gezweifelt, so daß es sinnvoll gewesen wäre, die *Sachkompetenz der Gruppe im Motivationsgespräch* noch mehr *herauszustellen*. Auch müsse der *Bezug zwischen der Arbeit in der Gruppe und der aktuellen Symptomatik klar*er *werden*. Vor allem aber hatte die Patientin Angst, die Gruppenmitglieder könnten es an der Vertraulichkeit im Umgang mit ihren Problemen fehlen lassen. Es sei daher zweifelhaft, daß sich die Patientin ungeschützt der Gefahr einer Gruppensituation überhaupt aussetzen kann und den Verweis auf die Gruppe nicht als Abschieben erfahre. So wurde vorgeschlagen, ihrer Verwundbarkeit mehr Rechnung zu tragen, **wobei es nicht ausreiche**, wenn der Arzt die der Patientin zugefügte Kränkung - wie geschehen - **stellvertretend artikuliere** (A170/A171). Vielmehr müsse das Motivationsgespräch bereits eine Vorübung jener Anregung zur Selbstfindung sein, die ihr Ziel sei, und da sei vielleicht eine nondirektive Gesprächsführung angemessener.

---

[8] Dr. Steiner: "Das ist sicherlich keine Routine, aber es ist natürlich für mich ein Zugang zu dem Patienten, ich mach's ganz viel Chirotherapie, manuelle Therapie, und benutze das ganz wesentlich auch als 'n Zugang. Sie haben, also ich hab das jetzt jedenfalls am Ende noch so als ne Belohnung und Zuwendung empfunden, hab ich gar nicht so gesehen bisher. Aber für mich war das jetzt hier sehr affektiv, das Ganze. Aber ich mache ganz viel, benutz eigentlich, um da ranzukommen. Da müßt man vielleicht mal drüber nachdenken."

[9] Das Scheitern der organmedizinischen Behandlungsversuche des Assistenten könnte seinen Grund darin haben, daß die Patientin von vornherein die Hilfe Dr. Steiners sucht. Für diese These gibt es einige Anhaltspunkte, wie bei einer detaillierteren Ausarbeitung des Diskussionsverlaufes auch deutlich werden kann. Vgl. als Hinweis im Transkript P21.

"Es hätten ja mindestens mal so 2 Sätze kommen müssen wie 'Sie wissen, daß hier die und die Selbsthilfegruppen existieren, was halten Sie denn davon', oder, also daß Sie sie zum Reden über diese Therapiemethode quasi bringen ähm also ja, das ist zum Beispiel ein Element, das ich für unverzichtbar halte, ich hab mich mit dem Thema jetzt nicht speziell befaßt, 'wie motiviere ich den Patienten zu ner Selbsthilfegruppe', aber ich halte es für so'n Grundelement, also den sich seine eigene Meinung darstellen zu lassen, natürlich auch mir, damit ich weiß, was geht in dem vor, wenn der das Wort Selbsthilfegruppe hört, während hier nur passiert, sie fragt: 'Was ist das?', Sie erklären das auch sehr schön, und dann ist, was die Patientin betrifft, wieder Sense. Also, das meint ich 'mit den Patienten mehr zu Wort oder was in ihm vor geht', (darstellen) lassen."

Zur Beurteilung der Angemessenheit bedürfte es freilich der Erfolgskriterien. Dr. Steiner selbst sah das besprochene Gespräch letztlich als nicht erfolgreich an[10] und äußerte deshalb mehrfach, daß ihm die im Seminar geäußerte Anregung und Kritik sehr wichtig seien: er begreife die Diskussion sozusagen als 'Konsensuskonferenz'. Als ein weiteres Kriterium kommt sicher die Beurteilung der Behandlung durch die Patientin in Frage, wie sie sich beispielsweise in einem biographischen Interview erschließt (vgl. unten).'

Welcher Gesprächsstil zu wählen gewesen wäre, schien zunächst prinzipiell umstritten: Verfechter nondirektiven und konfrontativen Umgangs mit dem Patienten schienen sich gegenüber zu stehen. Im Laufe der Diskussion wurde dann jedoch die - vorab ohnehin bestehende - Einigkeit wieder hergestellt, daß die Angemessenheit des Gesprächsstils von den jeweils handelnden Personen abhängt. Die von Dr. Steiner gewählte Strategie imponiere als *authentisch* und sei insofern auch *überzeugend*.[11] Fraglich sei allerdings, ob er mit dieser Strategie nicht möglicherweise bei anderen Patienten 'mal fürchterlich auflaufe'.

Den an der Diskussion beteiligten Frauen bereiteten diejenigen Statements Dr. Steiners, in denen er der Patientin ihre 'fehlende Weiblichkeit' attestiert hatte, besondere 'Bauchschmerzen'. Dr. Steiner verdopple damit faktisch die Normvorstellungen der Umwelt und zwinge der Patientin eine Selbstdefinition auf, die sie überhaupt nicht teile; in der Diskussion wurde jedoch herausgestellt, daß die Patientin tatsächlich an der auf sie zukommenden sozialen Etikettierung leidet und Dr. Steiners Feststellung darum im gegebenen Kontext nicht als 'mackerhaft', sondern als *ärztlich* zu bewerten ist. Sie hätte ähnlich auch von einer Ärztin getroffen worden sein können. Dennoch erschien die Direktheit einigen Diskutanden als gefährlich, weil aus der Machtposition des Arztes heraus Urteile abgegeben würden, die nur in einer auf Gegenseitigkeit beruhenden privaten Beziehung angemessen wären. Die ärztliche

---

[10] Nach Dr. Steiners Kenntnis hatte die Patientin nur zweimal an Gruppentreffen teilgenommen. Danach sei allerdings auch ihr Symptom verschwunden gewesen und sie sei seitdem nur noch selten und wegen Bagatellen in Behandlung. Ein etwas anderes Bild ergibt sich aus der im Anschluß an den Qualitätszirkel durchgeführten Befragung der Patientin.

[11] Bestritten wurde demgegenüber, daß es sich um eine spezifisch hausärztliche Strategie handele: "Und es gibt sicher noch viele andere Strategien, da kann man jetzt nicht sagen: 'Ist das hausärztlich oder nicht?', sondern es ist Ihre Strategie als Hausarzt."

Berufsrolle werde mithin überschritten.[12] Das Gegenargument lautete: gerade in dem, was er in Überschreitung der Berufsrolle äußere, sei der Arzt angreifbar, nehme also gerade *keine* besondere Machtposition mehr in Anspruch. Die Patientin schien im vorgestellten Kontakt diese Aussagen des Arztes auch keineswegs als anmaßend zu empfinden, sondern als bezweifelbare Privatmeinung, die ihr allerdings auch nicht viel nützt: sie glaubt nicht, daß damit wirklich die 'Wurzel allen Übels' erfaßt sei (P176) und entwertet gleichsam den Therapievorschlag 'Gruppe', indem sie fragt, was denn nun weiterhin geschehen solle (P189).

Die Interaktion ist damit insgesamt durch ein Zugleich von professioneller und privater Beziehung gekennzeichnet. Diese Situation ist zwar immer gegeben, wird aber selten so deutlich wie in diesem Kontakt - und dies ist offenbar möglich aufgrund der langjährigen Beziehung in der hausärztlichen Behandlung. Dieses Charakteristikum allgemeinärztlichen Handelns erleichtert das synthetisierende Zusammendenken der Symptome als einem Zugleich von Krankheits- und Lebensprozeß des Patienten und damit eine patientenorientierte Medizin. Vielleicht muß unter diesem Gesichtspunkt eine professionell gerechtfertigte Überweisung - im gegebenen Fall in die Selbsthilfegruppe - von dem gleichsam die Kontinuität der privaten Beziehung untermauernden Angebot an den Patienten begleitet sein, den Hausarzt auch weiterhin selbstverständlich in Anspruch nehmen zu können.[13]

5. Eine Möglichkeit der Evaluation: Die Patientenbefragung

Im Anschluß an das Videoseminar befragte ich (OB) im Sommer 1991 - 3 Jahre nach der Videodokumentation - Frau Werner in einem biographischen Interview darüber, wie dieser Arzt-Patienten-Kontakt auf sie gewirkt und welche Konsequenzen sie daraus gezogen hat. Frau Werner war gern zu einem Nachgespräch bereit. Das 5 stündige Interview fand, nachdem Dr. Steiner den Kontakt hergestellt hatte, im Hause der Befragten statt. Weiterhin interessierten die Erwartungen an den Arzt

---

[12] Dr. A.:"Also, ein Arzt, auch wenn er jemanden 20 Jahre kennt, der als Arzt und Experte und nicht als Privatmensch ihr jetzt gegenüber sitzt, der sagt:"Ich hätte mir schon immer gewünscht, daß Sie etwas weiblicher sind", find ich als ärztliche Aussage unglaublich." Dr. B.:"Das ist wenigstens 'ne ehrliche Aussage."

[13] Dies ist im vorliegenden Fall zwar in (A193/194) geschehen, doch wird eine Vorleistung der Patientin erwartet: Wenn sie "wirklich es fertig (bringt), in den 2 Wochen dreimal in die Gruppe zu gehen" (und dann ein Gespür hat, ob ihr das was bringt oder nicht), dann kann noch mal ein Gespräch geführt werden. Das Angebot ist aufgrund der insgesamt widersprüchlichen Haltung des Arztes möglicherweise nicht glaubwürdig: schon in (A17) hatte er sich als im Grunde nicht zuständig dargestellt. In (A170/171) hatte er dann einerseits die Kränkung der Patientin gespürt und verbalisiert, sogleich jedoch ein Gespräch darüber auf einen späteren Zeitpunkt vertagt. In ähnlicher Weise nähert er sich der Patientin in (A183) bis zum "Du" an, distanziert sich aber umgehend durch Verweis an die Arzthelferin (A184) und die im Ton wieder an den anfänglichen Visitestil erinnernde explizite Ablehnung von Gemeinsamkeit in der Behandlung ("Wir lassen Sie krank geschrieben" (A185)).

und die Rahmenbedingungen des damaligen Praxisbesuchs sowie der weitere Lebensweg von Frau Werner. Das Interview hatte die Funktion, die schon vorliegenden Informationen um die Perspektive der Patientin systematisch zu ergänzen und die in der Falldiskussion im Kollegenkreis aufgestellten Hypothesen zum Behandlungsverlauf zu prüfen. Zu klären waren damit u. a.:

- wie hat Frau Werner den konfrontativen Stil erlebt?
- leuchtete ihr die Problemdefinition des Arztes ein?
- war der Therapievorschlag 'Gruppe' einsichtig?
- war der Vorschlag praktizierbar? Kann sich die Patientin ungeschützt der Gruppe aussetzen?
- empfand sie die Empfehlung in die Gruppe als *Abschieben*?
- ist die Patientin in die Gruppe gegangen?
- ist die personale Definition 'zu wenig weiblich' etikettierend oder auch selbst empfunden?

Zum Behandlungsstil Dr. Steiners

Frau Werner äußerte keine Einwände gegen Dr. Steiners Gesprächsführung: wer das als verletzend empfinde, könne sich ja einen anderen Arzt suchen. Dr. Steiner sei "kein Gott in Weiß, nee, da hat er keine Ambitionen zu. Dafür ist er zu normal. Gott sei dank." Für sie selbst sei sein Stil gerade richtig. Das spare viel Zeit und sie wisse, daß Dr. Steiner ihr genau sage, was Sache sei.

"Warum soll man denn da ne halbe Stunde drum rum reden? Ist nicht mein Fall. Kurz und schmerzhaft."

Kurz und schmerzhaft - diese Devise gilt für Gespräch und körperliche Behandlung gleichermaßen. Damit ist für Frau Werner auch die Chiropraktik die Behandlung der Wahl. In der Zeit nach dem damaligen Arztbesuch habe sie mal was mit den Lendenwirbeln gehabt,

"das kommt durch das ewige Heben und Tragen im Laden, das ist ganz klar, daß dann im Rücken mal Probleme sind, und mal 'n paar Spritzen, und der Doktor ist ja sehr geschickt, das wieder einzurenken denn, nicht, das knackt und kracht dann furchtbar, aber wirkt dann. (...) Also, ich schimpf meistens mit ihm, daß er brutal ist, aber es wirkt denn doch. Ich laß es immer wieder machen *(lacht). (Was daran brutal sei?)* Ach ja, wie man da so sitzt, dieses Ausgeliefert-Sein gefällt mir ja an sich gar nicht. Man sitzt da und er sagt 'Ganz locker' und man sitzt dann da und bemüht sich nicht, irgendeinen Muskel anzuspannen, und wenn man denn da 'n Minütchen so gesessen hat, dann schnappt der mich und dann wird der Kopf nach hier und da und einmal ums Gewinde gedreht und denn kracht das ganz furchtbar und denn sagt er: Das war gut. Dann sammelt man sich wieder, weil man verjagt sich so, nicht (...) Das ist so'n Überraschungseffekt, und den Moment lang tut's eigentlich auch 'n bißchen weh, aber (...) Und dann denk ich nächsten Tag: Na, war doch ganz gut, daß er das gemacht hat. So ist das bis jetzt immer gewesen. (...) Jaja, dieses Geräusch, ja, in den Ohren ist das, als ob er einem gerade das Genick umgedreht hat. Aber den nächsten Tag denke ich dann: Ja, hat was für sich. Bißchen Schwund ist immer, also muß man aushalten denn, ne."

Für Frau Werner hat sich Dr. Steiner als Diagnostiker und Therapeut immer erneut bewährt.

"Das hab ich bis jetzt immer wieder an ihm bewundert: Wenn ich ihm sage, 'mein linker Fuß tut mir sehr weh', dann weiß er: da und da im Rücken, da oben oder so, hab ich Beschwerden. Selbst wenn es unterm Fuß, ich nicht mehr richtig gehen kann und auftreten kann, das ist ja genau dann die Stelle, die findet er sofort."

Diese Fähigkeit ist zwar professionsspezifisch - "dafür hat er ja Doktor gelernt, hab ich mal zu ihm gesagt, daß er das genau rausfindet und das jetzt gleich repariert." Frau Werners Vertrauen in die ärztliche Kunst wirkt gleichwohl strikt personengebunden. Als sie sich nämlich den kleinen Zeh gebrochen und Dr. Steiner Urlaub hatte, sei sie erstmal 10 Tage so damit rumgehampelt in der Annahme

"ist ne Prellung, kann man ja mal haben, Zeh, ist ja nicht weiter schlimm. (...) Ja, und dann war der Doktor ja wieder da, und dann sagt er: 'Sauber gebrochen'. "

Frau Werners Vertrauen gegenüber Dr. Steiner und seinen Mitarbeitern ist absolut. Nie wurden Indiskretionen aus seiner Praxis bekannt und Frau Werner weiß aus eigener Erfahrung, daß sie sich auf den Arzt verlassen kann, wenn es wirklich drängt.

"Dr. Steiner kommt. Ich weiß noch, als mein Vater seinen ersten Herzinfarkt nahm, *(atmet durch)* da war er innerhalb weni wirklich innerhalb weniger Minuten da. Das hab ich ihm wirklich hoch angerechnet, daß er das überhaupt gemacht hat. (...) Und es hatte, ist dann gut gegangen. Aber suchen Sie mal so jemanden, der tatsächlich dann auch den Ernst der Lage erkennt und kommt."

Therapievorschlag 'Gruppe'

Frau Werner erlebt Dr. Steiner als verläßlich und kompetent. Angesichts der über Jahre hinweg bewährten Vertrauensbeziehung könnte man erwarten, daß sie die Empfehlung in die Selbsthilfegruppe als ihr angemessen akzeptiert. Tatsächlich hat sie auch

"damals eingesehen, daß ich an mir etwas ändern muß. Daß das so nicht weitergehen kann. Das hab ich, das hat er mir bewußt gemacht und das hab ich, darüber war ich mir völlig im klaren, daß er Recht hat. Der Weg dahin, der war mir gar nicht so sicher, da war ich mir gar nicht so sicher, daß ich den Weg gehen wollte."

Aufgrund ihrer beruflichen Stellung ist Frau Werner "persönlich bekannt mit tausend Leuten". Ihr Ansehen als öffentliche Person verträgt keine Berührung mit dem Social Work, dem noch immer das Negativimage der Suchtberatung anhaftet. Doch auch anderen Gruppen würde Frau Werner sich nicht ausliefern wollen aus Angst davor, die Gruppenmitglieder könnten die notwendige Vertraulichkeit nicht wahren.

"Es heißt zwar immer, 'es bleibt alles in diesen Gruppen'. Aber: Vertrauen ist gut, Kontrolle ist besser. Und man kann das nicht kontrollieren, also hab ich das sein lassen."

Die Bilanzierung klingt nüchtern - doch die Entscheidung gegen den Rat des Arztes war letztlich nicht durch Vernunft gesteuert. Im Grundsatz hatte Dr. Steiner Frau Werner ja durchaus überzeugt. Aber:

"Er kann mir ja nicht meine Hemmungen nehmen. Das war alles richtig, was er gesagt hat, deshalb hab ich mir das ja auch nicht so einfach gemacht. Ich war schon Willens, was zu tun. Aber - eben nicht vor Gott und der Welt. Das ist wunderbar, daß es diese Gruppen gibt, und ich bewundere jeden, der da hingehen kann und dem das auch hilft, das ist ganz toll. Aber für mich ist das nicht der richtige Weg."

Die Therapieempfehlung 'Selbsthilfegruppe' erscheint Frau Werner nicht richtig, weil sie sie weder umsetzen *kann* noch *will*. Freilich ist es sicher schmerzlich, das abstrakt richtig Wirkende nicht tun zu können. Es wäre daher verständlich, wenn Frau Werner sich über fehlende Unterstützung beklagt. Doch sie moniert nicht fehlende Individualität der Behandlungsempfehlung, sondern sucht die Schuld bei sich: daß sie zu verklemmt sei und ihr die nötige Stärke fehle, um sich in der Gruppe zu offenbaren, das sei nicht des Doktors Fehler. Mehr noch: Frau Werner erkennt in ihrer 'Schwäche' auch eine Widerständigkeit:

"Wahrscheinlich hat er mir mehr zugetraut als ich bereit war zu geben." *(Hervorhebung von mir, OB)*

Ob aus Überforderung oder mangelnder Bereitschaft: Frau Werner enttäuscht den geschätzten Arzt, indem sie das in sie gesetzte Vertrauen nicht rechtfertigt. Sie ist darob selbst beschämt und gelähmt, sucht die Praxis selten auf und bleibt hinsichtlich der Therapie ein halbes Jahr lang untätig. Stärker noch als das Bedürfnis, ihr Seelenleben besser in den Griff zu kriegen, ist die Angst vor Beschämung und Kontrollverlust.

"Ich hatte den Vorsatz, irgendwas in der Art zu tun, und war dann richtig erleichtert, als ich dieses autogene Training, als ich das las, daß das angeboten wurde. Da hab ich gedacht, das ist, das ist der Ausweg. Und den hab ich gewählt."[14]

Das autogene Training in der nächstgelegenen Kleinstadt ermöglicht ein Aufgehen in der Gruppe ohne Offenbarungszwang. Der therapeutische Prozeß zielt hier auf

---

[14] Dr. Steiner hatte das autogene Training selbst sozusagen als zweitbeste Lösung vorgezeichnet. (A147 - A149)

vermehrte Selbstkontrolle und erlaubt die Frau Werner so wichtige Trennung von personaler und sozialer Identität. Vielleicht hat sich sogar, wie von einigen Teilnehmern gewünscht, in der Folge eine Selbsterfahrungsgruppe entwickelt, so daß die Therapieempfehlung auf Umwegen doch hätte realisiert werden können. Frau Werner jedenfalls hätte infolge eines Arbeitsunfalls auch an diesem Prozeß nicht teilhaben können.

"Und dann hat ich 13 Wochen Gips. Ja, und dann kam eins zum anderen, Autofahren konnte ich während der Zeit nicht, die erste Woche ist mein Vater täglich mit mir ins Krankenhaus gefahren, hatte also schon Umstände genug, mein Mann war gar nicht zu Hause, der war damals (...) irgendwo auf 'm Lehrgang, na gut, damals lebte unser Vater noch, dann das, nach nach einigen Tagen (.), nach einigen Wochen, ja, ein paar Wochen waren das schon, waren 4 Wochen, an einem Sonntag war ein Anruf: 'Hier Du mußt sofort kommen. Unserm Vater geht's nicht gut.' Bin ich sofort los, mein Mann hat mich hingefahren, und er war schon bewußtlos, Rettungswagen angerufen, Notarzt kam und er ist ins Krankenhaus gekommen, und Donnerstags war er tot. Und ich hatte immer noch Gips. Und dann haben meine Mutter und ich erstmal Beerdigung und alles mögliche geregelt, aber an Autogenes Training war da überhaupt nicht mehr zu denken. Die Ereignisse überstürzten sich in der Zeit. Ich hatte auch keine Chance, dahin zu kommen. Und schon gar nicht mit Gips. Ich hab die Übungen dann danach zu Hause wieder aufgenommen und das hat mir auch sehr geholfen, aber einen zweiten Kurs hab ich nie wieder gemacht. Ich stand dem ganzen damals also unheimlich positiv gegenüber, und das hat mir sehr sehr geholfen, auch über diese tausend Dinge, die da so auf einen einstürzten, hab ich also wesentlich besser geregelt. Hab ich wirklich so empfunden, daß mir das sehr geholfen hat. Ich hatte auch so 'n bißchen Abstand schon, das war alles wunderbar. Aber dann überstürzten sich die Ereignisse aufs Neue, und ich habe diesen Kurs dann nicht zu Ende gekriegt und auch keinen neuen angefangen."

Insgesamt gesehen geht mit dem autogenen Training, obschon Frau Werner dieses als hilfreich bewertet, eine Rekonstituierung des Problems einher: sie - zu diesem Zeitpunkt von ihrem Mann alleingelassen - verliert die Kontrolle, ein schwerer Arbeitsunfall schränkt ihre Beweglichkeit ein, so daß sie auf Hilfe angewiesen ist. In dieser Not springt der Vater ein, mit dem sie in einer Haß-Liebe verbunden ist. Vielleicht hilft so die Krankheit, die Kränkung (vgl. P30, P48) ein Stück weit zu überwinden. Doch daß der herzkranke Mann die Tochter ausgerechnet zur Gruppe fährt, das wäre zu viel verlangt: er gibt auch so schon gleichsam sein letztes, und Frau Werner kann ihm ihrerseits nicht mehr helfen. Durch seinen Tod wird Frau Werner erneut allein gelassen, kann nunmehr aber auf die Unterstützung ihres Ehemannes zurückgreifen. Möglich, daß die Veränderung der Situation in ihrer Wirkung der inneren Umstimmung durch Gruppenarbeit gleichwertig ist (Weizsäcker 1935). Dies würde erklären, warum Frau Werner das positiv empfundene Autogene Training nicht fortsetzt. Möglich aber auch, daß Frau Werner sich nicht ungeschützt an die Bearbeitung ihrer Innenwelt wagt und angesichts auftauchender, wenngleich vielleicht davon unabhängiger Gefahren zurückschreckt: das grundlegende Problem wäre dann nach wie vor virulent.

Die Problemkonstellation

Die dem aufgezeichneten Gespräch zugrundeliegenden mehrwöchigen Beschwerden Frau Werners hatten sich im Kontext einer mehrfach belastenden Situation ausgebildet. Das Symptom verweist zunächst auf Überlastung am Arbeitsplatz. Die objektivierbar massiven Arbeitsanforderungen - aus Personalabbau, der durch Mehrarbeit kompensiert werden mußte, resultierend und durch den zusätzlichen Ansturm im Weihnachtsgeschäft verstärkt - nahmen für Frau Werner die spezifische Form des *Streß* an, da sie als verhältnismäßig neue Mitarbeiterin sich unter besonderem Bewährungsdruck fühlte und sich den unerfüllbaren Verhaltenszumutungen auch deshalb nicht zu entziehen vermochte, weil sie sich in spezifischer Rivalität zu ihrem Vorgesetzten Anerkennung verschaffen wollte. Der Ehrgeiz, mit dem Frau Werner die Situation zur auf sie zukommenden Anforderung umgestaltet, ist seinerseits biographisch begründet.

Frau Werner, nunmehr Abteilungsleiterin in einem Großmarkt, hatte an ihrer vorherigen Arbeitsstelle ein kleineres Geschäft selbständig geleitet: "das war ja wie mein Eigenes". Die aus dieser Tätigkeit erwachsende Befriedigung war ihr auch die Anstrengung von täglich 3 Stunden Anfahrtszeit Wert gewesen. Das Geschäft wurde jedoch aufgrund zeitlicher Überforderung des Chefs verkauft, so daß Frau Werner ihre Stellung aufgeben mußte. Auch auf Drängen ihres Ehemannes wechselte Frau Werner an die sie zeitlich weniger beanspruchende Arbeitsstelle - und ward darob nicht glücklich.

"Das gefiel mir eigentlich nicht, dieser Sprung dann, das war ja wie sozialer Abstieg. (...) Aber Ehe hat ihren Preis, das ist nun mal so. Und das war einer von den Kompromissen, der mir wohl am schwersten gefallen ist. Und ich hab das einige Male bereut. Aber das ist nun mal passiert."

Der Arbeitsplatzwechsel war zwar offenbar unabhängig vom Ehemann grundsätzlich unvermeidlich, eine gleichwertige Position nicht umstandslos erreichbar. Dennoch erhält die durch die Umstände gesetzte objektivierbare Belastung ihre besondere Bedeutung als 'sozialer Abstieg' relativ zur Ehe: Frau Werner steckt in der Rivalität zu ihrem Ehemann zurück. Schwer genug, das betont sie, ist es ihr gefallen. Zu weiteren Zugeständnissen ist sie nicht bereit:

"Mein Mann hat zwei Kinder, ich hab den Hund, komplette Familie." "Ich will keine eigenen Kinder. So schön war meine Kindheit nicht, daß ich da unbedingt... Außerdem würden eigene Kinder mich abhängig machen. Und das werd ich also niemals dulden. (...) Und also Abhängigkeit insgesamt haß ich. (...) Ich tu lieber jemand 2 oder 3 mal einen Gefallen, daß der abhängig ist von mir. Das ist furchtbar, wenn man abhängig ist, finden Sie das nicht?"

Vielleicht - so genau wissen wir es nicht - ging die berufliche Veränderung mit finanziellen Einbußen einher. Die Gründung eines gemeinsamen Hausstandes jedenfalls hatte ein Stück weit die Aufgabe ökonomischer Unabhängigkeit zur Folge, und dies ist für Frau Werner aus lebensgeschichtlichen Gründen bedrohlich. Ihre Mutter habe, obschon selbst berufstätig, kein Geld für sich gehabt. "Und ich hab immer gedacht: Sowas kommt für Dich nicht in Frage. *Nicht ums Verrecken*! Du wirst immer sehen, daß Du für Dich Geld hast. Und das werd ich auch beibehalten, mein Leben lang."

Herr Werner, so wurde im Arzt-Patienten-Gespräch deutlich (vgl. P100 - P119), zeigt in den Augen Frau Werners fast schon zu wenig autoritäre Züge. Überdies besteht auch aus historischen und sozialen Gründen wenig Gefahr, daß sich jene demütigende patriarchalische Struktur ausbildet, von der Frau Werner sich vehement abgrenzt. So scheint es, daß lebensgeschichtliche Fixierungen Frau Werners viel Zündstoff in die Beziehung tragen, ohne daß dies explizit thematisch wird.

Frau Werner ist es gewohnt, finanziell für sich selbst zu sorgen. Abhängigkeit braucht sie insofern nicht wirklich zu fürchten, und das weiß sie auch. Ihr affektiv stärkster Einwand gegenüber eigenen Kindern gründet daher auf ihrer Unerfahrenheit, insbesondere im Umgang mit Babies fühle sie sich unsicher.

"Ich kann das nicht. Überhaupt nicht. Ich hätte immer Angst, daß ich da was kaputt mach. (...) Unsere Magdalena *(Tochter aus erster Ehe Ehemannes)*[15] hat ja meine ganze Unerfahrenheit zu spüren gekriegt, sie war damals 3. Und ich war ungeschickt wie nur was, ich mußte mich da erstmal reinfinden. Aber Gott sei Dank war sie ja kein Baby mehr, aber...(...) Wenn ich das bei andern so seh, die wissen, was sie machen müssen, also ich hätte panische Angst, wenn das Kind jetzt schreit oder so, was machst Du dann. (...) Und vor allem: wer sollte mir dabei helfen? Kein Mensch. Der Mann ist der ideale Vater, aber ich bin nicht die ideale Mutter."

Diese Gefahr ist real: von allen Menschen allein gelassen, ohne Unterstützung des 'idealen Vaters' wäre Frau Werner hoffnungslos überfordert. Dies wird zum für Frau Werner spezifischen *Streß*, weil ihr aufgrund des mangelnden mütterlichen Vorbilds die Fähigkeit fehlt, mit der anderen Frauen zugeschriebenen Selbstverständlichkeit die Aufgabe der Kindererziehung zu bewältigen. Auch in der Vorstellung, ohne Hilfe zu bleiben, findet die ihr selbst vorenthaltene Mutterliebe deutlichen Ausdruck. Auf diesem Hintergrund wird die besondere Intensität der Vaterbindung nachvollziehbar.

"Anfangs hab ich ihn *(den Vater)* sehr geliebt. Ich hab ihn eigentlich bewundert, so die ersten Jahre, war er wirklich der Größte für mich. So bis 11, 12. Und dann kam doch immer mehr so die Kehrseite der Medaille zum Tragen. (...) Außerdem hatte er mir damals den Zugang zum Gymnasium verwehrt, weil er der Meinung war, das lohnt nicht für Mädchen, ich konnte mich dagegen nicht wehren, meine Mutter konnte auch nichts dagegen machen. War also nichts mit Gymnasium. Er war irgendwann mal von der Realschule zurückgekommen, weil er's nicht gepackt hatte, und nun hatte er wohl Schiß, daß mir das genauso geht. Aber das wär ja auf'n Versuch angekommen. (...) und dann hab ich mir das Geld verdient, daß ich auf die Handelsschule gehen konnte. (...) Das war ja ein teurer Spaß, das hab ich mir dann selbst verdient."

---

[15] Die beiden Kinder aus der ersten Ehe des Ehemannes kommen an jedem zweiten Wochenende.

Die Identifikation mit dem Vater droht in dem Moment zusammenzubrechen, in dem dieser Frau Werner als Mädchen und zugleich als Mangelwesen identifiziert. Dem väterlichen Vorbild folgen hätte geheißen: es besser als dieser zu machen. Doch dafür erhält sie kein Mandat. Nur rivalisierend kann sie die von ihm vermittelten Werte - und offenbar hat sie keine anderen - leben. Wenn der Vater etwas vorgeschlagen habe, sei sie in grundlegender Antipathie von vornherein dagegen gewesen. Diese Struktur findet sich in ihren Beziehungen zu männlichen Kollegen (und zum Ehemann?) wieder.

"Das kann man gar nicht beschreiben, diese Antipathie, die da bestand. Das war greifbar. Genau wie das jetzt mit unserem Boß ist, so ähnlich war das. Nur in der Familie ist das noch komprimierter, das Ganze."

Frau Werner spürt, daß ihr der übermächtige Vater dennoch seinen Stempel grundlegend aufgedrückt hat: sie wird ihm innerlich und äußerlich immer ähnlicher.

"...ich hab aber leider auch einiges von ihm *(dem Vater)* geerbt, also das ist nicht von der Hand zu weisen. Also, all diese Dinge, die ich bei ihm nicht mochte, nicht, die entdeckt man ja bei sich selbst auch, nicht, und muß man ja ganz schön kämpfen, daß die nicht durchkommen."

Angst

Neben der formulierten Angst, zum Ebenbild des Vaters zu werden, gibt es eine ebenso ausgesprochene Angst, wie der Vater zu sterben. Im Jahr nach dessen Tod bekam sie ein krampfartiges Ziehen in der Herzgegend und geriet in Panik, weil sie dachte, 'Mein Gott, der Alte hat mit 44 den ersten Herzinfarkt.' Sie habe dann ein EKG schreiben lassen und

"dann sagt Dr. Steiner: 'Ja, diese kleinen Sprünge, die da drin sind, das sind Ungehorsamkeiten des Herzens, das kommt alles vom Rücken.' Und dann durch dies ewige Heben und Tragen hatte ich dann also wohl ne total verkrampfte Haltung, so 'ne Schonhaltung angenommen schon, um das zu entlasten, weil wenn's hier weh tut, dann sitzt man eben vielleicht ein bißchen anders. Und das käme jedenfalls alles vom Rücken. Und dann haben wir das mit dieser tollen Methode *(Chiropraktik, OB)* und mit 'n paar Spritzen und mit der Auflage, mich anständiger zu benehmen, das heißt, nicht mehr wie so'n Pferd zu ackern, sondern vielleicht mal andere arbeiten lassen, und gerade gehen sollte ich und nicht alles heben mit Muskelkraft, ja, eben etwas ruhiger sollte ich mich bewegen. Mit dieser Auflage bin ich denn da wieder rausgekommen."

Es ist aber fraglich, ob Frau Werner den so richtigen wie gutgemeinten Ratschlägen zur Lebensführung auf Dauer Folge leisten kann. Auch der Vater war immer wieder gewarnt worden und hatte dennoch an seinem riskanten Lebensstil festgehalten.

"Vielleicht lebte er jetzt noch, wenn er vernünftiger gelebt hätte, denk ich mir. Aber diese Vorhaltungen muß ich mir ab und zu auch machen lassen, (...) kann ich mir gar kein Urteil drüber erlauben. (...) Sagt der Doktor immer wieder. Sicher hat er Recht. Denn irgendwann kriegt man mal wieder so'n Dämpfer, wenn irgend'ne Krankheit auftritt, die durch Streß bedingt ist oder sowas, und dann erzählt er mir das ganz genau, und ich seh das dann auch ein, und ich hab auch den festen Vorsatz, das zu ändern. Und ne Zeit lang geht das gut. Aber irgendwann holt einen das wieder ein, ne. (...) Warum? Wenn ich das wüßte, wär ich ja anders. Wahrscheinlich bin ich nicht stark genug."

Daß sie, ihrem Vater gleich, von Kräften beherrscht sein könnte, die ihr entgegen der Vernunft immer wieder einen sie gefährdenden Lebensstil aufzwingen, muß Frau Werner ängstigen.[16] Dies wurde im Arzt-Patienten-Gespräch überhaupt nicht thematisch - führt aber nicht nur ins Zentrum der personalen Strukturierung der Frau Werner, sondern ist aufgrund der familiären Krankheitsbiographie direkt mit dem zu behandelnden Symptom assoziiert: der Großvater hatte an MS gelitten, die sich in Einschränkungen der Beweglichkeit manifestierten und zu einem frühen Tod führten.

"Aber dies, das hing so zwischen allen Seilen, das war nichts Greifbares, das war mir unheimlich, glauben Sie das? Ich war zur Kernspintomographie, zur Tomo, und zu allen möglichen Untersuchungen, zum Nervenarzt und es war nichts Greifbares, und das hat mir irgendwie Angst gemacht, nicht. Ich hab gedacht: Du bist doch irre, das kann doch nicht angehen, Du bildest Dir die Schmerzen doch nicht ein, und dieses Taubheitsgefühl in den Fingern, das kann ja keine Einbildung sein. Und da hab ich schon an, also an mir selbst gezweifelt, ob denn da überhaupt ob ich mir das tatsächlich nur einbilde oder was das ist. (...) Wahrscheinlich hat der Körper einfach mal ne Erholungspause gebraucht."

Dyade statt Gruppe

"Und ich denk immer, wie's drinnen aussieht, geht niemanden was an. Das ist sicherlich nicht immer richtig, das ist sicher richtig. (...) Mit Dr. Steiner hätte ich drüber reden können." *(Ob sie sich das damals gewünscht hätte?)* "Ich hab mit ihm sehr offen, also, Dr. Steiner hat mit mir sehr offen über all diese Dinge gesprochen, das ist überhaupt kein Problem. Das, er ist ein Mensch, der sofort merkt, wenn's irgendwo drückt, und der dann auch 10 Minuten zuhört. Also, da hätte *(Hervorhebung von mir, OB)* ich keine Probleme gehabt. Weil ich bei ihm schon sicher sein kann, daß er damit nicht los geht. Das ist absolut, dieses Vertrauen ist einfach da. (...) Ich kann da mit ihm drüber reden, mit Ihnen vielleicht auch, aber ich will da nicht mit 12 Mann, denen ich hinterher im Dorf wieder begegne, drüber reden. Das ist der einzige Grund, weshalb ich da nicht hingegangen bin."

Frau Werner beschreibt die Situation zwischen Arzt und Patient als offene Beziehung *in potentia*: grundsätzlich hätte sie mit Dr. Steiner reden können, doch faktisch sprach der Arzt offen mit ihr. Auffällig ist, daß Frau Werner dies benennt (Wechsel der Subjekte), nicht aber als Mangel beschreibt, so als könne der Doktor in ihrem Innersten lesen wie in einem offenen Buch. Und doch bleibt das verborgen, was ihr Zentrum sein könnte: ihr Ungesagtes kommt nicht zur Sprache. Der Arzt mag dies ahnen: eben deshalb erscheint ihm die Gruppenarbeit angezeigt. Doch daß er sie zu Fremden (A170) schickt, damit sie *'für ihn'* *'weiblicher'* (A173) werde, das ist schon paradox. Kaum vorstellbar, daß Frau Werner dies nicht als kränkend empfunden hat. Ihre Beschreibung bleibt aber affektfrei, so als ob sie sich die Enttäuschung ersparen

---

[16] Der sofort entschärfte Vorwurf, der Vater habe sich durch eigenes Verschulden in den Tod getrieben, läßt indirekt Trauer und Wut über das Verlassen-Sein erkennen.

wollte.[17] Auch weiterhin ist Dr. Steiner ihr Hausarzt, und das dokumentierte Gespräch hat in ihrer Selbsteinschätzung einen Beitrag zur Selbstbewußtwerdung geleistet:

"Und ich hab dann den Ausweg gefunden, wie ich meinte, und ich war damit eigentlich dann zufrieden. Weil sich diese innere Spannung da gelöst hatte. Und mir das einfach mal bewußt geworden war, wieso das soweit gekommen ist. Und ich da denn gedacht hab, 'Mensch, bevor jetzt so was wieder passiert, sowas merkste ja.' Und man merkt's. Jetzt wieder. Und daß dann da so 'n Signal angeht und sagt, 'so jetzt mußt Du aufpassen, daß Du nicht da wieder hinkommst, wo Du da schon mal gelandet bist.' Das hat er ja geschafft. Das seh ich als durchaus positiv an. Auch wenn ich jetzt nicht dahin gegangen bin."

6. Zusammendenken der Perspektiven: Zur Übertragungsbeziehung

Die Patientenmeinung wird als Qualitätskontrolle sicher da unzureichend, wo Arzt und Patient gleichsam komplizenhaft die Beziehung so aufbauen, daß sich strukturierende Merkmale des pathogenen Prozesses wiederholen und verfestigen. In der vorliegenden Behandlung wird die Vater-Tochter-Beziehung auch als Unterwerfungsritual reinstituiert. So ist beispielsweise der Verweis auf den Schulabschluß für die Patientin kränkend, hätte sie doch gern das Gymnasium besucht und wurde daran durch den Vater gehindert (A20/A21). Wie der Vater demontiert auch der Arzt - ohne es zu wissen - ihre Karriere und setzt dies, auch mit therapeutischer Absicht, in der Thematisierung ihres relativen beruflichen Abstiegs fort. Daß Frau Werner dies zuläßt, zeigt, wie sehr sie die Auferstehung jenes Vaters, den sie bewundern konnte und von dem sie sich anerkannt fühlte, wünscht.

Die vorpubertäre Tochter war von dem ehrgeizigen Mann massiv gefördert, der Leistungen wegen auch gelobt worden. Daraus bezog sie, so unsere Hypothese, jene Selbstsicherheit, die ihr nicht selbstverständlich gegeben war. Die entscheidende Kränkung bestand dann darin, daß sie als Mädchen nicht aufs Gymnasium durfte. Die bewährten Mittel der Identitätssicherung standen damit in Frage, und Frau Werner fühlte sich nicht als *Tochter* anerkannt: der Vater war nicht auf sie, sondern bloß auf sich selbst stolz gewesen. Frau Werner hat Weiblichkeit daher zentral als Mangel erfahren und rennt in forciertem Leistungsstreben immer noch der Anerkennung hinterher, die sie so grundlegend nicht erhalten kann. Insofern trifft Dr. Steiners Diagnose das Problem im Zentrum, und die Empfehlung, sie solle für ihn weiblicher werden, ist auch therapeutisch konsequent.

Aber die Übermacht des Vaters verdankt sich, so unsere Hypothese, auch der Ohnmacht der Mutter. Zu erwarten ist daher ein starkes - wenngleich abgewehrtes -

---

[17] Ähnlich hatte Frau Werner das eigene Unvermögen als Grund für die fehlende Angepaßtheit der Behandlung vorgestellt und damit die eigene Enttäuschung mit der des Arztes vertauscht.

Bedürfnis nach Bemutterung, das Frau Werner in der Tat darstellt, wenn sie sich ergeben in die schmerzhafte Prozedur des Einrenkens fügt. Im Vertrauen auf die Hilfe ist Frau Werner sogar bereit, ihr ausgeprägtes Unabhängigkeitsbedürfnis zurückzustellen. Daß sich diese Situation ständig reproduziert - "Ich mach es immer wieder" -, wirft die Frage auf, ob das eingespielte Verhältnis einem Wiederholungszwang unterliegt und Schmerz und Abhängigkeit vielleicht nicht nur gefürchtet, sondern auch gewünscht werden. Frau Werner kann ihre Sicherheits- und Versorgungsbedürfnisse offenbar nicht eindeutig[18] zum Ausdruck bringen, so daß Dr. Steiner sich instrumentalisiert fühlen kann.

"Dafür hat er ja Doktor gelernt, hab ich mal zu ihm gesagt, daß er das genau rausfindet und das jetzt gleich repariert. Da hat er sich halb tot gelacht und mir denn gesagt, ein bißchen was müßt ich auch daran, also dazu tun. *(Was das sei?)* Erstmal sollte ich nicht mehr so übermäßig viel arbeiten, nicht mehr so schwer heben, ruhig die Beine hoch heben, naja, alle diese guten Tips, die man dann so kriegt."

Weil Dr. Steiner die gewünschte Passivität zwar empfiehlt, doch sich gleichzeitig für nur bedingt zuständig erklärt und Frau Werner im Grunde auf das sie überfordernde Prinzip 'Selbstheilung' verweist, bleibt der Erfolg der Kur zweifelhaft.[19] Grundlegende Ängste bleiben, wie gesehen, aus der Behandlung ausgeblendet. Vielleicht wäre es eine therapeutische Aufgabe, Frau Werner nicht nur gleichsam nachsozialisatorisch eine 'weibliche' Identität zu ermöglichen, sondern auch, sie sich mit dem prägenden Vaterbild versöhnen zu lassen, so daß sie aus dem, was sie schon ist, Selbstbewußtsein schöpfen kann.

Es scheint, als sei für einen solchen therapeutischen Prozeß zumindest vorerst[20] die personale (dyadische) Beziehung vorrangig: Frau Werner schließt eine Psychotherapie für sich keineswegs aus, sofern ihr der Psychotherapeut sympathisch sei.

---

[18] "Also, ich geh gerade deswesen hin, weil ich genau weiß, er sagt mir das jetzt so, wie es ist. Und ich such mir das aus, was da für mich zutrifft".

[19] Offenbar hat auch Dr. Steiner gar nicht wirklich damit gerechnet, daß Frau Werner ihr Versprechen (P200) einlöst und "wirklich es fertig bring(t), da in den 2 Wochen dreimal in die Gruppe zu gehen" (A193). Denn obgleich Frau Werner die Praxis zwischenzeitlich besuchte, erfuhr der Arzt erst aus der Nachbefragung, daß es zum 'Gruppentest' gar nicht erst gekommen war. Offenkundig haben sich Arzt und Patientin in der Folge nicht mehr über die Gruppe unterhalten und sich so die Desillusionierung wechselseitig erspart.

[20] Gerade diejenigen Patienten, so wurde bei einer Diskussion im Rahmen des Tiroler Ärztetags in Mayrshofen 1991 vermutet, die die Gruppe bräuchten, weil sie vornehmlich 'über den Kopf' agierten, würden - genau deshalb - kaum in die Gruppe gehen.

7. Résumé

Die Abwehr von Patienten gegenüber Selbsthilfegruppen ist, insgesamt gesehen, wohl noch ausgeprägter als diejenige der Ärzteschaft (Röhrig 1991, 115). Eine wesentliche Aufgabe des Motivationsgespräches besteht daher darin, diesen Widerstand im Dialog zu bearbeiten. Sieht der Patient die Selbsthilfegruppe als Alternative zur medizinischen Versorgung, so kann ihm die Empfehlung in eine Gruppe als Abschieben erscheinen und per se kränken. **Der Arzt wird daher im Motivationsgespräch gleichzeitig sein fortbestehendes Behandlungsangebot und die *spezifische* Kompetenz der Gruppe herausarbeiten müssen. Das Vertrauen in die Kontinuität der Arzt-Patienten-Beziehung ist Voraussetzung der Vertrauensübertragung.**

Vielen Patienten fällt es schon in der gewöhnlichen "Sprech-Stunde" nicht leicht, sich Probleme im psychosozialen Bereich von der Seele zu reden. Oft wird der unter Schweigepflicht stehende Arzt erst auf dem Umweg über das Präsentiersymptom ins Vertrauen gezogen. Begreiflicherweise sind die Ängste davor, sich einer semiprivaten Gruppe preiszugeben, noch ausgeprägter:

"Es sind immer die gleichen Einwände, denen es zu begegnen gilt: Haut das denn hin, eine Gruppe ohne Leiter? Kann ich denn da reingehen, wo ich doch im Dorf bekannt bin? Ich hab' doch alles bisher im Leben geschafft, warum jetzt nicht? Man kann doch fremden Leuten nicht seine privaten Probleme sagen. Die Vorbehalte gegen Selbsthilfe überhaupt, die Scheu vor einer Gruppe, Angst vor den eigenen Problemen und die Angst sich zu verändern. Die Furcht vor schädigendem Ruf, und die Angst vor der Kränkung, es nicht allein zu schaffen, sind dann Gegenstand des Gesprächs." (Hesse 1991, 166)

In der klassischen Patientenrolle wird die Verantwortung für die Gesundheit an den Arzt delegiert: dies entlastet, stiftet eine Sicherheit, die mit der Teilnahme an der Selbsthilfegruppe zunächst aufgegeben werden muß. In der Selbsthilfegruppe ist vom Patienten ein höheres Maß an Eigeninitiative und Selbstverantwortlichkeit gefordert. Die Gruppe stellt eine soziale Situation dar, die größere Flexibilität des Sozialverhaltens voraussetzt als die dyadisch strukturierte Arzt-Patienten-Beziehung.[21] So ist auch die Selbsthilfegruppe gleichzeitig Chance zur Erweiterung psychosozialer Kompetenzen und muß diese doch immer schon ein Stück weit voraussetzen. Die Angst des Patienten vor der Gruppe ist daher gerade dann, wenn die Gruppenerfahrung für ihn besonders hilfreich sein könnte, auch besonders verständlich. Der Arzt muß im Aufklärungsgespräch daher auch prüfen, ob der Patient den auf ihn zukommenden Anforderungen gewachsen sein wird (Moos-Hofius 1991, 47; Köhler und Thorbecke 1986; Matzat 1989). Neben der Information über bestehende Gruppen und der Aufklärung darüber, warum deren Arbeitsweise gerade

---

[21] Die Gruppe kann sich immer auch dyadisch strukturieren ('alle gegen einen', 'alle schützen einen', 'Polarisierung').

der spezifischen Problemlage des jeweiligen Patienten gerecht wird, steht die Auseinandersetzung mit den Ängsten und Bedenken des Patienten.

Im Motivationsgespräch sind psychodynamische und strukturelle Widerstände zu überwinden. In einer 'schwierigen Arzt-Patienten-Beziehung' kann die Abwehr des Patienten durchaus weniger der spezifischen Empfehlung 'Selbsthilfegruppe' als der Tatsache gelten, daß sie *dieser* Arzt in *dieser* Situation ausspricht. Umgekehrt kann auch der Arzt zur Gruppe weniger aus Überzeugung denn aus dem Wunsch, sich eines 'schwierigen Patienten' zu entledigen, raten.

"In einem solchen (Motivations-, OB)Gespräch muß sich der Arzt die Faktoren bewußt machen, die ihn verleiten könnten, die Entscheidung seines Patienten zu lenken. Er darf ihn keinesfalls an eine Selbsthilfegruppe 'überweisen' oder zur Mitarbeit in einer Selbsthilfegruppe überreden. Die Folge wäre, daß der Patient - möglicherweise um sich der Sympathie seines Arztes zu versichern - mit der Arbeit in einer Selbsthilfegruppe beginnen würde, ohne seine Bedürfnisse und Motive für die Gruppen-Arbeit geklärt zu haben. Er wäre zur Selbsthilfe nicht wirklich bereit. Er würde versuchen, die Mitglieder seiner Gruppe in Positionen zu drängen, in denen sie ihm helfen und Verantwortung für ihn übernehmen. Dadurch käme es in der Gruppe zu Spannungen, die alle Mitglieder belasten. Der Patient würde schließlich resignieren und sich enttäuscht aus der Selbsthilfegruppe - und vermutlich auch aus der ärztlichen Behandlung - zurückziehen." (Moos-Hofius 1991, 50)

Im Motivationsgespräch wird also zugleich die Beziehung von Arzt und Patient sowie das künftige Rollenspiel der Interaktionspartner ausgehandelt. Manche 'Motivierung' für die Selbsthilfegruppe erfolgt gar ohne Absicht und Bewußtsein des Arztes - beispielsweise wenn Patienten (häufig nach Eröffnung einer schwerwiegenden Diagnose) sich enttäuscht vom Arzt abwenden und Unterstützung in der Selbsthilfegruppe suchen. Aufarbeitung und Analyse von Arzt-Patienten-Gesprächen sind daher auch insgesamt geeignet, Widerstände der jeweiligen Interakteure zu beschreiben, deren Affektseite thematisierbar zu machen und die strukturellen Probleme in gemeinsamer Diskussion einer Lösung zuzuführen. Wenn bei Ärzten tatsächlich die Angst vor Qualitätskontrolle (durch die Selbsthilfegruppe), Abwerbung (durch andere Ärzte) und Konkurrenz einer Kooperation mit Selbsthilfegruppen entgegenstehen, dann sind Fallkonferenzen, in denen Ärzte ihre eigene Qualitätskontrolle durchführen und dabei zugleich ihre potentiellen Konkurrenten wie deren Arbeitsweise kennenlernen, eine Chance zu Angstabbau und Selbsthilfeförderung. Solche Qualitätszirkel tragen bei zur Entwicklung professionellen Selbstbewußtseins (Adam u. a. 1991) und können entlastend wirken. Anders gesagt: Qualitätszirkel wirken gleichsam als Selbsthilfegruppe für Ärzte.

Hervorzuheben ist, daß die Falldiskussion im Qualitätszirkel sich nicht auf themenbezogenen Einsichten - hier über 'Das Motivationsgespräch' - beschränkt. Im vorliegenden Fall waren **Konfrontation, Weggehen von der Symptomfixierung** zugunsten einer **lebensgeschichtlichen Darstellung in einem direktiven Gesprächsstil** sowie **fehlendes Weiterführen der aufgebauten vertraulichen Arzt-Patienten-Beziehung** als Strukturmerkmale der Arzt-Patienten-Interaktion deutlich geworden.

Sie waren in anderen Fallvorstellungen Dr. Steiners ebenso erkennbar. Insofern wird *am Fall* das spezifische Behandlungskonzept und die professionelle Haltung angesprochen - ein deutlicher Hinweis auf die Effektivität des Qualitätszirkels.

Das hier diskutierte Fallbeispiel zeigt, daß hohes Engagement und überzeugende Vermittlung ausgezeichneter Kenntnisse über Art und Arbeitsweise bestehender Selbsthilfegruppen dennoch vergeblich bleiben, wenn der Arzt an den Ängsten seines Patienten vorbei agiert. Durch seinen großen persönlichen Einsatz gelingt es Dr. Steiner zwar, über das von ihm selbst hochgeschätzte Prinzip Gruppenarbeit aufzuklären. Er vermag damit, pointiert formuliert, *sein* Problem zur Sprache zu bringen, nicht aber, die 'überzeugte' Frau Werner wirklich für eine Mitarbeit in der Selbsthilfegruppe zu motivieren: ihr Problem - Wunsch nach und Unvermögen zu 'Abhängigkeit' - fällt dabei unter den Tisch. Daß etwas passieren muß, ist beiden klar: der Krankheitsprozeß zeigt deutliche Tendenzen zu Chronifizierung und organischer Fixierung.

Falldiskussion und Patientenbefragung zeigen aber auch, daß die Perspektiven von Arzt und Patientin grundsätzlich durchaus vereinbar sind. Frau Werner zeigte im Interview einen möglichen Weg selbst auf, indem sie den Gruppenberater - im Unterschied zur Gruppe insgesamt - als mögliche Vertrauensperson herausstellt. Ihre Äußerung ist deshalb bemerkenswert, weil die Vermittlung von Patienten und Selbsthilfegruppen im Social Work tatsächlich durch einen Gruppenberater geleistet wird, ohne daß davon im aufgezeichneten Gespräch die Rede war. Damit wird deutlich, daß Frau Werner sich eigenständig gut über das Social Work informiert - und sich möglicherweise eine Kooperation mit dem Berater vorstellen kann. Dr. Steiner könnte sie mit dem Angebot unterstützen, den Gruppenberater zu einem gemeinsamen Gespräch hinzuzuziehen, um Möglichkeiten einer Zusammenarbeit abzuklären.

8. Literatur

Adam H, Bahrs O, Gerke H, Szecsenyi J: Videoseminar als Fortbildungs- und Forschungsinstrument. In: Niedersächsische Ärzteblatt, 1991; 8:22-26

Bahrs O: Das Videoseminar - Erfahrungen mit einem 'Hausärztlichen Qualitätszirkel'. In: Bahrs O, Fischer-Rosenthal W, Szecsenyi J (Hrsg.): Vom Ablichten zum Im-Bilde-Sein. Königshausen & Neumann, Würzburg 1996, in diesem Band

Bahrs O, in der Beek R, Hesse E: Projekt Brinkum - ein Werkstattbericht. In Meyer, Slesina, Schlömann (Hrsg.): Förderung der Zusammenarbeit von Ärzten und Selbsthilfegruppen - Möglichkeiten und Perspektiven. 1995 (im Druck)

Bahrs O, Gerlach FM, Szecsenyi J: Ärztliche Qualitätszirkel. Leitfaden für den niedergelassenen Arzt. Dt Ärzte Verl, Köln 1994

Bahrs O, Hesse E: Kooperation von Ärzten und Selbsthilfegruppen - Wunsch und Wirklichkeit. In: Hausarzt. Wien 1993; 8/9:40-46

Bahrs O, Köhle M: Das doppelte Verstehensproblem - Arzt-Patient-Interaktion in der Hausarztpraxis. In: Neubig H: Die Balint-Gruppe in Klinik und Praxis. Band 4, Springer, Berlin Heidelberg New York London Paris Tokyo Hong Kong 1989; 103-130

Bahrs O, Köhle M, Wüstenfeld GB: Der Erstkontakt in der Allgemeinmedizin. Die Beziehung zwischen Hausarzt und Patient als psychosoziale Interaktion. In: Neubig H: Die Balint-Gruppe in Klinik und Praxis. Band 5, Springer, Berlin Heidelberg New York 1990; 181-292

Bahrs O, Szecsenyi J: Patientensignale - Arztreaktionen. Analyse von Beratungsgesprächen in Allgemeinarztpraxen. In: Lönig P, Rehbein J: Arzt-Patient-Kommunikation. Analysen zu interdisziplinären Problemen des medizinischen Diskurses. de Gruyter, Berlin New York 1993; 1-26

Braun J, Greiwe A: Kontaktstellen und Selbsthilfe: Bilanz und Perspektiven der Selbsthilfeförderung in Städten und ländlichen Regionen. ISAB, Köln 1989

Ernst B, Niederbühl K, Raffauf P, Röhrig P, Schneider M, Waltz M: Ärzte und Selbsthilfegruppen - Wege zu einem konstruktiven Dialog. Schriftenreihe zur Gesundheitsforschung der Brendan-Schmittmann-Stiftung, Köln 1992

Flatten G: Selbsthilfeförderung - gesundheitspolitische Bedeutung und Handlungsmöglichkeiten für Ärzte. In: ZI: Zusammenarbeit von Ärzten und Selbsthilfegruppen. Erprobung von Kooperationsformen im Bereich der Kassenärztlichen Vereinigung Westfalen-Lippe. Dt. Ärzte Verlag 1990; 17-24

Flatten G: Die Bedeutung von Selbsthilfeförderung für Ärzte. In: Röhrig P: Gesundheitsselbsthilfe. Gustav Fischer, Stuttgart New York 1991; 13-19

Gerlach FM, Bahrs O, Weiß-Plumeyer M: Fallorientiertes Arbeiten im Qualitätszirkel. In: Zeitschrift f. ärztl. Fortbildung (im Druck)

Helmich P: Gründungsgeschichte eines Selbsthilfezentrums in ländlicher Region - Brüggener Initiative zur Selbsthilfe (BIS). In: Röhrig P: Gesundheitsselbsthilfe. Gustav Fischer, Stuttgart New York 1991; 142-149

Helmich P, Hesse E, Köhle K, Mattern H, Pauli H, von Uexküll T, Wesiak W: Psychosoziale Kompetenz in der ärztlichen Primärversorgung. Springer, Berlin Heidelberg New York 1991

Herzlich C, Pierret J: Kranke gestern, Kranke heute - Die Gesellschaft und das Leiden. Beck, München 1991

Hessen E: Der Aufbau von indikationsunspezifischen Gruppen in einer Großgemeinde und die Motivation von Patienten zur Teilnahme. In: Röhrig P: Gesundheitsselbsthilfe. Gustav Fischer, Stuttgart New York 1991; 157-167

Hesse E: Projekt „Brinkum". Kooperation von Ärzten und Selbsthilfegruppen in einer ländlichen Region. (Projektantrag) 1990

Köhler B, Thorbecke R: Struktur und Wirksamkeit von Selbsthilfegruppen. Veröffentlichungsreihe des Internationalen Instituts für Vergleichende Gesellschaftsforschung, Berlin 1986

Matzat J: Kontaktstelle für Selbsthilfegruppen als Teil der ambulanten Versorgung durch eine psychosomatische Universitätsklinik (KISS Gießen). In: Braun J, Greiwe A (Hrsg.): Kontaktstellen und Selbsthilfe. ISAB, Köln 1989; 242-250

Moos-Hofius B: Die ärztliche Unterstützung bei der Gründung von Gesprächs-Selbsthilfegruppen. In: Röhrig P: Gesundheitsselbsthilfe. Gustav Fischer, Stuttgart New York 1991; 43-57

Petzold H: Selbsthilfe und Professionelle - Gesundheit und Krankheit, Überlegungen zu einem 'erweiterten Gesundheitsbegriff'. In: Petzold H, Schobert R: Selbsthilfe und Psychosomatik. Junfermann, Paderborn 1991; 17-28

Röhrig P: Kooperation von Ärzten mit Selbsthilfegruppen. Zwischenergebnisse eines Forschungsprojektes zur Effektivitätsverbesserung der ambulanten Versorgung. Schriftenreihe zur Gesundheitsforschung der Brendan-Schmittmann-Stiftung, Köln 1989

Röhrig P: Professionelle Selbsthilfeunterstützung in der Praxis. In: Röhrig P: Gesundheitsselbsthilfe. Gustav Fischer, Stuttgart New York 1991; 108-128

Weiss G: Empfehlungen für die Zusammenarbeit von Ärzten mit Selbsthilfegruppen. In: Röhrig P: Gesundheitsselbsthilfe. Gustav Fischer, Stuttgart New York 1991; 129-141

Weizsäcker Vv: Soziologische Bedeutung der nervösen Krankheiten und der Psychotherapie. In: Organ d. intern. allg. ärztlichen Gesellschaft f. Psychotherapie. 1935; 8:295-304

Zentralinstitut für die kassenärztliche Versorgung in der Bundesrepublik: Zusammenarbeit von Ärzten und Selbsthilfegruppen. Erprobung von Kooperationsformen im Bereich der Kassenärztlichen Vereinigung Westfalen-Lippe. Dt. Ärzte Verlag, Köln 1990

Video-Dokumentation als Instrument der Qualitätssicherung: Evaluation der Entwicklung ärztlichen Gesprächsverhaltens nach Balint-Gruppenteilnahme

R. Obliers, K. Köhle, H. Kaerger, J. Faber, A. Koerfer, T. Mendler, D. Waldschmidt

1. Warum Evaluation von Balint-Gruppen?

Im Jahre 1987 wurde die 'Psychosomatische Grundversorgung' in der BRD in die vertragsärztliche Versorgung eingeführt, um Diagnostik und Therapie bei Patienten mit psychogenen Störungen (funktionellen Störungen, psychosomatischen Erkrankungen im engeren Sinne, Neurosen und Persönlichkeitsstörungen) und bei Kranken mit psychosozialen Problemen als Folge körperlicher Krankheiten zu verbessern. 1993 wurden die für die kassen- und vertragsärztliche Versorgung verbindliche Fortbildungsrichtlinien erlassen.

Die Berechtigung, Leistungen der psychosomatischen Grundversorgung abzurechnen, setzt eine mindestens dreijährige Erfahrung in selbstverantwortlicher ärztlicher Tätigkeit voraus. Die Fortbildung selbst hat einen Umfang von mindestens 80 Stunden:

- Theorie-Seminare (psychosomatisch-orientierte Krankheitslehre) - mindestens 20 Stunden;

- Reflexion der Arzt-Patient-Beziehung durch kontinuierliche Arbeit in Balint- oder Selbsterfahrungsgruppen - mindestens 30 Stunden (d.h. bei Balint-Gruppen mindestens 15 Doppelstunden);

- Vermittlung und Einübung verbaler Interventionstechniken - mindestens 30 Stunden.

Balint-Gruppen sind damit das zentrale Fortbildungsinstrument für die Einübung der Reflexion der Arzt-Patient-Beziehung - Selbsterfahrungsgruppen, die dieser Beziehung gelten, sind 'Balint-Gruppen'.

Für die Vermittlung und Einübung verbaler Interventionstechniken stehen als Methoden zur Verfügung:

- Balint-Gruppen unter Einbeziehung von Video-Aufnahmen oder Verbatim-Protokollen: nach der Reflexion der Arzt-Patient-Beziehung kann das Gesprächsverhalten des Arztes Sequenz um Sequenz fokussiert werden. Die

- Gruppe kann alternative Interventionen entwickeln und evtl. im Rollenspiel erproben.

- Trainingsprogramme für die Gesprächsführung, wie sie vor allem für die Arbeitssituation in der Klinik entwickelt werden. Sie haben den Vorzug didaktischer Systematik - die Abstimmung auf den Gesprächskontext, insbesondere die Qualität der Arzt-Patient-Beziehung kann ein Problem sein.

- Themenzentrierte Gruppenarbeit: Typische Praxisprobleme werden vorgegeben und in der Gruppe diskutiert; hierbei kann die Technik des Rollenspiels benutzt werden.

Wir verwenden für die Fortbildung in psychosomatischer Grundversorgung weiter die Arbeit in Balint-Gruppen, in die wir die Einübung der Interventionstechnik mit Hilfe von Video-Aufnahmen der Teilnehmer aus ihrer Praxis integrieren. Ideal wäre u. E. zur Erweiterung des persönlichen Repertoires der Teilnehmer zusätzlich ein Trainingsprogramm, das sich an einem Manual psychotherapeutischer Interventionsformen orientiert, die für die Praxis des Hausarztes geeignet sind. Ein solches Manual liegt jedoch leider noch nicht vor. Seine Entwicklung setzt erst einmal weitere Forschungsarbeit mit der Anpassung psychotherapeutischer Techniken an die Arbeitssituation des primärversorgenden Arztes voraus.

Die Fortbildung zur psychosomatischen Grundversorgung sollte - entsprechend ihrer Bedeutung für die vertragsärztliche Versorgung - hinsichtlich ihrer Effektivität evaluiert werden. In solchen Evaluationsansätzen ist zu prüfen, ob sich das Arztverhalten tatsächlich entsprechend den Zielvorstellungen der psychosomatischen Grundversorgung verändert.

Bisher liegen keine Untersuchungen vor, die eine solche Wirkung von Fortbildungsmaßnahmen insgesamt oder einzelner Elemente dieser Maßnahmen auf das ärztliche Verhalten geprüft haben. Überraschenderweise ist auch die Effektivität der im Mittelpunkt der Fortbildung zur psychosomatischen Grundversorgung stehenden Balint-Gruppenarbeit nicht ausreichend wissenschaftlich evaluiert. Balint-Gruppen haben sich zwar im Urteil der Teilnehmer seit 35 Jahren bewährt. Lernfortschritte wurden bisher jedoch nur für das gruppeninterne Verhalten nachgewiesen (Naujocks & Köhle 1988). Die bisher einzige Längsschnitt-Untersuchung des Arztverhaltens durch Direktbeobachtung in der Praxis ergab eine deutliche Diskrepanz zwischen der positiven Selbsteinschätzung der Gruppenteilnehmer und der Einschätzung durch externe Beobachter, die keine Veränderung fanden (Zabarenko, Pittenger & Zabarenko 1968).

Inzwischen hat die Entwicklung der Video-Technik und neuer Verfahren der Kommunikationspsychologie die methodischen Voraussetzungen für eine solche Evaluation entscheidend verbessert.

In unserem Projekt prüfen wir die Veränderung des ärztlichen Gesprächsverhaltens im realen Patienten-Kontakt zu Beginn und nach einem Jahr Teilnahme an einer Balint-Gruppe mit Hilfe von Video-Aufnahmen. In der vorliegenden Arbeit stellen wir unser methodisches Vorgehen und erste Ergebnisse vor.

2. Fragestellungen

Balint-Gruppenarbeit soll den Arzt zu einem umfassenden biopsychosozialen Verständnis des Patienten führen, das neben den organischen Krankheitsanteilen auch psychosoziale Aspekte und Beziehungsproblematiken des Patienten mit einschließt. Der Arzt soll in höherem Maße die Fähigkeit erlernen, sein persönliches Erleben und seine affektive Resonanz auf das Verhalten des Patienten bewußt wahrzunehmen und seine Beziehung zum Patienten stärker zu reflektieren (vgl. Balint 1957, 1965). Über eine derartig stärkere Orientierung auf den 'Patienten' statt auf seine 'Krankheit' wird auch eine Wandlung zu einer mehr patientenzentrierten Gesprächsführung erwartet, was sich in der Gesprächszufriedenheit der Patienten niederschlagen müßte. Diese Wandlungsprozesse vollziehen sich auf dem Hintergrund von ärztlichen Verständniskonzepten, die Krankheitskonzepte, Beziehungsvorstellungen, selbstkonzeptuelle Entwürfe zum eigenen ärztlichen Handeln u. a. umfassen und im Laufe der Balint-Gruppenarbeit eine Modifikation erfahren dürften. Wenn ein derart weites Veränderungsprofil erwartet wird, muß dies auch in einem breit angelegten methodischen Spektrum aufzeigbar sein. Die im folgenden aufgeworfenen Fragestellungen zielen auf drei, vom Gegenstandsbereich und von den zuzuordnenden Methoden her zu trennenden Ebenen:

1. Die Ebene des Patienten-Erlebens: Werden aus der Patientenperspektive ärztliche Erstgespräche anders erlebt, wenn diese zu Beginn versus nach einem Jahr Balint-Gruppenteilnahme geführt werden?

2. Die Ebene des Arzt-Patient-Diskurses: Lassen sich sprachliche und kommunikative Unterschiede zwischen Erstgesprächen aufzeigen, die vor versus nach einem Jahr Balint-Gruppenteilnahme geführt werden?

3. Die Ebene ärztlicher Verständnismodelle: Lassen sich die subjektiven Verständniskonzepte der Ärzte/Ärztinnen[1] zu ihren eigenen Entwicklungen und Lernerfahrungen erfassen?

---

[1] Im folgenden der Einfachheit halber: Ärzte

2. Evaluationsmaterial, Stichprobe, Design

Untersucht werden diese Fragestellungen an einer Balint-Gruppe, die aus 10 -12 praktizierenden Ärzten und Ärztinnen in der Primärversorgung besteht, vorwiegend Allgemeinmediziner und Internisten. Ausgangsmaterial für die Gruppenarbeit sind weniger die ansonsten für Balint-Gruppen üblichen retrospektiven Berichte der einzelnen Ärzte, sondern Videoaufzeichnungen ihres faktischen Gesprächsverhaltens in ihren Praxen (videogestützte Balint-Gruppe). Somit kann die per Video dokumentierte Gesprächsqualität im faktischen Praxisbetrieb hinsichtlich ihrer möglichen Optimierung im Laufe zunehmender Balint-Gruppenerfahrung evaluiert werden.

Evaluationsmaterial

Aus dem bisherigen Gesamtpool von ungefähr 300 videographierten Arzt-Patient-Gesprächen gingen in die Evaluationsstudie zunächst 8 Ärzte und Ärztinnen mit jeweils vier Erstgesprächen ein, die nach Geschlecht, Alter und Problematik der Patienten und Patientinnen parallelisiert waren. Zwei der jeweils vier Erstgespräche waren zu Beginn (prae), zwei nach einem Jahr Balint-Gruppenteilnahme (post) videographiert worden.

Untersuchungs-Design

Somit konnte in einem Prae-Post-Design der Vergleich der Erhebungen vor und nach 1 Jahr Balint-Gruppenteilnahme (Experimentalgruppe) vorgenommen werden. Da es sich bei den Teilnehmern der hier evaluierten Balint-Gruppe durchgehend um erfahrene und mehrjährig tätige Ärzte handelt (vgl. Abbildung 1), dürften ihre Prae-Werte langjährige Routinen widerspiegeln, die sich in der alltäglichen Berufspraxis konsolidiert haben und vermutlich so leicht nicht mehr durch externe Einflüsse modifizierbar sind. Bisherige Ergebnisse, wie Zabarenko et al. (1965), haben gezeigt, daß sich diese Routinen nach Balint-Gruppenerfahrung allenfalls im subjektiven Selbstverständnis der Ärzte, nicht aber im Urteil externer Beobachter verändert haben. Um so überraschender wäre ein Ergebnis, das diese Routinen auch im beobachtbaren Verhalten überhaupt als bewegbar aufzeigen würde.

Abbildung 1: Acht, in die Untersuchungsstichprobe eingegangene Ärztinnen und Ärzte einer Balintgruppe

Code-Nr.	Geschlecht	Fachrichtung	niedergelassen seit (Jahren):
1	Ärztin	Allg.-Med.	9
2	Arzt	Allg.-Med.	13
3	Arzt	Allg.-Med.	5
4	Arzt	Internist	13
5	Ärztin	Allg.-Med.	16
6	Arzt	Internist	24
7	Ärztin	Allg.-Med.	14
8	Arzt	Allg.-Med.	6
			M = 12,5

Sollte sich dies bei unserem Vorhaben herausstellen, so interessieren darüber hinaus auch die Qualität und der Verlauf dieses Veränderungsprozesses: Gestaltet er sich als gleichsinnig, linear, sprunghaft unter allen Teilnehmern usw.? Eine Verlaufsanalyse dieser Art macht neben dem Gruppenvergleich Einzelfallanalysen und mehrere Folgemeßzeitpunkte erforderlich.

Um die erwarteten Veränderungen auf die Balint-Gruppenarbeit und nicht auf externe, unkontrollierte Effekte zurückführen zu können, müßte eine vergleichbare Kontrollgruppe (ohne Balint-Gruppenteilnahme) installiert werden. Die Etablierung einer derartigen zusätzlichen Kontrollgruppe dürfte sich aber als schwer realisierbar erweisen. Sie müßte, um überhaupt aussagekräftig und nicht nur eine Alibi-Kontrollgruppe zu sein, von einer vergleichbaren Motivationslage (Interesse an einer Balint-Gruppenteilnahme) zur Experimentalgruppe ausgehen und dementsprechend balintgruppenmotivierte Ärzte beispielsweise auf eine einjährige Warteliste setzen, zu deren Beginn (prae) und zu deren Ende (post) eine mit der Experimentalgruppe vergleichbare Video-Untersuchung durchgeführt würde. In weiter unten noch darzustellenden Interviews hat sich u. a. gezeigt, daß die an der Balint-Gruppe teilnehmenden Ärzte eine jeweils persönliche Entwicklung durchlaufen haben, in der das Motiv zur Balint-Gruppenteilnahme langsam bis zur Teilnahme-Entscheidung aufgebaut wurde. Die Untersuchung der Entwicklung dieser Motivation müßte von der Untersuchung des Lernprozesses während der Balint-Gruppenarbeit getrennt durchgeführt werden, um saubere Aussagen über die gruppenbedingten Lerneffekte machen zu können. Die Etablierung einer derartigen Kontrollgruppe stößt aber auf erhebliche praktische Probleme: Nur eine Minderheit der praktizierenden Ärzte ist zur Teilnahme an Balint-Gruppen motiviert; es erscheint unrealistisch, anzunehmen, daß diese Ärzte auch noch bereit sind, allein zu Forschungszwecken ein Jahr zu warten, ohne in dieser Zeit 'abzuspringen' und sich einer anderen Balint-Gruppe anzuschließen. Zudem müßte möglichst eine Zufallszuordnung (Randomisierung) der Ärzte zur Kontroll- und zur Balint-Gruppe erfolgen.

Dies alles erschwert die Etablierung einer aussagekräftigen Kontrollgruppe erheblich. Gleichwohl werden wir einige Aspekte kontrollieren, um die Aussagefähigkeit des hier realisierten Designs zu erhärten. Zum einen werden wir eine Befragung der Balint-Gruppenteilnehmer nach weiteren Fortbildungsaktivitäten außerhalb der Balint-Gruppe durchführen, um den Faktor 'berufliche Fortbildung' als potentielle Veränderungsgröße eingrenzen zu können. Darüber hinaus sollen 'Dosis-Wirkung'-Korrelationen (Zusammenhang von Teilnahmefrequenz/Häufigkeit eigener Video-Präsentationen und faktischen Veränderungen) geprüft werden.

3. Multimethodales Vorgehen und Befunde: Qualitative und quantitative, idiographische und nomothetische Verfahren

Da über die Balint-Gruppenteilnahme Veränderungen auf unterschiedlichen Ebenen erwartet werden, sollte das methodische Spektrum diese Bandbreite auch erfassen können. Unseren Fragestellungen entsprechend werden wir Verfahren auf drei Datenebenen einsetzen, wobei qualitative und quantitative, einzelfall- und allgemeinorientierte Zugangsweisen Berücksichtigung finden:

1. Die Ebene des Patienten-Erlebens: Methodisch kommt ein leicht handhabbares Rating-Verfahren zum Einsatz (Guth 1985).

2. Die sprachliche Ebene des Arzt-Patient-Diskurses: Es sollen sprachformale wie auch inhalts- und kommunikationsanalytische Merkmale analysiert werden. Hierzu werden eigene Kodiersysteme entwickelt und vorgestellt, die die infragestehenden Merkmale kategoriell-qualitativ erfassen und quantitativ weiterverarbeiten.

3. Die Ebene ärztlicher Verständnismodelle: Hier kann auf die Heidelberger-Struktur-Lege-Technik (SLT) zurückgegriffen werden, die im ersten Ansatz einzelfallorientiert arbeitet, anschließend auf überindividuelle Modalmodelle erweiterbar ist (Scheele & Groeben 1984, 1988; Scheele, Groeben & Stössel 1991; Stössel & Scheele 1992).

Diese drei Ebenen sowie Überlegungen zu ihren Zusammenhängen werden im folgenden präsentiert.

4. Die Ebene des Patienten-Erlebens: Rating der emotionalen Qualität der Arzt-Patient-Beziehung

Um in einem ersten Schritt zu überprüfen, ob sich nach einem Jahr Balint-Gruppenarbeit die Qualität des ärztlichen Verhaltens gegenüber den Patienten tatsächlich in positiver Richtung ändert, wurde zunächst ein Einschätzverfahren aus der Patienten-Perspektive gewählt.

Patientenvergleichbare Rater versus Patienten als Beurteiler

Als Rater wurden nicht die Patienten selbst, sondern patientenvergleichbare Laien gewählt. Ein direktes Rating durch Patienten nach ihrem jeweiligen Erstgespräch mit dem Arzt ist mit erheblichen Problemen behaftet. Abgesehen von durchführungstechnischen Schwierigkeiten ist nach bisherigen Erfahrungen mit deutlichen Antworteffekten der Patienten zu rechnen: Sie beurteilen ihren Arzt tendenziell immer zu gut bzw. antworten im Sinne der sozialen Erwünschtheit. Langewitz (1993)[2] und Rosin (1994)[3] haben derartige Antworttendenzen aufdecken können, so daß die erhaltenen Ergebnisse nur bedingt aussagekräftig waren.

Eine unter diesen Gesichtspunkten problemlosere Patienten-Befragung hinsichtlich des Erstgesprächsverlaufes könnte an das Ende der Gesamt-Behandlung (nach möglicherweise mehreren Arzt-Patient-Gesprächen) plaziert werden. Dies wäre allerdings mit der Gefahr verbunden, Gedächtniseffekte mit aufzufangen, die mit der möglichst direkten Einschätzung des Erstgespräches kontaminiert sein dürften. Darüber hinaus stellt sich die Frage der Verfügbarkeit der Patienten zum Abschluß der Gesamt-Behandlung: Viele Patienten kommen unerwartet nicht wieder und wären dann für unsere Studie kaum mehr erreichbar.

Unter diesen Schwierigkeiten bietet sich als methodische Alternative ein indirektes Rating der Erstgespräche durch externe, allerdings patientenvergleichbare Rater an. Sie tragen als Laien - und auch dadurch, daß sie in ihrem bisherigen Leben bereits auch Patienten waren - vermutlich ähnliche Kriterien an die Beurteilung eines Arzt-Patienten-Gespräches heran, wie es auch bei den aktuell-realen Patienten erwartet werden kann. Von daher ist von einer Vergleichbarkeit, sicherlich nicht von einer Gleichsetzung des direkten und indrekten Rating auszugehen. In diesem Sinne wurden 13 Studierende nicht-medizinischer und nicht-psychologischer Fachbereiche geworben, bei denen nicht von spezifischen gesprächs- bzw. kommunikationstheoretischen und krankheitsheitsbezogenen Vorkenntnissen auszuge-

---

[2] persönliche Hinweise
[3] persönliche Hinweise

hen ist. Jeder Rater erhielt für die relativ aufwendige Ratingszeit (ungefähr 12 Stunden, verteilt auf drei Tage) DM 150,00.

Präsentation des Versuchsmaterials

Präsentiert wurden allen Ratern die oben beschriebenen 32 Erstgespräche (8 Ärzte mit jeweils vier Erstgesprächen, 2 zu Beginn und 2 nach einem Jahr Balint-Gruppenarbeit). Zum Rating-Training wurden drei Übungsgespräche vorweg gezeigt. Da der Rating-Aufwand erheblich war - rund 12 Stunden videographierte Arzt-Patient-Erstgespräche (mit Präsentationspausen) pro Rater -, wurde die Präsentation des Gesamtmaterials zeitlich verteilt. Um Ermüdungserscheinungen einerseits und Reihenfolgeeffekten andererseits zuvorzukommen, wurde das Gesamtmaterial über 3 Tage gestreckt und für 3 Rater-Subgruppen unter zwei Gesichtspunkten zufallsrotiert präsentiert: erstens hinsichtlich der Reihenfolge-Plazierung der acht Ärzte der Balint-Gruppe, zweitens hinsichtlich der Prae-Post-Plazierung der jeweiligen 4 Gespräche pro Arzt. D. h. die Personenreihenfolge der Ärzte war zwar zufallsrotiert, pro Arzt wurden aber alle vier Videobänder komplett hintereinander, hinsichsichtlich der Prae-Post-Plazierung jedoch wiederum zufallsrotiert dargeboten. Damit sollte verhindert werden, daß die unterschiedlichen Einstiegsniveaus der verschiedenen Ärzte potentielle Lerneffekte der einzelnen Ärzte zudecken.

Doppel-Blind

Die Studie hat Doppel-Blind-Qualität: Sowohl die Laien-Rater wie auch der Versuchsleiter waren unwissend hinsichtlich der Prae-Post-Plazierung der präsentierten Arzt-Patient-Erstgespräche.

Instruktion

Die Rater erhielten folgende Instruktion:

'Im folgenden werden Ihnen auf Video dokumentierte Gespräche vorgeführt. Dabei handelt es sich um Erstgespräche, die Allgemeinmediziner und Internisten in ihren Praxen mit Patienten geführt haben. Ihre Aufgabe besteht darin, sich die Videos genau anzusehen und sich dabei in die Rolle der Patienten zu versetzen. Im Anschluß an jedes Video werden Sie gebeten, die Qualität des Gespräches möglichst spontan aus der Sicht der Patienten einzuschätzen. Dazu dient Ihnen der beiliegende Fragebogen.

Zur Einübung zeigen wir Ihnen zunächst drei Beispiel-Videos, die Sie bitte ebenfalls auf dem Fragebogen einschätzen und anhand derer Sie Fragen und Schwierigkeiten mit uns klären können.'

Rating-Instrument

Als Ratingverfahren wurde das Erhebungsinstrument von Guth (1985) eingesetzt. Guth hat im Rahmen der Visitenkommunikationsforschung (SFB 129) ein 15-Item-Rating (mit jeweils 6-stufiger Skala) zur Einschätzung der emotionalen Qualität der Arzt-Patient-Beziehung aus der Sicht des Patienten entworfen, wobei die Patientenperspektive via 'role taking' durch außenstehende Rater eingenommen wird. Die Reliabilitätsgüte des Instrumentes kann als hinreichend gut erachtet werden (angegebene Interrater-Reliabilität bei 5 Ratern: .72; Retest-Reliabilität: .77).

Befunde

Abbildung 2 zeigt die Mittelwertvergleiche des Gesprächsrating vor und nach einem Jahr Balint-Gruppenarbeit. Positiv signifikant in der erwarteten Richtung heben sich die Items 1, 6, 9 und 13 ab: Sich-wohl-Fühlen des Patienten (1), Vertrauen zum Arzt (6) und Gesprächszufriedenheit (13) steigen, Unsicherheit und Ängstlichkeit (9) sinken signifikant.

Abbildung 2: Rating zur Einschätzung der emotionalen Qualität der Arzt-Patient-Beziehung durch Laien-Rater

Rating-Fragen	Gesamt		
	Mean prä	Mean post	Prob.
1. Der Patient **fühlt sich** im Gespräch mit dem Arzt **wohl**.	4.101	4.601	.000
2. Der Patient erlebt den Arzt als **unpersönlich und distanziert**.	4.639	4.462	.154
3. Der Patient fühlt sich vom Arzt **ernst genommen**; ...	4.673	4.798	.285
4. Der Patient erlebt den Arzt als **ungeduldig, unter Zeitdruck**.	5.154	4.933	.064
5. Der Patient erlebt den Arzt als sehr **engagiert**.	4.048	4.168	.362
6. Der Patient hat **Vertrauen** zum Arzt.	4.380	4.649	.031

7.	Der Patient fühlt sich mit seinen Problemen **alleingelassen**.	4.563	4.313	.063
8.	Der Patient empfindet den Arzt als **partnerschaftlich**.	3.739	3.966	.074
9.	Der Patient fühlt sich im Gespräch mit dem Arzt **unsicher und ängstlich**.	4.476	3.841	.000
10.	Der Patient erlebt das Gespräch als **hilfreich und unterstützend**.	4.087	4.183	.462
11.	Der Patient fühlt **Sympathie für den Arzt**.	3.995	4.115	.306
12.	Der Patient hat das Gefühl, daß der Arzt an seinen **Problemen interessiert** ist.	4.591	4.769	.105
13.	Der Patient ist mit dem **Gespräch zufrieden**.	4.149	4.413	.039
14.	Der Patient spürt, daß ihm der Arzt echte **Zuneigung und Sympathie** entgegenb..	3.808	3.798	.939
15.	Der Patient hat eine **gute Beziehung** zum Arzt.	3.918	4.154	.058

(prä = zu Beginn, post = nach 1 Jahr Balintgruppen-Teilnahme)

Wenn sich im Urteil von patientenvergleichbaren Laien-Ratern die Arzt-Patient-Gespräche so verbessern, dann stellt sich die Folgefrage: Worin bestehen die Verbesserungen auf der Diskursebene? Was machen die Ärzte konkret anders, welche Komponenten ihres Erstgesprächsverhaltens haben sich faktisch geändert? Zur Beantwortung dieser Fragen (vgl. Fragenkomplex 2, Kap. 2.) haben wir gesprächsanalytische Auswertungsschritte durchgeführt.

5. Die sprachliche Ebene des Arzt-Patient-Diskurses: Gesprächsanalyse

Wir haben die in die Studie eingegangenen 32 Erstgespräche zwei gesprächsanalytischen Kodierschlüsseln unterworfen: einem sprachformalen und einem inhalts- und kommunikationsanalytischen Kategoriensystem.

- **Sprachformaler Zugang**

Im sprachformalen Zugang prüfen wir, ob die Erstgespräche der Ärzte zu Beginn und nach einem Jahr Balint-Gruppenarbeit sich in Merkmalen wie Gesprächszeit, Länge der Redebeiträge von Arzt und Patient, Frage-Antwort-Sequenzen, Hörersignalen, Unterbrechungen u. a. unterscheiden.

- **Gesprächszeit**

Die zeitliche Länge der Erstgespräche, die Ärzte zu Beginn und nach einem Jahr Balint-Gruppenarbeit führen, verändert sich nicht signifikant: Sie beträgt zu Beginn im Durchschnitt 12,5 Minuten (SD = 6,4) und nach einem Jahr Balint-Gruppenarbeit 14,8 Minuten (SD = 9,2) (p = .42, n. s.; hohe Streuungswerte, geringer Stichprobenumfang).

Für die folgenden Auswertungen wurden die in die Evaluation eingegangenen Arzt-Patient-Gespräche transkribiert und nach einem von uns entwickelten Kodiersystem ausgewertet. Ohne auf Details einzugehen, sollen für die hier zu verfolgende Argumentation nur einige Ergebnisbeispiele präsentiert werden.

- **Hörersignale**

Erwartet wurde u. a., daß die Ärzte nach einem Jahr Balint-Gruppenarbeit besser zuhören können und so zur Erhöhung der Partizipationschancen der Patienten am Gespräch beitragen. Dies kann sich beispielsweise durch eine Veränderung der Hörersignale ausdrücken. Dazu gehören 'hm', 'ja', 'aha', u. a., die je nach Kontext und Stimmfärbung mit 'ich höre zu', 'ich verstehe' u.ä. paraphrasiert werden können. In den Erstgesprächen, die Ärzte nach einem Jahr Balint-Gruppenarbeit führen, sind die Hörersignale von durchschnittlich 51 (zu Beginn der Balintgruppen-Teilnahme) auf 84 pro Gespräch gestiegen ($\hat{A}$ = .05).

- **Gesamt-Redemenge von Arzt und Patient**

Mit der Erhöhung der Partizipationschancen der Patienten müßten diese auch 'mehr zu Wort kommen'. Dies läßt sich in der prozentualen Verteilung der Gesamt-Redemenge von Arzt und Patient ausdrücken. In den Erstgesprächen, die die Ärzte nach einem Jahr Balint-Gruppenarbeit führen, sinkt der Arzt-Anteil an der Gesamtmenge aller gesprochenen Worte pro Gespräch von 43 % (zu Beginn der Balint-Gruppe) auf 27 % zugunsten des Anteils der Patienten, der von 57 % auf 73 % steigt. Analog liegen die Verhältnisse bei den Sprechhandlungen (syntaktisch gegliederte, relativ bedeutungsselbständige Sinneinheiten der mündlichen Konversation, die als Pendant zum 'Satz' in der Schriftsprache zu verstehen sind): Hier sinkt der Arzt-Anteil an allen Sprechhandlungen von 41 % auf 32 % ebenfals zugunsten des Patienten-Anteils, der von 59 % auf 68 % steigt.

- **Länge der Redebeiträge von Arzt und Patient**

Neben den Veränderungen der Gesamt-Redemenge ist auch die Länge der Redebeiträge von Arzt und Patient zu prüfen. Als Redebeitrag werden alle Äußerungen zwischen zwei Rederechtswechseln bezeichnet. Der Begriff dient als übergeordnete Struktur, die alle Sprechhandlungen umfaßt, die von einem Sprecher bis zum nächsten Wechsel des Rederechts geäußert werden. Erwartet wird, daß die Patienten, wenn sie nach einem Wechsel zu Wort kommen, auch 'mehr am Stück' reden dürfen. Demzufolge müßte sich die Länge ihrer Redebeiträge vergrößern, insbesondere auch zu Beginn des Erstgespräches, damit sie ausführlicher ihrer Problematik entfalten können (gerichtete Hypothese mit einseitiger Testung). Die Ergebnisse zeigt Abbildung 3. (Die Transkriptionen und die anschließende Auswertung sind noch nicht abgeschlossen, deswegen finden sich hier nur die Ergebnisse von sechs Ärzten. Bei dieser bisher recht kleinen Stichprobe lassen sich Wilcoxon-Tafelwerte nur bis zu dem Niveau von $\hat{A} = .05$ ablesen.)

Abbildung 3

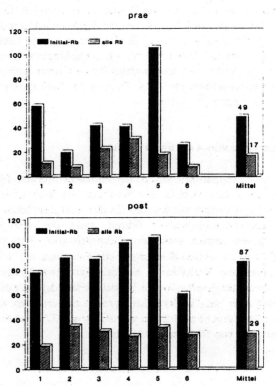

Abb. 3: Durchschnittliche Länge (in Worten) der Patienten-Redebeiträge (Rb) in Erstgesprächen bei 6 Ärzten zu Beginn (prae) und nach 1 Jahr (post) Balintgruppen-Teilnahme

Abbildung 3 präsentiert die durchschnittliche Länge der Redebeiträge (in Worten) der Patienten bei den sechs Ärzten, individuell pro Arzt und als Gruppenmittel. Die obere Hälfte der Abbildung zeigt die Werte für die Erstgespräche zu Beginn (prae), die untere Abbildung nach einem Jahr (post) Balint-Gruppenarbeit. Die Gruppen-Mittelwerte (rechts auf der jeweiligen Abbildungshälfte) verdeutlichen, daß die Patienten in der Post-Bedingung - pro Redebeitrag - mehr reden dürfen, u. z. sowohl für den Durchschnitt (schraffierte Balken) aller Redebeiträge (Mprae= 17, Mpost= 29; Â = .05) als auch für den Eröffnungsredebeitrag (schwarze Balken), mit dem sie ihren Beschwerdebericht beginnen (Mprae= 49, Mpost= 87; Â = .05). Letzteres gilt nun auch homogener für alle Ärzte (vgl. schwarze Balken auf der unteren versus oberen Abbildungshälfte für die einzelnen Ärzte). Dabei verändert sich die durchschnittliche Anzahl der Redebeiträge der Patienten nicht signifikant (Mprae= 51,1; Mpost= 46,4; n. s.), während ihr Redeanteil an der Gesamt-Redemenge von Arzt und Patient steigt (vgl. Unten). Auf der Seite der Ärzte bleibt dagegen die durchschnittliche Länge der Redebeiträge (in Worten) sowie ihre durchschnittliche Anzahl gleich (n. s.), jedoch nimmt ihr Redeanteil an der Gesamt-Redemenge (durch den gesteigerten Patientenanteil) ab (vgl. Unten).

Diese ersten Ergebnisse können als Indiz für eine strukturelle Veränderung der Arzt-Patient-Gespräche gewertet werden: Offenbar lassen die Ärzte der Balint-Gruppe mehrheitlich den Patienten mehr Raum sowohl zu Beginn als auch im weiteren Verlauf des Gespräches. Die Patienten können ihre einzelnen Redebeiträge ausführlicher gestalten.

Auf der sprachformalen Ebene wird den Patienten in den Erstgesprächen, die die Ärzte nach einem Jahr Balint-Gruppenarbeit führen, offenbar mehr Entfaltungsraum ermöglicht. Nun interessieren die Folgefragen: Wie tragen die Ärzte dazu bei? Setzen sie andere Hörersignale? Ändern sich inhaltlich-thematische und kommunikative Komponenten ihrer Gesprächsführung?

- **Inhalts- und kommunikationsanalytischer Zugang**

Um dieser Frage nachzugehen, haben wir ein mehrstufiges Kategoriensystem entwickelt. Jede Äußerung des Arztes innerhalb des Arzt-Patient-Dialoges wird mehrfach auf verschiedenen Stufen kodiert, wobei jeder Stufe ein eigenes Kategoriensubsystem zugeordnet ist:

'Äußerungsgestaltung' (Stufe 1): Die Subkategorien dieser Stufe kennzeichnen, wie der Arzt seine Äußerung auf der Satzoberfläche gestaltet und dadurch den Antwortraum des Patienten mehr oder weniger vorstrukturiert. Beispiele sind u. a.: Offene-W-Fragen (z. B.: Wie ...?', Was ...?'), Deklarativsätze, Entscheidungsfragen, Suggestivfragen usw.

'Anschlußgestaltung' (Stufe 2): Hier werden die kommunikativen Anknüpfungspunkte kategorisiert, auf die sich der Arzt in der manifesten Satzoberfläche seiner Äußerung bezieht. Dabei kann der Arzt beispielsweise unmittelbar oder zeitlich verzögert auf Verbaldarstellungen des Patienten rekurrieren oder auch nicht. Im letzten Fall würde er nicht an Patienten-Äußerungen anknüpfen, sondern an ihm subjektiv zugängliche, interne Wissensbestände und daraus abgeleitete Äußerungen.

'Thematische Gestaltung' Stufe (3): Die Kategorien dieses Subsystems dienen der Verkodung der Themen, die der Arzt durch das Ansprechen bzw. die Fortführung spezifischer Inhalte in den Fokus der Aufmerksamkeit rückt, z. B. psychosoziales Erleben.

'Funktionelle Informationsgestaltung' (4): In diesem Kategorien-Subsystem wird dem Gedanken Rechnung getragen, daß der Arzt nicht passiver Zuhörer eines Monologes ist, sondern im Dialog aktiv den Informationsfluß mitgestalten kann. Demzufolge versucht diese Analysestufe die Art und Weise zu kodieren, in der der Arzt die Informationen des Patienten verwertet und für den zukünftigen Dialogverlauf modelliert.

'Handlungsleitendes Konzept' (5): Auf der Basis der Kodierungen in den ersten vier Kategoriensubsystemen werden sodann Rückschlüsse über mögliche, der jeweiligen Sprachsequenz innewohnende Interessens- bzw. Orientierungskonzepte gezogen. Diese können für die jeweilige Intervention des Arztes als intern handlungsleitend angenommen werden.

Mit Hilfe dieses 5-stufigen Kategoriensystems soll geprüft werden, ob nach einem Jahr Balint-Gruppenarbeit die Ärzte im Verlauf ihrer Erstgespräche u. a. mehr Raum für psychosoziale Themen lassen (Kategoriensystem der 'thematischen Gestaltung'). Wir erwarten ferner, daß die Ärzte über die Erstellung einer Diagnose hinaus in stärkerem Maße auch an einer gemeinsamen Verständigungsbasis interessiert sind (Kartegoriensubsystem der 'handlungsleitenden Konzepte'). Sie werden sich mehr von patientenseitig dargebotenen Informationen leiten lassen als eigene Informationsinteressen durchsetzen. Auf der Stufe der 'kommunikativen Anschlußgestaltung' würde dies beispielsweise bedeuten, daß sie häufiger an Redebeiträge der Patienten als an eigenes, nur subjektiv zugängliches Wissen anknüpfen, womit die Partizipationschancen der Patienten erhöht würden. Wir stellen hier zwei Ergebnisbeispiele auf Einzelfallniveau dar.

Abbildung 4

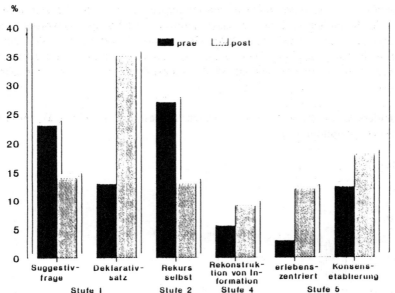

Abb. 4. Relative Häufigkeiten ausgewählter Gesprachskategorien im intraindividuellen Vergleich zu Beginn (prae) und nach 1 Jahr (post) Balintgruppen-Teilnahme (Arzt 6) (prozent. Angaben: relativ pro Stufe; Erläut. s. Text)

Abbildung 4 verdeutlicht die kommunikativen Lernveränderungen eines Arztes nach einem Jahr Balint-Gruppenarbeit (Arzt 6). Präsentiert werden auszugsweise die Kategorien verschiedener Kodierstufen, in denen sich für diesen Arzt vorwiegende Änderungen ergeben haben (prozentuale Angaben der einzelnen Kategorien beziehen sich auf die Gesamtkodierungen der jeweiligen Kodierstufe, wobei die fünf Kodierstufen unterschiedlich viele Kategorien enthalten). Auf der Ebene der manifesten Äußerungsgestaltung (Kategoriensubsystem 1) vermindert er seinen Anteil an solchen Suggestiv-Fragen, die Gefahr laufen, die Antwortmöglichkeiten des Patienten einzuengen, und erhöht den Anteil an Deklarativsätzen, die die Verbalreaktionen des Patienten zunächst kaum vorstrukturieren. Darüberhinaus verringert er deutlich seinen Rekurs auf sich selbst (Kategoriensubsystem 2: kommunikative Anschlußgestaltung): Er knüpft mit seinen Interventionen weniger an nur ihm subjektiv zugängliche Wissensbestände und daraus abgeleitete Verbalisationen an, sondern vermehrt an Informationen von seiten des Patienten. Entsprechend rekonstruiert er häufiger die von den Patienten präsentierten Informationen (Kategoriensubsystem 4: funktionelle Informationsgestaltung). D.h. er faßt sie noch einmal explizit (wortwörtlich oder paraphrasierend) zusammen, beispielsweise zur Klärung von Bedeutungskontexten der verbalisierten Informationen, um

Unklarheiten auszuräumen usw. Stärker als zu Beginn seiner Balint-Gruppenteilnahme verfolgt er dabei das Ziel, die Perspektive des Patienten auf sein Erleben zu zentrieren (Kategoriensubsystem 5: handlungsleitendes Konzepte). Die somatischen Interessen des Arztes treten nicht in den Hintergrund, aber seine Fragen nach dem Erleben der Krankheit und der Lebensverhältnisse sind häufiger geworden. Zudem legt dieser Arzt nach einem Jahr Balint-Gruppenarbeit gesteigerten Wert auf eine Konsensetablierung, also auf Bemühungen um das wechselseitige und gemeinsame Verstehen von Arzt und Patient (Kategoriensubsystem 5: handlungsleitendes Konzept).

Ganz anders das Lernprofil eines zweiten Arztes aus derselben Balint-Gruppe (Arzt 4) (vgl. Abbildung 5):

Abbildung 5

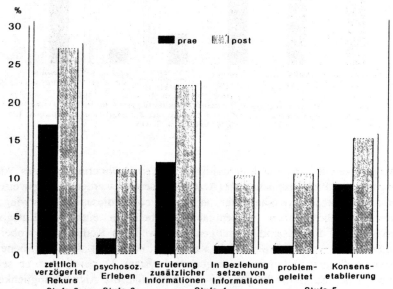

Abb. 5: Relative Häufigkeiten ausgewählter Gesprächskategorien im intraindividuellen Vergleich zu Beginn (prae) und nach 1 Jahr (post) Balintgruppen-Teilnahme (Arzt 4) (prozent. Angaben: relativ pro Stufe; Erläut. s..Text)

Dieser Arzt versucht in höherem Maße problemgeleitet (Kategoriensubsystem 5: handlungsleitendes Konzepte) disparate Informationen zueinander in Beziehung zu setzen (Kategoriensubsystem 4: funktionelle Informationsgestaltung) und somit Zusammenhänge herzustellen. Dazu scheint erforderlich zu sein, daß er auf der Basis bestehender Informationen verstärkt zusätzliche Informationen eruiert (ebenfalls Kategoriensubsystem 4), thematisch stärker das psychosoziale Erleben fokussiert (Kategoriensubsystem 3: thematische Gestaltung) und vermehrt auf im Dialog zeitlich weiter zurückliegende Äußerungen des Patienten Bezug nimmt (Kategoriensubsystem 2: kommunikative Anschlußgestaltung), um sie mit aktuell verhandelten Informationen in größere Zusammenhänge zu stellen. Letztlich legt er, ebenso wie der zuvor dargestellte Arzt, nach einem Jahr Balint-Gruppenarbeit gesteigerten Wert auf eine Konsensetablierung, also auf Bemühungen um das wechselseitige und gemeinsame Verstehen von Arzt und Patient (Kategoriensubsystem 5: handlungsleitendes Konzept).

Das Beispiel dieser beiden Ärzte zeigt, daß sich in ein- und derselben Balint-Gruppe, neben Lerneffekten der Gesamtgruppe, auch sehr individuelle Lernprofile ergeben. Damit stellen sich Folgefragen nach dem 'Warum' und, in Verbindung damit, nach spezifischen Lernzielen für den einzelnen. Indizien für eine Beantwortung dieser Fragen finden wir auf einer weiteren Zugangs- und Datenebene, die auf die subjektiven Verständniskonzepte der Ärzte zu ihren persönlichen Entwicklungen und Lernerfahrungen abzielt.

Die Ebene ärztlicher Verständnismodelle: Heidelberger Struktur-Lege-Technik (SLT)

Wir führten halbstandardisierte Interviews mit den Ärzten und fragten sie nach verschiedenen Aspekten ihrer Arbeit in der Balint-Gruppen: nach ihrer persönlichen Motivationsentwicklung zur Balint-Gruppenteilnahme, nach den dort erfahrenen Lerneffekten, nach Veränderungen des eigenen Gesprächs- und Interaktionsverhaltens, nach der Berücksichtigung bio-psycho-sozialer versus biotechnischer Aspekte in der Patientenversorgung, nach den Folgen für die Praxis-Gestaltung, u. a..

Diese Interviews wurden tonkonserviert, transkribiert und mithilfe der Heidelberger-Struktur-Lege-Technik (SLT) weiter ausgewertet. Die SLT zielt auf die Erfassung der subjektiven Verständnissysteme der Befragten. Diese werden in einer spezifisch-kontrollierten Verfahrensweise und unter Miteinbeziehung der Befragten empirisch rekonstruiert. Das Ergebnis sind Netzwerkstrukturen, in denen diese subjektiven Verständnissysteme hinsichtlich ihrer zentralen Konzepte und ihrer strukturellen Beziehungen untereinander rekonstruiert werden. Die methodischen Details der SLT können hier aus Raumgründen ebensowenig ausgeführt werden wie die theoretische Ableitung und Begründung des Verfahrens (vgl. Scheele & Groeben 1984, 1988; Groeben 1986; Groeben, Wahl, Schlee & Scheele 1988; Scheele 1992). Ein Beispiel einer so gewonnenen SLT-Netzwerkstruktur stellt der folgende Ausschnitt in Abbildung 6 dar, der die subjektive Selbstkonzeptualisierung des auf der zweiten Datenebene bereits dargestellten Arztes 6 (vgl. Abbildung 4) hinsichtlich einiger, für sein ärztliches Handeln zentraler Motive präsentiert:

Abbildung 6

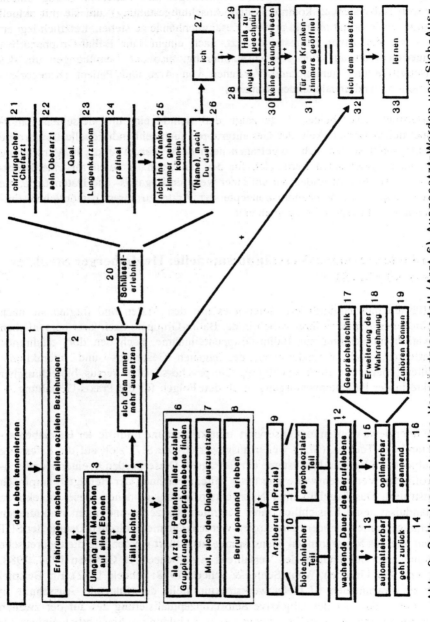

Abb. 6: Selbstkonzeptuelles Verständnismodell (Arzt 6): Ausgesetzt-Werden und Sich-Aussetzen: Von der Hilflosigkeit zum spannenden Erleben

Rückübersetzt liest sich die Netzwerkstruktur: Arzt 6 berichtet als persönliches 'Schlüsselerlebnis' (Konzept 20) eine Situation, in der der 'Oberarzt' (vgl. Konzept 22) seines 'chirurgischen Chefs' (21) mit einem 'Lungenkarzinom' 'präfinal' im Krankenbett lag (21 - 24) und der Chefarzt vor der Türe sagte, nicht mehr in das Krankenzimmer gehen zu können (25), und seinem Assistenzarzt (dem hier interviewten Arzt 6) den Auftrag erteilte, '(Name)., mach Du das!' (26). Arzt 6 mußte somit, mit 'Angst', 'zugeschnürtem Hals' und 'keine Lösung wissend' (28 - 30), die 'Tür des Krankenzimmers öffnen' (31), was für ihn gleichbedeutend war wie: 'sich dem aussetzen' (32). Durch dieses 'Sich-Aussetzen' seien aber Lernprozesse in Gang gekommen (33), die er in allgemeinerer Form auch in anderen Lebensbereichen für entscheidend hält: 'das Leben kennenlernen' (1) vollziehe sich über eine Kreislaufstruktur, in der das 'Sich-dem-immer-mehr-Aussetzen' (5) 'Erfahrungen ... in allen sozialen Beziehungen' (2) begünstigt, was den 'Umgang mit Menschen auf allen Ebenen' (3) 'leichter' (4) und im Gefolge u. a. auch den 'Beruf spannender erlebbar' mache (8, 16). Wenn man so will, hat sich der Arzt von dem ursprünglichen passiv-hilflosen Ausgesetzt-Werden (als Schlüsselerlebnis) zu einem aktiven Sich-selber-Aussetzen entwickelt, begleitet von einem zunehmenden Erleben interessierter Spannung.

Von diesem Zentralmotiv aus - erlebnisorientiertes Sich-Aussetzen in unbekannte, noch nicht erfahrene Interaktions-Situationen - ist es vielleicht nicht ganz verwunderlich, wenn sich dieser Arzt in seinem Gesprächsverhalten eher und zunehmend mehr dem jeweiligen Patienten 'aussetzt', sich an das 'unbekannte X' anzuschmiegen versucht und in diesem Fokus besonders lernsensibel ist (mit Rückblick auf die zweite Datenebene; vgl. Abbildung 4): durch ein stärkeres Sich-Selbst-Zurücknehmen, rekonstruierendes Klären der gehörten Patienten-Informationen, einen stärkeren Fokus auf erlebensorientierte Informationen, ein Zurücknehmen vorauseilender, den Patienten möglicherweise einengenden Suggestivfragen und ein häufigeres, sich rückversicherndes Verstehen (Konsensetablierung).

Bei unserem, ebenfalls auf der zweiten Datenebene bereits präsentierten zweiten Arzt (4) der Balint-Gruppe stellt sich dies ganz anders dar (vgl. Abbildung 7):

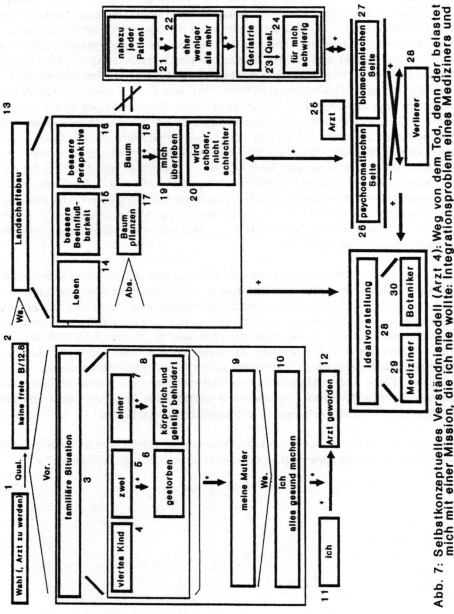

Abb. 7: Selbstkonzeptuelles Verständnismodell (Arzt 4): Weg von dem Tod, denn der belastet mich mit einer Mission, die ich nie wollte: Integrationsproblem eines Mediziners und Botanikers 'in einer Person'

Dieser Arzt berichtet als autobiographisch relevante Erfahrung, wie er als eines von vier Geschwistern, von denen zwei gestorben und eins körperlich und geistig behindert war (Konzepte 3 - 8), schon früh mit dem mütterlichen Wunsch ('Ws.' = Wunsch) versehen wurde, Arzt zu werden und 'alles gesund zu machen' (9, 10). Sein späterer Weg zum Medizinstudium und Arztberuf hatte für ihn nicht die Qualität einer 'freien Wahl' (1, 2). In teilweiser Absetzung von dieser biographisch-emotionalen Hintergrundfolie des Tod-und-Krankheit-Verhindern-Sollens hat er sich später als Hobbygärtner - sein eigentlicher Berufswunsch lag im Bereich des Landschaftsbaus (13) - intensiv dem thematischen Gegenpol zugewandt, den wachsenden und offensichtlicheren Lebenszeichen dieser Welt (14 - 20): Er wollte ('Abs.' = Absicht) 'einen Baum pflanzen', der ihn 'überlebt' und der 'schöner, nicht schlechter' wird (17 - 20). Dies ist für ihn diskrepant zu 'nahezu jedem Patienten' (21), den er sieht und bei dem es 'eher weniger als mehr' (22) wird. Verständlicherweise stellt insbesondere die 'Geriatrie' (23) im Erleben dieses Arztes eine besondere Schwierigkeit dar (24). Das Themenfeld 'Krankheit, Verfall und Tod' scheint für ihn eine recht durchgängige Erfahrungsdominanz zu haben, sowohl in der frühbiographischen (2 - 8) als auch in der aktuellen beruflichen Lebensphase (22 - 24), wobei er sich insbesondere auf der 'biomechanischen Seite' (27) als 'Verlierer' (28) sieht, nicht auf der 'psychosomatischen Seite' (26). Seine Idealvorstellung, aber auch sein persönliches Integrationsproblem, liegt in der Frage nach den Integrationsmöglichkeiten des Mediziners und des Botanikers (mit den jeweiligen Bedeutungshintergründen) 'in ihm' (28 - 30).

Von diesem Zentralproblem aus - Integration von recht diskrepanten eigenen 'Anteilen' aus psychosozialen Konfliktgenesen - ist es vielleicht nicht ganz verwunderlich, wenn sich dieser Arzt in seinem Gesprächsverhalten verstärkt um das Problem des In-Beziehungsetzens von Informationen bemüht und in diesem Fokus besonders lernsensibel ist (mit Rückblick auf die zweite Datenebene; vgl. Abbildung 5): durch ein häufigeres, problemgeleitetes In-Beziehung-Setzen von Informationen des Patienten, durch ein Eruieren zusätzlicher Informationen, besonders im Bereich des psychosozialen Erlebens, und durch einen stärkeren Rekurs auf weiter zurückliegende Äußerungen des Patienten, um sie mit aktuell verhandelten Informationen in größere Zusammenhänge stellen zu können. Darüber hinaus steigert er, ebenso wie Arzt 6, seine kommunikativen Anstrengungen zur Konsensetablierung, also seine Bemühungen um das wechselseitige und gemeinsame Verstehen von Arzt und Patient.

Diese beiden ausschnitthaften Beispiele sollen verdeutlichen, wie die 'Vorsensibilisierung durch das eigene Leben' offenbar individual- und themenspezifische Sensibilitätsprofile schaffen kann, die sich wiederum als Antennen, die für den Empfang bestimmter thematischer Frequenzen besonders sensibel sind, auf der Gesprächsebene mit den Patienten aufzeigen lassen. Von seiten der Patienten können ebenfalls individuelle, biographisch 'vorsensibilisierte' Hintergrundthemen mit 'Antennencharakter' auf die Arzt-Patient-Bühne getragen werden, die sich auch durch eine mehrgliedrige Methodik empirisch rekonstruieren lassen (Obliers, Waldschmidt, Poll, Albus & Köhle 1993). Diese beidseitig eingebrachten 'Themen' können interpersonell als wichtige Determinanten der Beziehungsgestaltung von Arzt und Patient und im weiteren Kontext von Übertragung und Gegenübertragung diskutiert werden. Sie sind durchaus nicht ohne weiteres selbsttransparent und entsprechend reflexiv verfügbar (Obliers & Vogel 1992), gleichwohl im interaktiven Handeln als 'Antennen' wirksam. In dieser Funktion verweisen sie auf der Arztseite auf den idiosynkratischen, besonders lernsensiblen Fokus, der durch die einjährige Balint-Gruppenteilnahme einerseits einen konstruktiven und reflexiven Schub erhalten, andererseits zur Ausbalancierung mit focusexternen Entwicklungsmöglichkeiten anregen kann. Dies wiederum scheint für die Formulierung individueller Lernziele von Balint-Gruppenteilnehmern von erheblicher Relevanz zu sein.

Mehrperspektivische Qualitätssicherung: Diskussion und Ausblick

'Kein 'mündiger Patient' ohne 'mündigen Arzt'' (v. Uexküll 1993, 62)

Unser Versuch, videogestützte Balint-Gruppenarbeit multimethodal zu evaluieren, zeigt zum einen die Bedeutung videographierter Ausgangsdaten für verschiedene methodische Auswertungsmöglichkeiten, zum anderen die potentielle Effektivität videounterstützter Balint-Gruppenarbeit. Gleichwohl werden in beiden Bereichen weitere Entwicklungsdesiderate deutlich: die Integration einer multimethodalen Vorgehensweise und die durch sie angestoßene konzeptuelle Weiterentwicklung balintgruppeninterner Lernprozesse.

- **Multimethodales Vorgehen: 'Mehr Sehen' und das Integrationsproblem**

Eine multimethodale Evaluation, die sowohl quantitative wie qualitative, idiographisch- wie nomothetisch-orientierte Verfahren einbezieht, sieht sich dem Problem ihrer Synopse gegenübergestellt. Sie vermindert durch ihren mehrperspektivischen Zugriff Gegenstandsreduktionen eher als methodenmonistische Ansätze, die sich selten Rechenschaft darüber ablegen, ob der 'eine' von ihnen favorisierte methodische Zugriff eine 'repräsentative Stichprobe' des infragestehenden Gegenstandsbereiches erfaßt oder ihn unreflektiert reduziert.

Graumann (1960) hatte das dominante messend-quantitative Methodenverständnis als eine unter anderen möglichen 'Hinsichten' auf den Forschungsgegenstand relativiert. Ihr Bedürfnis, einen Gegenstand rein rechnerisch-messend zu erfassen, läßt diejenigen Gesichtspunkte quasi-figural hervortreten, die sich der Quantifikation überhaupt anbieten und favorisiert somit eine spezifische 'Hin-Sicht' auf den Gegenstand. Die habituelle Abblendung nicht-quantitativer Aspekte läuft Gefahr einer Rigidisierung dieser methodischen Perspektive mit begleitender Gegenstandsreduktion. Das gilt analog auch für andere methodische Paradigmen, beispielsweise ausschließlich hermeneutisch-interpetative, sobald sie ihre relative Perspektive universalisieren und einen methodenmonistischen Anspruch erheben.

Neben dieser methoden-perspektivischen Relativierung ist mit Gigerenzer (1981) auf die modellbildende Funktion der Methoden hinzuweisen, die deutlich über ein naives Werkzeugverständnis von Methoden hinausgeht. Messung und Sprache als methodische Bausteine sind nicht 'neutrale Werkzeuge', sondern modellbildende Medien mit eigener Axiomatik, die auch modellbildende Funktionen bei der Gegenstandskonstituierung und Wirklichkeitskonstruktion erfüllen. Die Welt der Zahlen und der Buchstaben als mögliche Modellräume sind keine 'tabula rasa' für den Wirklichkeitsentwurf. Sie transportieren eigene, gegenstandsmitkonstituierende Prämissen (vgl. Bosshardt 1986; Herzog 1984, 133ff.; Koerfer, Köhle & Obliers, 1994; Ryle 1968; Whorf 1963). Die zentrale Abstinenzregel von Erfahrungswissenschaften, nichts in die Dinge vorab hineinzulegen, methodisch 'gleichsam gläsern' (Sloterdijk 1987, 79) zu bleiben, stößt hier an ihre Grenzen, weil die erfahrungsprüfenden 'Werkzeuge' selber prämissengetränkt sind.

Aufgrund dieser perspektivischen Begrenztheit und gegenstandsmodellierenden Axiomatik der Methoden dürfte ein multimethodales Vorgehen, das den Forschungsgegenstand im Lichte mehrerer Methoden mehrperspektivisch und kaleidoskopartig zu fassen sucht, 'mehr sehen' und zudem den Anteil methodenbedingter Präformationen deutlicher und damit besser einschätzbar machen (Jick 1983; Silverman 1985; Flick 1987; Jüttemann 1994; Groeben 1992, 75f.; Laucken 1994a, b, c; Schorr 1994). Gleichwohl bleibt das Problem der Synopse des Kaleidoskops (vgl. auch Groeben 1992, 75ff.), in dem zudem durchaus nicht alle Methoden eklektisch und relativistisch-gleichwertig nebeneinanderstehende Facetten darstellen. Neben den von ihnen anvisierten, unterschiedlichen Erfassungsfoci, den von ihnen verwendeten modellbildenden Medien und unterschiedlichen Ansprüchen fußen sie auf verschiedenen wissenschaftstheoretischen Hintergrundfolien, deren Zueinander von Groeben (1986) grundlegend diskutiert worden ist.

Am Beispiel zweier Ärzte haben wir eher plausibilisierende Überlegungen über mögliche Zusammenhänge zwischen zwei Facetten des Kaleidoskops angestellt, nämlich den von ihnen auf der zweiten (inhaltsanalysiertes faktisches Gesprächsverhalten) und dritten (selbstkonzeptuelle SLT-Muster) Datenebene erhaltenen Informationen. Empirisch ließe sich der 'Plausibilisierungsgrad' dieser Zusammenhangsvermutungen beispielsweise über retrognostische oder prognostische Experimente erhärten, in denen auf der Basis der SLT-Muster (dritte Datenebene) Retro-/Prognosen für das faktische ärztliche Gesprächsverhalten aufgestellt würden, dessen inhaltsanalytisches Profil (zweite Datenebene) überzufällig zu retro-/prognostizieren wäre (vgl. Wahl 1982, 1988). In diesem Falle würde das jeweilige selbstkonzeptuelle SLT-Muster als erklärungsträchtig für das bereits beobachtete oder künftig zu beobachtende Gesprächsverhalten des jeweiligen Arztes im faktischen Patientenkontakt verstanden. Bei dieser Geltungsprüfung (von der dritten zur zweiten Datenebene) wird bereits ersichtlich, daß die verschiedenen Datenebenen im unterschiedlichen Status zueinander stehen können und ihre Aufeinander-Bezogenheit experimental-prüfenden Verfahren unterziehbar ist, um einer Interpretationswillkür möglicher Zusammenhänge vorzubeugen (vgl. auch Groeben 1992, 75f.).

- **Qualitätssicherung, Evaluation, Grundlagenforschung: Scharfe Grenzen?**

Die Absicherung derartiger methodenübergreifender, synoptischer Überlegungen von verschiedenen Datenebenen bedarf sicherlich noch einer erheblichen Anstrengung. Gleichwohl machen sie bereits jetzt ihren Anregungsgehalt deutlich und lassen in unserem Kontext das Ziel lohnend erscheinen, methodenübergreifende Bausteine eines Evaluationssystems herauszukristallisieren, die, neben dem möglichst trennscharfen Aufweis von Lern-Veränderungen auf den einzelnen methodischen Ebenen, weitgehend absicherbare, 'übersummative' Zusammenhänge präsentieren, die durch eine isolierte Betrachtung der methodischen Einzelebenen nicht sichtbar werden. Derartige 'übergeordnete' Zusammenhänge könnten sowohl für die Balint-Gruppenteilnehmer wie auch für eine Lernziel-Diskussion von Balint-Gruppen eine nicht unwichtige Reflexionsbasis bieten.

Das wäre mehr als das Anliegen eines 'Fieberthermometer'-Evaluationsansatzes, demzufolge ein einfach handhabbares und schnell auswertbares Instrument wie ein Thermometer Qualität und Ergebnis eines zu beurteilenden Prozeßgeschehens mißt. Während die Ökonomie sicherlich auf seiten des 'Fieberthermometers' steht und einen multimethodalen Ansatz zu aufwendig erscheinen läßt, dürfte auf der anderen Seite das 'Fieberthermometer' wenig zur 'Fieberbehandlung' - in unserem Kontext: wenig inhaltlich-strukturelle Optimierungsvorschläge auf empirischer Basis - bieten können. Evaluation als Diagnosticum des Status quo oder Evaluation mit empirisch gestützten, ableitbaren Optimierungsentwürfen für die künftige Prozeßgestaltung sind zweierlei, die allerdings beide benötigt werden. Wird die Balint-Gruppen-Evaluation mit einer Lernziel-Diskussion gekoppelt, rückt die letztgenannte Evaluationsvariante in die relevantere Position.

Methodenübergreifende Zusammenhänge und feedback-gesteuerte Lernziel-Optimierungen, insbesondere auch mit Blick auf ihre individuelle Ausgestaltung, stellen z. T. 'Unbekannte' während des Evaluationsprozesses dar. Gelingt ihre zunehmende Aufklärung, könnten sie in die Balint-Gruppe rückgespeist werden und möglicherweise zu innovativen Elementen für die weitere Gruppen- und Individualentwicklung der Teilnehmer werden. Evaluation würde damit zu einer kleinen Zeitreihe und nähme den Charakter eines Entwicklungsprozeß-Begleiters an. Erkenntnissteigerung durch Klärung von 'Unbekannten' wäre dabei nicht nur eine Chance, sondern dezidiertes Ziel. Das entspräche allerdings weniger einem klassischen Verständnis von Qualitätssicherung (QS): 'Im allg. ist wissenschaftliche Erkenntnis kein Ziel von QS (!)' (vgl. Kordy 1992, 316). Hauptanliegen klassischer Qualitätssicherung ist eher eine 'Alarm- und Signalfunktion': Bei Ist-Sollwert-Abweichungen soll 'Alarm' signalisiert werden (ebd.). Das setzt allerdings einen 'Konsens über Soll-Werte' (ebd.) voraus, dessen Herstellung sich in den verschiedenen medizinischen Fachbereichen unterschiedlich schwierig gestalten kann (ebd., S. 314). Bei dem hier infragestehenden Bereich balintgruppengestützter Gesprächs- und Beziehungsgestaltung von Arzt und Patient (im Kontext psychosomatischer Grundversorgungs-Fortbildung) dürften zwar die groben Sollwert-Konturen im theoretischen Anspruch konsensuell vorliegen. Im Detail, in der praktischen Umsetzung und empirischen Evaluation sind aber noch erhebliche Forschungslücken aufzuarbeiten. Somit wird die konkrete Sollwert-Präzisierung zum Teil des Evaluationsprozesses. Darüber hinaus dürfte die Vorstellung eines starren Sollwert-Profils als zu suchende und hinsichtlich ihrer Qualität zu 'sichernde' Zielmaxime (überspitzt z. B.: nicht mehr als 3 % Suggestivfragen, nicht mehr als 10 % geschlossene Fragen in der ersten Hälfte eines Erstgespräches, ...) tendenziell rigide und dysfunktional sein. Auf dem Hintergrund individueller Arzt-Biographien ist eher von der Vorstellung elastischer Zielprofile auszugehen, die z. T. individuell auszugestalten und, auf der Basis des zwischenzeitlich Erreichten, immer wieder neu anzureichern sind.

Auf diesem lernsensiblen Terrain wird es dabei immer wieder auch zur Verunsicherung eigener Vorstellungen von gelungener Arzt-Patient-Kommunikation und darüber hinaus zur Modifikation zuvor als selbstverständlich angenommener Selbstkonzeptualisierungen kommen. Diese möglichen Verunsicherungen auf der Individual- bzw. Gruppenebene sind aber weniger als Störung einer 'gelungenen Entwicklung' zu werten, sondern notwendige Bestandteile - und somit auch positive Zielkriterien - eines fortschreitenden Lern- und Klärungsprozesses. Eine Flexibilisierung der Selbstkonzeptualisierungen, also eine nachweisbare Veränderung auf der dritten Datenebene, enthält die Möglichkeit, einer Fixierung auf geronnene Interaktionsschemata entgegenzuwirken. In dieser 'Suche-nach-Neuem' liegen auch 'Unbekannte', die vorweg nicht immer als 'Soll-Größen' faßbar sind. Auch in der Arzt-Patient-Situation gilt für den Beteiligten, daß er 'immer mehr ist, als er von sich weiß' (Jaspers 1965, 147).

- **Balint-Gruppenlernen: Ein komplexes Gefüge und seine empirische Stützung**

Für eine Lernziel-Diskussion von Balint-Gruppen liefern unsere Beobachtungsdaten zunächst Hinweise, daß die Ärzte, auch jenseits ihrer subjektiven Selbsteinschätzung, Lernveränderungen in ihrem faktischen Handeln mit sehr individuellen

Konturen zeigen. Diese schlagen sich auf den verschiedenen Beobachtungs- und Datenebenen nieder.

Der von Balint formulierte mehrebige Lernprozeß, demzufolge sich das Verständnis für die interaktiven Arzt-Patient-Prozesse vertiefen, die kognitiven Konzepte der Ärzte über ihre Patienten und das, was als Krankheit bezeichnet wird, verändern und das ärztliche Gesprächsverhalten eine Umgestaltung erfahren würden (vgl. M. Balint 1957/1965; E. Balint 1983; Rosin 1989), scheint somit eine empirische Unterstützung zu finden. Dies ist mehr als die Zielrichtung rein 'skill'-orientierter Gesprächstrainingseinheiten. Gerade die methodenübergreifenden Zusammenhänge unseres multimethodalen Ansatzes weisen auf die Beziehungen zwischen der manifesten Gesprächsebene und den krankheits-, interaktions- und selbstkonzeptuellen Verständnismodellen der einzelnen Ärzte hin. Dies kann in rein 'skill'-orientierten Gesprächstrainings kaum empirisch in den Blick kommen. Künftige Forschung wird zeigen müssen, inwieweit methodenübergreifende Zusammenhänge in der weiteren Palettenvielfalt der hausärztlichen und psychotherapeutischen Versorgung samt der zugeordneten Forschung eine Rolle spielen werden (vgl. etwa Bahrs & Szecsenyi 1993; Bahrs & Köhle 1989; Fehlenberg, Simons & Köhle 1990; Köhle & Raspe 1982; Koerfer & Neumann 1982; Koerfer, Köhle & Obliers, im Druck; Löning & Rehbein 1993; Mak, Rosin & Voigt 1992).

Unsere bisherigen Ergebnisse weisen darüber hinaus darauf hin, daß sich die genannten Veränderungen im Verlauf der Balint-Gruppenteilnahme über die verschiedenen Beobachtungsebenen hinweg in individuell-unterschiedlicher Weise durchsetzen. Dies wiederum läßt sich für den Gruppenprozeß konstruktiv nutzen. So können, neben der Formulierung globaler Lernziele für eine Balint-Gruppe als Ganzes, auch individuelle Lernziele für den einzelnen Arzt abgeleitet werden. Diese scheinen zum einen den Zusammenhang und das Wechselspiel zwischen einem je individuellen, biographisch-selbstkonzeptuellen Fokus (unsere dritte Datenebene) und einem je individuellen, besonders lernsensiblen Fokus in der Patientenwahrnehmung und -interaktion (unsere zweite Datenebene) im Auge haben zu müssen. Zum anderen läßt sich durch diese Fokuseingrenzung schärfer auch das mit mehr Aufmerksamkeit belegen, was außerhalb des je individuellen Focus liegt. Repräsentiert werden können diese focus'externen' Möglichkeiten beispielsweise durch die lernsensiblen Foci der jeweils anderen Gruppenmitglieder, die für den eigenen Fokus zunächst zwar 'extern' sind, aber zu einer konstruktiven Bereicherung werden können. Die Gestaltung dieser gruppeninternen Ergänzungen wird dabei zu einem besonderen Anregungsfeld gruppenprozessualer Möglichkeiten.

Eine, derartige Prozesse begleitende Evaluation und die durch sie empirisch gestützte Qualifizierung ärztlichen Verstehens und Handelns im Verlauf der Balint-Gruppenteilnahme könnten schrittweise ineinandergreifen. Damit wäre nicht nur eine wichtige Forschungslücke, wie sie einleitend umrissen wurde, empirisch schließbar, sondern auch die Konzeption eines Balint-Gruppenlernprozesses favorisiert, in dem Evaluation und empirisch gestützte Lernziel- und Entwicklungsprofile auf verschiedenen Ebenen ärztlichen Handelns aufeinander beziehbar würden.

Literatur

Bahrs O, Köhle M: Das doppelte Verstehensproblem - Arzt-Patient-Interaktion in der Hausarztpraxis. In: Neubig H: Die Balint-Gruppe in Klinik und Praxis. Band 4. Springer, Berlin 1989; 103-130

Bahrs O, Szecsenyi J: Patientensignale - Arztreaktionen. Analyse von Beratungsgesprächen in Allgemeinpraxen. In: Löning P, Rehbein J (Hrsg.): Arzt-Patienten-Kommunikation. de Gruyter, Berlin New York 1993; 1-26

Balint M: Der Arzt, sein Patient und die Krankheit. Klett, Stuttgart 1957, 1965

Balint E: Die Aufgabe der Balint-Gruppen: Aufbau und historische Entwicklung. In: Pöldinger W, Weiss G (Hrsg.): Beziehungsdiagnostik und Beziehungstherapie. Springer, Berlin Heidelberg New York 1983; 5-9

Bosshardt HG: Einleitung. In: Bosshardt HG (Hrsg.): Perspektiven auf Sprache: Interdisziplinäre Beiträge zum Gedenken an Hans Hörmann. de Gruyter, Berlin New York 1986, 1-13

Fehlenberg D, Simons C, Köhle K: Die Krankenvisite - Probleme der traditionellen Stationsvisite und Veränderungen im Rahmen eines psychosomatischen Behandlungskonzepts. In: Uexküll T v et al. (Hrsg): Psychosomatische Medizin. (4. Aufl.) Urban & Schwarzenberg, München Wien Baltimore 1990; 265-287

Flick U: Das Subjekt als Theoretiker? - Zur Subjektivität subjektiver Theorien. In: Bergold JB, Flick U (Hrsg.): Ein-Sichten: Zugänge zur Sicht des Subjekts mittels qualitativer Forschung. DGVT, Tübingen 1987; 125-134

Gigerenzer G: Messung und Modellbildung in der Psychologie. Ernst Rheinhardt, München Basel 1981

Graumann CF: Grundlagen einer Phänomenologie und Psychologie der Perspektivität. de Gruyter, Berlin 1960

Groeben N: Handeln, Tun, Verhalten als Einheiten einer verstehend-erklärenden Psychologie. Francke, Tübingen 1986

Groeben N, Wahl D, Schlee J, Scheele B (Hrsg.): Das Forschungsprogramm Subjektive Theorien. Eine Einführung in die Psychologie des reflexiven Subjekts. Francke, Tübingen 1988

Groeben N: Die Inhalts-Struktur-Trennung als konstantes Dialog-Konsens-Prinzip?! In: Scheele B (Hrsg.): Struktur-Lege-Verfahren als Dialog-Konsens-Methodik.

Ein Zwischenfazit zur Forschungsentwicklung bei der rekonstruktiven Erhebung Subjektiver Theorien. Aschendorff, Münster 1992; 42-89

Guth U: Visitengespräche: Beziehungsbildung im psychosomatischen Visitengespräch; Zusammenhang zwischen Globalurteil und Gesprächsmerkmalen. Abschlußbericht 5, Teilprojekt 5 B. Therapeutische Beziehungen auf einer internistisch-psychosomatischen Modellstation. Ulm 1985

Herzog W: Modell und Theorie in der Psychologie. Hogrefe, Göttingen 1984

Jaspers K: Die geistige Situation der Zeit (Orig.: 1931). de Gruyter, Berlin New York 1965

Jick T: Mixing qualitative and quantitative methods: Triangulation inaction. In: Maanen J v (ed.): Quantitative methodology. Sage, London 1983, 135-148

Jüttemann, G: Die Entstehung einer neuen Identität grundwissenschaftlicher Psychologie. In: Schorr A (Hrsg.): Die Psychologie und die Methodenfrage. Reflexionen zu einem zeitlosen Thema. Hogrefe, Göttingen Bern Toronto 1994; 89-103

Köhle K, Raspe HH: (Hrsg.): Das Gespräch während der ärztlichen Visite: Empirische Untersuchungen. Urban & Schwarzenberg, München Wien Baltimore 1982

Koerfer A, Neuman C: Alltagsdiskurs und psychoanalytischer Diskurs. Aspekte der Sozialisierung des Patienten in einen >ungewohnten< Diskurstyp. In: Flader D, Grodzicki WD, Schröter K (Hrsg.): Psychoanalyse als Gespräch: Interaktionsanalytische Untersuchungen über Therapie und Supervision. Suhrkamp, Frankfurt/M. 1982, 96-137

Koerfer, A, Köhle K, Obliers R: Zur Evaluation von Arzt-Patient-Kommunikation: Perspektiven einer angewandten Diskursethik in der Medizin. In Redder A, Wiese I (Hrsg.): Medizinische Kommunikation. Erfahrungen in Ost und West. Westdeutscher Verlag, Opladen 1994; 53-94

Kordy H: Qualitätssicherung: Erläuterung zu einem Reiz- und Modewort. Zeitschr. psychos. Medizin, 1992; 38:310-324.

Laucken U: Über die diagnostische Tauglichkeit der Prinzschen Differenzen zweier Kulturen der Psychologie. In: Schorr A (Hrsg.): Die Psychologie und die Methodenfrage. Reflexionen zu einem zeitlosen Thema. Hogrefe. Göttingen Bern Toronto 1994a; 12-17

Laucken U: Psychologische Begriffsarbeit. Versuche, Denkansätze zu Ende zu denken. In: Schorr A (Hrsg.): Die Psychologie und die Methodenfrage. Reflexionen zu einem zeitlosen Thema. Hogrefe, Göttingen Bern Toronto 1994b; 62-83

Laucken U: Plädoyer für das Zusammendenken von Verschiedenartigem. In: Schorr A (Hrsg.): Die Psychologie und die Methodenfrage. Reflexionen zu einem zeitlosen Thema. Hogrefe, Göttingen Bern Toronto 1994c; 104-106

Löning P, Rehbein J (Hrsg.): Arzt-Patienten-Kommunikation. de Gruyter, Berlin New York 1993

Mak M, Rosin U, Voigt H: "Damit wir mal drüber sprechenkönnen ..." Gesprächsanalytisch-methodische Überlegungen zu einem Arzt-Patientin-Gespräch in der Allgemeinpraxis. Springer, Berlin 1992

Naujocks W, Köhle K: Zur Entwicklung von Teilnehmern an einer Balint-Gruppe - Eine quantitative Verlaufsuntersuchung an Krankenschwestern auf einer Schwerkrankenstation. In: Schüffel W (Hrsg.): Sich gesund fühlen im Jahr 2000. Springer, Berlin New York Tokyo 1988; 94-103

Obliers R, Vogel G: Subjektive Autobiographie-Theorien als Indikatoren mentaler Selbstkonfiguration. In: Scheele B (Hrsg.): Struktur-Lege-Verfahren als Dialog-Konsens-Methodik: Ein Zwischenfazit zur Forschungsentwicklung bei der rekonstruktiven Erhebung Subjektiver Theorien. Aschendorff, Münster 1992; 296-332

Obliers R, Waldschmidt D, Poll H, Albus C, Köhle K: 'Schau' mich gefälligst an dabei!' Arzt-Patient-Kommunikation: doppelperspektivische Betrachtung und subjektive Meta-Invarianten. In: Löning P, Rehbein J (Hrsg.): Arzt-Patient-Kommunikation. Analysen zu interdisziplinären Problemen des medizinischen Diskurses. de Gruyter, Berlin New York 1993; 265-310

Rehbein J: Ärztliches Fragen. In: Löning P, Rehbein J (Hrsg.): Arzt-Patient-Kommunikation. Analysen zu interdisziplinären Problemen des medizinischen Diskurses. de Gruyter, Berlin New York 1993; 311-364

Rosin U: Balint-Gruppen: Konzeption, Forschung, Ergebnisse. Reihe: Die Balint-Gruppe in Klinik und Praxis. Bd. 3, Springer, Berlin Heidelberg 1989

Ryle G: Systematisch irreführende Begriffe. In R. Bubner (Hrsg.),Sprache und Analysis - Texte zur englischen Philosophie der Gegenwart. Göttingen 1986; 31-62

Scheele B (Hrsg.): Struktur-Lege-Verfahren als Dialog-Konsens-Methodik: Ein Zwischenfazit zur Forschungsentwicklung bei der rekonstruktiven Erhebung Subjektiver Theorien. Aschendorff, Münster 1992

Scheele B, Groeben N: Die Heidelberger Struktur-Lege-Technik (SLT). Beltz, Weinheim Basel 1984

Scheele B, Groeben N: Dialog-Konsens-Methoden zur Rekonstruktion Subjektiver Theorien. Francke, Tübingen 1988

Scheele B, Groeben N, Stössel A: Phänomenologische Aspekte von Dialog-Konsens-Methoden und ihr Beitrag zur Verbindung von Idiographik/Nomothetik. In: Herzob M, Graumann CF (Hrsg.): Sinn und Erfahrung: Phänomenologische Methoden in den Humanwissenschaften. Asanger, Heidelberg 1991; 103-132

Schorr A (Hrsg.): Die Psychologie und die Methodenfrage. Reflexionen zu einem zeitlosen Thema. Hogrefe, Göttingen Bern Toronto 1994

Silverman D: Qualitative methodology and sociology. Gower, Aldershot 1985

Sloterdijk P: Kopernikanische Mobilmachung und ptolemäische Abrüstung. Suhrkamp, Frankfurt/M. 1987

Stössel A, Scheele B: Interindividuelle Integration Subjektiver Theorien zu Modalstrukturen. In: Scheele B (Hrsg.): Struktur-Lege-Verfahren als Dialog-Konsens-Methodik: Ein Zwischenfazit zur Forschungsentwicklung bei der rekonstruktiven Erhebung Subjektiver Theorien. Aschendorff, Münster 1992; 333-385

Uexküll T v: Rückmeldung als Modell interpersoneller Beziehungen: Psychosomatische Medizin als Beziehungsmedizin. Fundamenta Psychiatrica, 1993; 7:58-63

Wahl D: Handlungsvalidierung. In Huber GL, Mandl H (Hrsg.): Verbale Daten. Beltz, Weinheim Basel 1982, 259-274

Wahl D: Realitätsadäquanz: Falsifikationskriterium. In: Groeben N, Wahl D, Schlee J, Scheele B (Hrsg.): Das Forschungsprogramm Subjektive Theorien. Eine Einführung in die Psychologie des reflexiven Subjekts. Francke, Tübingen 1988, 180-205

Whorf BL: Sprache, Denken, Wirklichkeit - Beiträge zur Metalinguistik und Sprachphilosophie. Reinbek 1963

Zabarenko L, Pittenger RA, Zabarenko RN: Primary medicalpractise. A psychiatric evaluation. Green, St. Louis 1968

Audiovisuelle Medien in der analytischen Psychotherapie - Überlegungen zu Übertragung und Gegenübertragung

Burkhard Brosig

Der Mensch ist ein Augenwesen, er lebt durch das Bild. (J. W. v. Goethe)

Der Jüngling Narziß, so besagt eine griechische Sage, verliebt sich beim Anblick seines Antlitzes im Wasser so sehr in sich selbst, daß er, das Ebenbild küssend, sein Gleichgewicht verliert und im Wasser ertrinkt.

Das Wissen um die Wirkung der Spiegelung von sich selbst ist also sehr alt, auch das Wissen darum, wie leicht man beim Anblick des eigenen Ebenbildes das (innere) Gleichgewicht verliert und abzustürzen droht.

Wie wir also sehen, finden wir in der Nutzung des Spiegelns, um die Funktion audiovisueller Methoden in der Psychologie sehr allgemein zu formulieren, eine sehr wirksame Methode vor, ein, wie die Mediziner sagen würden, differentes Verfahren, welches Hauptwirkungen und Nebenwirkungen mit einschließt.

Die Spiegelung des eigenen Selbsts oder die eines Patienten scheint mit Erkenntnis verbunden, ja, mit Selbsterkennen, ein Prozeß, dessen Dynamik, wie die Sage uns erzählt, nicht in jedem Fall vorhersagbar oder berechenbar ist.

1. Der Spiegel in der Psychotherapie

In der Medizin wurden bildgebende Medien schon sehr früh eingesetzt und die jeweils letzten Neuerungen auf diesem Gebiet meist sehr schnell und begeistert aufgenommen. Der Unterricht der Anatomie ist ohne mehrbändige, vielfach bebilderte Atlanten nicht denkbar; die Einführung der Fotografie ermöglichte es, seltene prägnante Krankheitssymptome zu dokumentieren und für den wissenschaftlichen Austausch zu verwenden. Auch der Film fand sehr bald den Weg in die akademische Medizin. Anatomen nahmen Bewegungsstudien am nackten Menschen auf, Neurologen dokumentierten Fälle von traumatischem "Kriegszittern" im Verlauf und nach dem ersten Weltkrieg; Chirurgen lichteten Innovationen der operativen Technik auf Zelluloid ab.

Als in den frühen sechziger Jahren schließlich elektronische Medien verfügbar wurden und Bilder auf Magnetband aufgezeichnet werden konnten, nahmen besonders Psychotherapeuten diese technische Innovation begeistert auf und erste Publikationen erschienen, die den Einsatz audiovisueller Möglichkeiten in der Psychotherapie(-forschung) enthusiastisch und voller Idealisierung priesen. Wurden zuvor bildgebende Verfahren lediglich aus Forschungsinteresse zur Aufzeichnung und späteren wissenschaftlichen Auswertung eingesetzt, so wurden nun Aufzeichnungen therapeutischer Aktivitäten möglich, ohne daß ein besonderer technischer Aufwand getrieben werden mußte und ohne daß die intime Zweisamkeit zwischen Psychotherapeut und Patient etwa durch die Anwesenheit von Dritten, etwa Kameramänner, Fotografen, Beleuchter oder Aufnahmeleiter gestört werden mußte. Ebenso war es leicht durchführbar, die audiovisuelle Aufzeichnung mit dem Patienten anzuschauen oder ihm diese allein zu überlassen, womit die audiovisuelle Selbstkonfrontation oder das Videofeedback geboren wurde.

Kehren wir zu einem typischen Beispiel für den Einsatz audiovisueller Methoden in der Psychotherapie zurück. Richter berichtet in einem Artikel zur Paar-Kurzbehandlung von 1973: "Ich nehme mit Einverständnis der Patienten einen größeren Teil der 3. Sitzung und der vorletzten Sitzung auf und spiele die Bänder jeweils in der darauffolgenden Sitzung vor. (...) Es ist beabsichtigt, daß beide Seiten bei sich die Wirksamkeit affektiver Reaktionen erkennen, die oft vom Inhalt der sprachlichen Äußerung abweichen oder dieser sogar widersprechen. In der Tat sind die Patienten überwiegend frappiert (Heraushebung von mir) über die Merkmale ihrer Mimik und Gestik, aber auch ihres Stimmklanges, deren sie sich nicht bewußt waren."

Richter fährt dann, die Wirksamkeit des Verfahrens noch einmal unterstreichend, fort: "Die Überzeugungskraft der Selbstwahrnehmung im Fernsehen ist verständlicherweise durchschlagender (Heraushebung von mir) als diejenige von einschlägigen Hinweisen des Therapeuten oder gar des ambivalent besetzten Partners" (S. 896).

Die etwas martialisch anmutende Wortwahl des Therapeuten ("frappiert", "durchschlagend") läßt erkennen, wie deutlich einzelne Aspekte der Selbsterkenntnis zutage traten, wie, um es anders auszudrücken, tief unbewußt sie zuvor gewesen sein müssen.

Der Therapeut bekommt damit neben seinem verbalen Handwerkszeug der Deutung ein weiteres Instrument, das der Spiegelung, in die Hand. Warum aber, so kann man sich fragen, ist dies so ungemein wirksam, so durchschlagend effektiv? Was dabei angeschlagen wird und zwar auf der vollen Breitseite, ist die Abwehr des bzw. der Patienten. Diese können gar nicht anders, als den eigenen Augen zu trauen und hinzusehen. Der Spiegel wird dabei zum kritischen Richter.

In einem der ersten Beiträge, in dem Video als therapeutisches Mittel eingesetzt wird, schreiben Moore et al. (1965) daß die Video-Selbstkonfrontation den klinischen Verlauf von akut Schizophrenen erheblich beeinflussen kann. Die Selbsterkenntnis sei in Bezug auf die beobachtbare äußere Symptomatik "striking" (S. 218). Weiter heißt es: "Certainly the video-therapy experience is a unique experience compared to any that a significant number of patients have experienced in the past. It could be so different that it requires a new approach to its understanding " (S. 219). Wie die Autoren später ausführen, ist nach der ersten Video-Selbstkonfrontation eine gewisse "unpleasantness", also ein Gefühl des Widerwillens spürbar.

Ein Beispiel zum kathartischen Effekt des Video-feedbacks in der Psychotherapie gibt Alger (1973): "Peter, ein geschiedener Mann von 37 Jahren, der drei Jahre in Einzeltherapie gewesen war, aber erst vor kurzem mit der Gruppentherapie begonnen hatte, nahm regelmäßig an Gruppensitzungen teil, bei denen er mit arrogantem Ausdruck meist schwieg, außer wenn er zynische oder humorvolle selbstherabsetzende Bemerkungen machte. Sein Witz und seine Gewandheit dienten gewöhnlich dazu, die meisten Leute in einigem Abstand zu halten, denn seine Pfeile waren spitz. Er erklärte sich bereit, den Versuch zu machen, mit seinem eigenen Bild zu sprechen, und, obwohl er geringschätzig über das Verfahren sprach, gab er, als er vor dem Monitor saß, zu, daß er Angst empfand. Er wurde ermutigt, das Bild direkt in der zweiten Person anzusprechen, genauso, als spreche er zu einem anderen Menschen, und man forderte ihn auf, diesem anderen Menschen zu sagen, was er an ihm beobachte und was seine Gefühlsreaktionen seien. Er begann, indem er sagte: `Du siehst wirklich nicht sehr fröhlich aus. Und du bist fetter, als ich gedacht hatte .... (Pause)....Du siehst wirklich sehr besorgt aus, und sehr unglücklich. Du tust mir leid. Du wirkst so einsam. Als wenn du niemand sagen könntest, wie schlecht du dich fühlst.` Nachdem er mehrmals Pausen gemacht und in der gleichen Weise weitergesprochen hatte, sagte er: `Du siehst wirklich so traurig aus, als wenn du weinen wolltest. Du siehst so traurig aus!' In diesem Augenblick traten ihm tatsächlich Tränen in die Augen, und er fing an zu weinen. Er wurde ermutigt, sich das Erlebnis dieses Gefühles zu erlauben (...). Unter Tränen sagte er: 'Ich hab dich einfach niemals so gesehen...'. " (S. 179).

Wie der Autor weiter berichtet, hatte dieses Erlebnis für den weiteren Verlauf der Gruppentherapie eine entscheidende Bedeutung, stellte einen Wendepunkt in der Bearbeitung des arrogant und narzißtisch "armierten" Widerstandes dieses Patienten dar, machte es doch ihm und der Gruppe deutlich, wieviel Trauer durch Zynismus plombiert worden war.

Faßt man also den Überblick über die vorhandene Literatur (ähnliches berichten Alger (1969), Bahnson (1969), Beck (1973), Berner et al. (1971), Danet (1968), Mittenecker (1987), Renford (1974), Richter (1967) sowie Stoller (1969)) zusammen, so sind neben der kathartischen Wirkung insbesondere die Lockerung der Abwehr und der plötzliche selbsterkennende Einfall zu nennen, wenn man die Wirkung einer Video-Selbstkonfrontation beschreiben will.
Gerade die Faszination der Therapeuten durch die neu eingeführte Technik läßt es verständlich erscheinen, daß die Autoren im allgemeinen diesen <u>Parameter</u> innerhalb

der Psychotherapie fast uneingeschränkt positiv beurteilten. Auch wenn es im Grunde gar nicht darum gehen kann, ein endgültiges Urteil über Sinn und Wert audiovisueller Verfahren in der Psychotherapie zu fällen, so fällt doch auf, daß deren Funktion gar nicht bearbeitet wurde, d. h. die Wirkung der Selbstkonfrontation auf Übertragung und Gegenübertragung innerhalb des analytischen Prozesses.

Wie verändert sich also die Beziehung zwischen Patient und Therapeut, wenn das Mittel des Videofeedbacks innerhalb dieser Beziehung eingesetzt wird? Ich möchte im weiteren dieser Frage nachgehen und dabei eigene Erfahrungen mit dieser Methodik einfließen lassen.

2. Erfahrungen aus dem stationären Setting

Woidera und Brosig (1991) fassen die stationäre Behandlung von psychoneurotischen und psychosomatischen Störungen in einem psychoanalytisch ausgerichteten Setting als Großgruppenprozeß auf, in dem die Gruppe der Patienten, die eine Matrix bilden und die Behandlergruppe eine dazu komlementäre Gruppenmatrix, was als Parallelprozeß bezeichnet werden kann.

Die recht kleine Modellstation der Gießener Psychosomatischen Klinik behandelt in 9 Betten Patienten mit psychosomatischen Störungen wie Asthma bronchiale, Colitis ulcerosa, Morbus Crohn, Neurodermitis etc. Neben den sog. "echten" psychosomatischen Störungen mit Organläsion werden Patienten mit funktionellen Syndromen (Colon irritabile, Herzneurose) sowie Borderline-Strukturen als auch, wenngleich an Zahl immer seltener, Übertragungsneurosen (Angstneurosen, Hysterie, Zwang) behandelt. Eine weitere Guppe bilden Patientinnen mit Eßstörungen. Das therapeutische Team entscheidet gemeinsam über die anstehenden Aufnahmen in orientierenden Vorgesprächen.

Im Rahmen eines Forschungsvorhabens zur hermeneutischen Struktur von psychotherapeutischen Verläufen entschieden wir uns, über ein Jahr hinweg alle Gruppensitzungen der Station auf Videoband aufzuzeichnen. Eines dieser einstündigen Bänder, die Wahl blieb der Patientengruppe überlassen, wurde am Montag der kommenden Woche als Video-feedback der Gruppe vorgeführt. Ein Mitarbeiter des Teams nahm an dieser Veranstaltung teil und leitete die Diskussion im Anschluß an die Vorführung. Die (Gesamt)gruppensituation kann ganz grob in drei Phasen unterteilt werden:

3. Die Phase der Verfolgung

In vorbereitenden Gesprächen wurde innerhalb des Teams die Befürchtung geäußert, die Patienten könnten sich zu sehr kontrolliert fühlen und sich nicht mehr so spontan in der Gruppe äußern wie zuvor.

Wir entschieden uns deshalb zur Einrichtung der Feedback-Veranstaltung, um den Patienten den Prozeß und das Material der Aufzeichnung transparent zu machen. Um eine ausreichende Beleuchtung des Gruppenraumes zu garantieren, wurden Lampen installiert, die grell und heiß waren. Später konnte auf diese Studioausleuchtung verzichtet werden. Die Gruppenatmosphäre bekam dadurch etwas Studiotechnisches. Die Patienten saßen wie auf dem Präsentierteller. Nachdem Bemerkungen über dieses Techno-Ambiente verebbt waren und die Patienten, die erste Scheu verlierend, über ihre Eindrücke sprachen, wurden Phantasien der allgegenwärtigen Kontrolle laut. "Big brother is watching you", war der Tenor dieser Tage. Die Patienten fürchteten, in ihren Schlafzimmern seien "Wanzen" installiert und die Mitarbeiter des Teams interessierten sich für nachgeradezu alle Lebensäußerungen der Gruppe. Das Team schien sich in eine Allmachtsposition gedrängt und reagierte unbehaglich und betroffen.

4. Die Phase des Widerstands

Sehr bald gehörten die Video-Aufzeichnungen der Gruppengespräche dem Alltag an und die montaglichen Gruppensitzungen wurden zur therapeutischen Routine. Inzwischen hatte sich bei Mitarbeitern des Teams wie bei Patienten gleichermaßen ein gewisser Überdruß und Widerwillen gegen die Feedback-Sitzungen eingestellt. Wir beklagten uns, daß die Patienten immer nur die Freitag-Sitzung anschauten und sich offensichtlich keine besonderen Gedanken mehr über die Auswahl der Gruppenstunde machten. Auch wir waren zunehmend demotiviert. Es fiel auf, daß die Patienten oft stumm dasaßen, wenn die Vorführung der Aufzeichnung beendet war. Eine gewisse gereizte Langeweile lag in der Luft, eine Stimmung, die sonst in der Gruppe so konsistent nicht wahrzunehmen war. Wir diskutierten, ob das Feedback-Verfahren die Patienten langweile, ob es zu passivierend sei, ob die "Erkenntnisse" über eigenes Verhalten so massiv wie invasiv seien, daß sie abgewehrt werden müßten. Es wurde darauf gedrängt, nach Abschluß der Forschungsarbeiten die Aufzeichnungen nicht in die klinische Routine zu übernehmen.

5. Der Spiegel wird umgedreht

Wir erwarteten also, nachdem die Gruppe voller mißgelaunter Verstimmung die letzten Sitzungen im Feedback-Verfahren verbracht hatte, daß das Ende der Aufzeichnungen und damit das Ende des Feedbacks mit einiger Erleichterung aufgenommen worden wäre. Das Gegenteil war jedoch der Fall. Angeführt von einem erfolgreichen Geschäftsmann bildete die Gruppe einen Ausschuß, in dem kritische Fragen an das Team formuliert wurden. Es sei nicht einzusehen, daß der Gruppe plötzlich eine therapeutische Aktion vorenthalten werde. Die Feedback-Sitzungen seien zwar oft mit, wie bekannt wurde, gespielter Langeweile und Coolness bewältigt worden, doch sei die Veranstaltung so schockierend wie konfrontativ-erhellend. Viele bestätigten, daß es für sie ein heilsamer Schock gewesen sei, sich das erste Mal im Fernsehen zu sehen. Es habe zwar oft einen kränkenden Beiklang gehabt, eigene als krank angesehene Reaktionen in dieser Deutlichkeit vorgeführt zu bekommen. Doch wurde auch die Befürchtung geäußert, daß wir das (wissenschaftliche) Interesse an der Gruppe verloren hätten. Endzeitstimmung machte sich breit. Patienten und Behandler wurden depressiv. Eine Desillusionierung setzte ein. Wir fühlten uns narzißtisch defizitär. Die Patienten waren keine "interessanten Fälle", die Therapeuten keine "genialen Forscher" mehr. "When the music is over, turn out the lights..." so fühlten wir uns, um es mit den Worten eines bekannten Songs der Doors zu sagen.

Was also zu Beginn der Aufzeichnungsperiode als paranoide Verfolgung imponierte, zeigte sich zum Ende des Forschungsvorhabens als Entzug von narzißtischer Gratifikation. Die Angst, von einer allmächtigen Institution bis in den letzten Winkel ausgeforscht zu werden, war also gedoppelt durch die Lust, so allumfassend interessant und wichtig für den Behandler zu sein, daß es "sogar" aufgezeichnet wurde..

6. Theoretische Überlegungen zur "Spiegelung" durch Bildaufzeichnungen und ihr Einfluß auf Übertragung und Gegenübertragung.

Wie die einleitende Darstellung der Literatur zum therapeutischen Einsatz von Bildaufzeichnungen in psychotherapeutischen Settings beschrieb, wirkt das Verfahren auf eine spezifische Weise kathartisch. Die Erkenntnis, die aus dieser Konfrontation erwächst, wird aber mit einer gewissen Scham und Unzufriedenheit aufgenommen, obwohl das Verfahren insgesamt den grandiosen exhibitionistischen Interessen entgegenkommt.

Spiegelung ist in der psychoanalytischen Literatur immer wieder diskutiert worden. Jaques Lacan (1936/1966) bezeichnet die "Spiegelstufe", die er zwischen dem sechsten und achtzehnten Monat ansiedelt, als entscheidend wichtige Konstituierungsphase des Subjekts und damit der Individualität. Er weist dabei ausdrücklich darauf hin, daß zur Zeit des möglichen Erkennens des eigenen Körpers noch nicht die Möglichkeit der aktiven Aneignung der motorischen Körperfunktionen gegeben ist.

Somit besteht eine Asymmetrie zwischen visuellen und motorischen Ich-Funktionen, die zu einer potentiellen Entfremdung zwischen dem als ganz und kohärent wahrgenommenen Körper und dem Ich, welches diesen Körper nicht in seiner vollen Funktion beherrschen kann, führt. Selbsterkennen im Spiegel bedeutet somit noch keine wirkliche innere (zunächst motorisch zu denkende) Autonomie.

Auch im Denken von Heinz Kohut, einem einflußreichen Theoretiker der modernen Psychoanalyse, spielt der Begriff des Spiegelns eine große Rolle. Er begreift als Spiegelübertragung eine Form der narzißtischen Übertragung, bei dem das schwache Selbst des Kindes durch das mütterliche Wohlwollen ("Glanz im Auge der Mutter") gestärkt und in seiner exhibitionistischen Grandiosität affirmiert wird (Kohut 1971, deutsch 1973, S. 141). Das gedankliche Spiel mit der Spiegel-Metapher begründet dabei eine oszillierende Denkfigur, die zwischen Subjekt- und Objektwahrnehmung situiert ist und damit die Frage bewußt offen läßt, ob Selbsterkenntnis im Spiegel ohne Objektbezug wirklich möglich ist. Erfahren wir uns durch den signifikanten Anderen oder durch uns Selbst?

Dieser Übergangsraum zwischen spiegelnder Präsenz der Mutter und dem Autonomie-entwickelndem Kind wird in der Theorie der britischen Psychoanalyse durch die Funktion der Übergangsphänomene (Winnicott 1953, deutsch 1969) erklärt. Hier wird beschrieben, daß das Kind sich selbst nicht durch den Spiegel, sondern durch ein Übergangsobjekt affirmiert, also durch Spielen und Kreativität kohärent und unabhängig wird. Damit wird der nach Spiegelung dürstende Narziß zum letztlich perversen Autoeroten.

7. Überlegungen zu Übertragung und Gegenübertragung

Zunächst erscheint es klar: Der Mensch, der sich im Spiegel betrachtet, der sich auf Video-Band selbst beobachten kann, erfährt mehr über sich; dies bewirkt eine Selbstkonfrontation, die erhellend und vernichtend zugleich sein kann. P. Hünnecke (1993), der strukturiertes Video-feedback bei Hauterkrankungen verwendete, bemerkt, daß Videoaufzeichnungen und Wiedergaben selbstkritische, depressive Empfindungen beim Patienten erzeugen oder verstärken. Dies gelte besonders, wenn im aufgezeichneten Videobild Unangenehmes, etwa eine besondere Stigmatisierung oder Entstellung abgebildet wird. So wird das zuvor begeistert aufgenommene "Aha-Erlebnis" bald zur Qual und kontraproduktiv. Deshalb empfiehlt der Autor, daß der Patient nicht einfach passiv einem Video-feedback ausgesetzt wird, sondern daß aktiv in therapeutischer Begleitung das zuvor Angeschaute mit dem Patienten durchgearbeitet werden soll.

Besprechen, durcharbeiten sind aber Begriffe, die in der Psychotherapie allgemein Grundlage der therapeutischen Beziehung sind und es ist die Frage zu stellen, warum eigentlich dann noch Video-feedback eingesetzt werden soll. Zu überlegen ist also, im Gegensatz zu dem, was bisher in der Literatur bearbeitet worden ist, wie der Einsatz des elektronischen Mediums die Arzt-Patient-Beziehung, also Übertragung und Gegenübertragung verändert. Nicht, ob Video-Aufzeichnungen in der Psychotherapie effektiv oder erfolglos sind, müßte uns interessieren, sondern wie dieses Medium im therapeutischen Dialog zu verstehen wäre. Die Einführung einer elektronischen Kamera als drittes Auge, bzw. drittes Ohr des Psychotherapeuten, Sinnesorgane, die in ihrer Unerbittlichkeit unbestechlich sind, beeinflussen weiterhin, neben Übertragung und Gegenübertragung, die Widerstandsphänomene innerhalb der therapeutischen Beziehung.

Beschäftigen wir uns zunächst mit dem Phänomen der Übertragung. Unter diesem Begriff versteht man die Fähigkeit des Patienten, seine unbewußten Wünsche an bestimmte Objekte (meist die Primärobjekte der Kindheit) auf andere Menschen, in der therapeutischen Situation also den Psychotherapeuten, zu projizieren. Nachdem der Therapeut in der Behandlung nicht nur trösten, sondern auch verstehen möchte und der Patient seinerseits nicht nur warmherzig aufgenommen, sondern auch durch empathische Einfühlung des Therapeuten seinerseits an dessen Reflexion teilhaben möchte, verändert das elektronische Medium diese Beziehung in erheblichem Ausmaß.

Die Begriffe Spiegeln, Spiegelübertragung, Spiegelstufe (vgl. Kohut 1973, Lacan 1966) werden in der analytischen Therapie metaphorisch verwendet, dies nicht ohne Absicht. Es ist das Subjekt des Therapeuten, welches den Patienten abspiegelt, ihn reflektiert und nicht konkretistisch das Medium selbst, der Kristallspiegel, die Fotografie. Diese metaphorische Umdeutung des Spiegelbegriffes wird von den meisten Autoren, die sich mit bildgebenden Verfahren der Psychotherapie beschäftigen, "übersehen". Eine spiegelnde Mutter versteht, indem sie die Bedürfnisse des Kindes nicht nur "korrekt", d. h. unerbittlich und ohne innere Beteiligung interpretiert, sondern es mischt dieses "Verstehen" mit einem Gefühl für die altersspezifischen Bedürfnisse und die psychologischen Entwicklungspotenzen des Kindes. Die Rekonstruktion psychologischer Wahrheit gründet sich nicht nur auf eine korrekte Darstellung der Biographie in der Therapie, wie dies etwa ein Historiker tun würde, sondern sie beinhaltet eine Vorstellung von Entwicklung, von Zukunft, von Utopie, um es allgemeiner auszudrücken. Ohne einen idealistischen Begriff von innerer Reife ist "Verstehen" in der psychoanalytischen Psychotherapie nicht denkbar. Ohne innere Beteiligung an dieser Reifung, ohne Lust an der Weiterentwicklung, kann in der analytischen Psychotherapie nicht gearbeitet werden. Insofern sind Begriffe wie "Spiegeln" in der Psychoanalyse immer auch verknüpft mit "Empathie", also mit einem Begriff, der die innere Beteiligung des Therapeuten einschließt. Insofern kann ein elektronisches Medium, ebenso wie ein goldgerahmter Kristall-Spiegel, zwar ein grandioses Abbild des Patienten liefern, ein Bild, in das sich der Patient sogar verlieben kann, wie dies Narziß in der griechischen Sage tut, aber das Medium ersetzt nicht die innere Beteiligung, die Reaktion des Therapeuten.

Zieht man die Konsequenzen aus diesen Überlegungen, so gerät der Behandler, der diese Verfahren einsetzt, sehr leicht in die Rolle der unempathischen, kalten, regungslos spiegelnden Mutter, welche zudem, durch Überbetonung des Visuellen, nonverbal mit dem Patienten arbeitet und somit der Regression zu präverbalen Entwicklungsstufen, ohne diese verbal zu bearbeiten, Vorschub leistet, mit einer Idealisierung des wortlosen Verstehens und Entwertung eines kritischen, an verbaler metaphorischer Arbeit orientierten emanzipatorischen Selbstverständnisses. In der Gegenübertragung, dieses wird in der oben beschriebenen Sequenz von Richter (1973) deutlich, fühlt sich der Therapeut zunächst entlastet, denn es ist nicht er, der die Patienten konfrontiert, sondern es ist der elektrische Dritte, der dem Patienten abgewehrte Selbstaspekte "vorhält". Somit gerät der Therapeut potentiell in Gefahr, sich aus der diadischen Beziehung zum Patienten "fortzustehlen", die Macht der Übertragungsgefühle gleichsam dem Dritten im Bunde, dem unbestechlichen elektronischen Apparat zu überantworten. Der narzißtisch gespiegelte Patient trifft also mit einem Therapeuten zusammen, der in Bezug auf seine Objektbeziehungen zum Patienten elektronisch "entlastet" ist und sich vom Medium ebenso narzißtisch abgespiegelt wiederfindet. Der phallisch-narzißtische Therapeut wird das Medium hochbesetzen, da er durch die professionelle Aufzeichnung aufgewertet wird. Er kann diese Aufzeichnungen anderen (staunenden) Kollegen vorführen und sich selbst dabei auf dem Bildschirm bewundern. Der depressiv-strukturierte Therapeut schämt sich möglicherweise seiner behandlerischen Insuffizienz und erlebt das Videofeedback als belastend und depotenzierend, ein Empfinden, was nicht ohne Wirkung auf den Patienten bleiben wird.

Der zwanghafte Therapeut wird die "Kontrolle" durch das "unbestechliche" Medium begrüßen, da es zu einer "Objektivierung" bzw. "Verwissenschaftlichung" der psychotherapeutischen Situation führt. Dabei wird ihm schwergemacht, das schwierige Spannungsverhältnis zwischen Progression und Regression, zwischen Struktur und Offenheit, zwischen libidinöser Attraktion und innerer abstinenter Abgrenzung introspektiv für den therapeutischen Prozeß nutzbar zu machen . Etwas plakativ ausgedrückt, muß nicht er durch innere Anteilnahme den therapeutischen Prozeß evaluieren, sondern kann dies an den Apparat delegieren, der, dies kommt ihm entgegen, zudem den Vorteil hat, viel exakter und kontrollierbarer zu sein.

Wie sich zeigt, können die oben beschriebenen Gruppenprozesse im Lichte der Übertragungs- und Gegenübertragungstheorie "verstanden" werden, ohne gleich wertend therapeutisches Video-feedback als gut, effizient, bzw. kontraproduktiv einordnen zu müssen. Gerade in der Gruppendynamik, die ja durch ihre emotionale Wucht und Prägnanz wie in einem Brennglas psychodynamischen Prozesse bündelt und damit konturierter hervortreten läßt, werden die psychodynamischen Prozesse, die sich um den Einsatz von bildgebenden Verfahren in der Therapie ranken, evidenter.

Klinisch haben wir deshalb entschieden, daß elektronische Bildaufzeichnungen weiter für Ausbildungszwecke verwendet werden, besonders dann, wenn einzelne Sequenzen einer Arzt-Patient-Beziehung minutiös erfaßt, beschrieben und interpretiert werden sollen. Forschungspraktisch kommen Video-Aufzeichnungen immer dann zum Einsatz, wenn der Zugangsweg zum Forschungsgegenstand kasuistisch-hermeneutisch sein soll (vgl. Brosig u. Woidera 1993). Weiterhin erscheint es uns sinnvoll, routinemäßig solche Aufzeichnungen im Bereich psychosomatisch-psychotherapeutischer Begutachtungen anzuwenden, um auch hier nonverbale Daten dem manifesten Inhalt des Gespräches gegenüberstellen zu können.

Als kontinuierlich-begleitendes Verfahren für längerfristige Psychotherapie wenden wir dagegen Videoaufzeichnungen nicht mehr an. Hier sind ja auch kathartische Wirkprofile eher nicht wünschenswert, sondern "spiegelnde" konfrontierende Deutungen werden erst dann anzustreben sein, wenn eine ausreichende, vertrauensvolle Beziehungsbasis geschaffen ist, der Patient also diese plötzliche Selbsterkenntnis auch wirklich verkraften kann.

Im stationären Setting verwenden wir weiterhin audiovisuelle Selbstkonfrontation, allerdings mit therapeutischer Begleitung, bei vereinzelt stattfindenden Familiengesprächen stationärer Patienten. Hier werden die Bandaufzeichnungen dem Patienten und der am Gespräch teilnehmenden Familie innerhalb einer Woche nach dem Gespräch nochmals vorgeführt, um eine Intensivierung dieser vereinzelten therapeutischen Intervention zu erreichen und um Anlaß zu geben, daß Patient und Bezugsgruppe erneut miteinander ins Gespräch kommen. Mithin möchte ich zusammenfassend schließen, daß ich die audiovisuelle Selbstkonfrontation für ein durchaus differentes, hochwirksames, eher dem kathartischen Spektrum zugeordnetes Verfahren ansehe, was in kürzeren Therapien bei eher weniger gestörten Patienten spürbare Effekte hervorbringt. Bei schwerer gestörten Patienten glaube ich, daß das Verfahren entweder auf eine rigide, verleugnende Abwehr stößt, so daß gar kein "Aha"-Effekt eintritt, sondern die massive Abwehr eher noch hervorgelockt wird. Hin und wieder kommt es dann zum untherapeutischen "Durchbruch", in dem ein Patienten plötzlich, schlaglichtartig, das gesamte Spektrum seiner inneren Defizite erfährt und der psychische Zusammenbruch befürchtet werden muß.

Literatur

Alger J: Therapeutic use of videotape playback. J Ner Ment Dis 1969; 148:430-436

Alger J: Konfrontation mit dem Fernsehbild in der Gruppentherapie. In. Sager CJ, Kaplan HS (Hrsg.): Handbuch der Ehe-, Familien- und Gruppentherapie. Band 1, 1973; 169-188

Bahnson CB: Body and self images associated with audiovisual self confrontation. J Nerv Ment Dis, 1969; 148:262-280

Beck D: Fernsehen und audiovisuelle Playback in der Psychotherapie. Prax Psychother Psychosom, 1973; 18:199-204

Berner P, Grünberger J, Shuga W: Der Videorecorder als therapeutische Behelf. Z Psychother med Psychol, 1971; 21:21-27

Brosig B, Woidera R: Wir drei müssen zusammenhalten - Psychoanalytische Überlegungen zum Erleben nach Herz-Lungen-Transplantation. Eine hermeneutische Textrekonstruktion. Psyche, 1993; 47

Danet BN: Self-confrontation in psychotherapy reviewed. Video playback as a clinical and research tool. Amer J Psychother, 1968; 22:245-257

Hünnecke P: Entstellungsgefühl und strukturiertes Video-Feedback. Orientierende Befunde und methodologische Überlegungen für einen neuen psychotherapeutischen Ansatz. In: Gieler U, Staufier U, Brähler E: Hauterkrankungen in psychologischer Sicht. Jahrbuch der Medizinischen Psychologie. 1993; 2:81-92

Kohut H: Narzißmus. Eine Theorie der Psychoanalytischen Behandlung narzißtischer Persönlichkeitsstörungen. Suhrkamp, Frankfurt 1973

Lacan J: Le stage du miroir comme formateur de la fonction du Je, telle qu'elle nous est révélée dans l'experience psychoanalytique. In: Erits, Edition du semil. Paris 1966; 93-100

Mittenecker E: Video in der Psychologie. Methoden und Anwendungsbeispiele in Forschung und Praxis. Methoden Psychologie. Band 9, Huber, Bern Stuttgart Toronto 1987

Moore FJ, Chernell E, West MJ: Television as a therapeutic tool. Arch Gen Psychiatry, 1965; 12:217-220

Renford E: Audio-visuelle Methoden in der Psychiatrie. Nervenarzt, 1974; 45:505-509

Richter HE: Fernsehübertragung psychoanalytischer Interviews. Psyche, 1967; 21:324-340

Richter HE: Zwei-Wochen-Paartherapie. Psyche, 1973; 27:889-901

Stoller FH: Video feedback in the group setting. J Nerv Ment Dis, 1969; 148:457-466

Winnicott DW: Übergangsobjekte und Übergangsphänomene. Psyche, 1969; 23:666-682

Woidera R, Brosig B: Teamprozesse in der stationären Behandlung von narzißtischen und Borderline-Patienten. Gruppenpsychotherapie und Gruppendynamik, 1991; 27:332-342

Leitfaden für die Anfertigung von Videos für die Qualitätszirkelarbeit

Joachim Szecsenyi und Ottomar Bahrs

1. Einleitung

Die Verwendung von Videoaufzeichnungen aus Arztpraxen in der medizinischen Aus- und Weiterbildung hat sich insbesondere in den angelsächsischen Ländern schon seit den siebziger Jahren - seitdem transportable Systeme zur Verfügung stehen - etabliert (Rutter u. Maguire, 1976; Premi 1991). Insbesondere englische Allgemeinärzte haben das neue Medium schnell für Unterrichtszwecke aufgegriffen, erlaubte es doch, die „Praxis der Praxis" in die Unterrichtssituation mit einzubringen und so neben dem üblichen „Einzelunterricht" des Famulus mit einer größeren Gruppe von Studenten oder Weiterbildungsassistenten über die Praxis der Allgemeinmedizin zu diskutieren (Davis u. a., 1980). Das englische „Royal College of General Practitioners" stellte die Bedeutung des Gespräches heraus:

„The consultation is central to the practice of medicine because everything else that happens derives from it. Our ability to teach the art and science of the consultation will depend on our willingness to understand what happens when patient and doctor meet." (Royal College of General Practitioners)

Auch die Weltgesundheitsorganisation sah in dem Medium Video schon 1970 auf einem Workshop über Unterrichtsmethoden in der Medizin eine besonders zu fördernde Methode (World Health Organization, 1974). Trotzdem dauerte es lange, bis sich die Bearbeitung von echten Gesprächssituationen aus der Praxis im Unterricht oder in der Weiterbildung zumindestens teilweise durchsetzte. In England ist dies nach positiven Erfahrungen in Pilotprojekten (Davis, Jenkins, Smail et al., 1980, Campbell, Howie u. Murray, 1993) inzwischen Standard geworden: Jeder allgemeinärztliche Weiterbildungsassistent diskutiert eigene Videoaufnahmen seiner Beratungstätigkeit mit seinem Ausbildungstrainer (Field, 1995).

In Deutschland lassen sich die ersten Anfänge außerhalb des Bereichs Psychotherapie, in dem Videos für Supervisionszwecke eingesetzt werden (Kügelgen, 1989) (siehe dazu auch den Beitrag von Koerfer u. a. in diesem Band), nur schwer zurückverfolgen. Eine Wurzel liegt sicherlich in einem 1987 begonnenen Forschungsprojekt über Arzt-Patient-Interaktion in der Allgemeinpraxis (Bahrs u. Köhle, 1989). Ausgangspunkt war die Untersuchung der Balint'schen Hypothese, daß sich die Arzt-Patient-Beziehung in den ersten Minuten der erstmaligen Begegnung zwischen Arzt und Patient nachhaltig strukturiere (Balint, 1957). Später formierte sich aus dem ursprünglichen Forschungsprojekt eine bis heute kontinuierlich arbeitende interdisziplinäre Gruppe, das „Göttinger Videoseminar" (vgl. die Arbeit von O. Bahrs in diesem Band). Für die Einführung von Videoaufzeichnungen als Methode der Einbringung der Praxisrealität in die Arbeit von ärztlichen Qualitätszirkeln hat das „Göttinger Videoseminar" weitere richtungsweisende Erfahrungen geliefert.

Auf Video aufgezeichnete Gespräche aus Arztpraxen bilden auch eine wichtige Basis für die von der „Arbeitsgemeinschaft Qualitätssicherung in der ambulanten Versorgung (AQUA)" bundesweit durchgeführten Einführungsseminare für Moderatoren ärztlicher Qualitätszirkel (s.u.). Videos aus Arztpraxen zeigen hier den Vorteil, daß sie bei sehr heterogenen Gruppen von Ärzten aus allen Fachgebieten mit unterschiedlichsten Vorerfahrungen zu einer fruchtbaren Diskussion über die Qualität des Gesehenen führen. Alle Teilnehmer sehen das Gleiche, nehmen es jedoch mit unterschiedlichen Schwerpunkten wahr. Dadurch wird es möglich, Qualitätszirkelarbeit modellhaft zu erleben (Szecsenyi, Andres, Bahrs et al., 1995).

2. Die Situation des Arztes bei der Videoaufzeichnung

Videoaufzeichnungen aus Arztpraxen rufen bei Ärzten, mit denen man sie diskutiert, Gefühle von Neugier und Interesse, manchmal aber auch von Angst und Abwehr hervor. Diese Ängste und Abwehr werden selten klar verbalisiert. In den oben genannten Einführungsseminaren für Qualitätszirkel-Moderatoren wird oft die Frage diskutiert, ob der Arzt sich auch ohne Kamera so verhalten hätte, wie im Video gezeigt. Man will einfach nicht glauben, daß jemand seine Praxisarbeit durch die Kamera „beobachten läßt". Der Mut des Kollegen, der die Aufzeichnung für das Seminar zur Verfügung gestellt hat wird einerseits bewundert, andererseits klingt auch die Befürchtung an: „wie sieht das bei mir aus".

Daß die Videoaufzeichnung eine Verfremdung des Alltagshandelns zur Folge hat, ist unserer Erfahrung nach ein Vorurteil, mit dem zwar nahezu jeder Qualitätszirkel- oder Seminarteilnehmer in die Debatte einsteigt, welches jedoch bisher noch keiner dann folgenden Falldiskussion standgehalten hat. Zu deutlich werden grundlegende Strukturen von Arzt- und Patientenpersönlichkeit und der Beziehungs- und Gesprächsgestaltung zwischen den Interagierenden.

Eine englische Studie aus Allgemeinpraxen spricht gegen die These, die Videoaufzeichnung führe zu wesentlichen Verzerrungen (Pringle u. Steward-Evans 1990). Vorliegende Erfahrungen von Teilnehmern aus dem „Göttinger Videoseminar" und aus dem Hannoveraner „Mittwochzirkel" (Bahrs, 1992) bestätigen dies.

Befürchtungen, sich beim Zeigen des Videos im Kollegenkreis Kritik aussetzen zu müssen, sind jedoch real. Sie gewinnen jedoch im Qualitätszirkel eine andere Bedeutung: Wenn jeder „mal dran" ist, wird Kritik als weiterhelfende Rückmeldung geäußert, aus der am Ende des Abends „etwas mit nach Hause genommen" werden kann. Dies ist auch dann der Fall, wenn Problembereiche der Arbeit offensichtlich werden. Dr. Wedekind[1], Teilnehmer des „Göttinger Videoseminars" meint:

„Allerdings mach ich dann auch Sachen, die ich aus rein geschäftlichen Gründen mache, das mach' ich keineswegs un- oder unterbewußt, ne, sondern manche Patientenkontakte verlaufen nicht nach den Regeln, die man hier mühsamst erarbeitet"

Dies kann anders sein, wenn der betreffende Arzt nicht im Diskussionskreis anwesend ist: Kritik wird deutlicher und härter geäußert, wie Erfahrungen aus den Einführungsseminaren für Qualitätszirkel-Moderatoren zeigen. In einem solchen Fall ist der Moderator der Gruppe besonders gefordert. Er muß allzu harscher Kritik gegensteuern, z.B. indem er der Gruppe Feed-back gibt und darauf hinweist wie man denn diskutieren würde, säße der Kollege jetzt mit im Kreis. Dabei ist es sehr sinnvoll, einen Perspektivenwechsel vom vorstellenden Arzt auf die übrigen Teilnehmer vorzunehmen: „Wie würden Sie sich in einer ähnlichen Situation in Ihrer Praxis verhalten?" oder „Hat es ähnliche Situationen bei Ihnen auch schon gegeben?".

3. Die Situation des Patienten bei der Videoaufzeichnung

Uns sind keine Studien bekannt, die sich mit der Situation der Patienten bei der Videoaufzeichnung befassen. Als Indikator für eine grundsätzlich neutrale Haltung der Patienten dieser Methode gegenüber mag die Tatsache dienen, daß die Ablehnungsquote nach unseren Erfahrungen unter 10% derjenigen liegt, die um ihr Einverständnis zur Aufzeichnung gebeten werden. Vereinzelt wurde aus Qualitätszirkeln berichtet, daß Ärzte positive Rückmeldungen über das Verfahren bekommen haben. Patienten fühlten sich teilweise geschmeichelt oder fanden das Interesse des Arztes, sich fortzubilden und Zeit in die Verbesserung der eigenen Arbeit zu investieren, anerkennenswert. Trotzdem muß das Procedere der Videoaufzeichnung so gewählt werden, daß sich Patienten keinesfalls zu einer Zustimmung genötigt sehen.

In englischen Studien aus Allgemeinpraxen wurden Zustimmungsraten von 95 bzw. 97 % (Campbell, 1983; Martin u. Martin, 1984) erzielt, wenn der Hausarzt selbst die Patienten um deren Einverständnis bat. Eine spätere Studie von Servant u. Matheson (1986) kam zu sehr geringen Zustimmungsraten von 22 % (durch Vorlage eines Informationsblattes ohne Gespräch) bzw. 6 % (auf die Frage in einem Informationsblatt, ob sie gerne gefilmt werden möchten). Inzwischen hat sich die Aufzeichnung von Beratungsgesprächen in England im Rahmen der Weiterbildung, für den Studentenunterricht und für Qualitätszirkel sehr weit verbreitet, ohne daß es zu nennenswerten Klagen über mangelnde Zustimmung seitens der Patienten gekommen ist (Field, 1995). Als Voraussetzungen hierfür werden das große Vertrauens-

---

[1] Der Name wurde anonymisiert.

verhältnis zwischen Arzt und patient sowie hohe ethische Anforderungen für Einholung des Einverständnisses genannt (vgl. 3.1).

Im Göttinger Videoseminar wurden vereinzelt Situationen beobachtet, in denen ein Patient „vor laufender Kamera" auf den Arzt wartete und nicht zu wissen schien, ob die Kamera schon lief (obwohl er draußen in der Anmeldung schon sein Einverständnis gegeben hatte). Situationen dieser Art können unangenehme Gefühle hervorrufen. Sie lassen sich dadurch vermeiden, indem der Arzt bei jedem Patientenkontakt die Kamera neu einschaltet, oder indem er das Sprechzimmer bei laufender Kamera zusammen mit dem Patienten betritt.

Unsere Erfahrungen zeigen, daß die Patienten sich sehr schnell auf das Gespräch mit dem Arzt konzentrieren und daß die Existenz der Kamera sehr schnell in den Hintergrund tritt.

Auf jeden Fall hat es sich als hilfreich erwiesen, wenn der Arzt sein eigenes Fortbildungs- und/oder Forschungsinteresse als Begründung für die Videoaufzeichnung betont.

3.1 Einverständniserklärung

Videoaufzeichnungen von Beratungsgesprächen dürfen unter keinen Umständen ohne das ausdrückliche Einverständnis des Patienten gemacht werden. Sein endgültiges Einverständnis kann der Patient nur dann abgeben, wenn die Aufnahme beendet ist, weil er erst dann weiß, was während der Aufzeichnung geschehen ist (z.B. Besprechung sensibler Persönlichkeitsbereiche). Der Patient muß darauf hingewiesen werden, daß er sein Einverständnis jederzeit, auch später, widerrufen kann, ohne daß ihm dadurch Nachteile entstehen.

Die rechtliche Situation ergibt sich aus dem Persönlichkeitsrecht des Patienten (Art. 2, GG), der Schweigepflicht (§ 203, StGB), dem Kunsturheberrecht (§§ 22-24 KUG) und den allgemeinen Pflichten des Arztes auf dem Boden der ärztlichen Berufsordnung. Weiterhin ist das öffentliche Interesse an Forschung und Lehre (Art. 5 GG) sowie das ärztliche Interesse an einer Sicherung der Behandlungsqualität (Kügelgen, 1989) abzuwägen. In Großbritannien hat das „General Medical Council" eine sehr umfassende Leitlinien für die Verwendung von Videoaufnahmen geschaffen. Diese sind zwar auf ein anderes Rechtssystem zugeschnitten, können jedoch auch für uns eine Orientierungshilfe sein, weshalb wir sie im Anhang 3 in übersetzter Fassung wiedergegeben haben.

In der Praxis hat sich folgendes gestuftes System zur Einholung des Patienteneinverständnisses bewährt:

- Vorinformation der Patienten durch Aushang im Wartezimmer und Hinweis durch die Arzthelferinnen. Alternativ kann die Helferin auch ein Informationsblatt (vgl. Anhang 1) aushändigen und dieses mit ein paar freundlichen Worten erläutern.
- Nochmalige kurze mündliche Aufklärung durch den Arzt vor Beginn der Beratung. Dabei erklärt der Arzt auch den Zweck der Aufnahme. Abschließend erfolgt der Hinweis, daß der Patient selbstverständlich jederzeit sein Einverständnis zurückziehen kann, ohne daß ihm dadurch Nachteile entstehen.
- Nach erfolgtem mündlichen Einverständnis Beginn der Aufzeichnung.
- Nach Beendigung der Aufzeichnung unterzeichnen Arzt und Patient eine schriftliche Einverständniserklärung (vgl. Anhang 2).
- Falls der Patient sein Einverständnis jetzt nicht mehr aufrechterhält, muß der Film sofort zurückgespult und gelöscht werden.

Dieses Procedere sollte zum Schutz des Patienten immer eingehalten werden. In der Realität kommt es jedoch sehr selten zu nachträglichen Verweigerungen der Patienten, so daß der Praxisablauf nicht durch „Löscharbeiten" gestört wird.

Falls der Patient sein Einverständnis später zurückzieht, bleibt Ihnen das manchmal zeitraubende Suchen nach der richtigen Aufnahme nicht erspart. Es empfiehlt sich, von vornherein eine Liste der dokumentierten Gespräche zu führen (vgl. Anhang 3), dies erleichtert auch die spätere Auswahl von Sequenzen für die Qualitätszirkel-Sitzungen.

Videoaufzeichnungen sind wie Patientenakten sicher aufzubewahren und vor fremdem Zugriff zu schützen.

4. Unterstützung durch die Praxismitarbeiterinnen

Die Helferinnen in der Praxis sind ein entscheidender Faktor für den Erfolg von Videoaufzeichnungen. Nur wenn die Helferinnen ebenso wie der Arzt selbst motiviert sind, können sie Patienten dazu motivieren, sich mit der Videoaufzeichnung einverstanden zu erklären und streß- und angstfrei in die Beratungssituation zu gehen. Die Mitarbeiterinnen sollten deshalb frühzeitig für das Vorhaben gewonnen werden. Je mehr sie vom Sinn der Aufzeichnungen überzeugt sind und je verantwortlicher sie beteiligt werden, um so größer ist auch ihre Motivation zur Kooperation. Diese Motivation überträgt sich auch auf die Patienten: wenn die Helferinnen die Videoaufzeichnungen als etwas unangenehmes, lästiges, angsterregendes darstellen, wird sich kaum ein Patient damit einverstanden erklären!

Wichtig ist auch hier, daß der Arzt seinen Helferinnen vermittelt, warum die Videoaufzeichnungen für ihn persönlich, für seine Selbstreflektion und Fortbildung sowie für die Verbesserung der Beziehungen zu den Patienten wichtig sind.

Die Arzthelferin unterstützt den organisatorischen Ablauf der Videoaufnahmen durch:

- mündliche Vorinformation der Patienten bei der Anmeldung. Sie weist dabei darauf hin, daß es bei den Videoaufzeichnungen insbesondere um die Fortbildung des Arztes und um den Versuch geht, die Qualität der Arbeit der Praxis im Interesse des Patienten noch weiter zu verbessern.

- Aushändigung eines Patienten-Informationsblattes (Anhang 1). Dieses Informationsblatt kann in vergrößerter Form auch als Plakat im Anmeldebereich und im Wartezimmer ausgehängt werden.

- Patienten, die vor dem Gespräch mit dem Arzt eine Ablehnung der Videoaufzeichnung signalisieren, werden nicht in das gleiche Sprechzimmer gesetzt, in dem die Videokamera steht. Dadurch werden Situationen vermieden, in denen der Patient sich unter Druck gesetzt fühlt oder denken könnte, er würde schon jetzt, während er noch auf den Arzt wartet, gefilmt. Der Arzt kann jedoch auch mit diesen Patienten noch ein Gespräch über ein mögliches Einverständnis führen, falls der Praxisablauf (er müßte dann ja zusammen mit dem Patienten das Zimmer wechseln) dies gestattet.

- Mithilfe bei der Führung eines Dokumentationsbogens (Anhang 3), der es erlaubt, die Patienten auf dem jeweiligen Aufnahmeband schnell wiederzufinden. Dies ist besonders dann wichtig, wenn nicht einige wenige Aufnahmen, sondern ein oder mehrere Tage in der Praxis dokumentiert werden soll.

5. Praktische Tips für die Aufzeichnung

5.1 Kamera

Auf die technischen Details verschiedener Videoaufzeichnungssysteme soll hier nicht eingegangen werden (vgl. zusammenfassend Richter, 1994). Handelsübliche Camcorder haben inzwischen Bild- und Tonaufzeichnungs- und Wiedergabeleistungen, die eine Verwendung des Materials ohne weitere Bearbeitung im Qualitätszirkel zulassen. Video-8 Camcorder haben Aufnahmedauern von 90 Minuten pro Cassette, bei VHS-C beträgt die maximale Aufnahmezeit dagegen nur 45 Minuten. Grundsätzlich kann man einen Camcorder zur Wiedergabe an jedes moderne Fernsehgerät anschließen. VHS-C Geräte haben den Vorteil, daß die Aufnahmebänder mittels einer Adaptercassette in jedem handelsüblichen Videorecorder abspielbar sind, man braucht also zur Qualitätszirkelsitzung nicht die Kamera mitzubringen, um sie dann per Kabel mit dem Fernseher zu verbinden.

Grundsätzlich ist eine möglichst gute Qualität des Aufnahmematerials anzustreben. Dies ist besonders dann wichtig, wenn man Kopien auf VHS-Normalcassette anfertigen will. Da diese sehr preisgünstig sind und eine lange Spieldauer haben, sind sie als Speichermedium für eine größere Aufnahmeserie (z.B. einwöchige Aufnahme aller Beratungen in der Praxis) gut geeignet, während man die Aufnahmecassetten des Camcorders dann mehrfach bespielt. In diesem Fall empfiehlt sich die Anschaffung eines HI-8 oder S-VHS-C Camcorders, die zwar ca. 30-50 % teurer sind als Basisgeräte, aber kopieren ohne wesentlichen Qualitätsverlust erlauben. Vorteilhaft ist eine Möglichkeit zum Anschluß eines externen Mikrofons mit genügend langem Anschlußkabel, welches z.B. auf dem Sprechzimmerschreibtisch plaziert werden kann. Ebenso kann eine Ultraschall-Fernbedienung von Vorteil sein, mit der man die Kamera jederzeit vom Schreibtisch aus an- oder ausschalten kann.

Bei der Anschaffung eines Camcorders sollte unbedingt darauf geachtet werden, daß eine Möglichkeit zum Anbringen einer Weitwinkel-Vorsatzlinse gegeben ist. Denn nur in den wenigsten Fällen sind die Sprech- oder Untersuchungszimmer, in denen Aufnahmen gemacht werden sollen, groß genug, um die Kamera so weit von den Gesprächspartnern zu positionieren, daß beide im Bild enthalten sind. Die Weitwinkel-Linsen verringern die Brennweite um den Faktor 0,65 bzw. 0,5 und ermöglichen so bei vorgegebenem Abstand einen fast doppelt so großen Bildausschnitt.

5.2 Praxisräume

Wenn die Wahl zwischen mehreren Sprech- oder Behandlungszimmern in einer Praxis besteht, sollte man den Raum wählen, der am besten gegen Störgeräusche abgeschirmt ist und der von seiner Größe eine optimale Kamerapositionierung (s.u. erlaubt). Leuchtstoffröhren geben häufig Nebengeräusche ab, auf die sich die Tonaufnahmeautomatik der Kamera „einpendelt" und die dann bei der Wiedergabe sehr stark stören. Ebenso geben insbesondere ältere Praxiscomputer Lüftergeräusche ab, die die Tonwiedergabe beeinträchtigen. Wenn die Wahl besteht, sollte also der Praxisraum mit dem „leisesten" Computer gewählt werden. Gegen geringe Kosten lassen sich EDV-Anlagen auch mit temperaturgesteuerten Lüftern nachrüsten, die den Lüfter für die meiste Zeit abschalten. Es empfiehlt sich nicht, die Praxis-EDV für die Dauer der Aufnahmen abzuschalten, dadurch würde - wenigstens in den Praxen, in denen der Arzt den Praxis-Computer während der Beratung nutzt - eine starke Verfälschung der Routinesituation stattfinden.

5.3 Position der Kamera

Die Kamera sollte so positioniert werden, daß möglichst alle Gesprächspartner (in der Regel handelt es sich um Arzt und Patient) zu gleichen Teilen im Bild sind. Eine Positionierung seitlich in ungefährer Augenhöhe von Arzt und Patient ergibt die beste Möglichkeit, auch Gestik und Mimik beider Partner mit aufzuzeichnen. Die Kamera sollte auf einem Stativ fest positioniert werden. Schwenks z.B. durch eine Helferin als „Kamerafrau" oder das herumlaufen mit dem Camcorder in der Praxis empfehlen sich nicht, da sie eine außerordentliche Intervention gegenüber der Normalsituation bewirken können.

5.4 Ton und Beleuchtung

In der Regel wird für die Verwendung im Qualitätszirkel die Aufzeichnung des Tones mit dem kamerainternen Mikrofon ausreichen müssen. Wenn Störgeräusche z.B. durch Neonröhren oder Praxis-EDV entfallen, bieten moderne Camcorder auch so zufriedenstellende Tonaufnahmen. Eine wirklich hervorragende Tonqualität liefern aber nur externe Aktivmikrofone, die über einen kleinen eingebauten batteriegetriebenen Verstärker verfügen. Sie sind sensibler als die in der Kamera eingebauten Mikrofone und sie sind, wenn sie z.B. auf dem Schreibtisch des Sprechzimmers aufgebaut sind, auch viel näher an den Gesprächspartnern. Außerdem werden so die Laufgeräusche des Camcorder-Motors nicht als Hintergrundgeräusch mit aufgezeichnet. Sehr gute Ergebnisse erzielt man auch, wenn man ein aktives Mikrofon mit einer kugelförmigen Aufnahmecharakteristik (Beratung durch Fachmann) ungefähr in der Mitte zwischen den Gesprächspartnern von der Decke hängen läßt, falls die baulichen Voraussetzungen dies zulassen.

Die Lichtempfindlichkeit der Camcordergeräte ist völlig ausreichend, um unter der normalen Beleuchtung von Praxisräumen eine gute Bildqualität zu erzeugen. Geringe Farbveränderungen sind leicht in Kauf zu nehmen gegenüber dem verfremdenden Einfluß und den Kosten einer semi-professionellen Raumausleuchtung.

Allerdings sollte unbedingt auf die Vermeidung von Gegenlicht (z.B. Aufnahmen in Richtung eines Außenfensters) geachtet werden: Gegenlicht führt dazu, daß Personen im Vordergrund der Aufnahme nur noch als Schatten wahrgenommen werden können. Wenn sich Gegenlicht wegen der Möblierung des Sprechzimmers und eingeschränkten Möglichkeiten zur Positionierung der Kamera nicht vermeiden läßt, kann dies durch betätigen der Gegenlichttaste (sofern vorhanden) oder falls dies möglich ist, durch aufblenden um ca. 1,5 Blendenstufen per Handeinstellung teilweise kompensiert werden. Jedoch müssen dann erhebliche Unschärfen im Hintergrund in Kauf genommen werden.

6. Umgang mit Videoaufzeichnungen im Qualitätszirkel

An dieser Stelle soll nicht auf die allgemeinen Regeln eingegangen werden, die für die Qualitätszirkelarbeit und für die Arbeit mit Gruppen gelten (vgl. hierzu Bahrs, Gerlach u. Szecsenyi, 1995). Vielmehr möchten wir die Möglichkeiten der Benutzung des vorliegenden Videomaterials näher erläutern.

Wir haben gute Erfahrungen mit den folgenden Verfahren gemacht:

- *Blitzlicht*: Diese Diskussionsform ist manchen aus Balintgruppen bekannt. Die Teilnehmer werden aufgefordert, reihum spontane Eindrücke oder Gefühle zu äußern, die die Betrachtung des Videos ausgelöst hat. dadurch kommt jeder einmal zu Wort, es werden auch unterschiedlichste Stichworte für die spätere Diskussion gesammelt. Auch am Schluß jeder Sitzung sollte ein „Abschlußblitzlicht" (wie empfand ich das heutige Treffen?) stattfinden.

- *Rollen*: Einzelnen Teilnehmern achten auf unterschiedliche, vorher festgelegte Aspekte des Gesprächsverlauf wie z.B. Atmosphäre, Offenheit, med. Ratschläge, Empathie.

- *Stummfilm*: Das Video wird zuerst ohne Ton abgespielt, um die nonverbale Kommunikation zu studieren. Es können Hypothesen gebildet werden, z.B. worüber gesprochen wurde, woran das erkennbar ist usw.

- *Teile des Videos betrachten*: Mit viel Gewinn haben wir mit Ärzten, aber auch im Studentenunterricht Videos aus Arztpraxen teilweise (z.B. „die ersten 5 Minuten") betrachtet und in der Gruppe analysiert. Anschließend können Hypothesen gebildet werden, z.B. „wie geht das Gespräch weiter", „worauf werden sich Arzt und Patient einigen", die man dann bei weiterer Betrachtung verifizieren kann.

- *Beurteilungsbogen*: Sie eignen sich zur strukturierten Beurteilung verschiedener Aspekte der Arzt-Patient-Interaktion. Im Anhang 5 finden Sie als Beispiel die deutsche Übersetzung eines ausführlichen englischen Beurteilungsbogens (Cox u. Mulholland 1993). Derartige Instrumente eigenen sich wahrscheinlich jedoch eher zu Forschungszwecken als zur Beurteilung einzelner Gespräche im Qualitätszirkel. Trotzdem können die dort genannten Gegensatzpaare als Stichwörter für die Diskussion einzelner Kontakte genutzt werden. Cox u. Mulholland haben ihren Fragebogen zusammen mit Patienten, Weiterbildungsassistenten und allgemeinmedizinischen Weiterbildungsassistenten entwickelt, so daß er eine sehr breites Spektrum an Sichtweisen abdeckt.

- *Transkript*: Durch eine Niederschrift dessen, was im Video gesagt wird, schafft man den Zugang zu einer intensiven Diskussion der verbalen Ebene (vgl. andere Beiträge in diesem Band). Im Qualitätszirkel kann das so geschaffene „Drehbuch" des Beratungsgespräches auch mit verteilten Rollen gelesen werden, um so unterschiedlichen Interpretationen durch diejenigen, die die Rollen einnehmen, Raum zu geben.

- *Kontrastierung von Stummfilmen und Transkript:* Durch diese Vorgehensweise kann eine Schärfung der Wahrnehmung für Diskrepanzen zwischen verbaler und nonverbaler Kommunikation geschaffen werden.

- *Kombination verschiedener Verfahren*: Alle vorgenannten Techniken sind beliebig kombinierbar. Ein „Blitzlicht" sollte unserer Erfahrung nach jedoch zu jeder Qualitätszirkelsitzung gehören.

6. Anhang

Anhang 1: Patienteninformation

Eine wichtige Information für unsere Patienten!

Liebe Patienten,

es ist unser Bestreben, die Arbeit unserer Praxis fortwährend zu verbessern, um Ihnen jederzeit eine optimale Behandlung zukommen zu lassen. Deshalb treffen wir uns regelmäßig mit anderen Kolleginnen und Kollegen in einem sog. „Qualitätszirkel". Ein Thema unseres Qualitätszirkels ist „Das Gespräch zwischen Arzt und Patient". Wir haben in unserem Sprechzimmer zur Zeit eine Videokamera aufgestellt, um Arzt-Patient Gespräche aufzuzeichnen, die wir später im Qualitätszirkel mit unseren Ärzte-Kollegen besprechen wollen. In erster Linie geht es für uns um die Kontrolle unserer eigenen Gesprächsführung. Wir erhalten jedoch auch Hinweise von den Kollegen, die im Einzelfall auch für Ihre eigene weitere Behandlung hilfreich sein können.

Natürlich findet eine Aufzeichnung nur dann statt, wenn Sie damit einverstanden sind. Sie können jederzeit ablehnen, ohne daß Ihnen jemand „böse" ist. Ich werde Sie vor betreten des Sprechzimmers auf Ihr Einverständnis ansprechen.

Darf ich um Ihre Unterstützung bitten?

Ihr

Dr. XY

Anhang 2: Einverständniserklärung

EINVERSTÄNDNISERKLÄRUNG

Ich habe die Patienteninformation gelesen und bin mit der Videoaufzeichnung meines heutigen Sprechstundengesprächs einverstanden. Diese Aufzeichnung darf für folgende Zwecke **nicht** verwendet werden:
(Bitte zutreffendes ankreuzen)

Diskussion unter Ärzten, ärztliche Fortbildung,
Qualitätszirkel

Studentenunterricht

Fortbildung für Angehörige nicht-ärztlicher Berufe
im Gesundheitsbereich

Medizinische Forschung

Bemerkungen:
_____
_____

Ich weiß, daß ich mein Einverständnis jederzeit widerufen kann. In keinem Fall wird die ärztliche Schweigepflicht aufgehoben, sondern nur auf Ärzte und Angehörige medizinischer Hilfsberufe ausgeweitet. Jeder, der die Aufnahmen zu sehen bekommen sollte, muß hierauf ausdrücklich hingewiesen werden.

........................., den .... 199...

....
    (Unterschrift Patient)   (Unterschrift Arzt)

Anhang 3

**Liste der videodokumentierten Patientengespräche in der Zeit vom
.... bis ....**

Laufende Nummer	Name, Vorname	Geburtsdatum	Anliegen

Anhang 4

Leitlinien des "General Medical Council" für die Verwendung von Videoaufnahmen (Dezember 1994)

Videoaufnahmen von Gesprächen zwischen Ärzten und Patienten für Trainings- und Evaluationszwecke

1. Medizinische Verfahren, in denen Patienten eine Rolle spielen, dürfen nur dann auf Video, Audiobändern oder Filmmaterial mit dem Ziel von Evaluierung oder Training aufgenommen werden, wenn der Patient informiert ist und seine freiwillige Einwilligung gegeben hat. Falls die Aufnahme eines Gespräches zwischen Arzt und Patient stattfindet oder andere Verfahren dokumentiert werden, in denen der Patient identifiziert werden kann der die dem Patienten peinlich oder sonstwie unangenehm sein könnten, müssen die Ärzte die folgenden Bedingungen einhalten:

   a *Vor der Aufnahme:*

   (i) Der Patient muß die Zwecke, zu denen die Aufnahme verwendet werden, verstehen und muß wissen, wer die Aufnahme wird sehen dürfen - samt Namen, falls bekannt. Weiterhin muß er wissen, ob Kopien der Aufnahme gemacht werden und für wie lange die Aufnahme aufgehoben wird.

   (ii) Der Patient muß verstanden haben, daß, wenn er seine Einwilligung nicht gibt, dies keinen Einfluß auf die Qualität der angebotenen Behandlung haben wird.

   (iii) Der Patient muß die Gelegenheit bekommen, sich mit einem Einwilligungsformular sowie verschiedenen Dokumenten auseinanderzusetzen, die ihm die notwendigen Informationen so darstellen, daß er sie verstehen kann (falls erforderlich, sollten Übersetzungen verwendet werden).

   (iv) Das Einwilligungsformular muß neutral formuliert werden, so daß nicht der Eindruck erweckt wird, daß eine Zusage erwartet wird.

   (v) In Fällen, in denen Patienten ihre Einwilligung aufgrund einer Geisteskrankheit bzw. -behinderung oder sonstigen Gründen nicht selbst erteilen können, muß die Einwilligung von einem nahen Verwandten oder einer Pflegeperson eingeholt werden. Bei Kindern, die nicht reif genug sind, über eine Einwilligung selbst zu entscheiden, muß die Einwilligung eines Elternteils oder Vormunds eingeholt werden. Die Person, die die Einwilligung erteilt, muß sowohl die obigen als auch die folgenden Rechte und Bedingungen verstehen.

   b *Während der Aufnahme*

   (vi) Die Aufnahme muß sofort abgebrochen werden, sobald der Patient dieses verlangt, oder falls der Arzt den Eindruck bekommt, daß das Gespräch von der Aufnahme beeinträchtigt wird.

c *Nach Beendigung der Aufnahme*

(vii) Der Patient wird nach Beendigung der Aufnahme aufgefordert, seine Einwilligung zur Verwendung der Aufnahme zu überdenken oder nötigenfalls zu verändern

(viii) Falls der Patient nach Beendigung der Aufnahme seine Einwilligung zurückzieht oder nicht mehr bestätigt, wird die Aufnahme schnellstmöglich gelöscht.

(ix) Die Aufnahme wird nur für Zwecke verwendet, zu denen der Patient seine Einwilligung ausdrücklich gegeben hat.

(x) Die Aufnahme wird den Sicherheitsmaßnahmen, die bei der Verwahrung aller vertraulichen medizinischen Daten verwendet werden, entsprechend aufbewahrt.

(xi) Die Aufnahme wird nach Wunsch des Patienten jederzeit gelöscht.

2. Wenn eine Videoaufnahme Personen, die nicht unmittelbar für die Behandlung des Patienten an dem Ort, an dem die Aufnahme gemacht wurde, verantwortlich sind, vorgeführt wird oder werden könnte, sollten folgende zusätzliche Sicherheitsmaßnahmen eingehalten werden:

(xii) Der Patient muß verstehen, daß die Aufnahme auch Menschen vorgeführt werden könnte, die nicht für seine Behandlung verantwortlich sind.

(xiii) Der Patient muß die Gelegenheit bekommen, die Aufnahme in der Form, in der sie letztendlich gezeigt wird, zu sehen, bevor sie verwendet wird, und er muß in diesem Stadium die Möglichkeit bekommen, seine Einwilligung zur Verwendung der Aufnahme zurückzuziehen.

3. Wenn eine Aufnahme so konzipiert ist, daß der Patient anhand der Aufnahme nicht identifiziert werden kann, reicht es aus, wenn der Arzt dem Patienten den Zweck der vorgeschlagenen Aufnahme mündlich erklärt und seine Einwilligung einholt - dies sollte in den Unterlagen des Patienten festgehalten werden. Gegen den Willen des Patienten sollte keine Aufnahme gemacht werden; weiterhin sollte der Patient niemals unter Druck gesetzt werden, seine Einwilligung zu geben. In Ausnahmefällen, in denen keine Aufnahme geplant worden ist, aber durch eine unerwartete Entwicklung während der Behandlung eine Aufnahme aus wissenschaftlichen Gründen oder Gründen der Weiterbildung sehr wünschenswert erscheint

Quelle: General Medical Council

Anhang 5

Beurteilungsbogen für auf Video dokumentierte Beratungsgespräche von Hausärzten
(nach Cox und Mulholland 1993)

Zeichnen Sie einen Kreis um diejenige vertikale Linie in der sechsstufigen Skala, die den richtigen Aussagen am Anfang oder Ende der Skala am nächsten kommt. Falls die Informationen nicht ausreichen, um eine Beurteilung abzugeben, machen Sie ein Kreuz in dem nebenstehenden Kasten.

Der Arzt vertieft sich in die Unterlagen/ beschäftigt sich mit dem Computer/ oder irgend etwas anderem als mit dem Patienten selbst/vermeidet Augenkontakt	⊔⊔⊔⊔⊔ ☐	Während der überwiegenden Zeit existiert Augenkontakt zwischen dem Arzt und Patienten
Der Arzt ist entspannt/tolerant	⊔⊔⊔⊔⊔ ☐	Der Arzt ist angespannt/fühlt sich unwohl/ist ungeduldig/irritiert/unhöflich/verliert die Beherrschung/zeigt irritierende Gewohnheiten
Der Patient wird bei Entscheidungen nicht mit einbezogen	⊔⊔⊔⊔⊔ ☐	Der Patient wird bei Entscheidungen mit einbezogen
Der Arzt wirkt kalt/distanziert/einschüchternd/unfreundlich/schroff/sarkastisch	⊔⊔⊔⊔⊔ ☐	Der Arzt lächelt/ist warmherzig/ist freundlich/ist angenehm/faßt Patienten wenn geboten an
Der Arzt klärt den Patienten über seine Diagnose/die Behandlung/die möglichen Nebenwirkungen der Behandlung auf.	⊔⊔⊔⊔⊔ ☐	Der Arzt klärt den Patienten nicht über seine Diagnose/die Behandlung/die Nebenwirkungen der Behandlung auf.
Der Arzt ist diskret/hält sich an seine Schweigepflicht	⊔⊔⊔⊔⊔ ☐	Der Arzt verletzt die Schweigepflicht.
Wenn erforderlich führt der Arzt eine angemessene Untersuchung durch	⊔⊔⊔⊔⊔ ☐	Die ärztliche Untersuchung ist nicht gründlich, nicht angemessen.
Der Arzt verfügt über das nötigen Wissen/ist auf dem neuesten Stand	⊔⊔⊔⊔⊔ ☐	Der Wissensstand des Arztes ist überholt.
Der Arzt ist autoritär/herablassend/verurteilend/moralisierend/wichtigtuerisch/ gönnerhaft	⊔⊔⊔⊔⊔ ☐	Der Arzt ist bescheiden/ ansprechbar/ flexibel/ behandelt den Patienten wie einen Gleichberechtigten
Der Arzt ist ehrlich	⊔⊔⊔⊔⊔ ☐	Der Arzt ist nicht ehrlich/ausweichend/ unaufrichtig/zu aufrichtig

Die Diagnose und Behandlung des Arztes scheint vernünftig/gefahrlos/hilfreich/richtig zu sein/bzw. er überlegt Alternativen	⊔⊔⊔⊔⊔ ☐	Diagnose und Behandlung sind irrational/nicht gerechtfertigt/gefährlich
Die Maßnahmen für spätere oder nachgelagerten Behandlungsschritte sind nicht geeignet/unnötig/nicht eindeutig und verständlich	⊔⊔⊔⊔⊔ ☐	Der Arzt hat für die weitere Behandlung genügend Sorge getragen
Der Arzt verschreibt Medikamente, bevor es erforderlich wäre/was der Arzt verschreibt ist nicht geboten	⊔⊔⊔⊔⊔ ☐	Das Verschreibungsverhalten des Arztes ist richtig
Der Arzt vergeudet Zeit	⊔⊔⊔⊔⊔ ☐	Der Arzt ist zügig und benutzt die Zeit effizient
Der Arzt beantwortet Fragen	⊔⊔⊔⊔⊔ ☐	Der Arzt ignoriert Fragen oder weicht ihnen aus
Der Arzt berücksichtigt die Vorgeschichte und den Hintergrund des Patienten und dessen Familie	⊔⊔⊔⊔⊔ ☐	Der Arzt neigt zu falschen Vermutungen/ zieht voreilige Schlüsse
Der Arzt ist unhöflich	⊔⊔⊔⊔⊔ ☐	Der Arzt ist höflich
Am Schluß der Konsultation scheint der Patient unnötigerweise ärgerlich/irritiert/unglücklich zu sein/bzw. beschwert sich	⊔⊔⊔⊔⊔ ☐	Unter Berücksichtigung der Natur der Konsultation scheint der Patient am Schluß zufrieden zu sein
Der Arzt gibt dem Patienten die Gelegenheit, über andere Probleme zu berichten	⊔⊔⊔⊔⊔ ☐	Der Patient hat keine Gelegenheit, dem Arzt andere Probleme zu erzählen
Der Arzt wirkt beruhigend/ ermutigend/entschlossen/erweckt Vertrauen	⊔⊔⊔⊔⊔ ☐	Der Arzt beruhigt den Patienten nicht oder erweckt keinen Vertrauen/wirkt unentschlossen/überschätzt sich
Der Arzt bringt die Konsultation zu einem erfolgreichem Schluß	⊔⊔⊔⊔⊔ ☐	Der Schluß der Konsultation ist holperig/dauert zu lang/ist zu abrupt
Der Arzt erkundigt sich nach Ideen/ Belangen/Erwartungen des Patienten	⊔⊔⊔⊔⊔ ☐	Der Arzt ignoriert die Ideen/das Belangen/die Erwartungen des Patienten/bzw. er erkennt nicht den Grund für die Konsultation
Der Arzt ignoriert weiterbestehende Probleme	⊔⊔⊔⊔⊔ ☐	Der Arzt fragt nach weiterbestehenden Problemen und behandelt sie
Untersuchungen werden nicht durchgeführt/sind unlogisch/sind nicht gerechtfertigt	⊔⊔⊔⊔⊔ ☐	Falls erforderlich, führt der Arzt die gebotenen Untersuchungen durch/ macht Röntgenaufnahmen usw.

Der Arzt ist emphatisch	⊔⊔⊔⊔⊔ ☐	Der Arzt ignoriert/setzt sich über die Einstellungen bzw. Gefühle des Patienten hinweg, bzw. bagatellisiert sie
Der Arzt verwendet eine ungeeignete Sprache/medizinischen Jargon/überflutet den Patienten mit Informationen	⊔⊔⊔⊔⊔ ☐	Der Patient versteht den Arzt
Der Arzt hört dem Patienten zu/macht einen interessierten Eindruck	⊔⊔⊔⊔⊔ ☐	Der Arzt ignoriert den Patienten/redet zuviel/ geht über ihn hinweg/bzw. ist zurückhaltend/desinteressiert/gelangweilt
Der Arzt ist gründlich	⊔⊔⊔⊔⊔ ☐	Der Arzt ist oberflächlich/salopp
Der Arzt ist unaufmerksam/nicht fürsorglich/zeigt kein Interesse	⊔⊔⊔⊔⊔ ☐	Der Arzt zeigt Interesse/ist fürsorglich
Der Arzt bemerkt nicht oder mißversteht Stichwörter/Hinweise/Körpersprache/versteckte Hinweise	⊔⊔⊔⊔⊔ ☐	Der Arzt bemerkt und versteht Stichwörter/Hinweise/Körpersprache/versteckte Hinweise
Der Arzt gibt gute Ratschläge	⊔⊔⊔⊔⊔ ☐	Die Ratschläge vom Arzt sind nicht gut/unpraktisch, oder er reagiert nicht auf verbale bzw. nichtverbale Signale, die den Wunsch nach Informationen vermitteln
Der Arzt hat Zeit für den Patienten	⊔⊔⊔⊔⊔ ☐	Die Konsultation wird unter Eile durchgeführt/ist überstürzt
Der Arzt macht unnötige oder ungebotene Überweisungen/überweist nicht, wenn es geboten wäre	⊔⊔⊔⊔⊔ ☐	Wenn geboten, überweist der Arzt den Patienten
Unter Berücksichtigung der Natur der Konsultation, erscheint der Patient so entspannt bzw. ruhig zu sein, wie es unter den Umständen möglich ist	⊔⊔⊔⊔⊔ ☐	Während der Konsultation scheint der Patient unnötig angespannt/verwirrt/unzufrieden zu sein
Der Arzt ist verwirrt/widersprüchlich/unorganisiert/schwankt/ungeschickt	⊔⊔⊔⊔⊔ ☐	Die Konsultation wird logisch geführt, ist gut organisiert
Der Arzt unterbricht den Patienten unnötigerweise	⊔⊔⊔⊔⊔ ☐	Der Arzt unterbricht den Patienten nicht, wenn es nicht geboten wäre
Der Arzt erfragt die richtigen und erforderlichen Angaben für die Anamnese des Patienten	⊔⊔⊔⊔⊔ ☐	Die Anamnese ist nicht gründlich/nicht geeignet/nicht organisiert

7. Literatur

Arbeitsgemeinschaft Qualitätssicherung in der ambulanten Versorgung (AQUA): AQUA-Materialien I: „Ja wissen Sie, ich bin wieder gesund - seelisch". (Transkript eines Arzt-Patient-Gespräches mit Arbeitsanleitung). Bestellanschrift: GeMeKo e. V., Beethovenstr. 11 a, 37085 Göttigen. Schutzgebühr DM 5,00 zzgl. DM 5,00 für Porto und Verpackung

Bahrs O, Gerlach FM, Szecsenyi J (Hrsg.): Ärztliche Qualitätszirkel. Leitfaden für den niedergelassenen Arzt. 2. durchgesehene Auflage, Dt Ärzteverlag, Köln 1995

Bahrs 0, Köhle M: Die Strukturierung der Arzt-Patient-Beziehung im Erstgespräch - Analyse auf der Basis von Videoaufzeichnungen in Hausarztpraxen. In: Bergmann G (Hrsg.): Psychosomatische Grundversorgung. Springer, Berlin Heidelberg New York 1989:42-58

Bahrs O, Szecsenyi J: „I can now face a patient." The development of a concept to analyse the video recorded encounters from general practice n a multidisciplinary quality circle. In: Szecsenyi J, Bensing J, Sätterlund-Larsson U (Eds.): Doctor-patient-communication and the quality of care in general practice. Scand J Prim Health Care; 13 (Suppl 1): in press

Bahrs O, Szecsenyi J: Patientensignale - Arztreaktionen. Analyse von Beratungsgesprächen in Allgemeinpraxen. In: Löning P, Rehbein J (Hrsg.): Arzt-Patienten-Kommunikation. Analysen zu interdisziplinären Problemen des medizinischen Diskurses. Walter de Gruyter, Berlin New York 1993: 1-26

Bahrs O: Projekt Hausärztliche Qualitätszirkel - 1. Zwischenbericht. Abteilung Allgemeinmedizin, Medizinische Hochschule Hannover, Hannover 1992

Balint E, Coutenay M, Elder A, Hull S, Julian P: The doctor, the patient and the group. Balint revisited. Roultedge, London, New York 1993

Balint M: Der Arzt, sein Patient und die Krankheit. Klett, Stuttgart 1957

Byrne PS, Long BLL: Doctors talking to patients. HMSO, London 1976

Campbell LM, Howie JGR, Murray TS: Summative assessment: a pilot project in the west of Scotland. Br J Gen Pract 1993; 43:430-434

Cox J, Mulholland H: An instrument for assessment of videotapes of general practitioners' performance. Br Med J 1993; 306:1043-1046

Davis RH, Jenkins M, Smails A, Stott NCH, Verby JE, Wallace BB: Teaching with audio-visual recordings of consultations. J R Coll Gen Pract 1980; 30:333-336

Field S: The use of video recording in general practice education: a survey of trainers in the West Midlands region. Education for General Practice 1995; 6:49-58

General Medical Council: Further guidance on the use of video recordings. Report of the committee on the standards of professional conduct and on medical ethics. The General Medical Committee, London 1994

Herzmark G: Reactions of patients to video recording of consultations in general practice. Br Med J 1985; 291:315-317.

Kügelgen B: Rechtlich-ethische Probleme mit Video. In Kügelgen B (Hrsg.): Video in Psychiatrie und Videotherapie. Springer, Berlin Heidelberg 1989; 25-49

Martin E, Martin PML: The reaction of patients to a video camera in the consulting room. J R Coll Gen Pract 1985; 35:607-610

Pendleton D, Hasler J: Doctor-patient communication. Academic Press, London 1983

Premi, J: An assessment of 15 years experience in using video tape review in a family practice residency. Academic Medicine 1991; 66:56-57

Pringle M, Steward-Evans C: Does awareness of beeing video recorded affect doctor's consultation behaviour? Br J Gen Pract 1990; 40:455-488

Richter G: Richtig videofilmen von Anfang an. Das untechnische Videobuch. Gilching: vfv Verlag für Foto, Film und Video 1994

Royal College of General Practitioners 1972

Rutter DR, Maguire GP: History-taking for medical students: evaluation of a training programme. Lancet 1976; ii:558-560

Servant JB, Matheson'JAB: Video recording in general practice: the patients do mind. J R Coll Gen Pract 1986; 36:555-556

Szecsenyi J, Andres E, Bahrs O, Gerlach FM, Weiß-Plumeyer M: Evaluation eines Trainingsprogrammes für Moderatoren von vertragsärztlichen Qualitätszirkeln. Eine Zwischenbilanz. Z ärztl Fortb 1995; 89:423-427

World Health Organization - Regional Office for Europe: Modern medical teaching methods. Report on a seminar, Madrid 6-10 April 1970. WHO, Copenhagen 1974

Ein Konzept zur Etablierung von Qualitätszirkeln in der ambulanten Versorgung

Joachim Szecsenyi, Edith Andres, Ottomar Bahrs, Ferdinand M. Gerlach und Martina Weiß-Plumeyer

1. Einleitung

Die Kassenärztliche Bundesvereinigung hat in ihren Richtlinien für Verfahren zur Qualitätssicherung gemäß § 135 Abs. 3 SGB V den besonderen Stellenwert von ärztlichen Qualitätszirkeln herausgestellt. Qualitätszirkel können allerdings nicht von allein entstehen und erfordern den persönlichen Einsatz besonders interessierter Teilnehmer. Eine wichtige Voraussetzung ist auch die Schaffung von tragfähigen Strukturen innerhalb der ärztlichen Selbstverwaltung und der Fachgesellschaften, die Qualitätszirkel unterstützen können. Diese Aufgaben könnten z. B. die "Geschäftsstellen Qualitätssicherung" bei den Kassenärztlichen Vereinigungen wahrnehmen.

In vielen europäischen Ländern sind bereits spezielle Fortbildungsangebote für niedergelassene Ärzte entwickelt worden: so ist z. B. in Finnland ein einwöchiger Kursus über Qualitätssicherung für alle allgemeinmedizinischen Weiterbildungsassistenten obligatorisch. In Irland ist Qualitätssicherung ein fester Bestandteil der Arbeit innerhalb eines Verbundes von Fortbildungstutoren ("Continuous Medical Education Tutor Network"). In Frankreich, Großbritannien, Italien, den Niederlanden, Portugal und Spanien werden entsprechende Kurse für niedergelassene Ärzte angeboten (Grol u. a. 1993). Ausgehend von zum Teil mehr als fünfjährigen eigenen Erfahrungen haben die Autoren dieser Arbeit sich in der "Arbeitsgemeinschaft Qualitätssicherung in der ambulanten Versorgung (AQUA)" zusammengeschlossen, um die Einführung von Qualitätszirkeln konzeptuell, inhaltlich und personell zu unterstützen, sowie notwendige Arbeitsmaterialien zur Verfügung zu stellen.

2. Bausteine

Leitfaden für Qualitätszirkel

Aufgrund einer Projektförderung durch das Bundesministerium für Gesundheit wurde ein Leitfaden erstellt, der theoretische Hintergründe und praktische Aspekte der Planung und Durchführung der Qualitätszirkelarbeit beleuchtet (Bahrs, Gerlach u. Szecsenyi, 1994). Dieser Leitfaden ist als Lese- und Arbeitsbuch besonders für diejenigen geschrieben, die selber Zirkel leiten wollen, oder die als Teilnehmer mitarbeiten möchten. Das Buch enthält viele Beispiele aus dem hausärztlichen Bereich, ist aber grundsätzlich auch für die Anwendung durch Gebietsärzte geeignet. Darüber hinaus können die darin enthaltenen Informationen auch für Entscheidungsträger im Bereich der Gesundheitspolitik, Sozialversicherung, Forschungsförderung und Unterricht von Nutzen sein.

Ausgehend von der Definition eines Qualitätszirkels und der Vorstellung einiger Beispiele werden Grundkonzepte der Qualitätssicherung dargestellt. Dabei wird auf den besonderen Stellenwert für die hausärztliche Versorgung hingewiesen. Mehrere Kapitel beschäftigen sich mit organisatorischen Voraussetzungen, der Auswahl geeigneter Themen für die Zirkelarbeit und dem Aufbau einer konstruktiven Gruppenatmosphäre. Es werden verschiedene methodische Ansätze vorgestellt, um die Praxisrealität zum Diskussionsgegenstand in der Gruppe zu machen. Die Erarbeitung praxisgerechter Handlungsleitlinien und die Beschreibung von Auswirkungen auf die Struktur-, Prozeß-, und Ergebnisqualität bilden einen weiteren Themenschwerpunkt. Abschließend wird auf mögliche Unterstützer und verfügbare Literatur hingewiesen.

Ausbildung von Moderatoren für ärztliche Qualitätszirkel

Um eine kontinuierliche und zielgerichtete Arbeit von Qualitätszirkeln zu ermöglichen, ist eine Gruppenleitung durch auf diese Aufgabe vorbereitete Gruppenleiter (Moderatoren) erforderlich. Bewährt hat sich nach unseren Erfahrungen die Teammoderation durch zwei Moderatoren. Diese sollten eine **kommunikative Kompetenz** haben, um die Arbeit strukturieren und um mit möglichen Konflikten und Problemen in der Gruppe umgehen zu können. Weiterhin muß eine **Methodenkompetenz** vorhanden sein, das heißt die Moderatoren müssen in der Lage sein, verschiedene Methoden zur Abbildung der Praxisrealität und der fallbezogenen Arbeit einzusetzen (z. B. Entwicklung und Einsatz von Dokumentationsbögen, Diskussion von Videos, Karteikartenanalyse etc.).

Wie kann ein Arzt, der sich in der Qualitätszirkelarbeit engagieren will, diese Kompetenzen erlangen? Da das Grundelement des Qualitätszirkels die Arbeit in und mit der Gruppe ist, ist es notwendig, über die theoretische Wissensvermittlung hinaus die erforderlichen Kompetenzen gemeinsam zu erarbeiten und somit konkret erfahrbar zu machen.

Deshalb wurde ein spezielles Trainingsprogramm entwickelt, das die notwendigen Grundkenntnisse vermitteln und Gelegenheit zur praktischen Einübung geben soll. Dieses Trainingsprogramm besteht aus einem zweitägigen **Einführungsseminar**, dem im Abstand von etwa 6 Monaten ein eintägiges **Nachbereitungsseminar** folgt. Letzteres bietet den Teilnehmern Gelegenheit, erste Erfahrungen, die sie mit der Moderation eigener Gruppen gesammelt haben, gemeinsam zu reflektieren. Danach wird man nicht davon ausgehen können, daß die Moderatoren damit umfassend für jedes Problem, das ihnen in ihrem eigenen Qualitätszirkel begegnen könnte, umfassend vorbereitet sind. Bei der bisherigen positiven Resonanz auf Modellprojekte (5) (Bahrs u. a., 1993) und in Umfragen unter Vertragsärzten (Häussler 1993, Szecsenyi u. a. 1994, Gerlach u. Bahrs 1994) muß in Zukunft mit der Etablierung zahlreicher Qualitätszirkel gerechnet werden. Dabei wird es notwendig sein, **Supervisionsgruppen** auf regionaler Ebene zu bilden.

Nachfolgend soll über das erste Projektjahr, in dem 7 Einführungsseminare durchgeführt wurden, berichtet werden. Während das erste Seminar im Juni 1993 mit bundesweiter Beteiligung in Göttingen stattfand, wurden zwei weitere Seminare im November 1993 in Bad Segeberg (für die KVen Schleswig-Holstein und Mecklenburg-Vorpommern) und im Dezember 1993 in Verden (für die KV Niedersachsen) angeboten. Weiterhin fanden zwei Nachbereitungsseminare statt. Die Teilnehmer beurteilten die Seminare jeweils mit Hilfe eines anonymen Bewertungsbogens sowie durch eine abschließende Seminarkritik in Form einer Round-Table-Diskussion.

Dieses 1993 im Rahmen einer Förderung durch die Kassenärztliche Bundesvereinigung (KBV) entwickelte Seminarprogramm wurde 1994 erfolgreich fortgesetzt. Inzwischen (Stand Juni 1995) haben 400 Teilnehmer den Kurs durchlaufen. Nachfolgend wollen wir die Evaluationsergebnisse der ersten sieben Veranstaltungen vorstellen (vgl. Szecsenyi u. a., 1995).

Unter insgesamt 147 Teilnehmern des ersten Projektjahres waren 24 (16,3 %) Frauen und 123 (83,7 %) Männer. Allgemein- und praktische Ärzte machten zusammen 44,2% der zukünftigen Moderatoren aus (Tabelle 1). Unter den Spezialärzten waren die Internisten am häufigsten vertreten.

Tabelle 1: Fachgebiete der Teilnehmer der ersten Seminare (N=147)

Fachgebiet:	Teilnehmerzahl:	
	N	%
Arzt für Allgemeinmedizin	65	44,2
Internist	34	23,1
Anderer Gebietsarzt	32	21,8
Nicht-Arzt/Arzt ohne Niederlassung	16	10,9
Gesamt:	**147**	**100,0**

Die Evaluation dieser sieben Seminare durch die Teilnehmer ergab eine durchschnittliche Bewertung von 1,9 (nach Schulnoten), wobei die Kleingruppenarbeit mit einer Durchschnittsnote von 1,8 am besten abschnitt. Etwas schlechtere Noten gab es für die Vorträge (2,1) und den Reader (2,5). 86 % der Teilnehmer hielten die Ansprüche des Seminars an das eigene Vorwissen für angemessen. 78,2 % schätzten den erwarteten Nutzen der Veranstaltung für ihre derzeitige oder beabsichtigte Tätigkeit im Bereich der Qualitätssicherung als sehr groß oder groß ein. Kritische Stimmen gab es hinsichtlich des inhaltlichen und zeitlichen Umfangs des Seminars: Für 16,2 % war die Veranstaltung zu inhaltsreich und 34,5 % fanden sie zu lang.

Ein wichtiges Kriterium für den Erfolg des Seminars ist der Aufbau eigener Qualitätszirkel durch die Teilnehmer. Nach Ablauf von 6 Monaten hatten 37 von 80 Teilnehmern (46,2 %) der ersten drei Seminare einen eigenen Qualitätszirkel gegründet. Weitere 8 (29,6 %) hatten mit konkreten Vorbereitungen dazu begonnen. Nur zwei Teilnehmer waren bisher nicht aktiv geworden, weil es nach eigenen Angaben an Unterstützung seitens ihrer KV mangelte (Tabelle 2).

Tabelle 2: Aktivitäten der Teilnehmer der ersten drei Seminare nach Ablauf von jeweils 6 Monaten (N=80)

Aktivität:	N	%
Bereits Qualitätszirkel gegründet	37	46,2
Qualitätszirkel in Vorbereitung	18	22,5
Teilnehmer in einem Qualitätszirkel	1	1,3
keine Aktivität, auf Barrieren gestoßen	12	15,0
Unklare Aktivitäten, keine Informationen	12	15,0
Gesamt	**80**	**100,0**

Von den Teilnehmern dieser Nachbereitungsseminare wurde der besondere Stellenwert eines kontinuierlichen Erfahrungsaustausches betont. Dabei wurde ein 6monatiger Turnus von Supervisionsveranstaltungen favorisiert. Kritisch anzumerken bleibt, daß einige KVen - vornehmlich werden Kostengründe genannt - wenig Bereitschaft zeigen, diese Supervisionsveranstaltungen von vornherein in ihre Planungen mit aufzunehmen.

Unser aufgrund der gesetzlichen Änderungen im Jahre 1993 sehr kurzfristig eingeführtes Fortbildungsseminar stieß auf ein großes Interesse seitens der niedergelassenen Ärzte. Dieses Interesse erscheint bisher im hausärztlichen und internistischen Bereich - den zahlenmäßig größten Gebietsarztgruppen - am stärksten ausgeprägt, obwohl sich eine breite Streuung über viele Fachgebiete zeigte. Die Arbeit in Kleingruppen wurde insgesamt am positivsten bewertet. Theoretische Inhalte wie die vor dem Seminar in Form eines Readers zugesandte Literatur sowie die Vorträge fanden eine weniger gute, aber immer noch zufriedenstellende Resonanz. Aus den Bewertungen und den Ergebnissen der Diskussionen zum Schluß eines jeden Seminares haben wir die Konsequenz gezogen, die Kleingruppenarbeit in Zukunft noch mehr zu intensivieren und die Veranstaltung zeitlich zu straffen.

Die Einschätzungen zum Nutzen des Seminars für eigene Aktivitäten im Bereich der Qualitätssicherung korrelierten erfreulich hoch mit der tatsächlichen späteren Gründung von eigenen Qualitätszirkeln durch die Teilnehmer. Bisher steht uns nur ein sehr kurzer Beobachtungszeitraum zur Verfügung, um den Prozeß der Institutionalisierung von Zirkeln in Folge eines derartigen Seminars zu beschreiben. Nur durch eine kontinuierliche Begleitforschung, deren Finanzierung aber noch nicht gesichert ist, können die Erfahrungen, die die von uns ausgebildeten Moderatoren "vor Ort" machen, nutzbringend in die Entwicklung eines flächendeckenden Programmes zur Etablierung von Qualitätszirkeln eingebracht werden. Dabei brachten die Moderatoren die Erwartung zum Ausdruck, nicht nur organisatorische und ideelle Unterstützung seitens der ärztlichen Selbstverwaltung zu bekommen. Diese und auch die Kostenträger sollten vielmehr erkennen, daß geringen Kosten einer Aufwandsentschädigung der Moderatoren für die Leitung von Qualitätszirkeln ein hoher Nutzen durch eine verbesserte Patientenversorgung entgegensteht.

Videos über Qualitätszirkel

Qualitätszirkel sind eine Gruppenarbeit, stellen also ein prozeßhaftes Geschehen dar, welches wesentlich durch die Interaktionen der Teilnehmer untereinander und mit den Moderatoren geprägt ist. Immer wieder taucht in Diskussionen über Qualitätszirkel ein sehr heterogenes Verständnis darüber auf, was ein Qualitätszirkel eigentlich ist. Das Medium Video ist, wie kein anderes, geeignet, Interessierten das Gruppengeschehen eines Qualitätszirkels zu vermitteln. Für den Interessierten gibt es ein 17minütiges Video, das exemplarisch die Arbeit eines hannoveraner Zirkels zeigt (AQUA 1993).

Für den Start im eigenen Qualitätszirkel, für die ärztliche Fortbildung und für den Studentenunterricht steht seit kurzem ein aufgearbeitetes Video aus einer Allgemeinpraxis zur Verfügung. Ein Begleitheft enthält Hintergrundinformationen zu dem vorgestellten Fall sowie ein Transkript des Gesprächs (AQUA 1994).

Evaluation der Qualitätszirkelarbeit

Aufbauend auf dem Moderatorenkurs sowie auf die Nachbereitungsseminare fordern wir eine Vernetzung des Informationsflusses zwischen den tragenden Körperschaften, den Geschäftsstellen für Qualitätssicherung, den Qualitätszirkeln und ihren Moderatoren sowie den begleitenden wissenschaftlichen Institutionen. Bei der Evaluation der Zirkelarbeit sollten die Beschränkungen und die Gefahr möglicher Interventionseffekte durch starre Evaluationsinstrumente berücksichtigt werden (vergl. hierzu auch Bahrs et al. in diesem Band). Als Grundgerüst sollte zunächst eine begleitende Evaluation der *Institutionalisierung und des Gruppenverlaufs* der Qualitätszirkel (inwieweit gelingt es kontinuierliche Gruppen aufzubauen? An welchen Themen arbeiten diese Gruppen? Was wird problematisiert? Welche Problemlösungen werden erarbeitet?) genügen (Abbildung 1). Schließlich wird zu prüfen sein, inwieweit die Qualitätszirkelarbeit Auswirkungen auf die Qualität der Patientenversorgung hat.

Abbildung 1

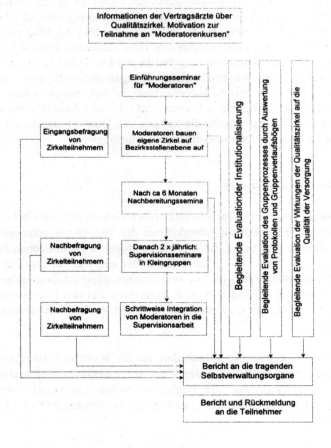

3. Literatur

Arbeitsgemeinschaft Qualitätssicherung in der ambulanten Versorgung (AQUA): Ärztliche Qualitätszirkel. Video, 16 Min. Göttingen 1993. Bestellanschrift: Gesellschaft zur Förderung medizinischer Kommunikation e. V., Beethovenstraße 11 a, 37085 Göttingen

Arbeitsgemeinschaft Qualitätssicherung in der ambulanten Versorgung (AQUA): „Ja wissen Sie, ich bin wieder gesund - seelisch." Video, ca. 20 Minuten mit Begleitheft. Bestellanschrift: Gesellschaft zur Förderung medizinischer Kommunikation e. V., Beethovenstraße 11 a, 37085 Göttingen

Bahrs O, Fischer-Rosenthal W, Szecsenyi J: Interaktion in der Arztpraxis und ihre diskursive Einholung im Qualitätszirkel. In: Bahrs O, Fischer-Rosenthal W, Szecsenyi J (Hrsg.): Vom Ablichten zum Im-Bilde-Sein. Königshausen & Neumann, Würzburg 1996, in diesen Band

Bahrs O, Gerlach FM, Szecsenyi J (Hrsg.): Ärztliche Qualitätszirkel. Leitfaden für den niedergelassenen Arzt. Deutscher Ärzteverlag, Köln 1994

Bahrs O, Andres E, Gerlach FM, Szecsenyi J, Weiß-Plumeyer M: Hausärztliche Qualitätszirkel in Deutschland - ein Überblick. Z Allg Med 1993; 69:968-973

Gerlach FM, Bahrs O: Qualitätssicherung durch hausärztliche Qualitätszirkel. Strategien zur Etablierung. Ullstein Mosby, Berlin Wiesbaden 1994

Grol RPTM, Wensing M, Jacobs A, Baker R (Eds.): Quality assurance in general practice. The state of the art in Europe. Nederlands Husiartsen Genootschap, Utrecht 1993

Häussler B: Qualitätssicherung. Großes Interesse an Berliner Pilotprojekt. Dt Ärztebl 1993; 90:B-1922

Szecsenyi J, Claus E, Prochazka M, Kochen MM: Qualitätszirkel für Hausärzte: Chancen zur Etablierung in Nordhessen. Hessisches Ärztebl 1994; 55:136-137

Szecsenyi J, Andres E, Bahrs O, Gerlach FM, Weiß-Plumeyer M: Evaluation eines Trainingsprogrammes für Moderatoren von vertragsärztlichen Qualitätszirkeln: Eine Zwischenbilanz. Z ärztl Fortb 1995; 89:423-427

Verzeichnis der Mitarbeiter und Autoren

Dr. med. Heinrich *Adam*, geb. 1945, Arzt für Allgemeinmedizin, Psychotherapie. Niedergelassen in einer Gemeinschaftspraxis in Northeim. Studium der Humanmedizin, eigene Weiterbildung in Gestalttherapie und humanistischer Psychologie. Derzeitige Tätigkeit: Allgemeinmedizin, Psychotherapie, Kollegenweiterbildung in Allgemeinmedizin. Tätigkeitsschwerpunkt: Psychosomatik. Korrespondenzadresse: Göttinger Str. 21, 37154 Northeim

Diplom-Psychologin Edith *Andres*, geb. 1962, wissenschaftliche Mitarbeiterin der Abteilung Allgemeinmedizin der Universität Göttingen. Studium der Psychologie in Göttingen (1982 - 1989). Sozialpädagogische Erwachsenenbetreuung und Erwachsenenbildung (1989 - 1990). Seit 1991 wissenschaftliche Mitarbeiterin der Abteilung Allgemeinmedizin der Universität Göttingen. Tätigkeitsschwerpunkte: Qualitätssicherung in der ambulanten Versorgung, Aufbau und Betreuung von Qualitätszirkeln; Durchführung von Schulungen von Moderatoren von Qualitätszirkeln sowie wissenschaftliche Begleitforschung. Korrespondenzadresse: Heckerstr. 30 c, 34121 Kassel

Dr. disc. pol. Ottomar *Bahrs*, geb. 1951, Medizinsoziologe. Wissenschaftlicher Assistent im Arbeitsgebiet Medizinische Soziologie in der Abteilung Allgemeinmedizin der Medizinischen Hochschule Hannover. Studium der Sozialwissenschaften in Göttingen; wissenschaftlicher Mitarbeiter an der Abteilung für Medizinische Soziologie in Göttingen (1978 - 1988) und den Abteilungen Allgemeinmedizin in Göttingen (1988 - 1990) und Hannover (seit 1992). Leiter des Arbeitsbereichs Qualitätssicherung (gemeinsam mit Herrn Dr. F. M. Gerlach). Seit 1994 wissenschaftlicher Assistent im Arbeitsgebiet Medizinische Soziologie der Medizinischen Hochschule Hannover. Seit 1990 Vorstand der Gesellschaft zur Förderung Medizinischer Kommunikation in Göttingen. Organisation, Konzeptentwicklung und Koordination der allgemeinmedizinischen Kursweiterbildung in Niedersachsen (zusammen mit Frau Dr. Weiß-Plumeyer). Tätigkeitsschwerpunkte: interpretative Sozialforschung, Arzt-Patienten-Kommunikation, Selbsthilfeförderung, Entwicklung und Organisation von Forschungs- und Fortbildungsseminaren. Korrespondenzadresse: Beethovenstr. 11 a, 37085 Göttingen.

Dr. med. Burkhard *Brosig*, geb. 1957, wissenschaftlicher Assistent an der Klinik für Psychotherapie und Psychosomatik der Justus Liebig Universität Gießen. Medizinstudium in Gießen, Studium der Soziologie und Liberal Arts an der Emory University in Atlanta/USA. Weiterbildung in Psychotherapie/Psychoanalyse. Tätigkeitsschwerpunkt: stationäre Behandlung schwerer Neurosen (sog. Frühstörungen) in einem psychoanalytisch orientierten Gruppensetting. Korrespondenzadresse: Ludwigstr. 76, 35392 Gießen.

Diplom-Psychologe Jochen *Faber*, geb. 1958, wissenschaftlicher Mitarbeiter am Institut für Psychosomatik und Psychotherapie der Universität zu Köln. Tätigkeitsschwerpunkte: Arzt-Patient-Kommunikation, Medizinpsychologie, Gesundheitspsychologie. Korrespondenzadresse: Institut für Psychosomatik und Psychotherapie der Universität zu Köln, Joseph-Stelzmann-Str. 9, 50924 Köln

Prof. Dr. Wolfram *Fischer-Rosenthal*, geb. 1946, Soziologe. Studium der Soziologie, Philosophie und protestantischen Theologie in Frankfurt und Münster. 1980 - 1982 Mitglied des Teams von Anselm Strauss, San Francisco. 1982 Habilitation für Soziologie in Bielefeld. 1982 - 1992 Professor für Medizinische Soziologie an der Universität Gießen. Gastprofessuren und Lehraufträge für Soziologie, Gesundheitspolitik und qualitative Methoden in Kassel, Berlin, Jena, Beer-Sheba und Jerusalem. Derzeit Honorarprofessor für Medizinische Soziologie an der Johann Gutenberg-Universität Mainz. Gastprofessur für Allgemeine Soziologie an der TU Berlin. Freiberuflicher klinischer Soziologe. Tätigkeitsschwerpunkte: Biographieforschung, Soziologie chronischer Krankheit, Interaktionsanalyse, Wissenssoziologie. Korrespondenzanschrift: Sonnenallee 77, 12045 Berlin.

Dr. med. Ferdinand *Gerlach*, MSP, geb. 1961, Arzt für Allgemeinmedizin. Zusatzbezeichnung Rettungsmedizin/Leitender Notarzt. 1980 - 1987 Studium der Humanmedizin in Göttingen, 1991 - 1994 Postgraduiertenstudiengang Bevölkerungsmedizin und Gesundheitswesen/Public Health mit Schwerpunkt Management im Gesundheitswesen. Seit 1991 wissenschaftlicher Mitarbeiter der Abteilung Allgemeinmedizin der Medizinischen Hochschule Hannover. Gemeinsam mit Herrn Dr. O. Bahrs Leiter des Arbeitsbereiches Qualitätssicherung. Seit 1993 niedergelassen in einer allgemeinärztlichen Gemeinschaftspraxis in Bremen. Qualitätssicherungsbeauftragter der KV Bremen. Tätigkeitsschwerpunkte: Qualitätsmanagement/Qualitätszirkel, Primärversorgung und Public Health, Management im Gesundheitswesen. Korrespondenzadresse: Hollerallee 57, 28209 Bremen.

Dr. med. Eberhard *Hesse*, geb. 1940, Arzt für Allgemeinmedizin. Studium der Humanmedizin 1959 - 1965 in Marburg und Tübingen, Weiterbildung 1967 - 1971 (Gynäkologie, Innere Medizin, Kinderheilkunde, Röntgeninstitut, Chirurgie, Gesundheitsamt. Seit 1971 in Gemeinschaftspraxis niedergelassener Facharzt für Allgemeinmedizin, Lehrbeauftragter für Allgemeinmedizin an der Universität Münster. Imm.-Past-President SIMG. Komm. Leiter der Projektjury in der Carl Gustav Carus Stiftung. 1. Vorsitzender von "Release" gemeindenahes Netz psychosozialer Hilfen. Mitherausgeber der Zeitschrift "The European Journal of General Practice". Tätigkeitsschwerpunkte in der Praxis: Dechiffrierung der Präsentiersymptome mit Hilfe des ärztlichen Gespräches, manuelle Therapie, Motivierung zur Nutzung der Gruppenselbsthilfe. Korrespondenzadresse: Bahnhofstr. 27, 28816 Stuhr

Diplom-Psychologin Hanna *Kaerger*, geb. 1964, wissenschaftliche Mitarbeiterin am Institut für Psychosomatik und Psychotherapie der Universität zu Köln. Tätigkeitsschwerpunkte: Kommunikationsanalysen ärztlichen Gesprächsverhaltens. Korrespondenzadresse: Petersbergstr. 88, 50939 Köln

Prof. Dr. med. Karl *Köhle*, geb. 1938, Direktor des Instituts und Poliklinik für Psychosomatik und Psychotherapie der Universität zu Köln. Studium der Humanmedizin, Facharzt für Innere Medizin, Psychoanalyse. Tätigkeitsschwerpunkte: Arzt-Patient-Kommunikation, Ärztl. Visite in der Klinik, Balint-Gruppen, Psychoanalyse, Psychoonkologie. Korrespondenzadresse: Institut für Psychosomatik und Psychotherapie der Universität zu Köln, Joseph-Stelzmann-Str. 9, 50924 Köln

Dr. phil. Armin *Koerfer*, MA, geb. 1948, Sprachwissenschaftler. Studium der Germanistik, Soziologie und Politologie. Wissenschaftlicher Mitarbeiter am Institut für Psychosomatik und Psychotherapie der Universität zu Köln; Tätigkeitsschwerpunkte: Linguistische Pragmatik, Diskursanalyse, Sprachsoziologie. Korrespondenzadresse: Institut für Psychosomatik und Psychotherapie der Universität zu Köln, Joseph-Stelzmann-Str. 9, 50924 Köln

Dr. phil. Petra *Löning*, geb. 1954, Sprachwissenschaftlerin. 1974 - 1983 Studium der Germanistik und Romanistik, Promotion. 1983 - 1984 Referendariat und 2. Staatsexamen. Ab 1983 Lehraufträge am Germanischen Seminar der Universität Hamburg. 1989 - 1993 Wissenschaftliche Mitarbeiterin des von der DFG geförderten Projekts zur "Arzt-Patienten-Kommunikation" am Germanischen Seminar der Universität Hamburg. Leiterin des Arbeitskreises 'Ärztliche Gesprächsführung' in der Deutschen Gesellschaft für Medizinische Psychologie (DGMP) zusammen mit Frau Dr. Ursula Brucks. Zur Zeit freiberuflich tätig. Arbeitsschwerpunkte: Gesprächsanalysen; Arzt-Patienten-Kommunikation; Kommunikation in Institutionen. Korrespondenzadresse: Germanisches Seminar der Universität Hamburg, Von Melle-Park 6, 20146 Hamburg

Till-Michael *Mendler*, geb. 1965, Arzt. 1984 - 1991 Studium der Medizin in Köln, Arzt im Praktikum in Köln (Innere Medizin), 1992 - 1993 Studien am Institut für Psychosomatik der Universität zu Köln. Derzeit Assistenzarzt in der Inneren Abteilung des Kamillianer Krankenhauses in Mönchengladbach. Doktorand am Institut für Psychosomatik der Universität zu Köln. Tätigkeitsschwerpunkte: Schmerztherapie; ärztliche Gesprächsführung; HIV und AIDS; supportive Tumortherapie und Sterbebegleitung. Korrespondenzadresse: Institut für Psychosomatik und Psychotherapie der Universität zu Köln, Joseph-Stelzmann-Str. 9, 50924 Köln

Dr. med. Heinz *Neun*, geb. 1937, Arzt für Innere Medizin, Psychoanalyse/Psychotherapie. Studium der Humanmedizin. Weiterbildung in Psychoanalyse (Deutsche Psychoanalytische Gesellschaft), analytische Gruppenpsychotherapie (Deutscher Arbeitskreis für Gruppendynamik und Gruppenpsychotherapie) und

Klinische Psychosomatik (Deutsches Kollegium für Psychosomatische Medizin. Ärztlicher Direktor der Klinik am Hainberg in Bad Hersfeld. Tätigkeitsschwerpunkte: Kliniksinterne Verknüpfung von Anleitung, Supervision, Fort- und Weiterbildung in einer psychosomatisch-psychotherapeutischen Rehabilitationsklinik, Entwicklung interner und externer Qualitätssicherungszirkel. Korrespondenzadresse: Klinik am Hainberg, Ludwig-Braun-Str. 32, 36251 Bad Hersfeld

Dr. phil. Diplom-Psychologe Rainer *Obliers*, geb. 1948, wissenschaftlicher Mitarbeiter am Institut und Poliklinik für Psychosomatik und Psychotherapie der Universität zu Köln. Tätigkeitsschwerpunkte: Arzt-Patient-Gespräche, subjektive Theorien, Autobiographieforschung, Problemorientiertes Lernen Korrespondenzadresse: Institut für Psychosomatik und Psychotherapie der Universität zu Köln, Joseph-Stelzmann-Str. 9, 50924 Köln

Dr. med. Thomas *Ripke*, geb. 1943, Arzt für Allgemeinmedizin, Psychotherapie. Niedergelassen in eigener Praxis in Heidelberg. Studium der Humanmedizin, Weiterbildung in Gesprächspsychotherapie. Derzeitige Tätigkeit: Allgemeinarzt, Gesprächstherapie, Psychosomatische Grundversorgung, Supervision. Tätigkeitsschwerpunkte: *Arzt* und Gesprächsführung, Supervision, Psychosomatische Grundversorgung. Korrespondenzadresse: Mönchhofstr. 11, 69120 Heidelberg

MA Carsten *Schultze*, geb. 1961. Studium der Sprachwissenschaften in Göttingen, Staatsexamen 1989. Nach dem Zivildienst wissenschaftlicher Mitarbeiter im Forschungsprojekt 'Anamnesenreport' in der Abteilung Psychosomatik an der Uniklinik Göttingen. Seit 1992 Doktorand am Seminar für deutsche Philologie der Uni Göttingen, Fachgebiet Sprachwissenschaft. Durchführung von Kommunikationsseminaren. Derzeitiger Arbeitsschwerpunkt: Kommunikationsanalysen. Korrespondenzadresse: Schildweg 19, 37085 Göttingen

Dr. med. Wolfgang *Stehle*, geb. 1955, Arzt für Allgemeinmedizin. Niedergelassen in eigener Praxis in Horsten/Ostfriesland. 1974 - 1980 Studium der Humanmedizin, Approbation und Promotion in Düsseldorf. Weiterbildung in den Fächern Pathologie, Chirurgie, Innere Medizin, Frauenheilkunde und Pädiatrie. Seit 1988 in eigener Praxis niedergelassen. Seit 1992 Mitglied in einem hausärztlichen Qualitätszirkel der Medizinischen Hochschule Hannover, seit 1994 Mitorganisator eines eigenen Qualitätszirkels. Besonderes berufliches und außerberufliches Interesse: EDV (Arztsoftware, eigene Programmiertätigkeit in den Programmiersprachen Turbo Pascal, Turbo Prolog sowie Dbase). Korrespondenzadresse: Kiebitzweg 2, 26446 Friedeburg

Dr. med. Diplom-Sozialwirt Joachim *Szecsenyi*, geb. 1953, Arzt für Allgemeinmedizin. 1973 - 1978 Studium der Sozialwissenschaften, 1978-1987 Studium der Humanmedizin, jeweils in Göttingen. Seit 1987 wissenschaftlicher Assistent der Abteilung Allgemeinmedizin in Göttingen. Leiter des Arbeitsbereichs Qualitätssicherung. Seit 1994 niedergelassen in einer allgemeinärztlichen Gemeinschaftspraxis. Seit 1990 Vorstand der Gesellschaft zur Förderung Medizinischer Kommunikation in Göttingen. Tätigkeitsschwerpunkte: Qualitätssicherung/Qualitätszirkel, Arzt-Patienten-Kommunikation, Epidemiologie, Praxis-EDV. Korrespondenzadresse: Am Hasengraben 13, 37073 Göttingen.

Dirk Thomas *Waldschmidt*, geb. 1964, Arzt. Studium der Humanmedizin. Ca. 180 Doppelstunden Balint-Gruppe; videogestützte Interventationsschulung. Derzeit im Praktischen Jahr am Institut für Psychosomatik und Psychotherapie der Universität zu Köln. Tätigkeitsschwerpunkte: wissenschaftliche Betreuung einer Balint-Gruppe unter Leitung von Herrn Prof. Karl Köhle: Dokumentation und Auswertung von Interviews von Arzt und Patient. Mitarbeit bei der Gestaltung von problemorientiertem Lernen in der Medizinischen Psychologie und Psychosomatik. Korrespondenzadresse: Institut für Psychosomatik und Psychotherapie der Universität zu Köln, Joseph-Stelzmann-Str. 9, 50924 Köln

Dr. med. Martina *Weiß-Plumeyer*, geb. 1959, Ärztin. 1978 - 1985 Studium der Humanmedizin an der Medizinischen Hochschule Hannover, Promotion 1986. 1992-1994 wissenschaftliche Mitarbeiterin an der Abteilung Allgemeinmedizin der MHH im Projekt 'Hausärztliche Qualitätszirkel' (mit Herrn Dr. O. Bahrs und Herrn Dr. F. M. Gerlach). Derzeit freiberufliche Mitarbeiterin der Abteilung Allgemeinmedizin und der Akademie für Ärztliche Fortbildung Niedersachsen, Mitglied der Arbeitsgemeinschaft Qualitätssicherung in der ambulanten Versorgung. Seit 1993 in der Weiterbildung in analytisch orientierter Psychotherapie. Tätigkeitsschwerpunkte: Psychotherapie; Moderation und Konzeptentwicklung von Seminaren (Kursweiterbildung Allgemeinmedizin; Einführungs-, Nachbereitungs- und Supervisionsseminare für Moderatoren ärztlicher Qualitätszirkel); Moderation eines ärztlichen Qualitätszirkel (zusammen mit Herrn Dr. O. Bahrs). Korrespondenzadresse: Am Kamp 12 f, 30880 Laatzen